国家职业卫生标准实施指南

工作场所化学有害因素职业接触限值（2007~2018）

主编 李 涛 朱秋鸿

U0382611

科学出版社

北京

内 容 简 介

　　职业接触限值是对一种或一类具体有害因素制定的可接受的工作场所空气中的浓度。我国的工作场所化学有害因素职业接触限值是具有法律意义的强制性国家职业卫生标准，目的是避免劳动者过度接触工作场所有害化学因素。本书从实际需要出发，简述了职业接触限值的基本概念及特征、发展历程和应用，并对近几年研制的 24 种职业接触限值和 13 种生物接触限值标准进行解读，主要内容包括标准的制定背景、国内外相关研究、主要技术指标的制定依据、正确使用标准的说明等，目的是帮助从事职业卫生技术的服务人员深入理解和掌握新修订的标准。

　　本书适用于职业卫生专业技术人员、职业卫生监督人员和用人单位的职业卫生管理人员，也可供从事相关工作的其他人员参考。

图书在版编目（CIP）数据

　　国家职业卫生标准实施指南. 工作场所化学有害因素职业接触限值：2007～2018 / 李涛，朱秋鸿主编. —北京：科学出版社，2019.9
　　ISBN 978-7-03-062231-0

　　Ⅰ. ①国… Ⅱ. ①李… ②朱… Ⅲ. ①职业病–预防（卫生）–卫生标准–中国–指南　Ⅳ. ①R13-65

　　中国版本图书馆 CIP 数据核字（2019）第 189578 号

责任编辑：丁慧颖 / 责任校对：杨　赛
责任印制：赵　博 / 封面设计：吴朝洪

科 学 出 版 社 出版
北京东黄城根北街 16 号
邮政编码：100717
http://www.sciencep.com

三河市骏杰印刷有限公司　印刷
科学出版社发行　各地新华书店经销

*

2019 年 9 月第 一 版　　开本：720×1000　1/16
2019 年 9 月第一次印刷　　印张：36
字数：609 000
定价：168.00 元
（如有印装质量问题，我社负责调换）

编 写 人 员

主　编　李　涛　朱秋鸿

副主编　李文捷　谢晓霜

编　委　（按姓氏笔画排序）

门金龙　王全凯　史廷明　付朝晖　戎伟丰　朱宝立

朱晓俊　邬春华　刘　静　刘保峰　江中发　许建宁

孙刚涛　李　涛　李　斌　李文捷　杨　凤　肖经纬

吴邦华　吴诗华　沈欢喜　宋为丽　宋世震　张　庄

张　明　张　锋　张万超　张志虎　陈　浩　陈卫红

邵元鹏　林　琳　周志俊　周景洋　赵淑岚　贺锡雯

贾晓东　夏　颖　钱亚玲　徐承敏　唐红芳　梅　勇

黄忠科　曹锦兰　龚　伟　梁友信　彭开良　程学美

曾　强　谢广云　谭　枫　缪荣明

编　务　鲁　洋　刘　拓　秦　鹏

前　言

　　劳动者在职业活动中可能会接触各种职业性有害因素及会对健康造成不良影响的环境。当职业性有害因素作用于人体的强度与时间超过一定限度时，即可引起职业性损害。我国工作场所有害因素职业接触限值包括化学有害因素、物理因素和生物因素的接触限值及生物接触限值。职业接触限值是指劳动者在职业活动过程中长期反复接触的对绝大多数接触者的健康不引起不良健康效应的某种或多种职业性有害因素的容许接触水平。职业接触限值是职业性有害因素的接触限制量值。化学有害因素的职业接触限值分为时间加权平均容许浓度、短时间接触容许浓度和最高容许浓度三类。生物接触限值是针对劳动者接触的生物材料中的化学物质及其代谢产物或其引起的生物效应等推荐的最高容许量值，也是评估生物监测结果的指导值。按每周工作 5 天、每天 8 小时接触计算，当生物监测值在其推荐值范围以内时，绝大多数的劳动者将不会受到不良的健康影响，生物接触限值又称生物接触指数（biological exposure indices，BEI）或生物限值（biological limit value，BLV）。

　　制定工作场所化学有害因素职业接触限值的目的是指导用人单位采取预防控制措施，避免劳动者在职业活动过程中因过度接触化学有害因素而导致不良健康效应。化学有害因素职业接触限值是用人单位评价工作场所卫生状况、劳动者接触化学有害因素程度及防护措施效果的重要技术依据，也是实施职业健康风险评估、风险管理及风险交流的重要工具，同时也可作为设定工作场所职业病危害报警值的参考值，或职业卫生监督管理部门实施职业卫生监督检查、职业卫生技术服务机构开展职业健康风险评估及职业病危害评价的重要技术依据。

　　本指南分三篇。第一篇为总论（第一章）；第二篇为工作场所空气中化学有害因素职业接触限值（第二章到第二十五章），主要包括近几年我国研究和制定的 24 种职业接触限值；第三篇为生物接触限值（第二十六章到第三十八章），主要为我国近几年研究和制定的 13 种生物接触限值。

　　本指南既是一本专业文献汇编，又是一本内容全面的工具书，适用于从事职业性有害因素监测、评价和控制，现场职业卫生服务，职业健康监护和用人单位职业卫生服务等专业技术人员，也可供其他从事相关工作的人员参考。

值本指南出版之际，感谢各位专家的指导，感谢各标准制定课题组在编写中做出的贡献！

由于时间仓促，稿件虽经反复斟酌和完善，但难免还有瑕疵，敬请同行不吝指正。

朱秋鸿

2018 年 12 月

缩 略 语

ACGIH   American Conference of Government Industrial Hygienists
             美国政府工业卫生师协会

AIHA   American Industrial Hygiene Association
             美国工业卫生协会

ANSI   American National Standards Institute
             美国国家标准学会

ATSDR   Agency for Toxic Substances and Disease Registry
             （美国）毒物与疾病登记署

BAT   Biologische Arbeitsstoff-Toleranzwerte（biological tolerance value）
             生物耐受值（德国）

BEI   biological exposure indices   生物接触指数

CMRG   chemical manufacturer recommended guideline
             化学品制造商推荐指南

DFG   Deutsche Forschungsgemeinschaft   德国科学基金会

DOE   Department of Energy   （美国）能源部

ECHA   European Chemicals Agency   欧洲化学品管理机构

EPA   United States Environmental Protection Agency
             美国环境保护署

EU   European Union   欧洲联盟

HBEL   health-based exposure limit   以健康为基础的容许接触
             水平

HSE   Health and Safety Executive   英国卫生安全执行局

IARC   International Agency for Research on Cancer   国际癌症
             研究机构

IDLH   immediately dangerous to life or health concentration
             立即威胁生命或健康的浓度

ILO	International Labour Organization　国际劳工组织
IPCS	International Programme on Chemical Safety 国际化学品安全规划署
IRIS	integrated risk information system　综合风险信息系统
IUCLID	international uniform chemical information database 国际通用化学信息数据库
LC_{50}	median lethal concentration　半数致死浓度
LOAEL	lowest observed adverse effect level　可见有害作用水平
LOEL	lowest observed effect level　最低可见作用剂量
MAC	maximum allowable concentration　最高容许浓度
MAK	maximale Arbeitsplatz-Konzentration（maximum permissible concentration）　最高允许浓度（德国）
MSDS	material safety data sheet　物质安全数据说明书
NIOSH	National Institute for Occupational Safety and Health （美国）国家职业安全卫生研究所
NOAEL	no observed adverse effect level　无可见有害作用水平
NOEL	no observed effect level　无可见作用水平
NTP	National Toxicology Program　（美国）国家毒理学项目
OECD	Organization for Economic Cooperation and Development 经济合作与发展组织
OEL	occupational exposure limit　职业接触限值
OSHA	Occupational Safety and Health Administration （美国）美国职业安全卫生管理局
PC	permissible concentration　容许浓度
PEL	permissible exposure limit　容许接触限值
REL	recommended exposure limit　推荐性接触限值
SIR	standardized incidence ratio　标化发病比
STEL	short term exposure limit　短时间接触限值
TLV	threshold limit value　阈限值
TWA	time weighted average　时间加权平均浓度
UNEP	United Nations Environment Program　联合国环境规划署
WEEL	workplace environmental exposure level　工作场所环境接触水平
WHO	World Health Organization　世界卫生组织

目　　录

第一篇　总　　论

第二篇　工作场所空气中化学有害因素职业接触限值

第一篇

总　论

第一章 职业接触限值

职业接触限值（OEL）是针对一种或一类具体有害因素制定的其在工作场所空气中可接受的浓度，通常是指对经呼吸道接触的气体、蒸气和颗粒物制定的推荐性（recommended）或强制性（mandatory）OEL。一般而言，由国家职业安全卫生主管部门以保护职业健康为目的制定并通过立法强制执行的具有法律意义的 OEL 属于强制性的，而由相关标准制定机构（如学术机构或民间专业机构）制定并发布的 OEL 属于推荐性的，如美国政府工业卫生师协会（ACGIH）制定并发布的阈限值（TLV），美国国家职业安全卫生研究所（NIOSH）制定并发布的推荐性接触限值（REL）。目前，TLV 是国际上最广泛使用的 OEL。OEL 是风险评估和管理危险物质处理相关活动的重要工具。为了正确理解并准确运用 OEL，需要了解 OEL 的概念、发展过程、基本含义、应用及使用要求。

一、职业接触限值的基本概念及特征

国际劳工组织（ILO）将 OEL 定义为由国家主管部门或其他相关机构制定的工作场所空气中有害化合物浓度的限值。制定 OEL 的主要目的是保护劳动者，使其避免过度接触工作场所中的有害化学因素。从源头控制职业性危害因素是理想的职业病危害的预防控制对策，但实际上工作场所存在或产生的职业性有害因素是难以完全消除的，更多的控制目标是将职业性有害因素控制在可接受的水平。因此，如果不能完全消除职业性危害因素，降低其危害的风险水平则是职业病防治的关键控制点之一。

OEL 可为劳动者提供某种化学因素对健康有何影响、其相对的保护水平及目前其在工作场所的水平是否可危害健康等相关信息，帮助劳动者提高自我防护意识。用人单位或技术机构可依据 OEL 评价工作场所职业性有害因素控制效果，并根据评价结论确定风险控制对策。监管部门则可依据 OEL 对用人单位的职业病防治主体责任落实情况进行监督管理。由此可知，OEL 是职业安全卫生活动风险评估和管理及获取可利用信息的重要工具，可用于产品的销售、消费和生产过程。

尽管不同国家或组织制定的工作场所 OEL 名称不同,但其基本特征大同小异。

（一）美国 OEL

1. ACGIH-TLV

由 ACGIH 制定的 TLV 是空气中化学有害因素的浓度建议值。在此浓度下,近乎所有的劳动者长期反复接触该因素,工作终身也不会产生不良健康效应。尽管 ACGIH-TLV 不具有法律效力,但由于在很多情况下其比美国职业安全卫生管理局（OSHA）发布的限值更具保护作用,因此,许多美国公司使用现行的 ACGIH 保护水平限值或其他更具保护作用的内部限值。

2. NIOSH-REL

NIOSH 为 375 种物质制定了 830 个有害物质的 REL。NIOSH 按照美国《职业安全卫生法》的授权,制定了其标准文件,如当前情报通告（current intelligent bulletins, CIB）、预警、特别危害评估、职业危害评估及其技术指南等,并将 REL 值推荐给 OSHA 及其他 OEL 制定机构。

NIOSH 还制定了立即威胁生命或健康的浓度（IDLH）,IDLH 是为制定呼吸器选用标准而设立的一种最高浓度建议值。其是指化学物质作业人员在呼吸器失效或损坏的情况下,于 30min 内撤离现场而不致发生伤害或永久性健康影响的最高浓度。NIOSH 在制定 IDLH 时没有考虑化学物质的致癌性。具有 IDLH 的化学物质大多都有发生急性职业中毒的可能性。

3. AIHA-WEEL

美国工业卫生协会（AIHA）常设工作场所环境接触水平委员会（Workplace Environmental Exposure Level Committee）负责制定、传播工作场所化学和物理因素及应急工作场所环境接触水平（WEEL）。AIHA-WEEL 委员会向标准制定机构提出接触水平的适当建议、更新 WEEL 可用信息、通过 AIHA 国家办事处的出版物传播 WEEL 和支持文件。AIHA 还制定了应急响应规划指南值（emergency response planning guidelines, ERPGs）。ERPGs 是由 AIHA 应急响应规划指南委员会（ERPG committee of the AIHA）制定并发布的化学物质应急接触限值。ERPG 以广泛的、最新的资料为基础,阐述了每个指南值的选择原理,而且提供了其他有关信息。每个指南值给出了物质的化学和结构性质、动物毒理学资料、人群流行病学资料、现行的接触指南、限值选择原理及参考文献。ERPG 覆盖 40 多种化学物质，包括 3 种不同的浓度限值，其数值大小顺序为 ERPG-3＞ERPG-2＞ERPG-1。ERPG-1：人接触 1h 不会引起任何症状的空气中化学物的最大浓度；ERPG-2：人接触 1h 不会引起不可逆的健康影响，或健康影响程度尚不能影响其采取保护措施能力的空气中化学物的浓度；ERPG-3：人接触 1h 不致产生危及生命的空气中化学物的浓度。

4. OSHA-PEL

在美国《职业安全卫生法》（1970 年）颁布后，美国职业安全卫生管理局（OSHA）以 ACGIH-TLV 和美国国家标准学会（ANSI）标准为基础，制定并发布了空气中污染物容许接触限值（PEL）。PEL 是美国现行的强制执行的空气中污染物数量或浓度的限值。

（二）欧盟 OEL

欧盟委员会为保护劳动者免受危险物质的危害，依据 89/391/EEC、98/24/EC、2000/39/EC 和 2006/15/CE 四个相关指令制定指示性 OEL（indicative occupational exposure limit values，IOELV）和约束性 OEL（banding indicative occupational exposure limit values，BOELV）。IOELV 是针对危险化学物质危害，全面保护工作场所劳动者健康措施的重要部分。用人单位需要按照 98/24/EC 指令进行危害检测和评价。IOELV 相关指令要求，对于欧盟制定了 IOELV 的任何一种化学因素，成员国都应制定与本国法规一致的相应的 OEL；对于欧盟制定了 BOELV 的任何一种化学因素，成员国都应制定本国相应的，但不能超出欧盟限值的 BOELV。

1. 英国

英国卫生安全执行局（HSE）负责英国工作场所健康、安全和福利的监督执法，其是一个非政府部门公共机构。在 2007 年以前，HSE 制定的 OEL 分为最高接触限值（maximum exposure limit，MEL）和职业接触标准（occupational exposure standard，OES），且均具有法律约束力。两者的主要区别如下：当工作场所化学有害因素浓度在 OES 水平及以下时没有健康危险，即基于健康的接触限值；制定 MEL 水平时则考虑了社会经济因素，因此，在该水平时仍可能存在健康危险。

2000 年以后，英国开始执行欧洲联盟（EU）第一版 IOELV 指令。为适应 EU 第二版 IOELV 指令的实施，英国于 2005 年修订了《有害健康物质控制法》（*Control of Substances Hazardous to Health*，COSHH），引进了新的 OEL 体系框架。并于 2007 年 4 月 6 日开始实施单一类型的工作场所接触限值（WEL），并替代了以往的 MEL 和 OES。WEL 指在基准时间内呼吸的空气中危险物质的平均浓度，即时间加权平均浓度（TWA）。新体系强调应按照良好实践的原则将有害物质的接触控制在 WEL 水平以下。对于致癌物或呼吸道致敏物，用人单位必须尽可能地降低其接触。

2. 德国

德国工作场所空气中化学因素的 OEL 是以国家公共法律为基础的限值。在 2006 年以前，德国《有害物质技术规范》（TRGS 900）涵盖两种类型的限值，分别为技术指南浓度（Technischen Richtkonzentrationen，TRK）和工作场所最高允许浓度（maximale Arbeitsplatz-Konzentration，MAK）。TRK 反映工作场所空气中气体、蒸气或颗粒物的浓度，是现有技术水平可以实现的工作场所空气中的化学物质浓度。因此，即使空气中化学物质的浓度维持在 TRK 水平及以下，也不能排除其损害人健康的可能性。TRK 适用于不能制定 MAK 的 1 类或 2 类致癌物（致癌物、可疑致癌物和致突变物质），旨在最大限度地降低对健康造成损害的风险。MAK 是工作场所空气中的物质（气体、蒸气或颗粒物）最大容许浓度，根据目前的知识，即使长期反复接触，通常也不会损害劳动者的健康，不会受到过度骚扰（如令人作呕的气味），是适用于健康成人的可接受的峰浓度，包括峰浓度的持续时间，即日接触的 8h-TWA。其通常适用于第三类致癌或致突变物质及那些可以确定没有无害最低浓度的物质。MAK 由参议院有害物质检测委员会调整并公布。在确定每个 MAK 限值时，考虑了可能的健康损害（包括轮班工作）、生产风险及成本，但更主要的是考虑物质的毒理学效应特征，而不是其技术和经济可行性。因此，有害物质检测委员会在推导 MAK 时主要基于无可见有害作用水平（NOAEL）。MAK 并不是计算长时间或短时间接触开始或存在的效应的常数。MAK 和生物耐受值（德国，BAT）清单及其变更建议由德国科学基金会（DFG）的参议院有害物质检测委员会制定并发布。

2005 年 1 月 1 日，随着新的《有害物质条例》（GefStoffV）生效，德国引进新的限值概念。GefStoffV 只制定基于健康的限值，称为工作场所接触限值（AGW）和生物限值（BGW）。2006 年 1 月，德国重新颁发 TRGS 900，以 AGW（WEL）替代了 MAK 和 TRK。现行限值表分为第一类和第二类物质。第一类物质是有局部作用且有明确限值的或具有呼吸致敏作用的物质；第二类物质是具有再吸收作用的物质。德国目前实施《有害物质技术规范》，具体为 TRGS 900 OEL（2010 年 8 月 4 日）和 TRGS 903 生物限值（2006 年 12 月），TRGS 903 覆盖了 BAT。但是，参议院有害物质检测委员会仍使用 MAK 值和 BAT 值并继续将其作为基准和指引。自 2013 年以来，空气中致癌物质有害物质委员会（AGS）提出了工作场所致癌性物质接触-风险关系（ERB）及物质特定的接受和耐受浓度（TRGS 910）。参议院委员会每年 7 月 1 日公布提案，有害物质委员会对提案进行评估，并在适当情况下纳入 GefStoffV。TRGS 900 公告的 AGW 是具有法律约束力的阈限值。如果 TRGS 900 没有为某种物质规定 AGW，则可用 TRGS 402 评估接触值，如使用 DFG 的 MAK。

（三）日本 OEL

1. JAIH-PEL

日本产业卫生协会（Japanese Association of Industrial Health，JAIH）制定的推荐性接触浓度（PEL）涵盖 199 种化学物质、321 个限值，另有 NO_2、四氯乙烯和 SO_2 三种物质的 OEL 正在制定。日本 PEL 还涵盖了物理因素 OEL，包括高温与低温、全身振动与手臂振动、噪声、射频与紫外线等，也涵盖了生物接触指数。但是，JAIH 制定的 PEL 并不是法律强制性限值。

2. 管理浓度

日本厚生劳动省依据《劳动安全卫生法》制定管理浓度。管理浓度具有法律强制性，用人单位有义务按照作业环境评价标准对作业环境测定结果进行评价。作业环境评价标准规定了 92 种需要进行作业环境测定的物质，其中有 81 种物质设定了管理浓度。管理浓度与容许浓度在数值上基本相同，但没有时间概念，即没有劳动者每天 8h 或每周 40h 工作、短时间（15min 以下）接触等概念。

（四）南非 OEL

南非劳动部和矿产能源部都制定并发布了 OEL。南非劳动部依据《有害化学物质法》，以英国 OEL 为基础制定了 OEL，其所制定的 OEL 包括两种类型：OEL 控制值（OEL-control limit，OEL-CL）和 OEL 建议值（OEL-recommended limit，OEL-RL）。两种类型限值的区别如下：低于或在 OEL-RL 水平没有健康危害迹象；OEL-CL 水平的确定考虑了社会经济因素，当工作场所有害物质浓度在该水平时可能仍存在一定的风险。南非劳动部还制定了 BEI。

南非劳动部制定的 OEL 并不适用于矿山有害物质的接触，矿山有害物质接触的控制应用矿产能源部制定的 OEL。

（五）以健康为基础的接触限值

1. 世界卫生组织（WHO）基于健康的 OEL

1976 年，WHO 专家委员会建议由 WHO 和 ILO 联合组成标准委员会，为职业性接触的化学因素制定以健康为基础的容许接触水平（HBEL）。1977 年，WHO 执行委员会催促研究小组尽快启动制定国际性推荐水平的程序。1979 年，WHO 组织了若干个研究小组，确定用"推荐的以健康为基础的 OEL"替代"容许水平"，并与 ILO 通过的"1977 年工作环境公约"保持一致。研究小组认识到，卫生专家只能提供基本的健康相关因素作为制定政策的依据，而并不能制定最终的标准。标准制定应分为两个阶段：第一阶段由毒理学家和职业卫生专家以毒理学数据及与劳动者健康保护相关的内容为基础提出推荐性的 OEL。该阶段提出的建议值不涉及社会经济、社会文化及技术可行性。第二阶段由政府、用人单位和职工代表以基于健康的建议值为基础，并考虑其局限性，共同制定可操作的标准。尽管所有国家基本的健康相关因素相似，但这种决策机制过程最终制定的国家标准可能有所不同。研究小组认为，不良健康效应有以下五种类型：①反映疾病临床早期阶段的效应；②反映机体维持平衡的能力降低且不能迅速恢复的效应；③增加个体对其他环境影响有害效应易感性的效应；④反映功能降低的早期指标的测量结果超出正常范围的效应；⑤反映代谢和生化改变的效应。

1980～1984 年，WHO 先后发布了五个关于推荐的基于健康的 OEL 系列报告，包括镉、铅、锰及汞等重金属，甲苯、二甲苯、二硫化碳和三氯乙烯等溶剂，4 种农药及植物粉尘等基于健康的职业性接触限值。这些报告对有关健康影响的可利用信息进行了评估和评价，对每个化学物质的性质、用途及健康危害（包括实验动物和工作人群）进行了全面评估、参考，并认真考虑了与暴露水平之间的关系，这为制定保护劳动者健康、免受职业接触的负面效应的决策提供了科学基础。研究小组就所推荐的 15min 短时间接触限值、8h-TWA 浓度及当前研究需求评估等达成协议。

2. 美国圣塔克来拉职业安全卫生中心以健康为基础的接触水平值

一些研究显示，对于一些广泛使用的化学物质，在因职业病死亡的劳动者中至少有 1/10 是由容许限值水平及以下的接触而导致的。对于在现行接触限值水平及以上工作、接触更多物质的劳动者，预期其"职业癌"的死亡率＞1%。过去制定的许多 OEL 接近可接受的最高水平，但并未考虑长期有害效应的风险，如癌症或对生殖健康的影响。对此，美国圣塔克来拉职业安全卫生中心（Santa Clara Center for Occupational Safety and Health，SCCOSH）于 1995 年出版了 HBEL。其目标之一是对现行的具有有效消除职业病风险水平的 OEL 进行比较。HBEL 不是传统意义上的接触限值，因为它们的值通常太低，在数量级上可能低于许多工作场所通过近代技术所能达到的水平，需要使用近代技术才能精确测量。SCCOSH 认为，当与其他可利用信息综合考虑时，HBEL 可能是一个很好的预防指南。

（六）其他类型的接触限值

1. 急性接触指南水平

急性接触指南水平（acute exposure guideline level，AEGL）是由代表美国政府和企业的国家咨询委员会制定的呼吸带化学物质接触限值，用来描述在急性接触指南水平时接触化学物质可能对人造成的危险。其目的是为国家和地方应急响应权威机构对化学物质释放或溢漏的应急响应提供支持。

2. 临时应急接触水平

临时应急接触水平（temporary emergency exposure level，TEEL）是由美国能源部（DOE）制定的临时应急接触限值。其范围为 TEEL-0～TEEL-3，分别与 OEL、短时间接触限值（STEL）、上限值（ceiling limit，CL）和 IDLH 相似。

3. 新化学物质接触限值

新化学物质接触限值（new chemical exposure limit，NCEL）是由美国环保局

为充分保护人的健康，根据《有毒物质控制法》（*Toxic Substances Control Act*，TSCA）对制造前公告（premanufacture notice，PMN）的新化学物质在风险评估的基础上制定的接触限值。NCEL 是依据制定限值时所提供的有限资料确定的临时接触水平。美国环境保护署（EPA）规定，有可能产生暴露的公司的员工必须佩戴特殊的呼吸防护器，除非实际测定表明制造前公告的新化学物质工作场所呼吸带浓度低于 NCEL。NCEL 效仿 OSHA-PEL，包括选择采样和分析方法的执行标准、定期监测、呼吸防护及记录。

4. 最低危险水平

最低危险水平（minimal risk level，MRL）是美国毒物与疾病登记署（ATSDR）为评估长期、连续 24h 接触垃圾和废物站的危险化学物质而制定的最低健康危险水平。

5. 证据权重

证据权重（weight of evidence，WOE）是由许多国家和组织计算的特定类型的化学接触限值标准。证据权重来自世界各地毒理学家对化学物质健康影响的评价。

（七）工作场所 OEL 的基本类型

OEL 通常有三种基本类型，分别为时间加权平均浓度（TWA）、短时间接触限值（STEL）和上限值（CV）。

1. TWA

TWA 指空气中化学物质在正常 8h 工作日和 40h 工作周的最高平均浓度。ACGIH-TLV 对 TLV-TWA 的定义如下：常规 8h 工作日或 40h 工作周的时间加权平均浓度，可以认为在该浓度以下，近乎所有的劳动者日复一日地反复接触也没有不良影响。如图 1.1 可见，在一个完整工作班，不同时间段的 TWA 浓度围绕 TLV-TWA 限值水平上下波动，向上超出限值的波动与向下的波动相互抵消，总的 8h 平均接触水平不得超过 TLV-TWA。

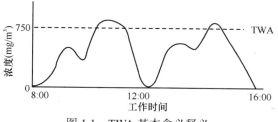

图 1.1 TWA 基本含义释义

2. STEL

STEL 指劳动者可以在短时间（通常为 15min）接触的最高平均浓度。ACGIH-TLV 对 TLV-STEL 的定义指在一个工作日任何时间的接触都不应超过的 15min-TWA。由图 1.1 可见，任何时间段的 TWA 低于限值的向下波动都表明化学物的浓度处于可接受的水平，因此不需要特别的控制。但是，超出限值的向上漂移可能会导致快速发生的急性不良健康效应，因此需要对这种短时间的高水平接触进行控制，在基准时间的接触水平不能超过相应的限值。STEL 就是用来控制这种短时间向上漂移的一个指标值，主要用于具有急性作用但以慢性毒性作用为主的化学物质，其目的是限制在一个工作日内短时间接触高浓度化学物质，保护短时间接触危险物质的劳动者。可以认为，在遵守 TLV-TWA 的前提下，即使 15min 的短时间接触超过 TLV-TWA，但在 TLV-STEL 水平及以下时，并不会产生刺激、慢性或不可逆性组织损伤或麻醉作用。因此，STEL 是与 TWA 相配套的一种短时间接触限值，是对 TWA 的补充，在对接触制定有 TWA 和 STEL 的因素进行评价时，应使用 TWA 和 STEL 两种类型的限值进行评价，即使当日的 8h-TWA 符合要求，15min 的短时间接触浓度也不应超过 TLV-STEL。在一个工作日的接触中，8h 总的平均接触不得超过 TLV-TWA，个别时间段的短时间接触虽然可以超出 TLV-TWA，但不能超过 TLV-STEL 水平，接触持续时间不能超过 15min，见图 1.2。

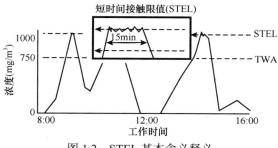

图 1.2 STEL 基本含义释义

另外，一次持续接触时间不应超过 15min，每个工作日接触次数不应超过 4 次，如需多次在该浓度下接触，接触的间隔时间不应短于 60min，见图 1.3。

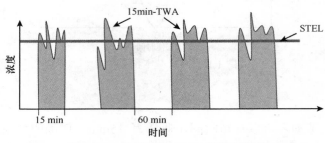

图 1.3　一个工作日 STEL 的基本要求

对于那些制定了 TLV-TWA、但没有 TLV-STEL 的物质也应控制超出 TLV-TWA 值以上的漂移。一般使用漂移值（excursion limit，EL）控制短时间接触水平的过高波动，即使 8h-TWA 没有超过 TLV-TWA，劳动者 15min 接触水平的漂移上限也不能超过该物质 TLV-TWA 的 3 倍。在一个工作日超过 3 倍 TLV-TWA 的累计接触时间不能超过 30min。在任何情况下，漂移上限都不能超过 TLV-TWA 的 5 倍。目前，ACGIH 已用峰接触浓度替代了漂移值的概念。

3. CV

CV 指在一个工作日的任何时间都不应超过的浓度。如图 1.4 所示，8h 工作日内的任何时间段的接触只要超过了 TLV-CV，即不符合职业卫生要求。实际上，分析仪器采集样本需要一些时间。仪器测量实际应用时间为 30s~5min。因此，标准值并不是瞬时标准。

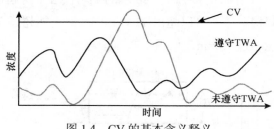

图 1.4　CV 的基本含义释义

此外，BEI 反映了特定化学物质在体内的浓度，该浓度与空气中具体浓度的吸入接触相关。

（八）我国工作场所化学因素 OEL 的基本类型

我国工作场所有害 OEL 包括化学因素、物理因素和生物因素的接触限值及生物接触限值。《工作场所有害因素职业接触限值 第 1 部分：化学有害因素》（GBZ 2.1—2007）包括化学物质、粉尘和生物因素的 OEL；《工作场所有害因素职业接触限值 第 2 部分：物理因素》（GBZ 2.2—2007）列出了工作场所非电离辐射（工频、高频、超高频）、微波、激光、紫外线、高温、噪声、振动等物理因素的 OEL，《工业企业设计卫生标准》（GBZ 1—2010）也列出了部分物理因素如低温、全身振动、非噪声作业车间的噪声、采光照明等的卫生限值。生物接触限值主要以卫生行业标准（WS）的形式发布。生物接触限值又称生物接触指数或限值，是对劳动者所接触职业性化学有害因素的生物材料中的化学物质或其代谢产物所引起的生物效应等推荐的最高容许量值。当生物监测值（包括生物接触限值、生物监测指标及采样时间）在其推荐值范围以内时，绝大多数的劳动者不会出现有害效应。

我国工作场所化学因素 OEL 的主要类型大体上可分为容许浓度（PC）和标注（notation）。

（1）时间加权平均容许浓度（PC-TWA）：是以时间为权数规定的 8h 工作日、40h 工作周的平均容许接触浓度。

（2）短时间接触容许浓度（PC-STEL）：是在遵守 PC-TWA 前提下容许短时间（15min）接触的浓度。

劳动者在一个工作日的不同时间段接触的化学有害因素的 TWA 水平在 PC-TWA 值上下波动，在一个工作日内瞬时接触水平高出 PC-TWA 若干倍时有可能发生急性不良健康效应。一次大量接触有害物质可能增加疾病的风险，仅依靠长时间平均接触监测数据可能会掩盖峰的漂移。对以慢性毒性作用为主但同时具有急性毒性作用的化学物质制定 PC-STEL 的目的是限制劳动者在一个工作日内短时间接触过高浓度的化学因素，以保证劳动者即使短时间接触这些因素也不会发生急性毒性作用。

对那些制定了 PC-TWA 但没有规定 PC-STEL 的化学有害因素或粉尘，采用超限倍数或 EL 以控制其短时间过高浓度的接触。新修订的 GBZ 2.1 将采用峰接触浓度替代超限倍数。

（3）最高容许浓度（MAC）：指在工作地点的一个工作日内，任何时间有毒化学物质均不应超过的浓度。

（4）经皮吸收：对可通过皮肤、黏膜吸收并可引起全身效应的化学物质标注"皮"，旨在提示这些物质具有经皮肤、黏膜吸收的危险。

（5）致敏标识：对可能有致敏作用的化学物质标注"敏"，目的是保护劳动者，避免诱发致敏效应。

（6）致癌标识：对具有潜在致癌性的化学物质标注"癌"，目的是提示用人单位对这些化学物质应采取工程控制技术措施与个人防护，尽可能使劳动者所接触的这些物质保持在最低接触水平。

二、职业接触限值的发展

（一）国际 OEL 的发展

尤其在过去的 50 年里，OEL 在全世界得到迅速发展（表 1.1），其中几个关键发展过程见图 1.5。

表 1.1　OEL 的历史发展过程

时间	提出者或国家机构	接触标准
1849 年	德国 Peter Koffer	提出第一个公认的 CO_2 接触标准（1000ppm）
1860 年	英国 Moran	发表针对各职业的通风标准
1874 年	英国军队外科医生 F. de Chamont	首次进行室内 CO_2 浓度的室内空气质量调查，涉及 5 个水平，提出 CO_2 室内空气质量标准（200ppm），户外＞500ppm
1883 年	德国慕尼黑卫生研究所 Max Gruber	提出第一个 CO 标准（200ppm）
1886 年	德国	出版第一个 CO 职业接触限值
1887 年	英国 Carnelley、Anderson 和 Haldane	提出 CO_2、颗粒物、有机物、霉菌和细菌的"空气纯度"标准
1912 年	德国 Kobert	发表 20 种物质急性接触限值清单，其中"最少症状"重复接触水平被认为是当日的 IDLH 浓度
1916 年	南非金矿	发表石英粉尘接触限值，为 8.5mppcf（立方英尺百万颗粒数）
1921 年	美国矿山局	发布 33 种物质的接触限值
1927 年	国际评定表（International Critical Tables）	列出 27 种物质的接触限值
1930 年	俄罗斯	发布第一个 30 种化学品的 MAC 清单
1938 年	德国	发布约 100 个 OEL 的清单
1941 年	美国国家标准学会（ANSI）Z-37 委员会	发布第一个美国 CO 接触标准，为 100ppm（比德国晚 58 年）
1942 年	ACGIH 阈限值委员会	发表第一个 63 种接触限值清单
1945 年	Cook	发表 132 个工业污染 MAC 清单

续表

时间	提出者或国家机构	接触标准
1949 年	印度	通过《工厂法》(Factories Act),该法包括第一个接触限值表
1956 年	中国	出版第一个接触标准清单
1968 年	美国	《职业安全卫生法》(OSH Act)包括 ACGIH 和 ANSI 接触限值,于 1970 年通过
20 世纪 70 年代	其他国家	采纳 ACGIH TLV®最新版本,作为 OSH 法律接触标准的基础
2006 年	除美国和印度以外几乎所有的国家	每 1~5 年更新 1 次 OEL

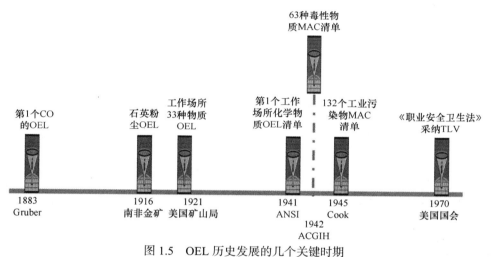

图 1.5 OEL 历史发展的几个关键时期

从历史角度看,许多发展中国家通过采用通用的 ACGIH-TLV 制定本国的职业卫生标准,在更新其现行化学品接触标准时也继续使用 ACGIH-TLV 作为重要的参考。由此可以认为,ACGIH-TLV 是世界各国制定有害化学因素 OEL 的基础。

(二)我国 OEL 的发展

我国 OEL 的发展大体经历了以下三个阶段。

1. 起步阶段

我国职业卫生标准最初称为劳动卫生标准,OEL 主要是 MAC,其发展可追溯到 20 世纪 50 年代初期。1950 年,当时卫生部门组织翻译了苏联国家标准(1327-47)《工厂设计卫生条例》,在附则 3 中列出 53 项"作业场之作业地带的空气中有毒的气体、蒸汽及灰尘的最大容许浓度"。1956 年 3 月，批准发布《工业企业设计暂行卫生标准》（标准-101-56），标准内含车间空气中有害物质最高容许浓度表，包括 85 种化学因素和矿物粉尘物质的 53 项车间空气中最高容许浓度标准，这是我国第一个与劳动卫生有关的国家标准。1963 年 4 月 1 日，卫生部及全国总工会正式颁布《工业企业设计卫生标准》（GBJ 1-62），车间空气中有害物质最高容许浓度表包括 115 种化学因素和矿物粉尘物质，编号 92 项 MAC。

2. 快速发展阶段

进入 20 世纪 80 年代之后，随着职业病防治工作的需要，卫生部加强了职业卫生标准的研制工作。1979 年卫生部、国家计划委员会、国家经济委员会和国家劳动总局联合颁布《工业企业设计卫生标准》（TJ 36—79），车间空气中有害物质最高容许浓度表包括 130 种化学因素，编号 120 项车间空气中有害物质最高容许浓度，其中有毒物质 111 项、生产性粉尘 9 项。1980 年，卫生部分别与国家劳动总局、当时的四机部联合发布《工业企业噪声卫生标准（试行草案）》和《微波辐射暂行卫生标准》。1999 年，卫生部批准发布甲苯等职业接触生物限值（WS/T）及配套监测方法标准。截至 2001 年，卫生部与国家技术监督局共同颁布职业卫生国家标准 123 项。

3. 体系转型阶段

改革开放以来，随着农村剩余劳动力大量涌入城市和经济的快速发展，职业病发病呈现高发态势。针对严峻的职业病防治形势，2001 年全国人大常务委员会审议通过《中华人民共和国职业病防治法》，并于 2002 年 5 月 1 日正式实施。为配合该法的实施，卫生部组织专家集中对原劳动卫生和职业病诊断标准进行了修订，将《工业企业设计卫生标准》（TJ36—79）修订分解成《工业企业设计卫生标准》（GBZ 1—2002）和《工作场所有害因素职业接触限值》（GBZ 2—2002）两个重要的职业卫生标准，初步形成了以 GBZ 1—2002、GBZ 2—2002 等为核心的国家职业卫生标准体系。GBZ 2—2002 主要依据职业性有害物质的理化特性、国内外毒理学及现场劳动卫生学或职业流行病学调查资料，参考美国、德国、俄罗斯、日本等国家的 OEL 及其依据而制定。与 TJ36—79 相比，GBZ 2—2002 修订了原 111 项有毒物质和 9 项粉尘的标准值，纳入 1979 年以后颁布的 119 项国家标准，增订 119 项标准。GBZ 2—2002 首次将我国劳动卫生标准从苏联模式的 MAC 体系转变为美国 TWA 体系，采纳时间加权平均类型。标准共列出 768 个限值，其中，化学物质 329 种，共 346 个因素，均包括 PC-TWA 和 PC-STEL 值，其中，MAC 值 55 个，PC-TWA、PC-STEL 值各 286 个（通过计算得到 PC-STEL 168 个），共 627 个限值；列出 47 种粉尘，涉及 54 种粉尘因素，其中 14 种同时设有总粉尘和呼吸性粉尘（或纤维），共 140 个限值；生物因素容许浓度 1 项，见表 1.2。此外，列出物理因素 9 种，但未包括工作场所噪声声级和放射性有害因素的卫生限值。GBZ 2—2002 作为工业企业设计及预防性和经常性监督、监测使用的卫生标准，为《中华人民共和国职业病防治法》的贯彻实施提供了技术支持。

表 1.2 GBZ 2—2002 OEL 概况

因素	项目数	因素数	MAC	PC-TWA	PC-STEL	合计
化学因素	329	346	55	286	286（168）	627
粉尘						
总粉尘	47	54	—	70	70	140
呼吸性粉尘	14	16	—	16	16	32
生物因素	1	1	1	—	—	1
合计	377	401	56	356	356	768

4. 巩固提升阶段

自 2003 年以来，科技部、卫生部加大了对职业卫生标准研究的支持力度，职业病防治技术标准分别被列为国家"十五"科技攻关和"十一五"技术支撑项目。项目实施以来，共完成 520 项国家职业卫生标准，初步建立了适合我国职业病防治实际的职业卫生标准体系。2007 年，根据职业病防治工作的实际需要，在广泛征求意见的基础上，卫生部将 GBZ 2—2002 进一步分解为化学因素和物理因素两个部分，分别为 GBZ 2.1 和 GBZ 2.2。化学有害因素部分包括化学物质、粉尘和生物因素的 OEL，共列出 388 种化学有害因素，涉及 415 项因素，共制定 538 个限值。其中有 55 个 MAC 值，364 个 PC-TWA 值，119 个 PC-STEL 值，见表 1.3；标注"皮" 114 项、"敏" 9 项、"癌" 56 项，其中，G1 19 项，G2A 10 项，G2B 36 项。共列出化学物质 339 种，实际包括 358 种因素，制定限值 464 个；其中，MAC 值 54 个，PC-TWA 值 292 个，PC-STEL 值 118 个。列出 47 种粉尘，包括 55 种因素，制定限值 71 个；其中，总粉尘 55

项，呼吸性粉尘 16 项。列出生物因素 2 种，MAC、PC-TWA、PC-STEL 值各 1 项。GBZ 2.1—2007 的贡献在于将物理因素 OEL 与化学因素 OEL 独立设置，并明确了 OEL 在指导用人单位职业病防治中的作用，而不仅仅是监督、服务。

表 1.3　GBZ 2.1—2007 OEL 概况

因素	项目数	因素数	MAC	PC-TWA	PC-STEL	小计	合计
化学因素	339	358	54	292	118	—	464
粉尘							
总粉尘	47	55	—	55		55	71
呼吸性粉尘	14	14	—	16		16	
生物因素	2	2	1	1	1		3
合计	388	415	55	348	119	55	538

5. 发展完善阶段

随着科学技术的快速发展，大量新技术、新材料、新工艺广泛应用，职业病防治工作面临着新的挑战和新的问题。此外，由于人们对健康理念认识的提高和标准本身的动态发展特征，有必要在实践的基础上，对标准的结构、标准值概念、限值设置和实施规范进行审核并做必要的调整、更新和完善。在此背景下，卫生部职业卫生标准专业委员会组织对 GBZ 2.1—2007 进行了修订。这次修订进一步完善了我国化学因素 OEL 体系，明确了与职业接触相关术语的定义，完善了我国职业接触限值框架体系，发展了化学因素 OEL，明确了工作场所化学有害因素职业接触控制原则和要求、行动水平、职业接触等级分类及其控制等，在理念上、技术上实现了新的飞跃。

三、GBZ 2.1 最新修订情况

标准主要起草单位/人员从 2007 年开始做了大量基础研究工作，包括 GBZ 2.1—2007 实施中存在问题的调查研究，国外 OEL 发展现状的跟踪研究，以及对我国工作场所有害因素 OEL 进行梳理等。在确定修订原则、总体思路的基础上，对标准稿多次进行深入讨论并向社会公开征求意见，对所提出的建议进行了认真研究和修订。

（一）基础研究工作

1. 化学因素 OEL 标准使用情况的调查研究

2007 年卫生部职业卫生标准专业委会秘书处对我国工作场所化学因素 OEL 使用情况作了调查，调查结果表明：①有 106 种化学物质虽然有 OEL，但无对应的检测方法。②71 种化学有害因素有标准检测方法，但无对应的 OEL。

2. 与国外化学因素 OEL 标准的比较研究

对 WHO 基于健康的接触限值，以及美国（OSHA、ACGIH、NIOSH、AIHA、HBELI）、欧盟、英国、德国、西班牙、日本、南非、中国香港和台湾等国家或地区的 OEL 进行跟踪研究，并与一些有代表性的国家的 OEL 进行比较，结果表明，我国工作场所化学因素 OEL 明显严于美国。与美国 OSHA 容许接触浓度比较，我国限值严于 OSHA 的占 66.26 %，比其宽松的占 6.13%，与其相等的占 27.61 %。

澳大利亚共对 661 种化学有害因素制定了 PC-TWA，142 种制定了 PC-STEL，105 种有致癌物标识，169 种有经皮吸收标识，74 种有致敏标识。其与中国 TWA 值相等的占 22.27%，小于中国 PC-TWA 值的占 21.86%，大于中国 TWA 值的占 52.23%；与中国 STEL 值相等的占 18.18%，小于中国 STEL 值的占 14.55%，大于中国 STEL 值的占 67.27%。分别计算澳大利亚 TWA 与中国 TWA、澳大利亚 STEL 与中国 STEL 的比值并进行归类，澳大利亚 TWA 与中国 TWA 的比值在 0.8 以下的占 10.08%，0.8～1.2 的占 51.26，1.3 以上的占 38.66%。澳大利亚 STEL 与中国 STEL 的比值在 0.8 以下的占 7.27%，0.8～1.2 的占 41.82%，1.3 以上的占 50.91%。总体来说，澳大利亚制定 OEL 的有害因素数量比我国多，化学有害因素 OEL 较中国宽松。

对中国、欧盟化学因素 OEL 进行比较的结果表明，在化学因素 TWA 值中，中欧相同的占 11.67%，欧盟 TWA 值小于中国的占 36.67%，TWA 值高于中国的占 51.67%。在化学因素 STEL 值中，欧盟 STEL 值小于中国的占 15.38%，大于中国的占 84.62%。通过计算欧盟与中国 TWA 的比值和欧盟与中国 STEL 的比值并进行归类，发现欧盟与中国 TWA 的比值 50%以上大于 1.0，欧盟与中国 STEL 比值为 1.20～5.10，可见中国制定的化学因素 OEL 要严于欧盟。

3. 一些亟待解决的 OEL 问题

（1）职业接触界定，即定义问题。

（2）必须采取职业卫生行动的条件，即行动水平问题。

（3）对应表述临界不良健康效应问题。

（4）工作场所职业性有害因素检测结果与 OEL 比较问题。

（5）巡检作业如何应用 OEL 问题。

（6）特殊工作时间制 OEL 校正问题。

（7）不同职业接触水平对应的行动措施是什么。

（8）职业接触生物限值与 OEL 体系的关系问题。

（9）新修订 OEL 及时补充问题。

（10）OEL 在接触控制方面的指导作用等。

标准主要起草单位/人员在上述工作基础上，参考国内外毒理学、职业流行病学资料及最新研究成果，对标准概念、文本结构、职业病危害控制原则、职业接触评估等进行了澄清和修订，对个别接触限值进行了调整，增订了近年来审议通过的 OEL，进而形成更新版本。

（二）标准修订原则

本次标准修订过程中遵循的原则主要有以下几点。

（1）遵循以《中华人民共和国职业病防治法》及其配套规章为依据的原则，与现行的法律、法规衔接。

（2）采用文献查询、专家咨询、调查研究及比较研究等方法，突出标准的科学性。

（3）遵循既符合现阶段我国经济技术发展水平，又借鉴国外 OEL 制定标准的原则，突出我国职业卫生标准体系特色。

（三）修订标准的内容

修订后的标准内容包括正文和 2 个规范性附录。

1. 正文

正文包括以下内容。

（1）范围：阐述本标准规定的内容和适用范围。标准内容规定了工作场所化学有害因素，包括化学、粉尘及生物因素的 OEL。标准适用于工业企业卫生设计，以及存在或产生化学有害因素的各类工作场所职业病危害因素的管理、控制和职业卫生监督检查等。不适用于非职业性接触。

（2）规范性引用文件：列举 9 项引用标准文件。

（3）术语和定义：包括 11 项 14 个术语或定义。

（4）卫生要求：包括工作场所空气中化学物质、粉尘容许浓度和生物因素的容许浓度及生物接触限值（biological exposure limit，BEL）。

（5）监测检测方法：包括工作场所空气中有害物质的采样、化学因素和粉尘测定，以及生物材料中有害物质及其代谢物或效应指标的测定和生物监测质量控制。

（6）工作场所化学有害因素接触的控制：劳动者接触某种化学有害因素的卫生要求、化学有害因素的控制及其优先原则、职业接触的控制要点、职业接触分级及分级管理的要求。

2. 规范性附录

新标准中 2 个规范性目录分别为附录 A 正确使用本标准的说明和附录 B 新增职业接触限值的主要起草单位及主要起草人。附录 A 包括制定工作场所化学有害因素 OEL 的目的、不同类型 OEL 的正确运用、对未制定 OEL 的化学物质的控制原则、对混合接触的控制、不同工时制职业接触的评价要求、经皮吸收、致敏作用、致癌作用、生物接触限值与生物监测、应用 OEL 时需要注意的事项等。

（四）修改的主要技术内容

与 GBZ 2.1—2007 相比，除编辑性修改外，主要技术性能的修改如下所示。

1. 规范性引用文件

与 GBZ 2.1—2007 相比，增加了 6 项规范性引用文件，见表 1.4。

表 1.4　化学因素职业接触限值标准规范性引用文件变动情况

GBZ 2—2002	GBZ 2.1—2007	GBZ 2.1—2018
GB 1 工业企业设计卫生标准	GBZ 1　工业企业设计卫生标准	GBZ 1　工业企业设计卫生标准

续表

GBZ 2—2002	GBZ 2.1—2007	GBZ 2.1—2018
GB 3896—87 体力劳动强度分级	GBZ 159 工作场所空气中有害物质监测的采样规范	GBZ 159 工作场所空气中有害物质监测的采样规范
GBJ 19—87 工业企业采暖通风和空气调节设计规范	GBZ 160 工作场所空气有毒物质测定	GBZ/T 160 工作场所空气有毒物质测定
GB 934—89 高温作业环境气象条件测试规范		GBZ/T 300 工作场所空气有毒物质测定
		GBZ/T 295 职业人群生物监测方法总则
		GBZ/T 192 工作场所空气中粉尘测定
		GBZ/T 224 职业卫生名词术语
		GBZ/T 225 用人单位职业病防治指南
		GBZ/T 229.2 工作场所职业病危害作业分级第 2 部分：化学物

2. 术语和定义

增加了 9 个与 OEL 相关的术语和定义。鉴于《职业卫生名词术语》（GBZ/T 224）已对工作场所、工作地点、总粉尘、呼吸性粉尘及空气动力学直径进行了相关定义，故修订时删除了以上术语和定义。引进峰接触浓度概念并替代超限倍数。标准修改前后，与 OEL 相关概念或定义的变化见表 1.5。

表 1.5　化学因素职业接触限值标准术语和定义调整情况

GBZ 2—2002	GBZ 2.1—2007	GBZ 2.1—2018
—	—	职业接触
—	—	不良健康效应
—	—	临界不良健康效应
职业接触限值	职业接触限值	职业接触限值
时间加权平均容许浓度	时间加权平均容许浓度	时间加权平均容许浓度
短时间接触容许浓度	短时间接触容许浓度	短时间接触容许浓度
最高容许浓度	最高容许浓度	最高容许浓度
—	超限倍数	—
—	—	峰接触浓度
—	—	接触水平
—	—	职业接触限值比值/混合接触比值
—	—	行动水平
工作场所	工作场所	—
工作地点	工作地点	—

续表

GBZ 2—2002	GBZ 2.1—2007	GBZ 2.1—2018
—	化学有害因素	化学有害因素
—	总粉尘	—
—	空气动力学直径	—
—	呼吸性粉尘	—
—	—	生物监测
—	—	生物接触限值

3. 卫生要求

增加生物监测指标和 BEL 相关内容，新标准分为以下 4 个部分：①工作场所空气中化学因素的 OEL；②工作场所空气中粉尘的 OEL；③工作场所空气中生物因素的 OEL；④BEL 和生物监测指标。

4. 化学物质名称与 CAS 号

新标准调整了 8 种化学物质的中文或英文名称，分别是对茴香胺、二甲基苯胺、2,4-二硝基氯苯、氟化物、甲氧基乙醇、苦味酸、β-氯丙烷、三氟甲基次氟酸酯，见表 1.6。

表 1.6 调整名称的化学物质

序号	原中文名称	修改后中文名称	原英文名称	修改后英文名称
1	对茴香胺	茴香胺（甲氧基苯胺）（包括对-、邻-）	—	o-anisidine; p-anisidine
2	二甲基苯胺	N,N-二甲基苯胺	dimethylanilne	N,N-dimethylanilne
3	2,4-二硝基氯苯	—	dinitrochlorobenzene	2,4-dinitrochlorobenzene
4	氟化物	氟及其化合物	fluorides	fluorides and its compounds
5	甲氧基乙醇	2-甲氧基乙醇	—	—
6	苦味酸	苦味酸（2,4,6-三硝基苯酚）	picric acid	2,4,6-trinitrophenol
7	β-氯丙烷	—	chloroprene	β-chloroprene
8	三氟甲基次氟酸酯	三氟甲基次氟化物	—	—

新标准调整了 10 种物质的 CAS 号，其中增加了 2 种物质的 CAS 号（表 1.7）:将二氧化锡 CAS 号 1332-29-2 修改为 18282-10-5,邻-氯苯乙烯 2038-87-47 修改为 2039-87-4，2-萘酚 2814-77-9 修改为 135-19-3，氰化物 460-19-5 修改为 57-12-5，三氧化硫 7664-93-9 修改为 7446-11-9，碳酸钠 3313-92-6 修改为

497-19-8。鉴于 7440-62-6 为钒的 CAS 号，在其项下增加五氧化二钒和钒铁的 CAS 号，分别为 1314-62-1、12604-58-9。删除煤焦油沥青挥发物的 CAS 号 65996-93-2。

表 1.7　调整 CAS 号的物质

物质	原 CAS 号	与原 CAS 号对应的物质	新 CAS 号
二氧化锡	1332-29-2	氧化锡	18282-10-5
钒及其化合物	7440-62-6		
五氧化二钒	—	—	1314-62-1
钒铁合金尘	—	—	12604-58-9
邻-氯苯乙烯	2038-87-47		2039-87-4
煤焦油沥青挥发物	65996-93-2	—	
2-萘酚	2814-77-9	颜料红	135-19-3
氰化物	460-19-5	氰	57-12-5
三氧化硫	7664-93-9	硫酸	7446-11-9
碳酸钠	3313-92-6	过二碳酸钠	497-19-8

5. OEL 调整

（1）汇总增加了近年来研制修订的 24 种工作场所化学有害因素和生物因素的 OEL，其中，化学因素 18 项、粉尘 5 项（人造矿物纤维绝热棉包括玻璃棉、矿渣棉、岩棉三项粉尘）、生物因素 1 项，见表 1.8～表 1.10。

表 1.8　新增加的工作场所空气中化学因素 OEL

标准序号	中文名	化学文摘号（CAS No.）	OEL（mg/m³）			备注	关键健康效应
			MAC	PC-TWA	PC-STEL		
15	苯醌	106-51-4	—	0.45	—	—	眼、皮肤刺激
25	丙烯菊酯	584-79-2		5		—	皮肤刺激；神经系统损害
31	草甘膦	1071-83-6		5		G2A	肝、肾功能及胆碱酯酶活性
39	2,4-二氯苯氧基乙酸（2,4-滴）	94-75-7		10		G2B	甲状腺效应、肾小管损伤
41	碲及其化合物(不含碲化氢)（按 Te 计）	13494-80-9	—	0.1	—	—	中枢神经系统损伤，肝脏损伤
49	2-丁氧基乙醇	111-76-2		97		—	刺激
258	十溴联苯醚	1163-19-5					内分泌干扰效应；神经、生殖、肝毒性

续表

标准序号	中文名	化学文摘号（CAS No.）	OEL（mg/m³）			备注	关键健康效应
			MAC	PC-TWA	PC-STEL		
69	二噁英类化合物	1746-01-6	—	30（pgTEQ/m³）	—	G1类致癌物	致癌
75	二甲氧基甲烷	109-87-5	—	3100	—		眼、黏膜刺激
116	过氧化甲乙酮	1338-23-4	1.5	—	—	皮	上呼吸道、眼睛和皮肤损害
145	甲基叔丁基醚	1634-04-4	—	180	270	—	黏膜刺激；肾脏和肝脏损害
250	三溴甲烷	75-25-2	—	5	—	皮	上呼吸道和眼部刺激，肝肾毒性
254	3-（1-丙酮基苄基）-4-羟基香豆素（杀鼠灵）	81-81-2	—	0.1	—		溶血性贫血；皮肤、眼刺激；慢性接触有肝、肾、生殖损害
261	双酚A	1980-5-7	—	5	—		生殖影响；内分泌损害
267	四氢化硅	7803-62-5	—	6.6	—		眼睛、皮肤、呼吸系统刺激
301	1-溴丙烷	106-94-5	—	21	—	G2B	肝脏和胚胎/胎儿损害，神经毒性
304	溴鼠灵	56073-10-0	—	0.002	—	—	抗凝血作用
347	莠去津	1912-24-9	—	2.0	—	—	血液、生殖和发育损害

表 1.9 新增加的工作场所空气中粉尘 OEL

标准序号	中文名	化学文摘号（CAS No.）	PC-TWA		备注	关键健康效应
			总粉尘	呼吸性粉尘		
10	工业酶混合尘	—	2mg/m³	—	敏	皮肤、眼、上呼吸道刺激
14	过氯酸铵粉尘	7790-98-9	8mg/m³	—		肺间质纤维化
29	人造矿物纤维绝热棉 ①玻璃棉粉尘 ②矿渣棉粉尘 ③岩棉粉尘	—	5mg/m³ 1f/ml			粉尘容许浓度：皮肤和眼刺激；纤维容许浓度：对呼吸道的长期不良健康效应

表 1.10 新增加的工作场所空气中生物因素 OEL

标准序号	中文名	化学文摘号（CAS No.）	OEL（μg/m³）			备注
			MAC	PC-TWA	PC-STEL	
3	工业酶	—	—	1.5	3	过敏反应，肺功能下降

（2）一氧化氮（NO）OEL 并入二氧化氮（NO_2）OEL。我国现行 OEL 将 NO_2 和 NO 的 OEL 分别规定为 5mg/m³ 和 15mg/m³，工作场所空气中 NO 检测标准方法要求采用经过氧化管转化为 NO_2 后检测，但现有工作场所 NO 检测资料显示，近 98% 以上的现场检测均未检测到 NO，提示 NO 在空气中存留时间很短，其原因可能是 NO 为无色气体，性质不稳定，在空气中极易被氧化成 NO_2（$NO+O_2 \longrightarrow NO_2$）。因此，为便于检测、评价，修订时将 NO 的 OEL 与 NO_2 的 OEL 合并。另根据美国 OSHA、ACGIH 等规定的 NO 和 NO_2 的 OEL，显示 NO_2 的危害大于 NO，见表 1.11。因此，保持原 NO_2 限值不变。

表 1.11　我国 GBZ 2.1 有关 NO 及 NO_2 OEL 与美国限值的比较

OEL 类型	TWA		STEL		MAC		备注
	ppm	mg/m³	ppm	mg/m³	ppm	mg/m³	
一氧化氮							
GBZ 2.1 OEL	—	15	—	—	—	—	—
OSHA PEL	25	30	—	—	—	—	
ACGIH TLV	25	30	—	—	—	—	
NIOSH REL	25	30	—	—	—	—	
二氧化氮							
GBZ 2.1 OEL	—	5	—	10	—	—	
OSHA PEL	—	—	—	—	5	9	
ACGIH TLV	0.2	0.36	—	—	—	—	A4
NIOSH REL	—	—	1	1.8	—	—	

6. 标识的调整

（1）增加 16 种物质 15 项致敏标识：百菌清、多次甲基多苯基多异氰酸酯、二苯基甲烷二异氰酸酯、2,4-二硝基氯苯、钴及其化合物、1,6-己二异氰酸酯、乙二胺、工业酶及工业酶混合尘、谷物粉尘、木粉尘、皮毛粉尘、洗衣粉混合尘等，见表 1.12。

表 1.12　新增加致敏因素标识的化学物质

序号	中文名	化学文摘号（CAS No.）	OEL			备注	关键健康效应
			MAC	PC-TWA	PC-STEL		
1	百菌清	1897-45-6	1mg/m³	—	—	G2B 类致癌物；敏	致敏、皮肤刺激、眼和呼吸道刺激

续表

序号	中文名	化学文摘号（CAS No.）	OEL			备注	关键健康效应
			MAC	PC-TWA	PC-STEL		
2	多次甲基多苯基多异氰酸酯	57029-46-6	—	0.3mg/m³	0.5mg/m³	敏	皮肤、眼、呼吸道刺激，变态反应、哮喘
3	二苯基甲烷二异氰酸酯	101-68-8	—	0.05mg/m³	0.1mg/m³	敏	眼、上呼吸道刺激；哮喘
4	2,4-二硝基氯苯	97-00-7	—	0.6mg/m³	—	皮；敏	皮肤致敏，皮炎；支气管哮喘；肝损害
5	钴及其化合物（按Co计）	7440-48-4（Co）	—	0.05mg/m³	0.1mg/m³	G2B类致癌物；敏	上呼吸道刺激；皮肤黏膜损害；哮喘
6	1,6-己二异氰酸酯	822-06-0	—	0.03mg/m³	—	敏	眼、上呼吸道刺激，呼吸系统致敏
7	三氯乙烯	1979-1-6	—	30mg/m³	—	G1类致癌物；敏	中枢神经系统损伤
8	三氧化铬、铬酸盐、重铬酸盐（按Cr计）	18540-29-9（六价铬）；1333-82-0	—	0.05mg/m³	—	G1类致癌物；敏	癌症
9	乙二胺	107-15-3	—	4mg/m³	10mg/m³	皮；敏	皮肤、黏膜强烈刺激；肝、肾损害；直接接触可致皮肤和眼灼伤；哮喘
10	异佛尔酮二异氰酸酯	4098-71-9	—	0.05mg/m³	0.1mg/m³	敏	呼吸系统致敏
11	工业酶混合尘	—	2mg/m³	—	—	敏	皮肤、眼、上呼吸道刺激
12	谷物粉尘	—	4mg/m³	—	—	敏	咽炎，慢性支气管炎，尘肺（肺尘埃沉着病），过敏性哮喘
13	木粉尘	—	3mg/m³	—	—	敏；G1	皮炎、鼻炎、结膜炎；哮喘、外源性过敏性肺炎、鼻咽癌等
14	皮毛粉尘	—	8mg/m³	—	—	敏	过敏性肺泡炎；支气管哮喘
15	洗衣粉混合尘	—	1mg/m³	—	—	敏	皮肤、眼和上呼吸道刺激、致敏
16	工业酶	—	1.5μg/m³	3μg/m³	—	敏	肺功能下降

（2）增加 4 种物质的皮肤标识：2,4-二氯苯氧基乙酸（2,4-滴）、过氧化甲乙酮、环氧乙烷和铍及其化合物，见表 1.13。

表 1.13　新增加皮肤标识的化学因素

序号	中文名	化学文摘号（CAS No.）	OEL（mg/m³）			备注	关键健康效应
			MAC	PC-TWA	PC-STEL		
1	2,4-二氯苯氧基乙酸（2,4-滴）	94-75-7	—	10.0		皮，G2B 类致癌物	甲状腺效应，肾小管损伤
2	过氧化甲乙酮	1338-23-4	1.5	—		皮	上呼吸道、眼睛和皮肤损害
3	环氧乙烷	75-21-8		2		G1 类致癌物，皮	皮肤、呼吸道、黏膜刺激，中枢神经系统损害
4	铍及其化合物（按 Be 计）	7440-41-7（Be）	—	0.0005	0.001	皮；G1 类致癌物	铍过敏、慢性铍病、肺癌

（3）致癌标识：增加 14 种物质的致癌标识，调整 7 种物质的致癌标识。增加二噁英类化合物、1,2-二氯丙烷、邻甲苯胺的致癌标识"G1"；增加草甘膦、二甲基甲酰胺、马拉硫磷、三氯乙醛、硝基甲苯（全部异构体）的致癌标识"G2A"；增加五氯酚及其钠盐、1-溴丙烷、2,4-二氯苯氧基乙酸（2,4-滴）、对硫磷、1,3-二氯丙醇和五氧化二钒烟尘、二氧化钛粉尘的致癌标识"G2B"。

将 1,3-丁二烯、三氯乙烯的致癌标识从 G2A 调整为 G1；将 γ-六六六（γ-六氯环己烷）、镍化合物从 G2B 调整为 G1。将滴滴涕（双对氯苯基二氯乙烷，DDT）、二氯甲烷、肼的致癌标识从 G2B 调整为 G2A；鉴于 IARC 将 1,3-二异氰酸基甲苯（toluene diisocyanates，26471-62-5）标识为 G2B，而没有标识二异氰酸甲苯酯（toluene-2,4-diisocyanate，584-84-9），因此，删除二异氰酸甲苯酯的 G2B 标识。

调整后，致癌标识与 GBZ 2.1—2007 比较，增加 G1 标识 7 项、G2A 标识 6 项、G2B 标识 1 项，见表 1.14。

表 1.14　致癌标识调整情况

致癌标识调整情况	调整数	调整物质
新增加 G1 标识的物质	3	二噁英类化合物、1,2-二氯丙烷、邻甲苯胺
新增加 G2A 标识的物质	5（7）	草甘膦、二甲基甲酰胺、马拉硫磷、三氯乙醛、硝基甲苯（全部异构体）
新增加 G2B 标识的物质	7	五氯酚及其钠盐、1-溴丙烷、2,4-二氯苯氧基乙酸（2,4-滴）、对硫磷、1,3-二氯丙醇和五氧化二钒烟尘、二氧化钛粉尘
从标识 G2A 调整到 G1 的物质	2	1,3-丁二烯、三氯乙烯
从标识 G2B 调整到 G1 的物质	2	γ-六六六、镍化合物
从标识 G2B 调整到 G2A 的物质	3	滴滴涕（DDT）、二氯甲烷、肼
删除标识 G2B 的物质	1	二异氰酸甲苯酯

7. 关键健康效应

为帮助使用者准确了解限值的意义，正确使用限值，新标准分别列出制定工作场所空气中化学因素 OEL、粉尘 OEL 和生物因素 OEL 时依据的关键健康效应。

8. 峰接触浓度

新标准删除与超限倍数有关的内容，并采纳峰接触浓度替代超限倍数。删除内容如下所示。

超限倍数：对粉尘和未制定 PC-STEL 的化学物质，采用超限倍数控制其短时间接触水平的过高波动。在符合 PC-TWA 的前提下，粉尘的超限倍数是 PC-TWA 的 2 倍；化学物质的超限倍数见表 1.15。

表 1.15 化学物质超限倍数与 PC-TWA 的关系

PC-TWA（mg/m³）	最大超限倍数
PC-TWA＜1	3
1≤PC-TWA＜10	2.5
10≤PC-TWA＜100	2
PC-TWA≥100	1.5

峰接触浓度（peak exposure，PE）是在最短的可分析的时间段内（不超过 15min）确定的空气中特定物质的最大或峰值浓度，或者是在遵守 PC-TWA 的前提下，容许在一个工作日内发生的任何一次短时间（15min）超出 PC-TWA 水平的最大接触浓度。峰接触浓度与 PC-STEL 相似，都反映 15min 的接触。对于那些制定有 PC-TWA 但尚未制定 PC-STEL 的化学有害因素，应使用峰接触浓度控制短时间的接触，即实际测得的劳动者当日的 TWA 水平应控制在 PC-TWA 范围以内（不得超过其对应的 PC-TWA），同时，一个工作日内发生的任何一次短时间在 PC-TWA 水平以上的接触（瞬时超出 PC-TWA 3 倍的接触）都应当符合峰接触浓度的控制要求：每次接触时间不得超过 15min，一个工作日期间不得超过 4 次，相继间隔不短于 1h，且在任何情况下都不能超过 PC-TWA 的 5 倍。

9. BEL

在卫生要求部分，汇总 15 项已发布的 BEL（WS/T）标准，增加了近年来审定通过的 13 项 BEL；增加了与 BEL 相对应的生物材料中有害物质及其代谢物或效应指标的测定及生物监测质量要求，见表 1.16。

表 1.16　新增职业性有害因素的生物接触限值

序号	接触物质	生物监测指标	生物接触限值	采样时间
1	苯	尿中苯巯基尿酸	47μmol/molCr（100μg/gCr）	工作班后
		尿中反-反式黏糠酸	2.4mmol/molCr（3.0mg/gCr）	工作班后
2	丙酮	尿中丙酮	50mg/L	工作班末
3	草甘膦	尿中草甘膦	0.6mg/L	工作班末
4	1,3-丁二烯	尿中 1,2-双羟基-4-（N-乙酰半胱氨酸）丁烷	2.9mg/gCr	工作班末
5	二甲苯	尿中甲基马尿酸	0.3g/gCr 或 0.4g/L	工作班末
6	二甲基甲酰胺	血中 N-甲基氨甲酰血红蛋白加合物（NMHb）	135nmol/gHb	持续接触 4 个月后的任意时间
7	二甲基乙酰胺	尿中 N-甲基乙酰胺	20.0mg/gCr	工作周末的班末
8	二氯甲烷	尿中二氯甲烷	0.3mg/L	工作班末
9	甲苯二异氰酸酯	尿中甲苯二胺	1μmol/molCr	工作班末
10	四氯乙烯	血中四氯乙烯	0.2mg/L	工作周末的班前
11	锑及其化合物	尿中锑	85μg/L	工作班末
12	1-溴丙烷	尿中 1-溴丙烷	20μg/L	工作班后
13	乙苯	尿中苯乙醇酸加苯乙醛酸	0.8g/gCr	工作班末

10. 监测检测原则要求

新标准进一步完善了与监测检测原则相关的要求。强调在无相应检测方法时，可参考国内外公认的检测方法，但应纳入质量控制程序；明确规定对分别制定有总粉尘和呼吸性粉尘 PC-TWA 的，应优先选择测定（可仅测定）呼吸性粉尘的 TWA 浓度；强调与 BEL 相配套的生物材料中有害物质及其代谢物或效应指标的测定应当按照相关检测方法标准执行，并按照 GBZ/T 173 保证生物监测质量。

11. 职业接触控制原则及要求

新标准增加了工作场所化学有害因素职业接触控制原则及要求。

（1）职业接触控制原则依次为消除替代原则、工程控制原则、管理控制原则、个体防护原则，还应综合考虑职业病危害的种类及为减少风险而需要付出的成本。

（2）职业接触控制要点：包括充分考虑所有可能发生接触的途径；采取的控制措施应具有针对性；选择最有效和最可靠的控制措施；定期检查和评估所有控制措施的相关要素，并保持其持续有效；将工作中可能产生的化学有害因素的种类及采取的控制措施告知相关劳动者，并对其进行培训；确保所采取的控制措施不会威胁劳动者的健康和生命。

（3）明确了工作场所化学有害因素职业接触控制要求。

1）接触同时规定有 PC-TWA 和 PC-STEL 的化学有害因素时，实际测得的 C_{TWA} 不得超过相对应的 PC-TWA，同时实际测得的 C_{STE} 不得超过对应的 PC-STEL。

2）接触只有 PC-TWA、尚未制定有 PC-STEL 的化学有害因素时，实际测得的当日的 C_{TWA} 不得超过对应的 PC-TWA；同时，劳动者接触瞬时超过 PC-TWA 3 倍的峰接触浓度（PEC）每次不得超过 15min，一个工作日不得超过 4 次，每次间隔不短于 1h，且在任何情况下都不能超过 PC-TWA 的 5 倍。

3）一个工作日内，任何时间、任何工作地点的 CME 不得超过对应的 MAC。

4）对于未制定 OEL 的化学物质的控制，原则上应使绝大多数劳动者即使反复接触该种化学物质也不会损害其健康。

12. 行动水平与职业接触等级分类控制

增加了行动水平及职业接触等级分类控制要求。行动水平（action level），也称为管理水平（administration level）或管理浓度（administration concentration），指劳动者实际接触化学有害因素的水平已经达到需要用人单位采取职业接触监测、职业健康监护、职业卫生培训、职业病危害告知等控制措施或行动的水平。根据工作场所环境、接触的有害因素的不同，行动水平有所不同，化学有害因素的行动水平一般为该化学有害因素容许浓度的一半。与噪声作业、高温作业相同，行动水平的设立实质上是对有毒作业的定义。当劳动者接触化学有害因素的浓度超过行动水平时，用人单位应采取技术及管理控制措施。本标准根据行动水平提出了职业接触分类控制的概念。当实际接触水平<1% OEL 时，可以认为没有职业接触；当实际接触水平≥50% OEL 且≤100% OEL 时，需要采取实质性的职业卫生行动；当实际接触水平>100% OEL 时，应当在职业卫生监测、职业健康监护、作业管理基础上，实施个体防护用品和工程、工艺控制，见表1.17。

表 1.17　职业接触水平及其分类控制

接触等级	等级描述	推荐的控制措施
0（≤1% OEL）	无接触	不需采取行动
Ⅰ（＞1% OEL 且 ≤10% OEL）	接触极低，根据已有信息无相关效应	一般危害告知，标签、SDS（安全数据表）、培训等
Ⅱ（＞10% OEL 且 ≤50% OEL）	有接触但无明显效应	一般危害告知、针对特定因素的特殊危害告知
Ⅲ（＞50% OEL 且 ≤100%OEL）	显著接触，需采取行动限制活动	一般危害告知、特殊危害告知、职业卫生监测、职业健康监护、作业管理
Ⅳ（＞100% OEL）	超过 OEL	一般危害告知、特殊危害告知、职业卫生监测、职业健康监护、作业管理、个体防护用品和工程、工艺控制

注：一般危害告知指通过包括标签和其他警示形式、安全数据表及培训等措施进行的综合的危害信息交流；特殊危害告知则是对某一具体化学有害因素特定危害所进行的告知。作业管理包括对作业方法和作业时间等制定作业标准，使其标准化；改善作业方法；对作业人员进行指导培训及改善作业条件或工作场所环境等。

13. 正确使用标准的说明

进一步细化、完善了正确使用本标准的说明。

在完善 OEL 制定目的、应用、经皮吸收、致敏作用、致癌作用等的基础上，进一步细化了 PC-TWA、PC-STEL 或 MAC 的正确应用和混合接触控制。增加了长时间工作职业接触水平的标化、生物监测与生物接触限值及应用 OEL 时需要注意的事项。

14. 附录

将原标准附录 A 正确使用本标准的说明中的部分内容修订为标准正文工作场所化学有害因素接触的控制。增加附录 B 新增职业接触限值的主要起草单位及主要起草人。

（五）实施标准的建议

本标准为综合标准，实用性和可操作性较强，为正确理解和使用本标准，应当组织广泛的标准宣贯和培训。

本标准是职业性有害因素识别、危害表征、接触评估及健康风险评估的基础，应在职业卫生专业技术人员的指导下使用。

本标准规定的 OEL，其制定依据主要是现行可获得的信息，信息的来源、认识可能是不均衡的。随着科学技术的发展及人们对有害因素认识的提高，对有害因素安全性的认识可能会发生改变。应用时应当注意最新的科学认识和技术。

（六）其他需要说明的问题

标准新增加的 OEL 和 BEL 是国家卫生标准委员会职业卫生标准专业委员会组织的，由各项目承担单位和负责人依据标准立项计划完成，本标准仅仅是汇总了相关研究成果并以限值形式列出，具体完成单位、人员详见本标准的附录 B。

标准列出的制定 OEL 时依据的关键健康效应主要有三个来源：一是新增标准制定时依据的关键健康效应，这是该标准委员会的自主研究成果；二是参考 ACGIH 2016 年的工作场所化学有害因素职业接触阈限值及生物接触限值汇编；三是参考卢伟主编的《工作场所有害因素危害特性实用手册》。鉴于所采纳的临界关键不良效应为引进资料，可供实施时参考，但还需结合职业病防治实际工作经验和最新研究成果。

对于我国目前一些严于国外机构的 OEL，考虑到制定限值依据的复杂性、对借鉴标准进行验证的人群复杂性及历史问题，对这些限值需要结合我国经济发展，逐步进行验证、调整。

特殊工时制 OEL 的应用。特殊工时制指用人单位因特殊的生产特点或工作性质，不能实行标准工时制而按照国家有关规定实行的特殊工时制度，包括不定时工作制和综合工时工作制。当实施特殊工时制时，应根据工作时间的延长和恢复时间的减少对实际接触水平进行标化，再将标化后的时间加权平均浓度与 OEL 标准进行比较。特殊工时制职业接触水平调整参考《非常规工作制条件下职业接触限值调整指南》。

实行综合工时制的，对以周为周期综合计算工作时间的工时制度的职业接触宜以周评价为主；对以月、季、年为周期综合计算工作时间的工时制度的职业接触宜以日评价为主。

四、职业接触限值的应用

（一）我国 OEL 的定义与含义

OEL 是职业性有害因素的接触限制量值，是劳动者在职业活动过程中长期反复接触，对绝大多数接触者的健康不引起有害作用的容许接触水平，是作业环境管理使用的指南。由定义可见，OEL 的本质是容许接触的职业性有害因素的限制水平，具体表现形式为量值；是健康劳动者在特定时间内接触某浓度危害物，其风险很小的容许剂量，绝大多数劳动者在该浓度以下的接触不会出现不良影响；这些有害因素是工作场所经常存在、劳动者长期反复接触的因素。制定 OEL 的目的是指导用人单位采取预防控制措施，避免劳动者在职业活动中因过度接触职业性有害因素而导致有害健康效应。

OEL 的构成与应用具有风险评估（risk assessment）与风险管理（risk management）两种要素。OEL 源自剂量-效应（反应）曲线上的一个点，客观地分析某种化学物质的剂量-效应曲线是风险评估的重要步骤，判断其可接受的接触水平则是具有主观成分的风险管理。在职业卫生实际工作中，时常将实际测得的接触浓度（exposure concentration，EC）除以 OEL 得到危害指数（hazard index），这就构成了最基本的风险评估。然后再确定行动原则，即 EC/OEL≥1 时需要采取纠正行动；EC/OEL＜1 时不必采取行动，这种做法实质上已经是一种合法且合理的风险评估形式。

因此，OEL 是用人单位监测工作场所环境污染情况，评价工作场所卫生状况和劳动条件及劳动者接触化学有害因素的程度，以及防护措施效果的重要技术依据，是实施职业健康风险评估、风险管理及风险交流的重要工具。用人单位也可使用 OEL 对生产装置泄漏情况、职业防护措施效果进行评估，依据 OEL 设置工作场所职业病危害报警值。报警值设定分为预警、警报、高报 3 级，根据物质毒性和现场实际情况至少设警报值和高报值，设定原则一般是将 MAC 或 PC-STEL 的一半设立为预警值，将 MAC 或 PC-STEL 设为警报值，高报值的设定应综合考虑有毒气体毒性、作业人员情况、事故后果、工艺设备等各种因素。达到预警值时提示应对作业场所进行系统的检测与评价，采取有效预防控制措施；达到警报值时提示作业场所有害因素浓度已超过 OEL，应立即采取相关预防控制措施；一旦达到高报值时提示应迅速启动应急预案，做好人群疏散。

OEL 也是职业卫生监督管理部门对作业场所实施职业卫生监督检查、职业卫生技术服务机构开展职业健康风险评估及职业病危害评价的重要技术依据。

修订后的标准涉及因素 410 项，434 种物质，规定限值 561 项，见表 1.18。

表 1.18 新修订 GBZ 2.1 规定的工作场所空气中化学因素 OEL

因素	因素数（物质数）	MAC	TWA		合计
			PC-TWA	PC-STEL	
化学因素	358（377）	56	306	119	481
粉尘因素	49（54）				
总粉尘	57		75		75
呼吸性粉尘	16				
生物因素	3	1	2	2	5
合计	410（434）	57	383	121	561

（二）PC-TWA 的应用

1. 适用性

PC-TWA 是评价工作场所环境卫生状况和劳动者接触水平的主要指标，是工作场所有害因素 OEL 的主体性限值。建设项目职业病危害预评价、职业病危害控制效果评价、职业病危害定期检测评价、系统接触评估，以及因生产工艺、原材料、设备、生产方式和技术等发生改变需要对工作环境影响重新进行评价时，尤应着重进行 TWA 的检测、评价。

修订后的 GBZ 2.1 共确定 383 项 PC-TWA，其中化学因素 306 项，粉尘 75 项，生物因素 2 项。

2. 采样方法

个体采样是测定 TWA 比较理想的采样方法，尤其适用于评价劳动者实际接触状况。个体采样应注意采样头设置，确保采样头设在呼吸带。所谓的呼吸带是人为规定的区域，指的是劳动者呼吸空气的面部高度的周围空间。从技术角度出发，其精确的定义如下：从工人面部向前延伸，形成半径为 0.3m 的半球，中心位于假设的两耳连线，平面组成的底部包括假设的两耳连线、头部和喉部的最高点。

定点采样也是测定 TWA 的一种方法，定点采样除了反映个体接触水平，也适用于评价工作场所环境的卫生状况。定点采样要求采集一个工作日内某一工作地点、各时段的样品，按各时段的持续接触时间与其相应浓度乘积之和除以 8，得出 8h-TWA，见表 1.19。

表 1.19　TWA 测定采样方法的基本要点

采样方法	工作方式	采样时间	采样对象/地点	采样仪器佩戴/设置	采样方式
个体采样		长时间	有代表性的接触有害物质浓度最高的劳动者	进气口尽量接近呼吸带	连续一次采样，工作班
					非连续一次采样，采样≥2 次
定点采样	一个工作地点工作	长时间	有代表性、空气中有害物质浓度最高的工作地点	进气口尽量接近劳动者工作时的呼吸带	连续一次采样，工作班
					非连续一次采样，采样≥2 次
		短时间	同上	同上	在不同浓度时段分别采样，每次采样时间 15min
	工作地点超过一个或移动工作	短时间	同上	同上	每个工作地点或移动范围设采样点分别采样，每次采样时间 15min

3. TWA 值的计算

根据采样时间、方式，其检测结果的计算可以概括为长时间采样和短时间采样、多个工作地点或移动工作的采样，前者又可分为可满足全工作日的连续一次性采样和不能满足全工作日的连续一次性采样，见表 1.20。对于可满足全工作日连续一次性采样的，无论是个体采样，还是定点采样，其计算公式均为

$$\text{TWA} = \frac{C \times V}{F \times 480} \times 1000 \qquad (1.1)$$

式中，TWA 为空气中有害物质 8h 时间加权平均浓度，mg/m³；c 为测得的样品溶液中有害物质的浓度，μg/ml；V 为样品溶液的总体积，ml；F 为采样流量，ml/min；480 为时间加权平均容许浓度规定的以 8h 计，min。

对于其他场合，其计算公式均为

$$\text{TWA} = \frac{C_1 T_1 + C_2 T_2 + \cdots + C_n T_n}{8} \qquad (1.2)$$

式中，TWA 为空气中有害物质 8h 时间加权平均浓度，mg/m³；C_1、C_2、C_n 为测得空气中有害物质浓度，mg/m³；T_1、T_2、T_n 为劳动者在相应的有害物质浓度下的工作时间，h；8 为时间加权平均容许浓度规定的以 8h 计。

4. 计量单位

我国采用的法定计量单位为 mg/m³。国际上通常用 ppm 表示气体和蒸气的计量单位，而气体、蒸气和气溶胶则以每立方米毫克（微克）数（mg/m³）表示。由 ppm 换算为 mg/m³ 的公式为

$$mg/m^3 = (M_W \times ppm)/24.45 \qquad (1.3)$$

式中，M_W 为物质的分子量；24.45 为标准条件下的每升分子体积。

表 1.20　基于不同采样策略的适于 TWA 计算的公式

采样策略			适用公式
个体采样	不能满足全工作日的连续一次性采样		式（1.1）
	满足全工作日的连续一次性采样		式（1.2）
定点采样	一个工作地点工作	长时间采样 不能满足全工作日的连续一次性采样	式（1.1）
		长时间采样 满足全工作日的连续一次性采样	式（1.2）
		短时间采样	式（1.1）
	工作地点超过一个或移动工作		式（1.1）

（三）PC-STEL 的应用

1. 适用性

PC-STEL 主要用于那些具有急性毒性作用但以慢性毒性作用为主的化学物质，是与 PC-TWA 相配套的一种短时间接触限值，是对 PC-TWA 的补充。在对接触既有 PC-TWA，又有 PC-STEL 的危害因素进行评价时，应同时使用 PC-TWA 和 PC-STEL 两种类型的限值进行评价。在遵守 PC-TWA 的前提下，短时间接触水平低于 PC-STEL 时并不会引起以下反应：①刺激；②慢性或不可逆性损伤；③存在剂量-接触次数依赖关系的毒性效应；④足以导致事故率升高、影响逃生和降低工作效率的麻醉作用。即使当日的 TWA 遵守 PC-TWA，短时间接触浓度也不应超过 PC-STEL 值。当短时间接触 TWA＞PC-TWA，而且 ≤PC-STEL 时，则一次持续接触时间不应超过 15min，每个工作日接触次数不应超过 4 次，如需多次在该浓度下接触，接触的间隔时间不应短于 60min。

2. 同时具有 PC-TWA 和 PC-STEL 的物质

修订后的 GBZ 2.1 共确定 121 项 PC-STEL，其中化学因素 119 项，生物因素 2 项，自 2007 年修订以后，粉尘不再设置 PC-STEL。设置 PC-STEL 的化学物质见表 1.21。

表 1.21　同时具有 PC-TWA 和 PC-STEL 的化学物质

铍及其化合物	氯化锌（烟）	环己胺
砷及其无机化合物	硫酸及三氧化硫	甲酸
镉及其化合物	马来酸酐	异丙胺

续表

有机汞化合物	环氧氯丙烷	氨
金属汞（蒸气）	丙烯腈	2-乙氧基乙醇
氢化锂	乙烯酮	乙二醇
异氰酸甲酯	氰氨化钙	硫酰氟
二苯基甲烷二异氰酸酯	磷酸	2-己酮
异佛尔酮二异氰酸酯	五硫化二磷	甲醇
黄磷	丙烯醇	对二氯苯
钴及其氧化物	四溴化碳	糠醇
对硫磷	奥克托今（环四亚甲基四硝胺）	萘
铊及其可溶性化合物	石蜡烟	异亚丙基丙酮
三乙基氯化锡	氯丙烯	二甲苯（全部异构体）
γ-六六六	氧化锌	甲苯
肼	异稻瘟净（O,O-二异丙基-S-苄基硫代磷酸酯）	苯乙烯
双（巯基乙酸）二辛基锡		邻二氯苯
二异氰酸甲苯酯（TDI）	碳酸钠（纯碱）	氯甲烷
二月桂酸二丁基锡	丁醛	乙苯
硒化氢	羰基氟	正己烷
铟及其化合物	二甲胺	乙酸戊酯（全部异构体）
倍硫磷	一甲胺	乙酸甲酯
2-萘酚	二氧化氮	乙酸丁酯
五羰基铁	二氧化硫	乙酸乙酯
多次甲基多苯基多异氰酸酯	钨及其不溶性化合物	乙酸丙酯
六六六（六氯环己烷）	尿素（碳酰胺）	丙醇
三硝基甲苯	锆及其化合物	邻氯苯乙烯
三氯氧磷	二硫化碳	丙酮
氯乙酰氯	二甲苯胺	1,2-二氯丙烷
重氮甲烷	乙二胺	乙醚
癸硼烷	苯	丁酮
二氧化氯	苯基醚	异丙醇
敌百虫（O,O-二甲基-磷酸酯）	乙醇胺	二乙基甲酮
钡及其可溶性化合物	对苯二甲酸	二丙二醇甲醚
溴	1,2-二氯乙烷	正庚烷
氢醌	乙酸乙烯酯	戊烷（全部异构体）
18-甲基炔诺酮	乙胺	液化石油气
草酸	乙酸	二氧化碳
三氯化磷	氯化铵（烟）	氮氧化物（一氧化氮和二氧化氮）
杀螟松[O,O-二甲基-O-(3-甲基-4-硝基苯基）硫代磷酸酯]	四氯化碳	

3. 采样与计算

对制定有 PC-STEL 的化学物质进行监测和评价时，应了解现场浓度波动情况，在浓度最高的时段进行采样和检测。

PC-STEL 按照式（1.4）计算 15min 时间加权平均浓度。采样时间不足 15min时，可进行一次以上采样并按照式（1.5）计算 15min 时间加权平均浓度。当劳动者接触时间不足 15min 时，则按 15min 计算时间加权平均浓度，见表 1.22。

$$STEL=\frac{C\times V}{F\times 15} \tag{1.4}$$

$$STEL=\frac{C_1T_1+C_2T_2+\cdots+C_nT_n}{15} \tag{1.5}$$

表 1.22　STEL 采样策略及相应计算公式

	时间	采样次数	计算原则	适用公式
采样时间	15min	一次采样	15min 时间加权平均浓度	式（1.4）
	<15min	一次以上采样	15min 时间加权平均浓度	式（1.5）
接触时间	<15min	一次采样	15min 时间加权平均浓度	式（1.4）

（四）PE 的应用

（1）修订后的 GBZ 2.1 采纳了 ACGIH 峰接触浓度的概念。一次大量接触有害物质可能增加某些疾病的风险，仅依靠长时间平均接触的监测数据可能会掩盖峰的漂移值，为了控制这种健康效应，对于具有 PC-TWA 的物质尚未制定 PC-STEL 的化学有害因素，使用峰接触浓度控制短时间的最大接触，目的是防止一个工作日内在 PC-TWA 若干倍时的瞬时高水平接触导致的快速发生的急性不良健康效应。峰接触浓度与 PC-STEL 相似，都反映 15min 的接触。对于这些化学有害因素，在 PC-TWA 水平以上的短时间接触都应当符合峰接触浓度的控制要求，即劳动者当日的 C_{TWA} 水平应当控制在 PC-TWA 范围以内，同时，一个工作日内任何短时间瞬时超出 PC-TWA 3 倍的接触每次不得超过 15min，一个工作日期间不得超过 4 次，相继间隔不短于 1h，且在任何情况下都不能超过 PC-TWA 的 5 倍。对峰接触浓度需应用本部分做出评价，但当可以运用 PC-STEL 或 MAC 时，则优先于峰接触浓度。峰接触浓度对应短时间接触浓度，采样和检测方法同 PC-STEL。

（2）具有 PC-TWA 但尚未制定 PC-STEL 的化学物质。GBZ 2.1—2007 中

具有 PC-TWA，但尚未制定 PC-STEL 的化学物质共有 187 种，见表 1.23。

表 1.23　具有 PC-TWA 但无 PC-STEL 的化学物质

磷胺	三次甲基三硝基胺（黑索今）	乳酸正丁酯
四乙基铅	氟化物（不含氟化氢）	丙烯酸正丁酯
升汞（氯化汞）	环氧乙烷	N-乙基吗啉
1,6-己二异氰酸酯	N-甲苯胺	二聚环戊二烯
溴氰菊酯	马拉硫磷	邻仲丁基苯酚
内吸磷	氢氧化铯	丙酸
铅尘	双硫醌	三氯乙烯
铅（烟）	硝基苯	2-硝基丙烷
氰戊菊酯	溴甲烷	2-乙氧基乙基乙酸酯
三氧化铬	氧化钙	环己酮
铬酸盐	2-氨基吡啶	氯苯
重铬酸盐	正丁基硫醇	硝基甲烷
焦炉逸散物	氨基氰	茚
久效磷	二氧化锡	2-二乙氨基乙醇
苦味酸	邻苯二甲酸二丁酯	二乙烯基苯
六氯环戊二烯	苯胺	吗啉
硒及其化合物（不包括六氟化硒、硒化氢）	甲基丙烯腈	萘烷
乙硼烷	对硝基苯胺	1,2,3-三氯丙烷
锰及其无机化合物	磷酸二丁基苯酯	正丁基缩水甘油醚
氧乐果	吡啶	甲基丙烯酸
甲基内吸磷	六氟丙烯	二噁烷
六氯丁二烯	β-氯丁二烯	1-硝基丙烷
六氯萘	2-N-二丁氨基乙醇	环己醇
煤焦油沥青挥发物	1,3-二氯丙烯	甲基丙烯酸甲酯
铜（烟）	二乙撑三胺	戊醇
滴滴涕（DDT）	过氧化苯甲酰	丁醇
毒死蜱（氯吡硫磷）	环氧丙烷	丁烯
二硝基甲苯	己内酰胺	乙基戊基甲酮
4,6-二硝基邻苯甲酚	糠醛	二异丁基甲酮
安妥（α-萘基硫脲）	石油沥青（烟）	四氯乙烯
α-氯乙酰苯	钽及其氧化物	二氯甲烷
三甲苯磷酸酯	乙酰水杨酸（阿司匹林）	双丙酮醇
五氯酚及其钠盐	碲化铋	环己烷

续表

丙烯酰胺	1,3-二氯丙醇	松节油
乙二醇二硝酸酯	钼（可溶或不溶性化合物）	硝基乙烷
乙酰甲胺磷	丙烯酸	抽余油（60～220℃）
呋喃	氨基磺酸铵	1,3-二甲基丁基乙酸酯（仲-乙酸己酯）
邻茴香胺	对叔丁基甲苯	壬烷（全部异构体）
对茴香胺	甲酚（全部异构体）	辛烷
苯硫磷	甲氧氯	1,2-二氯乙烯
硫酸二甲酯	硫酸钡	1,1,1-三氯乙烷
六氟丙酮	六氯乙烷	二氟氯甲烷
氯联苯（54%氯）	纤维素	五氟氯乙烷
氯萘	硝基甲苯（全部异构体）	二氯二氟甲烷
可溶性镍化合物	氧化镁（烟）	六氟化硫
偏二甲基肼	乙腈	苯醌
锑及其化合物	N-异丙基苯胺	丙烯菊酯
百草枯	敌草隆	草甘膦
二缩水甘油醚	碘仿	2,4-二氯苯氧基乙酸（2,4-滴）
四氢化锗	碘甲烷	碲及其化合物（不含碲化氢）
对硝基氯苯	二苯胺	2-丁氧基乙醇
二硝基氯苯	酚	十溴联苯醚
甲硫醇	1,1-二氯-1-硝基乙烷	二噁英类化合物
可的松	甲氧基乙醇	二甲氧基甲烷
乐果	一氧化氮	过氧化甲乙酮
金属镍与难溶性镍化合物	乙酐	三溴甲烷
铜尘	间苯二酚	3-（1-丙酮基苄基）-4-羟基香豆素（杀鼠灵）
乙硫醇	三氯甲烷	双酚A
钇及其化合物	丙烯酸甲酯	四氢化硅
二硝基苯（全部异构体）	乙酸（2-甲氧基乙基酯）	N,N-二甲基乙酰胺
过氧化氢	二甲基甲酰胺	钒（五氧化二钒烟尘、钒铁合金尘）
联苯	溶剂汽油	
1,3-丁二烯	四氢呋喃	

（3）PE的检测与评价按短时间采样规范和标准检测方法进行。PE计算与原超限倍数相同，可先将测得的15min-TWA除以PC-TWA，比较比值是否超过3倍，公式为

$$PE = 15\text{min-TWA}/PC\text{-TWA}$$

需要注意的是，任何时候 PE 值都不能超过 PC-TWA 值的 5 倍。

（五）MAC 的应用

MAC 主要用于那些具有明显刺激、窒息或中枢神经系统抑制作用，可导致严重急性损害的化学物质，其是在任何情况下工作场所职业病危害因素接触水平都不容许超过的最高容许接触限值。GBZ 2.1 共制定了 57 项 MAC。设有 MAC 的化学物质均没有 PC-TWA 或 PC-STEL，见表 1.24。

表 1.24　设有 MAC 的化学物质

百菌清（四氯间苯二甲腈）	五氧化二磷	氰化氢	磷化氢
二氯乙炔	羰基镍	氢氧化钠	邻氯苄叉缩丙二腈
3,3-二甲基联苯胺	碳酰氯（光气）	氢氧化钾	邻苯二甲酸酐
二甲基二氯硅烷	双氯甲醚	丙酮氰醇	甲醛
巴豆醛（丁烯醛）	丙烯醛	氯乙酸	甲基肼
叠氮化钠	砷化氢（胂）	氯乙醛	甲基丙烯酸缩水甘油酯
叠氮酸蒸气	三氯乙醛	氯乙醇	甲拌磷
碘	三氯氢硅	氯甲基甲醚	己二醇
臭氧	三氯硫磷	氯化氢及盐酸	过氧化甲乙酮
正丁胺	三氟甲基次氟化物	氯化苦	氟化氢
异佛尔酮	三氟化硼	苄基氯	一氧化碳
乙醛	三氟化氯	氯丙酮	氯化氰
溴化氢	全氟异丁烯	氯	氰化氢及盐酸
硝化甘油	氰化物	硫化氢	三甲基氯化锡

采样时，应根据不同工种和操作地点采集有代表性的空气样品，并能捕捉到最高的瞬间浓度；应在了解生产工艺过程的基础上进行采样和检测。一般计算不超过 15min 的采样浓度，接触时间不足 15min 时可计算实际接触时间采样的浓度。在采样方法上，与 STEL 的采样方法基本相似，见表 1.25。

$$STEL = \frac{C \times V}{F \times t} \tag{1.6}$$

式中，C 为样品中有害物质的浓度；V 为样品体积；F 为采样流量；t 为采样时间。

表 1.25　STEL 和 MAC 测定采样方法的基本特点

	采样方法	采样地点	采样时段	采样时间
MAC	定点、短时间	有代表性、空气中有害物质浓度最高的工作地点	空气中有害物质浓度最高的时段	≤15min；接触时间不足 15min，按实际接触时间采样
STEL	定点、短时间			一般 15min；不足 15min 时可进行一次以上采样

（六）尚未制定 OEL 的化学物质的接触控制

对于没有制定 OEL 的化学物质，应采取措施控制劳动者的接触，原则是使近乎所有劳动者即使多次接触该化学物质，其健康也不会受到损害。

（七）经皮吸收标识

GBZ 2.1 列表中共有 118 种化学物质标注有"皮"的标识，见表 1.26。即使工作场所空气中的化学物质浓度≤PC-TWA，这些物质也可能通过皮肤、黏膜的吸收导致过量的接触，需采取特殊预防措施以减少或避免皮肤的直接接触。

对可引起刺激、皮炎和致敏作用的化学物质未标注"皮"，对那些可引起刺激或腐蚀效应但没有全身毒性的化学物质也未标注"皮"。

表 1.26　可通过皮肤黏膜吸收并可引起全身效应的化学物质

2-氨基吡啶	4,6-二硝基邻苯甲酚
丙烯酸甲酯	三甲苯磷酸酯
二硝基苯（全部异构体）	乙二醇二硝酸酯
γ-六六六	乙酰甲胺磷
肼	对茴香胺
丙烯腈	苯硫磷
四氯化碳	六氟丙酮
萘	氯萘
苯乙烯	对硝基氯苯
五氯酚及其钠盐	二硝基氯苯
邻茴香胺	乐果
偏二甲肼	三次甲基三硝基胺（黑索今）
硝基苯	N-甲苯胺
β-氯丁二烯	马拉硫磷

1,3-二氯丙烯	溴甲烷
3,3-二甲基联苯胺	苯胺
环氧氯丙烷	甲基丙烯腈
丙烯酰胺	对硝基苯胺
硫酸二甲酯	磷酸二丁基苯酯
氯联苯（54%氯）	2-N-二丁氨基乙醇
1,2,3-三氯丙烷	二乙撑三胺
苯	糠醛
有机汞化合物	1,3-二氯丙醇
金属汞（蒸气）	丙烯酸
异氰酸甲酯	甲酚（全部异构体）
三乙基氯化锡	六氯乙烷
铊及其可溶性化合物	硝基甲苯（全部异构体）
对硫磷	乙腈
二月桂酸二丁基锡	N-异丙基苯胺
倍硫磷	碘甲烷
三硝基甲苯	酚
氯乙酰氯	甲氧基乙醇
癸硼烷	乙酸（2-甲氧基乙基酯）
杀螟松	二甲基甲酰胺
丙烯醇	N,N-二甲基乙酰胺
异稻瘟净	N-乙基吗啉
乙二胺	邻仲丁基苯酚
二甲苯胺	2-乙氧基乙基乙酸酯
二硫化碳	环己酮
乙胺	2-二乙氨基乙醇
2-乙氧基乙醇	吗啉
2-己酮	二噁烷
甲醇	环己醇
糠醇	甲拌磷
甲苯	甲基肼
氯甲烷	丙烯醛
正己烷	邻氯苄叉缩丙二腈
二丙二醇甲醚	氰化氢
磷胺	氰化物

续表

四乙基铅	硝化甘油
内吸磷	氯乙醇
氰戊菊酯	氯乙酸
久效磷	丙酮氰醇
氧乐果	氯丙酮
甲基内吸磷	正丁胺
六氯丁二烯	2,4-二氯苯氧基乙酸（2,4-滴）
六氯萘	过氧化甲乙酮
毒死蜱	环氧乙烷
二硝基甲苯	铍及其化合物

（八）致敏标识

GBZ 2.1 列表中标有"敏"的化学因素有 21 种，其中，化学物质 15 种，粉尘 5 种，生物因素 1 种，见表 1.27。对致敏物标注"敏"并不表示致敏作用是制定该物质 PC-TWA 依据的关键效应或是唯一的依据，未标注"敏"的物质也并不表示该物质没有致敏能力，只是反映目前尚缺乏科学证据或尚未定论。接触致敏物，甚至只是很低的浓度，致敏的个体都可能产生疾病的症状。防止敏感个体发生特异免疫反应的唯一方法是完全避免接触。可通过工程控制措施和个人防护用品有效减少或消除接触，上岗前职业健康检查和定期健康监护有利于尽早发现特异的易感者，以便及时采取调离接触等措施。对工作中接触已知致敏物的劳动者，则必须进行教育和培训，以提高职业防护意识和能力。

表 1.27 标识有致敏性的化学物质

丙烯酸甲酯	二苯基甲烷二异氰酸酯
丙烯酸正丁酯	2,4-二硝基氯苯
二异氰酸甲苯酯	钴及其化合物
环氧丙烷	1,6-己二异氰酸酯
甲基丙烯酸甲酯	乙二胺
甲醛	工业酶及工业酶混合尘
邻苯二甲酸酐	谷物粉尘
马来酸酐	木粉尘
枯草杆菌蛋白酶	皮毛粉尘
百菌清	洗衣粉混合尘
多次甲基多苯基多异氰酸酯	

　　日本产业卫生学会很早就将日本的推荐性容许浓度根据致敏物质的气道和皮肤反应部位区分为呼吸道致敏物质和皮肤致敏物质，并制定了相应的致敏物标准。日本产业卫生学会将"对人有明显致敏性的物质"分为第1组，将认为"对人可能有致敏性的物质"分为第2组。2018年，美国ACGIH也对呼吸道和皮肤致敏效应做了区分。我国OEL虽然使用了"敏"的标识，但并未区分致敏的器官或系统。

（九）致癌标识

　　国际癌症研究机构（IARC）根据化学物对人的致癌性资料（流行病学调查和病例报告）和其对实验动物的致癌性资料将致癌证据分为四类：G1类，对人致癌性证据充分，指在致癌物和人的癌症发生之间有因果关系。G2类，对人致癌性证据有限，指对因果关系的解释可信，但不能完全排除其偶然性、偏倚、混杂因素；进一步又将G2类分为两组，A组对人致癌性证据有限，对动物致癌性证据充分；B组对人致癌性证据有限，对动物致癌性证据也不充分。G3类，对人致癌性证据不足，指资料的性质、一致性或统计学把握度不足以判断因果关系或没有对人致癌性的资料。G4类，缺乏对人的致癌性证据，指接触水平与所研究的癌症无关联。根据我国实际情况，OEL列表只选取了证据比较确凿的G1类、G2A类和G2B类。在OEL列表中，标有"癌"的化学物质有77种，其中，G1类25（28）种，G2类 A组16（18）种，G2类 B组36种，见表1.28。对于标有致癌性标识的化学物质，应采取工程控制技术措施与个人防护，减少接触机会，尽可能保持最低接触水平。IARC致癌物分类与我国GBZ 2.1致癌标识的比较见表1.29。

表1.28　GBZ 2.1中标识致癌物的化学物质

分类	小计	因素
G1	25（28）	苯、镉及其化合物、环氧乙烷、甲醛、硫酸及三氧化硫、氯甲基甲醚、氯乙烯、焦炉逸散物、煤焦油沥青挥发物、镍化合物、铍及其化合物、三氧化铬、铬酸盐、重铬酸盐、砷化氢（肿）、砷及其无机化合物、双氯甲醚、羰基镍、木粉尘（硬）、石棉（石棉含量＞10%）、矽尘（结晶型石英或方石英）、1,3-丁二烯、二噁英类化合物、1,2-二氯丙烷、邻-甲苯胺、γ-六六六、三氯乙烯、沸石粉尘
G2A	16（18）	苄基氯、丙烯酰胺、环氧氯丙烷、硫酸二甲酯、氯联苯（54%氯）、铅的无机化合物、1,2,3-三氯丙烷、四氯乙烯、草甘膦、双对氯苯基三氯乙烷（DDT）、二甲基甲酰胺、二氯甲烷、肼、马拉硫磷、三氯乙醛、硝基甲苯（全部异构体）
G2B	36	百菌清、苯乙烯、丙烯腈、对二氯苯、二噁烷、3,3-二甲基联苯胺、1,3-二氯丙烯、1,2-二氯乙烷、二硝基甲苯、呋喃、钴及其化合物、环氧丙烷、六六六、六氯乙烷、β-氯丁二烯、萘、金属镍与难溶性镍化合物、偏二甲基肼、铅的无机化合物、三氯甲烷（氯仿）、石油沥青烟（按苯溶物计）、四氯化碳、硝基苯、2-硝基丙烷、硝基甲烷、乙苯、乙醛、乙酸乙烯酯、电焊烟尘、炭黑粉尘、五氯酚及其钠盐、1-溴丙烷、2,4-二氯苯氧基乙酸（2,4-滴）、对硫磷、1,3-二氯丙醇、五氧化二钒烟尘

表 1.29　IARC 致癌物分类与我国 GBZ2.1 致癌标识的比较

组别	IARC 致癌物分类		GBZ 2.1	
	分类	因素数	因素数	比例（%）
G1	对人致癌	118	25	21.19
G2A	对人可能致癌	80	16	20.00
G2B	对人也许致癌	289	36	12.46
G3	不能作为对人的致癌物分类	502	55	10.96
G4	也许对人不致癌	1	—	—
合计		990	132	13.33

（十）OEL 的应用限制

OEL 应由经过很好培训，具有丰富劳动卫生知识和经验的人使用。在应用 OEL 时，应注意以下几点。

（1）工作场所化学有害因素 OEL 是基于科学性和可行性制定的工作场所职业病危害控制指南，是健康劳动者在特定时间内容许接触某种浓度的危害物且其风险很小的容许剂量，所规定的限值不能理解为“安全”与“不安全”的精确界限。

1）OEL 的目标是保护绝大多数劳动者，而不是所有的劳动者。OEL 是为保护绝大多数劳动者免受健康损害、依据关键效应设计制定的，依据的关键效应包括健康损害、刺激、麻醉或滋扰。在 OEL 水平以下，绝大多数劳动者可工作 40 年而不会造成健康损害。这是因为制定 OEL 的方法存在一定的局限，如下所示。

A. 制定 OEL 的资料来自动物研究、人群研究、实践经验及专家建议，制定 OEL 时所使用信息的质和量并不总是相同的。

B. 人类对事物的认识有一个过程，人类对事物的认识会随着科学的发展而不断提高，对现有的评价依据、指标的认识都有可能随着社会经济、科学的发展而改变。

C. OEL 值大小的确定是根据国家经济发展水平、技术的科技性及相应保护水平政策制定的。

2）OEL 保护绝大多数劳动者，但不包括高易感性个体。由于个体易感性差异很大，对有害物质的感受程度因人而异，即使在 OEL 水平以下的接触，也会有少数劳动者感到不适，出现不舒服，或者原来的健康状况进一步恶化。

还有少数人或因原有工作条件的恶化而严重影响健康，甚至使职业病加重。

3）制定 OEL 时需要假定一些条件，包括所有的接触者都是健康成年劳动者，健康的生活方式（忽略工作以外条件），接触途径主要为吸入接触，常规工作制即每天 8h、每周 5d 的接触，该化学因素存在"安全剂量"即为有阈物质。当上述条件不能满足制定 OEL 时的假定条件，则使用时不能照搬 OEL，如以下情况。

A. 在接触时间或工作强度超出制定 OEL 时所考虑的条件时，不能不加调整地使用。

B. OEL 主要考虑以吸入为主的职业接触，但职业接触尚有其他途径可引起疾病，如经皮肤及经口接触，需要予以注意。

C. OEL 不适用于一般人群，只适用于劳动者的职业接触，不能作为参考值用于工作场所以外的非职业环境。例如，不能用来评估人群的环境污染、水或食物污染。因为工作场所一般以每天 8h 接触为基准，而大气环境暴露基准时间是每天 24h。

4）现阶段尚没有国家制定基于性别的 OEL 或适用范围。在过去的很长一段时期，许多有关化学物质接触影响的研究都是在年轻男性中进行的，这意味着化学物质对女性影响的信息是有限的。一般情况下，OEL 不用于孕妇和哺乳期女性或其他敏感的人群，在需要保护这些群体时可另采取具体的行动。具体原因如下所示。

A. 化学物质影响女性健康的潜在能力不同于男性，女性对化学物质的代谢、排出毒物的时间可能更长。

B. 女性呼吸频率高于男性，按体重计算可能比男性吸入更大量的化学物质。

C. 女性通常有更多的脂肪，可以在身体内储存大量的有毒化学物质。

D. 妊娠期女性可能通过胎盘使胎儿接触某些危险化学物质，从而导致其发育异常。

5）劳动强度、温热条件、放射线、气压等条件负荷往往会增强有害物质对健康的影响。使用 OEL 时需要注意与劳动条件的关系。

6）OEL 是基于不致造成不良健康效应而建立的，并不是会致病的浓度。因此，OEL 不能用于检验职业或其他原因所致的现有疾病或身体健康状况，更不可作为职业病鉴定的唯一依据，是否致病还需考虑吸收剂量与个人健康状况。

7）在观察到劳动者出现某些健康异常时，不能只以工作环境超过 OEL 为由就下结论为其是损害劳动者健康的直接和唯一原因，还应考虑工作场所潜在的所有危险和风险，包括工作程序和工作系统。应结合接触机会、方式、时间、危害控制等进行综合风险评估。相反，也不能只以没有超出 OEL 等为由就判断为健康损害不是由该物质引起的。

8）OEL 数值不能作为划分安全与危险程度的精确界限，也不能简单地用以判断两种不同化学物质毒性等级或单纯地将其作为毒性强度比较的相对尺度，不能用 OEL 估计化学因素相对毒性指数。因为不同毒物的剂量-效应曲线及理化特性各不相同，即使 OEL 相同，其作用部位也不一定相同；某些物质 OEL 的确定依据是明确的健康损害，而有一些物质 OEL 的确定依据则是不适、刺激或中枢神经系统抑制等效应。

（2）生物材料中的化学物或其代谢产物、生物效应是反映个体可能吸收某种化学物的指标之一，通过生物监测可间接反映劳动者接触化学物的量，有助于检测和测量化学物通过呼吸道和经皮肤或消化道的吸收、评估机体负荷、在缺乏其他接触测量数据时推测既往的接触、检测劳动者的非职业性接触、测试个人防护用品和工程控制效果及监测作业实施状况。对于通过其他途径（通常经过皮肤）进入机体并有可能造成明显吸收的化学物质尤应运用生物监测。

1）如果对从不同场合获得的劳动者样本的测定结果持续超过其 BEL，或同一工作场所和班组的一组劳动者的样本检测结果绝大多数超过 BEL，应进行职业卫生调查、评估，以寻求测定值过高的合理解释，并采取相应的行动以减少接触。在可能的条件下，应排除可能存在的、与作业相关的因素，采取措施以减少接触的影响。

2）受个体生活习惯（生理波动、个体差异、吸烟或饮酒等）、工作条件、工作时间、皮肤吸收、防护用品的使用、接触工作场所以外的有害因素等影响，生物监测值与工作场所有害因素接触浓度有时并不一定显示很好的相关性。即使劳动者某个具体的生物指标超过了相应的 BEL，也不能不分析就下结论认定其健康影响是过度接触所致。相反，一些敏感个体的生物监测值低于 BEL 时也可能会受到伤害。因此，在应用生物监测结果评价劳动者潜在健康危害时，应综合分析工作场所职业性有害因素接触水平、防护状况及劳动者个体健康状况，不能仅凭是否超过 BEL 就评价劳动者的不良健康影响或诊断职业病。

3）具体样本的生物测定可能受生物材料变异性的影响，这种变异可由各种因素引起，如摄入液体、高温、过重的体力负荷、用药等可能造成生物材料的浓缩或稀释，从而影响测定结果。

　　4）由于样品中测定物的浓度容易发生变化，因此不应依赖单一样本的测定结果。管理行动通常不应依据单次独立的测定，而应依据多次采样测定或重复样本的分析。如果有充分理由确信劳动者发生了明显的接触，可以根据一次高浓度的检测结果使劳动者脱离接触。反之，检测结果低于 BEL 并不一定表示没有健康危险。

　　5）由于诸多原因，空气监测和生物监测的结果可能并不一致，包括但并不限于与工作有关的因素和方法学因素，如下所示。

　　A. 劳动者的生理学结构和健康状况，如身体结构、饮食（水和脂肪摄入）、代谢、体液组成、年龄、性别、妊娠、用药及疾病状况。

　　B. 职业接触因素，如工作强度和持续时间、皮肤接触、温度和湿度、同时接触其他化学物及其他工作习惯。

　　C. 非职业接触因素，如社区和家庭空气污染物、水和食物成分、个人卫生、吸烟、饮酒、用药、接触日常用品、因业余爱好或其他工作场所造成的化学物质的接触。

　　D. 方法学因素，包括样本采集和保存过程中的污染变质，以及选用的分析方法的偏差。

　　E. 与劳动者呼吸带有关的空气监测仪器的位置。

　　F. 粒径分布和生物利用度。

　　G. 个人防护装置的不同效果。

五、职业接触评估与控制

（一）职业接触评估

1. 接触评估在职业卫生工作中的作用与地位

　　职业接触评估是职业卫生工作的核心，接触评估支撑职业卫生工作的所有功能要素。对接触已知或未知知识的了解有助于评估职业健康危害控制需求，合理推进职业卫生工作，定义、优化和管理劳动者健康的保护体系；对接触及其构成的风险的准确理解可建立危害控制优先级别，保证最重要的接触（最高的风险）首先得到控制，可以使工程控制、作业管理及 PPE 个体防护得到相应的优化、展开和管理。基于接触评估结果可以制定改善控制措施，以及短期、长期解决方案；充分了解接触，结合职业史可以更好地表征劳动者个体的接触并更好地管理劳动者的医学问题，如可以有针对性地进行临床检查、医学监测或其他诊断技术，更好地及早发现健康影响（图1.6）。

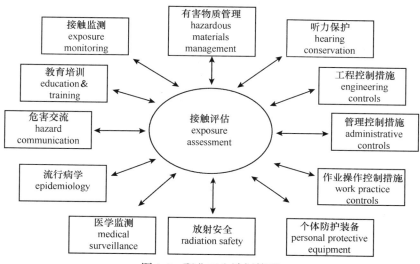

图 1.6 职业卫生计划管理

《中华人民共和国职业病防治法》规定，用人单位应当按照监督管理部门的规定，定期对工作场所进行职业病有害因素检测、评价。用人单位工作场所职业病有害因素的强度或浓度超过国家职业卫生标准的，由安全生产监督管理部门给予警告，责令限期改正，逾期不改正的，处五万元以上二十万元以下罚款；情节严重的，责令停止产生职业病危害的作业，或者提请有关人民政府按照国务院规定的权限责令关闭。因此，用人单位应当通过对接触进行定期的评估，确保劳动者的职业接触得到充分的表征、足够的控制，确保工作场所存在的健康风险在可接受的限值以内，以证明劳动者的接触符合相关法律法规标准的规定（合规性）。接触评估应定位于管理今后的风险因素，评估结果用于确定健康风险控制措施的需求、优先领域及次序。

2. 与接触有关的术语与定义

接触（exposure）指人体可见外表（皮肤或身体开口）与有害因素接触的状况，或者指某种因素以特定频率在规定期限到达机体靶器官、系统或（亚）人群的浓度或数量。对于职业接触（occupational exposure），GBZ 2.1—2018

将其定义为劳动者在职业活动中通过呼吸道、皮肤黏膜等与职业性有害因素接触的过程。对接触进行表征，通常需要使用以下参数。

（1）接触途径（exposure pathway）：有害因素从危险源区域进入到机体的过程，包括危害源或危害源释放、接触点和接触途径。

（2）接触路径（exposure route）：有害因素进入机体的方式和频率，如经口摄入、吸入或经皮吸收。

（3）接触时间（exposure duration）：机体与有害因素连续或间断接触的时间长度。

（4）接触频率（exposure frequency）：在一定接触期间内发生接触的频率。

（5）累积接触时间（exposure period）：机体连续（累积）接触有害因素的时间。

（6）接触水平（exposure level）：指化学物质在接触点的浓度，也称为接触浓度，或在特定时间段实际接触职业性有害因素的浓度或强度。一个时间段内的接触可以用时间依赖的接触浓度表示。

（7）接触评估（occupational exposure assessment）：是对接触人群特征的识别和对接触职业性有害因素的性质、途径、类型、方式、接触强度和频率、持续时间及分布的确定，也包括对上述信息不确定性的描述。其目的是确定劳动者接触职业性有害因素的剂量，评估有害因素通过各种途径引起健康效应的潜在可能性，评估接触水平是否在可接受范围或容许范围内，并依据其结果判定是否需要采取适宜的工程或管理等改善措施。可见，职业接触是进行职业健康风险评估的定量依据。接触评估包括对接触的合规性监测（compliance monitoring）、对所有接触进行的全面/系统性接触评估（comprehensive/ systematic exposure assessment），以及对当前健康危害控制情况进行的诊断性监测（diagnostic monitoring）。

1）合规性监测是职业卫生日常管理中最常见的一种接触评估类型。合规性监测关注处于最高风险的劳动者，是对接触水平最高的劳动者进行的监测。重点是识别一组接触水平最高的劳动者，建立相似接触组（similar exposure group，SEG），然后对其接触情况进行测量（定义接触情况），最后再将接触情况及其不确定性与对应的 OEL 进行比较，以确定劳动者的接触是否超出职业卫生标准，判断劳动者的接触是可接受的、不可接受的，还是不确定的。如果接触水平最高的劳动者的接触低于 OEL，则该接触是可以接受的。

2）诊断性监测是对当前健康危害控制的有效性进行的评估，目的是识别接触源,以及了解接触源、任务和其他变量(如生产率)对劳动者接触的贡献。

3)全面/系统性接触评估是对工作场所存在的工艺、作业、材料及劳动分工进行的系统性评估,用以判断所有劳动者在所有工作日的所有接触,即对所有劳动者、所有工作日和所有有害因素的接触进行表征和评估。合规性评估常常以回答"劳动者的接触是在 OEL 以下吗"为主。但是,遵守现行 OEL 仅仅是开始。大量的化学物质并未制定 OEL,而且用于制定现行 OEL 的信息常常是不完整的,制定的 OEL 也并不总是旨在保护所有劳动者的,或者有可能过时。另一方面,新的毒理学和流行病学信息每天都会被收集。这就意味着尚未制定 OEL 的有害因素有可能产生新的 OEL,现行使用的许多 OEL 也有可能被修订。经验显示,当修订 OEL 时,许多 OEL 值可能会被降低。此外,当制定新的 OEL 或修订旧的 OEL 时,可能有职业人群已经在新 OEL 以上的浓度接触该种化学物质一段时间,因此需要思考如何识别并评估这些劳动者既往接触的程度,以确定这些劳动者的健康管理对策。另外,合规性监测接触水平的日常变化了解很少,并且不适用于准确反映接触情况和健康风险发展,已经远不能满足职业卫生工作需求。因此,对接触的评估应当是对所有的接触进行综合评估,最先进的方法已经从合规性监测转移到全面接触评估,即从关注最大风险的劳动者确定该种接触是在限值以上还是以下,转移到强调对所有劳动者在所有工作日的所有接触进行表征。系统性策略的指向是对覆盖所有工人、所有工作日和所有有害因素的接触进行的表征和评估(接触平均和变异)。这些接触情况可用于描绘未测定工作日及 SEG 中未测定劳动者的接触。此外,该策略可了解日常的接触分布,以保证遵守 OEL。评估结果可以用来处理目前的健康风险并构建接触史,与接触史有关的数据可用于支持流行病学研究。

系统性接触评估体系的目标包括:①对所有具有潜在危害的化学、物理和生物因素的接触进行表征,包括那些无正规 OEL 的因素;②对所有劳动者的接触强度和时间变化进行表征;③评估可能的风险(如可能危害劳动者健康的风险、未遵守法律法规的风险等);④对目前不可接受的风险确定优先顺序和控制方法;⑤确定接触需要收集的附加信息(如基线检测);⑥使接触及控制工作形成书面文件,与所有受影响的劳动者及涉及劳动者健康保护的人员(包括管理人员、劳动者代表、医学人员、工程人员等)交流接触评估结果;⑦为所有劳动者维护接触档案,通过评估实际接触的方式处理和管理今后的健康问题等。由于系统性接触评估的方法比合规性评估方法能够更完全地了解接触,所以它能够更好地管理与职业卫生相关的风险因素,使用人单位能够更好地了解与接触相关的风险并能更好地管理这些风险，也有助于保证用人单位的管理者、劳动者及其所在社区更好地了解职业健康风险因素并采取适当的步骤以控制风险因素。

3. 接触评估

（1）基础表征：接触评估过程始于收集和组织需要表征的工作场所、劳动力资源和危害因素的基础信息，以了解工作任务、使用的材料、工艺及采取的控制措施，目的是描述接触状况。

基础表征执行后，可使用可利用的数据评估接触。接触评估步骤包括建立 SEG、定义接触情况、将接触情况及其不确定性与 OEL 进行比较，判断接触是否可接受或不确定。接触评估策略如图 1.7 所示。

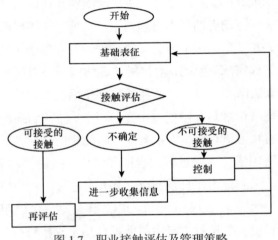

图 1.7　职业接触评估及管理策略

（2）建立 SEG：SEG 指工种/岗位、工作内容（工作材料和工艺、作业方式及频率）、接触因素总体情况相同（接触有害物质相同且浓度相近），以及影响有害物质接触水平的其他因素相同或相近的一组劳动者。应当根据现场调查情况和综合分析，对同一有害物质按照 SEG、接触浓度由高到低进行排序，确定接触风险可能最高的 SEG。对于同一有害物质，首选接触风险可能最高的 SEG 组进行样品采集；当接触风险可能最高的 SEG 有害物质检测结果<1/2 OEL 时，可不再对其他 SEG 进行采样；当接触风险可能最高的 SEG 有害物质检测结果>1/2 OEL 时，应再对接触风险可能次高的 SEG 有害物质进行采样，并以此类推。

（3）定量接触（quantifying exposure）：有三种评估定量接触的基本方法。每一种方法都基于不同的数据，并有不同的优点和缺点；使用联合的方法可以大大加强接触风险评估的可信度。

接触点测量（point of contact measurement）：在正在发生接触的点（身体的外边界）测量接触，如呼吸带测量可测量接触浓度和接触时间。

情景评估（scenario evaluation）：可通过相似有害物质或相似作业推论接触浓度和接触时间，以估计接触情况。

重建（reconstruction）：反过来，可以在接触发生后通过内标志物（生物标志物、机体负担、排泄水平等）的剂量估计接触。

（4）定义接触情况：这是职业接触评估的重要环节之一，应根据 SEG 的接触情况及收集的因素的毒性信息，对接触的可接受程度进行判断，尤其是接触情况（及与该接触情况相关的不确定性）与 OEL 进行比较，再对接触所导致的相关风险的可接受程度作出判断，见图 1.8。

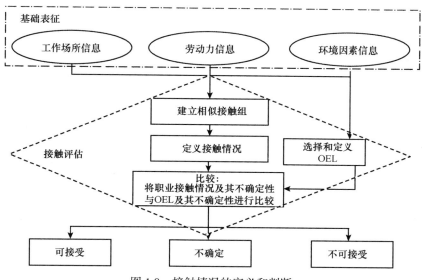

图 1.8 接触情况的定义和判断

OEL 应当是正规 OEL（formal OEL），如法律性 OEL（由政府机构制定）和强制性 OEL（regulatory OEL）。在一些发达国家，OEL 还可以是权威性 OEL（authoritative OEL）（由权威组织如 ACGIH 和 AIHA 制定或推荐的 OEL），或内部的 OEL（internal OEL）（由用人单位为自己内部使用而制定的 OEL），或者可能是更不正规的、由注册职业卫生师基于区分可接受和不可接受接触的信息制定的可用于操作的 OEL（working OEL）。分类控制技术（control banding）作为工作性 OEL 定义的机制，使用危害和分类技术确定控制目标浓度。

（5）接触强度或程度的评估：可分为定性和定量两种方法。是否有定量吸入接触数据构成评估的基础。当有空气采样分析数据可用时，应对吸入接触进行定量评估。当接触数据有限或无可用的定量数据时，应对吸入接触进行定性评估。评估吸入接触时不考虑使用呼吸器。

定量接触评估包括对急性接触、慢性接触的评估，以及相加作用接触程度分级。

对于具有急性效应的化学物的接触评估应基于瞬时测量结果。接触程度分级应根据测量结果的分数赋予最高容许浓度，且以较高接触等级为准。

对于慢性接触的化学物，评估的时间周期为一周，且基于 8h 时间加权平均容许浓度（PC-TWA）接触。程度分级根据 C_{TWA} 与 PC-TWA 的比值确定。

对尚未制定 OEL 的有害化学物，可使用定性评估的方法对接触进行评估。对于定性评估，重点集中在化学物的存在或释放的程度，综合考虑化学有害因素的物理特性和使用量，或者是化学物在接触边界吸收或可能吸收的程度，后者可通过化学物的理化性质、工艺特性、使用量、作业方法及气象条件估算生产环境中的化学物释放或存在程度，相关信息可以从化学物 SDS、工艺说明和生产环境条件观察中获得。

4. 对混合接触的评价

大多数 OEL 针对单一化合物或含有一个共同元素或根的物质；还有少数限值涉及复杂的混合物或化合物，如焦炉逸散物、焊接产生的烟雾。劳动者经常接触混合物，混合物可以在一个工作班的工作中使用含有各种物质的混合材料或在工作中同时或先后使用某种物质而产生。化学物相互作用方式分为独立作用、相加作用和协同作用。对混合接触，应认真评估其健康影响及接触控制标准是否妥当。所有类型的混合接触都需要建立在工人接触的空气中每种因素浓度的评估基础上。发生混合接触时，应先分别测定各化学物质的浓度，并按各个物质的职业接触限值进行评价，且应充分保证遵守每一个成分物质的OEL。

（1）独立作用的接触评估：独立作用指混合物的有害因素作用于身体的不同组织或器官，因其毒理机制不同而影响不同，各自独立，互不干预。当工作场所中存在两种或两种以上化学物质时，如果公认或认为没有协同或相加作用，或缺乏联合作用的毒理学资料，可认为是独立作用。应充分保证遵守每一个物质的 OEL。应根据公式计算每个物质的接触限值比值。当计算出的接触限值比值≤1 时，表示该物质的接触水平未超过接触限值，符合安全要求；反之，当接触限值比值>1 时，表示该物质的接触水平已超过接触限值，不符合安全要求。

$$\frac{C_1}{PC\text{-}TWA_1} \leqslant 1; \quad \frac{C_2}{PC\text{-}TWA_2} \leqslant 1; \quad \cdots; \quad \frac{C_n}{PC\text{-}TWA_n} \leqslant 1 \quad (1.7)$$

式中，C_1，C_2，$\cdots$，C_n 为所测得的各化学物质浓度；$PC\text{-}TWA_1$，$PC\text{-}TWA_2$，$\cdots$，$PC\text{-}TWA_n$ 为相应化学物质的接触限值。

（2）相加作用的接触评估：混合物的因素作用于相同器官或具有相似的作用机制，其作用相互加强和相加。当两种或两种以上有毒物质共同作用于同一器官、系统或具有相似的毒性作用，或者已知这些物质可产生相加作用，或者劳动者接触两种或两种以上尚不清楚是否有独立作用的化学物，则应视为相加作用。应按公式计算混合接触限值比值（I）。混合接触限值比值≤1，表示未超过接触限值，符合安全要求；比值>1，表示超过接触限值，不符合安全要求。

$$I = \frac{C_1}{PC\text{-}TWA_1} + \frac{C_2}{PC\text{-}TWA_2} + \cdots + \frac{C_n}{PC\text{-}TWA_n} \leqslant 1 \quad (1.8)$$

（3）协同作用的接触评估：混合物作用机体的影响大于各因素影响之和，是系统的协同作用。公认的协同作用和增强作用影响更严重，要求更严格的控制，应听取专家意见。

5. 非常规工作班制的 OEL 调整

（1）非常规工作班制已经成为普遍的用工现象：工作场所化学有害因素 OEL 是基于标准工时制度（每天工作 8h、每周 40h 工作制）制定的。对以周为周期综合计算工作时间的工时制度的职业接触宜以周评价为主；对以月、季、年为周期综合计算工作时间的工时制度的职业接触宜以日评价为主。但是，随着经济体制改革，用工制度更加灵活、多样化，非常规工作制已经成为一种普遍现象，即使在正规企业，加时、加点作业也很普遍。根据对 10 个具有一定规模企业的调查，每日工作超过 8h 以上的约占 38%，每周工作超过 5d 的约占 40%，见表 1.30 和表 1.31。

表 1.30　常规与非常规工作时间的比较（日工作制）

工作时间（h）	比例（%）	小计（%）
≤8	61.8	61.8
8～10	24.2	
10～12	9.8	38.0
>12	4	

表 1.31　常规与非常规工作时间的比较（周工作制）

工作时间（d）	比例（%）	小计（%）
≤5	60.2	60.2
6	29.2	
7	9.9	39.8
不详	0.7	

（2）非常规工作制 OEL 调整的理论基础：非常规工作制有日工作时间不足 8h 和超过 8h，或周工作时间不足 40h 和超过 40h。一些国家或组织制定的职业卫生标准规定，对于日工作时间不足 8h 或周工作时间不足 40h 的，通常不需调整 8h-TWA 值。如果日工作时间超过 8h 或周工作时间超过 40h，一方面，会因为接触危害的时间延长而导致有害物质的吸收增加；另一方面，由于被吸收的有害因素排出时间的缩短，也可能导致有害物质的代谢不完全，有害物质在体内累积而使剂量达到引起不良健康效应的程度。因此，应根据工作时间的延长和恢复时间的减少计算折减因子（reduction factor，RF），将长时间的接触换算调整为 8h-TWA，再将作业场所有害因素的测得结果与调整的标准限值进行比较，确保劳动者的接触低于调整后的 OEL。

（3）非常规工作制 OEL 调整模型：通常，如果日工作时间不足 8h 或周工作时间不足 40h，不需调整 PC-TWA。对于日工作时间不足 1h 的，可根据作业实际情况不对 8h-TWA 进行评价，但应根据化学物质的特性对 STEL 或 MAC 进行评价。

日工作时间超过 8h 或周工作时间超过 40h 时，长时间工作可能会导致有害物质的吸收增加，代谢不完全，甚至使体内有害物质累积而可能使剂量达到引起不良健康效应的程度。因此，应根据工作时间延长和恢复时间减少对 PC-TWA 进行调整。对于调整延长工作班制的接触标准，可以使用几种数学模型，如 Brief 和 Scala 模型、OSHA 模型、药代动力学模型及 Quebec 模型。

1）OSHA 模型：由 OSHA 于 20 世纪 70 年代后期开发，旨在工作班制改变时，保证每天或每周接触急性或慢性毒性物质的量不超过常规 8h 工作班制的接触量。模型考虑了化学物质的毒性，按照空气污染物毒性作用将约 500 种化学因素分为 6 类，并分别给出工作时间分类表、通用的健康效应、一些因素的"健康代码编号"。工作时间分类表被用来确定该因素的调整标准，分别为无须调整、根据日接触及根据周平均接触进行调整（式 1.9 和式 1.10）。该模型虽然考虑了生物半衰期，对 < 4 h 的接触不做调整，含有一定的药代动力学意义，但并不是完全的药代动力学。

$$等效PEL=8h\text{-}PEL\times\frac{8h}{日接触职业性有害因素的小时数}（日调整）\qquad（1.9）$$

$$等效PEL=8h\text{-}PEL\times\frac{40h}{周接触职业性有害因素的小时数}（周调整）\qquad（1.10）$$

2）药代动力学模型：有若干个独立不同的药物动力学模型，如基于药代动力学的 Hickey 和 Reist 药代动力学模型、Roach 药代动力学模型等。这些模型根据物质特性考虑了危险物质在体内的预期行为。因此，要求了解物质的生物半衰期。理论上药代动力学模型比简单模型精确，对夜班或工作班延长如何影响机体物质代谢和清除产生的未知健康不良影响的估计更为充分，但也更为保守。

3）Quebec 模型：Quebec 于 20 世纪 90 年代后期采用 OSHA 模型。由罗伯特-索维职业卫生安全研究所开发的 Quebec 模型基于 OSHA 模型，该模型针对其职业卫生安全法规（Occupational Health and Safety，RROHS）中列出的705 种物质，根据最近的毒理学信息将每个物质分配到特定的调整类别，分类原则与 OSHA 分类原则并无太大的不同。因此，通常可表述为 OSHA/Quebec模型。该模型假设毒性反应的强度是到达作用部位的浓度的函数。模型的目的是将工作时间延长导致的接触剂量限制在与标准工作制条件下接触的总剂量相同，最高的身体负荷不应高于 8h 工作班制时达到的浓度。Quebec 模型将化学物分为 6 种具体的调整类别（表 1.32）：①上限标准（不需调整）；②具有强烈气味的刺激物或有厌恶性异味的物质（不需调整）；③简单的窒息物，存在安全风险（如火灾）或健康风险极低的物质，在体内的半衰期不足 4h（不需调整）；④具有急性（短时间）接触效应的物质（日调整）；⑤具有慢性（长期）接触效应的物质（周调整）；⑥具有急性和慢性效应的物质（日或周调整，以最保守的为准）。

表 1.32 Quebec 模型职业性化学有害因素 OEL 调整分类

类型		调整依据	调整方法
I	I-a	规定 MAC 的物质	不需调整
	I-b	刺激性或有厌恶性异味的物质	
	I-c	单纯窒息性、安全、健康风险极低、生物半衰期小于 4h 或技术上不可行的物质	
II		急性毒作用的物质：短时间接触后会对人体产生影响的物质	日调整
III		蓄积性毒物：长时间接触后会对人体产生影响的物质	周调整
IV		兼具急性与蓄积性作用的毒物：短时间、长时间接触后均会对人体产生影响的物质	日调整或周调整（选择二者中较严格的一种）

4）Brief 和 Scala 模型：由 Brief 和 Scala 开发的最简单和最保守的模型，该模型的基础是化学物质体内生物半衰期产生的负荷浓度状态稳定，它通过增加接触时间和减少恢复时间，使两者成比例地降低容许浓度以补偿非常规工作时间。OSHA/Quebec 模型考虑的是随着工作时间的增加，因素的摄入量增加。但是，OEL 基于假设接触发生 8h 后身体不再接触，在接下来的 16h 内可以得到恢复。当劳动者一天的接触超过 8h 的时候，这些假设则难以成立。与 OSHA 模型相比，Brief 和 Scala 模型不仅考虑了工作时间延长导致的摄取量增加，而且增加了第二个因素以说明脱离工作和接触期间清除时间的减少。

上述模型都提供有效的调整接触标准的方法，其主要区别在于保守程度。需要指出的是，不管何种模型，都是理论上的。为了更安全，多建议使用较为保守的模型。澳大利亚安全工作局（Safe Work Australia）认为，Brief 和 Scala 模型旨在确保在改变工作班次的情况下，毒物的日剂量低于常规工作班时的剂量，不仅考虑了工作时间延长导致的摄取量增加，也考虑了两次接触之间恢复时间的减少导致有害物质排出时间的减少。因此，建议首选 Brief 和 Scala 模型计算调整接触标准，理由是使用简单，同时考虑到接触时间增加和接触恢复时间的减少，且比其他模型更为保守。ACGIH 指出，有许多数学模型可用于调整非常规工作制，其总目标是寻求确保机体日负荷峰值或周负荷峰值不超过 8h 工作日、5d 工作周的常规工作制。Brief 和 Scala 模型是处理非常规工作制的一个模型，该模型比一些基于药代动力学作用的较复杂的模型更易使用。但该模型不应用于短时间高浓度的接触。在极短时间或工作班接触高浓度的情况下，应使用 TLV-TWA 漂移值和 TLV-STEL，避免不恰当使用该模型。目前，澳大利亚、新加坡等国家，我国香港、台湾地区及 ACGIH 都推荐使用 Brief 和 Scala

模型；在加拿大，联邦政府同时推荐使用 Brief 和 Scala 模型，以及 Quebec 模型，Alberta 省就业与移民局则要求使用 Brief 和 Scala 模型以调整 OEL。

（4）应用 Brief 和 Scala 模型对长时间工作制 OEL 的调整：有两种情况可以应用 Brief 和 Scala 模型，一种是以日接触为基础的调整，另一种是以周接触为基础的调整，长时间工作制 OEL 的调整公式为

$$长时间工作制 OEL 调整值=标准限值×RF \tag{1.11}$$

式中，RF 为折减因子。

RF 调整分为日接触和周接触两种。如每日工作时间超过 8h，日接触的 RF 调整公式为

$$RF=\frac{8}{h}×\left[\frac{24-h}{6}\right] \tag{1.12}$$

式中，h 为日实际工作小时数。

一般情况下，每日 10h 工作制的 RF 为 0.7；12h 工作制的 RF 为 0.5。

如每周工作时间超过 5d 或超过 40h 时，则应进行周接触调整，其公式为

$$RF=\frac{40}{h}×\left[\frac{168-h}{128}\right] \tag{1.13}$$

式中，h 为周实际工作小时数；168 为每周总小时数；128 为正常工作制下每周总的休息小时数。

（二）职业接触的控制

接触控制应以评估结果为基础。如果评估或测定结果显示接触可能会危害健康，应采取适当措施预防和控制接触。

1. 工作场所化学有害因素职业接触控制要求

接触化学因素的危险评估包括该因素工人呼吸带空气浓度的测定，以及将测定结果与相应限值进行比较。工作场所化学有害因素浓度应遵守以下几点。

（1）劳动者接触制定有 MAC 的化学有害因素时，一个工作日内，任何时间、任何工作地点的最高接触浓度（C_{ME}）不得超过其相应的 MAC。

（2）劳动者接触同时规定有 PC-TWA 和 PC-STEL 的化学有害因素时，实际测得的当日时间加权平均接触浓度（C_{TWA}）不得超过该因素对应的 PC-TWA，同时一个工作日期间任何短时间的接触浓度（C_{STE}）不得超过其对应的 PC-STEL。

（3）劳动者接触仅制定有 PC-TWA 但尚未制定 PC-STEL 的化学有害因素时，实际测得的当日 C_{TWA} 不得超过其对应的 PC-TWA；同时，劳动者接触水平瞬时超出 PC-TWA 值 3 倍的接触每次不得超过 15min，一个工作日期间不得超过 4 次，相继间隔不短于 1h，且在任何情况下都不能超过 PC-TWA 值的 5 倍。

（4）对于尚未制定 OEL 的化学有害因素的控制，原则上应使绝大多数劳动者即使反复接触该因素也不会损害其健康。用人单位可依据现有的充分信息，参考国内外权威机构制定的 OEL，制订供本用人单位使用的卫生标准，并采取有效措施控制劳动者的接触。在这些情况下，还可以使用危害分类控制（hazard banding）或控制分类（control banding）策略以确保安全操作。

2. 工作场所化学有害因素职业接触控制原则

对工作场所化学有害因素接触的控制应根据工作场所职业病危害实际情况，按照 GBZ 1 的要求采取综合控制措施。化学有害因素控制的优先原则如下所示。

（1）消除替代原则。优先采用有利于保护劳动者健康的新技术、新工艺、新材料、新设备，用无害替代有害、低毒危害替代高毒危害的工艺、技术和材料，从源头控制劳动者接触化学有害因素。

（2）工程控制原则。对生产工艺、技术和原辅材料达不到卫生学要求的，应根据生产工艺和化学有害因素的特性，采取相应的防尘、防毒、通风等工程控制措施，使劳动者的接触或活动的工作场所化学有害因素的浓度符合卫生要求。

（3）管理控制原则。通过制定并实施管理性的控制措施，控制劳动者接触化学有害因素的程度，降低危害的健康影响。

（4）个体防护原则。当所采取的控制措施仍不能实现对接触的有效控制时，应联合使用其他控制措施和适当的个体防护用品；个体防护用品通常在其他控制措施不能理想实现控制目标时使用。

（5）在评估预防控制措施的合理性、可行性时，还应综合考虑职业病危害的种类及为减少风险而需要付出的成本。

3. 工作场所化学有害因素职业接触控制要点

（1）在制定职业接触控制措施时应充分考虑所有可能发生接触的途径，包括经呼吸道吸入、经皮肤吸收和经口摄入。

（2）采取的控制措施应具有针对性，能有效防止该有害因素可能引起的健康危害。

（3）应选择最有效和最可靠的控制措施，避免有害因素的泄漏或尽可能使其播散最小化。

（4）应定期（至少一年一次）检查和评估所有控制措施的相关要素，并保持其持续有效。

（5）应将工作中可能产生的化学有害因素及采取的对应控制措施告知所有相关的劳动者，并对其进行职业病防治知识培训。

（6）应确保所采取的控制措施不会威胁劳动者的健康和生命。

4. 工作场所化学有害因素职业接触分级控制措施

劳动者接触化学有害因素的浓度超过行动水平时，用人单位应参照 GBZ/T 225 的要求采取包括防尘防毒等工程控制措施、工作场所有害因素监测、职业健康监护、职业病危害告知、职业卫生培训等技术及管理控制措施。行动水平不作为确定接触职业病危害作业的劳动者岗位津贴的依据。

按照劳动者实际接触化学有害因素的水平，可将劳动者的接触水平分为 5 级，与其对应的推荐的控制措施见表 1.17。

5. 个人防护用品的使用原则

个人防护用品是防止接触的最后手段，是工程控制措施的辅助方法。如无法完全消除接触的可能性，或采用工程控制措施接触水平仍有可能超过 OEL 的，应为工人提供个人防护用品。并确保使用的防护用品有效并足以保护工人免受危害。还要为工人提供相关信息、培训，并进行监督，确保正确使用防护用品。一般而言，只在下列情况下才考虑使用个人防护用品。

（1）没有或无法取得相应技术或设备。

（2）由于接触时间或频率，或因工序、作业或工作性质等原因，以致采用、配置或提供的控制方法或系统不合适或不可行。

（3）控制系统或设备由于短时间故障而失效。

（4）不能预测风险，或无法配置控制系统或设备的特殊情况。

如果需要，应为工人提供其他防护用品，以防止工人直接与化学物质接触。

（李　涛）

参 考 文 献

刚葆琪，2000. 我国劳动卫生标准研制工作 50 年. 中华劳动卫生职业病杂志，1：10-12.

国家卫生和计划生育委员会，2007. 工作场所有害因素职业接触限值 第 1 部分：化学有害因素. [2019-7-23]. http://www.nhc.gov.cn/wjw/pyl/200704/38838.shtml.

国家卫生和计划生育委员会，2007. 工作场所有害因素职业接触限值 第 2 部分：物理因素. [2019-7-23]. http://www.nhc.gov.cn/wjw/pyl/200705/39019.shtml.

国家卫生和计划生育委员会，2014. 关于印发国家卫生标准委员会章程和卫生标准管理办法的通知（国卫法制发[2014]43 号）. [2014-7-11]. http://www.nhfpc.gov.cn/fzs/s3581p/201407/806d1bc2da914ca883482a2e21453a2f.shtml.

金泰廙，王生，邬堂春，等，2011. 现代职业卫生与职业医学. 北京：人民卫生出版社.

李涛，2013. 中外职业健康监护与职业病诊断鉴定制度研究. 北京：人民卫生出版社.

李智民，李涛，杨径，2008. 现代职业卫生学. 北京：人民卫生出版社.

梁友信，吴维皑，2002. 我国职业卫生标准与国际发展动态. 中华劳动卫生与职业病杂志，1：73-75.

王国强，2015. 中国疾病预防控制 60 年. 北京：中国人口出版社.

王忠旭，李涛，2016. 职业健康风险评估与实践. 北京：中国环境出版社.

Bullock WH, Ignacio JS, 2006. A Strategy for Assessing and Managing: Occupational Exposures. Fairfax，VA：AIHA Press.

EV-OSHA，2006. European Agency for Safety and Health at Work. [2008-04-24]. https://navigator-trial. chemadvisor. com/eu/sds-+-label/occupational-exposure-limits.

ILO，2011. Chemical Exposure Limits. [2019-7-23]. http://www. ilo. org/safework/info/publications/WCMS_151534/lang--en/index. htm.

IOHA，2010. International OEL Issues and Activities. [2019-7-23]. https://ioha. net/international-oel-issues-and- activities/.

Scott M，1997. Basic concepts of industrial hygiene. Boca Raton：CRC Press.

第二篇

工作场所空气中化学有害因素职业接触限值

第二章　碲及其化合物（不含碲化氢）

碲（Te）及其化合物在工业上用途较广，如碲化镉、碲化铅和碲化铋等都是电子工业半导体材料。在钢铁工业中，常将碲与铜、铅制成合金，以提高合金的抗腐蚀性能和机械加工性能。在橡胶工业中，碲可提高橡胶的抗热、抗氧化和耐磨性能，还可做橡胶的硫化剂。在塑料工业中，碲是制造丙烯单体的催化剂。此外，碲可在玻璃、搪瓷、瓷器生产中做着色剂，碲化铋在冷冻设备中用做热电偶。挥发性的碲化物，如二氧化碲和六氟化碲等可经呼吸道侵入。摄入时，消化道的吸收约占摄入量的 25%，水溶性的碲化物可部分经皮肤吸收。

一、制　定　背　景

碲是一种应用广泛的类金属元素，不溶于水和二硫化碳，可溶于硝酸、浓硫酸和氢氧化钠。碲存在于土壤、水和植物中，在动物脂肪和脂肪性食物中的含量较高。碲常与硫共生，广泛分布于各种金属矿内。动物实验表明：碲的毒性小于硒。水溶性碲盐和亚碲酸盐的毒性比元素碲的毒性高。100mg Te 的毒性相当于 40mg TeO_2 细粉的毒性。碲及其化合物的急性中毒表现为烦躁、颤抖、反应力下降、麻痹、痉挛、嗜睡；动物慢性中毒表现为厌食、生长停滞、消瘦、脱毛、呼气蒜臭味和嗜睡；每天给大鼠喂饲元素碲剂量累计至 1.5g/（kg·d），仅对生长出现轻微的影响。流行病学调查发现：碲及其化合物在生产中很少引起急性中毒，在 0.01～0.1mg/m³ 的碲尘及碲的氧化物环境下工作 22 个月，97% 的工人未出现不良反应，但工人呼气中有蒜臭味。目前，我国安徽、辽宁、湖南、上海、甘肃、云南等地均有碲的生产企业。因此，应确定工作场所中碲及其化合物的职业接触限值，以更好地保护劳动者的健康。美国、澳大利亚、瑞士、英国、德国、苏联等先后提出了碲在生产应用中的接触限值，而我国目前未制定相应的卫生标准，碲对我国作业工人健康的影响及其严重程度也少见报道。

本标准在广泛收集碲及其化合物相关理化性质和毒理学资料的基础上，开展"碲毒性及健康效应的研究"课题研究，选择有代表性的企业进行"二氧化碲对作业人员健康危害的初步调查"；最后参考国外相关机构制定的接触限值，在广泛征求专家意见的基础上首次制定并提出最大限度保护职业接触人群的职业接触限值，确保标准的科学性和可行性。

二、国内外相关标准研究

目前国际上，ACGIH、NIOSH 制定的碲及其化合物职业接触限值均为 0.1mg/m³，已提出碲及其化合物（按碲计）卫生标准的国家见表 2.1。

表 2.1　国外碲及其化合物的职业接触限值资料

时间（年）	国家	制修订内容
1946	美国（ACGIH）	MAC-TWA 为 0.01mg/m³
1947	美国（ACGIH）	MAC-TWA 为 0.1mg/m³
1948 至今	美国（ACGIH）	TLV-TWA 为 0.1mg/m³（除外碲化氢）
1988	美国（NIOSH）	REL-TWA 为 0.1mg/m³（除外六氟化碲和碲化铋）
		IDLH 为 25mg/m³
1989	美国（OSHA）	PEL-TWA 为 0.1mg/m³（除外六氟化碲和碲化铋）
1990	澳大利亚	TWA 为 0.1mg/m³
1990	瑞士	TWA 为 0.1mg/m³
1991	苏联	MAC 为 0.01mg/m³
1991	英国	TWA 为 0.1mg/m³
1992	德国	TWA 为 0.1mg/m³（碲尘）
		STEL 为 0.5mg/m³（碲，接触时间 30min，每班 2 次）

三、技术指标的制定依据

（一）碲的理化性质

碲（Tellurium，Te，CAS 号 13494-80-9）是ⅥA 族类金属元素，元素符号 Te，呈有银白色金属光泽的结晶或黑色粉末，原子量 127.61，熔点 450℃，沸点 990℃（无定形）、1390℃（结晶形），不溶于水和二硫化碳，可溶于硝酸、浓硫酸和氢氧化钠。碲燃烧时可生成二氧化碲（TeO_2），高温下可与金属或卤族元素直接化合生成碲化合物；金属碲化合物遇酸或遇水可生成碲化氢。碲的主要价态为–2、+4、+6，理化性质与硫、硒相似，且更具正电性和金属性。

（二）碲的分布与用途

地壳中碲含量约为 0.002ppm，常与硫共生，广泛分布于各种金属矿内。碲存在于土壤、水和植物中，在动物脂肪和脂肪性食物中的含量较高。

碲的主要用途：①在冶金行业中生产铜、铁合金和不锈钢，改善机械加工性能；②做橡胶硫化的添加剂，提高耐磨、耐热性；③高纯碲化镉、碲化铅、碲化铋可用于制造半导体元件；④仪表行业中镉-汞-碲化物合金用于制造高敏热电子元件；⑤在塑料工业中做丙烯的催化剂；⑥用于汽油防爆剂、玻璃着色剂；⑦碲-放射性碘化脂肪酸已被用于心肌扫描等。

（三）碲的卫生毒理学和职业卫生现场调查研究

1. 毒物代谢动力学

碲及其化合物可由皮肤、消化道和呼吸道吸收，吸收后与血浆蛋白结合，分布于全身，肾及血液中含量最高。TeO_2 和碲的盐类在体内首先被还原为元素碲，一部分转变为二甲基碲和二乙基碲（具典型蒜臭味），经尿、粪便、呼出气及汗液排出；另一部分转变为溶解态，经尿和胆汁排出。器官中碲含量在吸收后 24h 出现高峰，后很快下降，数日内经尿、粪便排出 80% 以上。碲主要蓄积在肾脏，尤其是肾皮质内，其次为肝、脾、心、肺、脑。

2. 急性毒性

水溶性的碲盐和亚碲酸盐毒性较高，元素碲毒性较低。动物急性毒性主要损害消化系统、中枢神经系统、心血管系统及呼吸系统。局限性肺炎和溶血性贫血是碲急性中毒的典型特征。亚碲酸钠（Na_2TeO_3）经口 LD_{50} 大鼠为 83mg/（kg·d）、家兔为 67mg/（kg·d）、小鼠为 20mg/（kg·d）；碲酸钠（Na_2TeO_4）的经口 LD_{50} 大鼠为 385mg/（kg·d）、小鼠为 165mg/（kg·d）。

经口和胃肠外急性碲染毒动物的中毒表现为烦躁、震颤、反应力下降、麻痹、抽搐、嗜睡、昏迷甚至死亡，常伴有血尿。气管内注入 TeO_2 的毒性大小取决于颗粒物的粒径，给予大鼠 40mg TeO_2 细粉可致其死亡；若注入 50mg TeO_2 粗粒，大鼠存活，但体重下降。碲及碲化合物均不致肺纤维化。

碲化氢（H_2Te）属于高毒物质，可引起肺刺激性和血管内溶血。碲化氢气体极其不稳定，毒性与硒化氢相似。六氟化碲（TeF_6）也对肺有刺激作用，其毒性是六氟化硒（SeF_6）的 1/5。

3. 慢性毒性

碲及其化合物的动物慢性中毒表现为厌食、生长停滞、消瘦、脱毛、呼气蒜臭味和嗜睡；大鼠每天吸入 50mg/m³ TeO_2 气溶胶 2h，持续 13～15 周，出现体重下降、脱毛、后肢麻痹、贫血；尸检发现肝、脾、肾增重，肺间质增生，肾小管上皮细胞内空泡形成。大鼠喂饲 25～50ppm[25～50mg/（kg·d）饲料]的亚碲酸盐和碲酸盐，可产生毒性；每天喂饲元素碲累计 1500ppm[1.5g/(kg·d)饲料]，仅对生长有轻微的影响。有研究认为，碲的活性代谢产物能导致组织细胞脂质过氧化损害。体内的碲约有 95% 以上与组织中的蛋白质结合。25.0mg/（kg·d）、50.0mg/（kg·d）和 100.0mg/（kg·d）的 Te 及 TeO_2 经气管注入大鼠 180d，病理组织学检查发现大鼠淋巴结、脑、腹部脏器、胸腺、睾丸和肾微染成蓝色，肺组织出现黑色沉积，血红蛋白浓度下降，其血流动力学作用与硒非常相似。

4. 致突变性及致癌性

迄今尚无定论。据报道，$Na_2H_4TeO_6$、Na_2TeO_3·$TeCl_4$ 在重复修复试验（rec 试验）中显示阳性，表明二者能损伤 DNA，前者能诱导回复突变。

5. 致畸性

迄今尚无定论。据报道，对妊娠 15～19d 的 Wistar 大鼠多次皮下注射 TeO_2，剂量高达 10μmol/（kg·d），20d 胎鼠产生与剂量相关的症状体征，如脑积水、脑水肿、眼球突出、眼出血、脐疝、隐睾和小肾。临产母鼠喂饲 1%～1.25% 浓度的碲，可诱发新生鼠脑积水、暂时性后肢瘫痪、脊髓神经根脱髓鞘病变和施万细胞退行性变，说明碲对胚胎期和初生动物的神经系统在早期即可产生不良影响。

6. 人类流行病学研究

碲及其化合物在生产中很少引起急性中毒，呼气蒜臭味是接触碲化合物的典型标志。据文献报道，62 名铸铁工人在 0.01～1.0mg/m³（一次峰值达 0.74mg/m³）碲尘及其氧化物环境下工作 22 个月出现呼出气和汗液蒜臭味、口渴、口内金属味、嗜睡；2 名有过密切接触碲烟尘的工人曾出现一过性恶心、食欲缺乏，各种症状在脱离接触后可自行消失。进一步研究发现，人群对碲的易感性差异较大，有人口服 0.5μg TeO$_2$，呼气即有蒜臭味，有人口服 90μg 才出现此症状。

（四）Na$_2$TeO$_3$ 对大鼠脂质过氧化及肝肾毒性影响的实验研究

1. 试验方法和检测指标

（1）动物分组与染毒方法：将 32 只大鼠随机分为 4 组，每组 8 只。设一个对照组和低、中、高三个染毒组，亚碲酸钠（Na$_2$TeO$_3$）染毒剂量分别为 0.1mg/（kg·d）、1.0mg/（kg·d）及 10.0mg/（kg·d），按 1ml/100g 体重经口灌胃，对照组给予蒸馏水。大鼠装入代谢笼，收集随意尿。连续染毒 30d，隔日称重。染毒后第 28 天分别随机对 4 个剂量组中的 4 只动物按 100mg/（kg·d）剂量腹腔注射苯巴比妥钠，3d 后处死。取肝组织，用预冷的生理盐水冲洗，取出残存血液，用滤纸吸干，在冰浴中制成 1∶9 的肝匀浆。

（2）测定方法

1）一般测定：分别于第 0 天、第 15 天和第 30 天取大鼠尾血测血红蛋白含量、谷胱甘肽过氧化物酶（GSH-Px）活力及肝肾功能（GPT、GOT、BUN、CRE、TP、ALB、A/G）等指标。检测尿中 N-乙酰-β-葡萄糖苷酶（NAG）含量及尿胆素原、胆红素、隐血、蛋白质、酮体、葡萄糖、pH、亚硝酸盐含量。GSH-Px 活力用 DTNB（二硫代二硝基苯甲酸）直接法测定，NAG 含量用对硝基酚比色法测定。

2）丙二醛（MDA）含量测定：硫代巴比妥酸法，钙沉淀法。

3）提取微粒体：采用 Na$_2$TeO$_3$ 差示光谱法测定 cytP450 含量。

（3）统计学方法：所有实验数据用 $\bar{x} \pm s$ 表示，采用 SPSS 10.0 软件统计数据，各实验组与对照组之间用单因素方差分析（one-way ANOVA）进行统计分析，并以 PostHoc test 进行各组均数的两两比较，显著性差异水平设为 $P <$ 0.05。

2. 试验结果

（1）Na$_2$TeO$_3$染毒大鼠体重增长的影响：Na$_2$TeO$_3$染毒 15d 仅见低、高剂量组大鼠体重显著下降（$P<0.05$，$P<0.01$），并出现毛发蓬松、活动减慢、嗜睡和食欲缺乏，染毒 30d 体重有所上升，但低剂量动物体重仍低于对照组大鼠（$P<0.05$）（表 2.2）。

表 2.2　Na$_2$TeO$_3$染毒大鼠体重增长结果（g，$\bar{x}\pm s$）

	0d	15d	30d
对照组	0	68.44±14.09	110.63±14.31
低剂量组	0	84.88±16.32*	127.81±18.03*
中剂量组	0	70.75±14.55	107.50±14.12
高剂量组	0	50.21±12.71**	91.50±21.26

注：与对照组比较，*$P<0.05$，**$P<0.01$。

（2）Na$_2$TeO$_3$对大鼠脂质过氧化损伤及抗氧化功能的影响：Na$_2$TeO$_3$经口染毒 30d 后，各染毒组大鼠肝匀浆中 MDA 含量均高于对照组（$P<0.05$）；低、中剂量组大鼠于染毒 15d 及低、中、高剂量组染毒 30d 谷胱甘肽 GSH-Px 活力升高最明显，高剂量组谷胱甘肽 GSH-Px 活力于染毒 15d 低于对照组而染毒 30d 高于对照组；各染毒组与对照组 GSH/MDA 的比值比较，差异均无统计学意义（表 2.3、表 2.4）。

表 2.3　Na$_2$TeO$_3$染毒大鼠的肝脏 MDA 含量及 GSH-Px /MDA 的比值（$\bar{x}\pm s$）

	MDA（nmol/ml）	GSH-Px /MDA
对照组	29.06±3.77	2.99±0.72
低剂量组	46.50±14.81*	2.74±1.29
中剂量组	35.50±6.30*	3.69±0.66
高剂量组	36.00±5.00*	3.11±0.39

注：与对照组比较，*$P<0.05$。

表 2.4　Na$_2$TeO$_3$染毒大鼠 GSH-Px 活力（U/mg，$\bar{x}\pm s$）

	0d	15d	30d
对照组	58.72±13.66	93.31±19.19	86.07±11.29
低剂量组	57.94±8.98	108.93±21.94*	115.12±18.20**

续表

	0d	15d	30d
中剂量组	64.65±11.17	123.40±29.32*	128.13±13.72**
高剂量组	65.15±12.05	89.74±13.16	111.34±9.89**

注：与对照组比较，*$P<0.05$，**$P<0.01$。

（3）Na_2TeO_3对大鼠肝细胞色素 P450 的影响：Na_2TeO_3经口染毒 30d 后，未诱导组的中、高剂量组大鼠肝匀浆细胞色素 P450 的含量与对照组比较显著降低（$P<0.01$）；诱导组低、中、高剂量组大鼠 cytP450 含量与对照组比较显著降低（$P<0.05$），苯巴比妥钠的诱导作用明显受抑制（表 2.5）。

表 2.5 Na_2TeO_3染毒大鼠 cytP450 含量（nmol/mg 蛋白，$\bar{x}\pm s$）

	未诱导组（nmol/mg 蛋白）	诱导组（nmol/mg 蛋白）
对照组	1.633±0.135	2.18±0.18
低剂量组	1.638±0.264	1.63±0.22*
中剂量组	1.025±0.021**	1.54±0.36*
高剂量组	1.265±0.064**	1.65±0.11*

注：与对照组比较，*$P<0.05$，**$P<0.01$。

（4）Na_2TeO_3对大鼠肝肾功能的影响：Na_2TeO_3经口染毒 15d 和 30d，高剂量组 BUN 含量与对照组比较显著升高（$P<0.05$），GPT、GOT、CRE、TP、ALB、A/G 等各项指标与对照组比较，差异均无统计学意义；高剂量组染毒 30d 时，尿八项检查在 2 只动物尿中检出红细胞，尿胆素原、胆红素、隐血、蛋白质、酮体、葡萄糖、pH、亚硝酸盐等各项检查与对照组比较，差异均无统计学意义。染毒 30d，高剂量组 NAG 含量与对照组比较显著增高（$P<0.05$）（表 2.6、表 2.7）。

表 2.6 Na_2TeO_3染毒大鼠 BUN 含量检测结果（U/L，$\bar{x}\pm s$）

	0d	15d	30d
对照组	4.17±0.57	6.30±0.61	7.01±0.73
低剂量组	4.81±0.54	6.25±0.83	6.47±0.65
中剂量组	4.62±0.47	6.84±1.19	6.90±1.53
高剂量组	4.88±0.33	8.08±2.04*	8.06±1.25*

注：与对照组比较，*$P<0.05$。

表 2.7　Na$_2$TeO$_3$ 染毒大鼠尿 NAG 含量检测结果（U/L，$\bar{x} \pm s$）

	0d	15d	30d
对照组	16.77±5.57	13.06±4.43	21.14±0.99
低剂量组	13.74±3.58	24.26±7.47*	23.02±8.29
中剂量组	18.73±6.73	21.58±7.82*	28.09±4.24
高剂量组	19.68±8.45	20.21+10.33*	29.97±4.68*

注：与对照组比较，*$P < 0.05$。

3. 结论

Na$_2$TeO$_3$ 对大鼠脂质过氧化及肝肾毒性影响的实验研究结果显示：染毒 15d 仅见 10mg/（kg·d）组大鼠体重显著下降，并出现毛发蓬松、活动减慢、嗜睡和食欲缺乏，染毒 30d 体重有所上升，但仍低于对照组大鼠。血液生化指标表明：3 个剂量组大鼠在染毒 15d 和 30d，GSH-Px 活力、肝匀浆 MDA 含量与对照组比较均有显著性升高，GSH-Px/MDA 比值与对照组比较，无明显差异；低剂量组大鼠染毒 15d，尿中 NAG 含量明显增加，持续染毒至 30d，NAG 含量恢复正常，而中剂量和高剂量组大鼠尿中 NAG 含量在染毒 15～30d 持续增加，高剂量组大鼠并伴有 BUN 含量明显升高，尿中出现红细胞，提示 Na$_2$TeO$_3$ 可能引起急性肾损伤。染毒第 28 天对 4 个染毒组中的半数大鼠进行微粒体酶的诱导，结果显示，对照组 cytP450 含量有所升高，低剂量组 cytP450 含量诱导前后变化不大，中剂量和高剂量组大鼠无论是诱导还是未诱导，cytP450 含量均下降，说明 Na$_2$TeO$_3$ 能抑制 cytP450 活性，并可减弱苯巴妥钠对 cytP450 的诱导作用。故 Na$_2$TeO$_3$ 能够引起大鼠脂质过氧化并对肝肾产生毒性作用。

（五）生产企业现场调查

1. 生产企业工人健康调查

（1）调查对象：选择北京某玻璃二厂的作业工人 39 名为接触组，平均年龄 37.6 岁（20～50 岁），平均工龄 18.8 年（1～28 年）。以同厂无毒物、粉尘接触史工人 46 名为对照组，平均年龄 30.5 岁（18～58 岁），平均工龄 37.7 年（20～50 年）。两组工人均无重大疾病史。

（2）调查方法

1）对受检工人实行问卷调查和生化检验。调查内容包括一般状况、疾病史及个人卫生情况、自觉症状和体检检查。

2）GXH-Px 活力、NAG 测定和尿八项指标测定。

3）取指血 20μl 测 GXH-Px 活力是否改变，取尿 100μl 测尿中 NAG 含量，剩余尿液用于尿八项指标的测定（测量方法与动物实验部分相同），以上实验数据用于了解肝肾功能改变。

4）查阅各年度工人健康体检资料，了解工人肝肾功能各项指标是否出现异常。

（3）统计方法：采用 SPSS10.0 软件包对实验数据进行统计分析，计量资料采用单因素方差分析和 t 检验；计数资料采用 χ^2 检验，显著性差异水平设为 $P<0.05$。

（4）TeO_2 对作业工人健康的影响

1）临床表现：接触组工人出现腹泻、皮肤红斑、咽干、咽痛、咳嗽、咳痰、气促、胸闷等症状，与对照组相比有显著性差异（$P<0.05$），见表 2.8。

表 2.8 TeO_2 接触工人与对照组工人自觉症状出现率比较

组别	人数	腹泻		皮肤红斑		咽干		咽痛		咳嗽		咳痰		气促		胸闷	
		例数	%	例数	%	例数	%	例数	%	例数	%	例数	%	例数	%	例数	%
接触组	39	15	38	5	12	29	74	29	74	31	79	30	77	19	48	19	48
对照组	46	7	15	1	2	15	32	19	41	21	45	6	13	8	17	6	13

注：经 χ^2 检验，与对照组比较 $P<0.05$。

同时，经过相关分析发现吸烟及饮酒与咽干、咳嗽、咳痰、胸闷、腹泻有相关关系；是否佩戴面罩与气促的相关性有待进一步研究。

2）血生化和尿常规检查结果：调查结果显示，接触组的血生化指标（GSH-Px、NAG 和 MDA）及尿八项常规检测结果与对照组比较均无明显差异（$P>0.05$）；查阅各年度工人健康体检资料，以往的作业工人健康体检中的常规检测指标（GPT、GOT、BUN、CRE、BIL 和乙肝五项等），接触组与对照组比较均无显著差异（$P>0.05$），见表 2.9、表 2.10。

表 2.9　TeO₂ 对两组工人生化指标的影响（$\bar{x} \pm s$）

组别	人数	GSH-Px（U）	NAG（U）
接触组	7	116.65±25.35	13.70±12.65
对照组	7	137.49±46.53	18.57±8.41

表 2.10　TeO₂ 对作业工人尿八项指标的影响

组别	人数	蛋白质		pH			尿胆素原		胆红素		隐血			酮体		葡萄糖		亚硝酸盐	
		+	–	5	6	7	+	–	+	–	+	–	RBC	+	–	+	–	+	–
接触组	7	1	6	4	3	0	4	3	3	4	1	5	1	7	0	2	5	2	5
对照组	7	1	6	2	3	2	0	4	13	1	6	0	6	1	0	7	0	7		

2. 生产企业现场检测

（1）工作场所空气中 TeO₂ 浓度监测方法：整个车间 TeO₂ 工艺流程为配料→熔化→澄清→匀化→成形。其中接碲尘车间为配料车间和熔化车间，于两车间各放置定点采样器一台，流量为 1.3L/min，采集 6h。熔化车间作业工人 2 名，佩戴个体采样器，流量为 2.0L/min，采集 6h，样品用滤膜称重法于当天测定。

粉尘浓度计算方法

$$c(\text{mg/m}^3) = \frac{W}{V} = \frac{W(\mu g)_{后} - W(\mu g)_{前}}{R(\text{L/min}) \times t(\text{min})}$$

式中，W 为采样滤膜重量（μg），V 为采样体积（L），R 为采样流量（L/min），t 为采样时间（min）。

已知车间粉尘中碲的质量百分比为 0.03%。

（2）工作场所空气中 TeO₂ 浓度监测结果：工作场所空气中 TeO₂ 浓度监测结果见表 2.11。

表 2.11　采样前后滤膜重量

		测量前（g）	测量后（g）	TeO₂ 浓度（mg/m³）
定点	配料车间	0.038 2	0.041 96	0.024 1
	熔化车间	0.041 26	0.042 89	0.011 0
个体	炉前工 1	0.038 25	0.038 98	0.003 04
	炉前工 2	0.039 30	0.038 25	0.003 92

3. 现场调查结论

北京某玻璃二厂的现场调查结果表明，车间空气 TeO₂ 浓度：配料车间为

0.024mg/m³；熔化车间为 0.011mg/m³；炉前工为 0.003mg/m³。

职业性接触 TeO_2 的工人可出现腹泻、皮肤红斑、咽干、咽痛、咳嗽、咳痰、胸闷、气促等症状；另外，统计结果还表明吸烟和饮酒与以上症状有关，未戴面罩与气促有关；一般环境中粉尘也可引起咽干、咽痛、咳嗽、咳痰等症状。该调查中接触组男性所占比例较大，也可能是引起差异的原因之一。在工厂的观察中发现，工厂的清洁卫生和绿化工作做得较好，配料工人佩戴滤过式面罩，因此认为在该工作环境下并不引起接触者的中毒症状。血、尿化验结果表明，GSH-Px、NAG、GOT、GPT、BUN、CRE 和 BIL 指标均未见异常。提示 TeO_2 在该接触条件下对肝脏和肾脏无明显作用。

配料车间浓度偏高（0.0241mg/m³），通过增加局部通风除尘装置和岗位工人佩戴防尘口罩等措施，实际接触水平完全可以控制在 0.1mg/m³ 以内。

据动物实验结果，Na_2TeO_3 对大鼠的最大无作用剂量为 0.1mg/（kg·d），外推至人的允许接触浓度为

$$\frac{0.1 \times 70}{9 \times 10} = 0.08mg/m^3$$

式中，70 为平均男性工人体重（kg），9 为工人一个工作日呼吸量（m³），10 为安全系数。

国外已制定的碲接触时间加权平均浓度（TWA）为 0.1mg/m³。结合该健康调查结果，认为制定碲 TWA 为 0.1mg/m³ 在我国是可行的。

四、正确使用标准说明

（一）标准适用范围

本标准规定了工作场所空气中碲及其化合物职业接触限值。
本标准适用于生产和使用碲及其化合物的工作场所。

（二）监测检验方法

《工作场所空气有毒物质测定 第 54 部分：碲及其化合物》（GBZ/T 300.54—2017）。

（三）使用标准相关说明

本标准主要依据毒理学资料、动物实验、职业流行病学及现场调查，并参

考国外职业接触限值，建议我国工作场所碲及化合物的职业接触限值 PC-TWA 为 0.1mg/m³（按碲计）（因碲化氢毒性很高，可引起肺刺激和血管内溶血，故上述接触限值碲化氢除外）。

国外制定的碲及其化合物的职业接触限值已沿用多年未做修订，说明这一接触限值是安全的。笔者进行的现场浓度测定表明，工作场所的浓度为 0.003～0.024mg/m³，明显低于建议值 PC-TWA（0.1mg/m³），说明该建议值是合理可行的。

（四）使用标准相关注意事项

1. 碲及其化合物中毒的临床表现

（1）急性中毒：迄今尚无碲及其化合物所致职业性急性重度中毒的病例报道。生产中吸入碲烟或氧化碲烟后，一般只引起长时间的蒜臭味，无明显的中毒症状。Beackadder 等报道 2 名化学系研究生在实验室内从事化学分析，由于不慎，烧瓶内 50g 六氟化碲溢出，导致吸入中毒。患者除呼吸有蒜臭味外，尚有疲乏无力、嗜睡、胸闷等症状，其中一位患者面颈部和手指侧有少许黑褐色色素沉着，数周后消退。

国外曾有一个误把亚碲酸钠当作碘化钠进行下行性肾盂造影，引起 3 例严重中毒的病例报道。2 例于误服后 6h 死亡，剂量为 2g/（kg·d）。中毒症状有发绀、呕吐、腰痛，最后昏迷、死亡。发绀是由碲与血红蛋白结合形成碲化血红蛋白所致。尸解发现尿道和膀胱黏膜上有黑色碲的沉着，肺水肿，肝、脾、肾充血，肝脂肪变性。所有的内脏器官均可闻及强烈的蒜臭味。

（2）慢性中毒：国外曾观察一组从事废矿渣中提炼碲的工人，工龄在 2 年以上，工作场所空气中碲浓度为 0.01～1.0mg/m³，呼气及汗液中有蒜臭味，主诉口干、恶心、食欲缺乏、嗜睡、多梦、皮肤干燥和瘙痒等。其中以呼气蒜臭味和嗜睡最多见，这也被认为是碲慢性毒性作用特有的临床症状。

2. 诊断

碲产生呼气蒜臭味的空气阈浓度为 0～0.02mg/m³，引起呼气蒜臭味的最小剂量为 0.5μg TeO₂（0.4μg Te）。尿碲的正常含量为小于 0.488μmol/L（0.06mg/L）。尿碲含量升高为碲吸收的有力证据，也有助于诊断。

3. 治疗

静脉注射大量维生素 C 及高渗葡萄糖液或口服大剂量维生素 C 有助于减轻或消除蒜臭味。维生素 C 可将亚碲酸钠还原成元素碲，使甲基碲形成减少。二巯丙醇与碲可形成二巯基碲络合物，加速碲的排泄，但可加重肾脏损害，故不宜使用。

4. 预防

为防止碲从呼吸道吸入，生产过程应密闭，操作应尽量机械化和自动化。开放性操作应加强局部通风、工人操作时应佩戴防护口罩及手套。明显的呼吸系统疾病及肝肾疾病应列为禁忌证，其患者不应从事碲作业。

（谢广云 贺锡雯）

参 考 文 献

何凤生，1999. 中华职业医学. 北京：人民卫生出版社.

闪淳昌，2000. 职业卫生与安全百科全书 第九部分 化学品. 第 4 版. 北京：中国劳动社会保障出版社.

吴执中，1984. 职业病. 北京：人民卫生出版.

谢广云，崔涛，胡丽萍，等，2007. 亚碲酸钠对大鼠脂质过氧化及肝、肾毒性的影响. 毒理学杂志，21（5）：410-412.

ACGIH，2001. TLVs and BELs based on the documentation of the threshold limit values for chemical Substances and physical Agents，Tellurium. 1-3.

Amdur ML，1958. Tellurium oxide，An animal study in acute toxicity. AMA Arch Ind Health，17（6）：665-667.

De Meio RH，1946. Tellurium：the toxicity of ingested elementary tellurium for rats and rat tissues. Ind Hyg. Toxicol，28：229-232.

Geary DL，Jr，Myers RC，Nachreiner DJ，et al，1978. Tellurium and tellurium dioxide：Single endotracheal injection to rats. Am Ind Hyg Assoc，39（2）：100-109.

Kurantsin MJ，Kluq RK，Lessin LS，1988. Irriversible erythrocyte volume expansion induced by tellurium. Br J Haematol 70：369-374.

Lampert P，Garro F，Pentschew A，1970. Tellurium neuropathy. Acta Neuropathol，15：308-317.

Lide DR，1996. Frederikse HPR（Eds）：Tellurium//Handbook of Chemistry and Physics，77th ed. Boca Raton：CRC Press.

Budavari S，O'Neil M，Smith A，et al，1996. The Merck Index，12th edition on CD-ROM，

Version 12. 1. New York：Chapman&Hall

Nobutake K，1988. Rec assay mutagenicity neuropathy. Neurochem Rea，23（10）：1313-1319.

Perez-D'Gregorio RE，Miller PK，1988. Teratogenicity of tellurium dioxide. Prenatal Assesment
　　Teratology，37（4）：307-316.

Steinberg HH，Massari SC，Miner AC，et al，1942. Industrial exposure to tellurium atmospheric
　　studies and clinical evaluations. Ind Hyg Toxicol，24：183-192.

第三章 草 甘 膦

一、制 定 背 景

草甘膦是一种非选择性、无残留灭生性除草剂，对多年生杂草非常有效，广泛用于橡胶、桑、茶、果园及甘蔗地。草甘膦销售额占除草剂市场比重为21.76%，已成为全球用量最大的除草剂。2011～2015 年，我国草甘膦产量维持在 40 万吨/年左右，主要集中在江苏、四川、湖北等省份，从业人数 3000左右。由于草甘膦应用范围广，使用过程中接触草甘膦人数超过万人（农药喷洒、复配、调制等）。在人群健康影响方面，草甘膦可引起接触人群神经发育障碍、生殖毒性、肝肾功能损伤、帕金森病等。草甘膦中毒的临床表现：①口服首先出现恶心及呕吐、头昏、乏力、腹痛、喉咙疼、血压降低等症状，重症患者出现口唇发绀、呼吸困难及双肺哮鸣音及细湿啰音；②有部分患者出现低（高）血钾、肺水肿、肺炎、异常的胸部 X 线表现、代谢性酸中毒；③出现心律失常、肾损伤、肝毒性及意识改变等症状；④死亡原因一般是心血管休克、心脏呼吸停止、血流动力学紊乱、弥散性血管内凝血及多脏器衰竭。

关于致癌作用的研究尚无定论。IARC 通过研究，于 2015 年将草甘膦定义为人类可能致癌物（2A 级），这不同于 EPA 及 WHO 的分类。且众多的文献综述也表明草甘膦与致癌结果没有直接的证据，许多研究的危险比（RR）或比值比（OR）的 95%置信区间均包含 1。

本标准研究草甘膦对职业接触人群的健康影响，结合文献报道的动物实验与现场流行病学调查结果，评价工作场所空气中草甘膦浓度和健康损害间可能的剂量-反应（效应）关系，分析接触草甘膦浓度与健康损害之间的关系，研究长期接触草甘膦的可见有害作用水平（lowest observed adverse effect level，LOAEL）或 NOAEL，调查草甘膦生产企业职业病防治现状，建立作业场所空气中草甘膦接触限值，有利于保护工人的身体健康，促进草甘膦农药生产行业可持续发展。

二、国内外相关标准研究

国内外均无草甘膦职业接触限值的标准。文献中也未见职业接触限值相关的研究报道。

三、技术指标的制定依据

1. 一般毒性资料

（1）急性毒性：草甘膦原药大鼠急性经口 LD_{50} 大于 4320mg/kg，兔急性经皮 LD_{50} ＞2000mg/kg，急性毒性被分为Ⅲ级。草甘膦原药对家兔皮肤有轻微的刺激，皮肤刺激分级为Ⅳ；对家兔眼有轻度刺激，眼刺激分级为Ⅲ。

SD 大鼠 90d 喂饲试验，染毒浓度为 0.0mg/kg、1000.0mg/kg、5000.0mg/kg、20 000.0mg/kg[雄性大鼠给药剂量相当于 0.0mg/（kg·d）、63.0mg/（kg·d）、317.0mg/（kg·d）和 1267.0mg/（kg·d），雌性大鼠给药剂量相当于 0.0mg/（kg·d）、84.0mg/（kg·d）、404.0mg/（kg·d）和 1623.0mg/（kg·d）]。结果表明：所有处理组中雄性、雌性大鼠血清的磷和钾离子浓度升高；中、高剂量组雄性大鼠体内血糖升高；高剂量组雄性大鼠血中尿素氮和血清碱性磷酸酶升高；高剂量组雄性大鼠发生胰腺病变（低、中剂量染毒组没有检查）。基于以上结果，设置大鼠 NOAEL 值小于 1000.0mg/kg。

家兔 21d 亚急性经皮试验中，共设 4 个剂量组，每组有雄雌家兔各 10 只（皮肤完整及皮肤破损的各 5 只）。染毒剂量分别为 0.0mg/（kg·d）、10.0mg/（kg·d）、1000.0mg/（kg·d）、5000.0mg/（kg·d），染毒 3 周、每周 5d、每天 6h。动物在 5000mg/（kg·d）组出现极轻微的红斑水肿、血清乳酸脱氢酶降低，雄性动物还出现摄食量下降等反应。试验的 NOAEL 为 1000.0mg/（kg·d），LOAEL 为 5000.0mg/（kg·d）。

（2）慢性毒性：大鼠慢性/致癌性研究中，经口喂饲 0.0mg/kg、30.0mg/kg、100.0mg/kg、300.0mg/kg 的含草甘膦饲料 26 个月，对应的雄性动物染毒剂量相当于 0.0mg/（kg·d）、3.0mg/（kg·d）、10.0mg/（kg·d）、31.0mg/（kg·d），雌性动物染毒剂量相当于 0mg/（kg·d）、3.0mg/（kg·d）、11.0mg/（kg·d）、34.0mg/（kg·d）。试验观察大鼠的临床表现、死亡率、体重变化、摄食量，并对

血液学、临床化学和尿液指标、脏器重量及组织病理学进行检查，各项结果均未见影响。系统毒性的 NOAEL 是 300.0mg/kg[雄性动物 31.0mg/（kg·d），雌性动物 34.0mg/（kg·d）]。

另一项大鼠慢性/致癌性（2 年）研究中，经口喂饲给予 0.0mg/kg、2000.0mg/kg、8000.0mg/kg、20 000.0mg/kg 的含草甘膦饲料，对应的雄性动物染毒剂量分别为 0.0mg/（kg·d）、89.0mg/（kg·d）、362.0mg/（kg·d）、940.0mg/（kg·d），对应的雌性动物染毒剂量分别为 0.0mg/（kg·d）、113.0mg/（kg·d）、457.0mg/（kg·d）、1183.0mg/（kg·d）。试验仅在高剂量染毒组观察到相关不良反应，包括：①雌性大鼠体重下降；②雄性大鼠白内障及晶状体异常发生率增加，尿液 pH 增加，绝对的肝脏重量增加，肝脏/体重值增加（相对肝脏重量）。低、中剂量染毒组的雄性和雌性大鼠没有观察到有意义的影响。系统毒性的 NOAEL 为 8000.0mg/kg[雄性动物 362.0mg/（kg·d），雌性动物 457.0mg/（kg·d）]，LOAEL 为 20 000.0mg/kg[雄性动物 940.0mg/（kg·d），雌性动物 1183.0mg/（kg·d）]。

犬 1 年经口喂饲试验中，给予 0.0mg/（kg·d）、20.0mg/（kg·d）、100.0mg/（kg·d）、500.0mg/（kg·d）的草甘膦，没有观察到任何临床参数、体重等改变，确定 NOAEL 为 500.0mg/（kg·d）。

（3）致癌性：SD 大鼠慢性/致癌性研究中，经口喂饲含有 0.0mg/kg、30.0mg/kg、100.0mg/kg、300.0mg/kg 的草甘膦饲料 26 个月，对应的雄性动物染毒剂量相当于 0.0mg/（kg·d）、3.0mg/（kg·d）、10.0mg/（kg·d）、31.0mg/（kg·d），对应的雌性动物染毒剂量相当于 0mg/（kg·d）、3.0mg/（kg·d）、11.0mg/（kg·d）、34.0mg/（kg·d）。与对照组相比，高剂量组雄性大鼠出现甲状腺 C 细胞癌发生率升高和睾丸间质细胞（莱迪希细胞）瘤发生率升高。鉴于本研究中甲状腺癌的发生率无统计学意义，且睾丸肿瘤发病率在总发病率范围之内，研究人员认为与草甘膦染毒不相关，故认为草甘膦为非致癌物。

经口喂饲 CD-1 小鼠含有 0.0mg/（kg·d）、150.0mg/（kg·d）、750.0mg/（kg·d）、4500.0mg/（kg·d）的饲料 18 个月，中、低剂量组中未发现任何不良影响。高剂量组出现雄、雌性小鼠的体重降低，雄性动物出现肝细胞肥大、肝细胞坏死、间质性肾炎的发病率升高；近曲小管上皮细胞嗜碱性及肥大的发病率升高；肾小管腺瘤发病率轻微增加。系统毒性的 NOAEL 和 LOAEL 分别为 750.0mg/（kg·d）、4500.0mg/（kg·d）。该研究的结论，这些腺瘤的发生是自发的，而不是草甘膦引起的，原因在于雄性动物肾小管腺瘤的发病率与对照组相比没有统计学意义。其他病理学家、生物统计学家也分别对腺瘤发病情况进行了评估，均认为此实验中腺瘤的发生与草甘膦无关。

基于缺乏有效的致癌证据，1991 年 6 月 26 日，EPA 将草甘膦分归为致癌物 E 类，即证实草甘膦无致癌性。

（4）发育毒性

1）CD 大鼠发育毒性（致畸）试验，于妊娠 6～19d 灌胃给予 0.0mg/（kg·d）、300.0mg/（kg·d）、1000.0mg/（kg·d）、3500.0mg/（kg·d）草甘膦，高剂量组动物出现腹泻、平均体重增加减少、呼吸急促、活动减少、口鼻周围及前肢和背侧出现红肿、着床减少和胚胎存活率下降，死亡率为 24%。高剂量组还观察到仔鼠发育迟缓、胸骨发育迟缓、胎鼠数量和胎鼠平均体重降低。母体毒性和发育毒性的 NOAEL 和 LOAEL 均为 1000.0mg/（kg·d）和 3500.0mg/（kg·d）。

2）家兔发育毒性（致畸）试验，于妊娠的 6～27d 灌胃给予 0.0mg/（kg·d）、75.0mg/（kg·d）、175.0mg/（kg·d）或 350.0mg/（kg·d）的草甘膦。高剂量组动物出现腹泻、流涕和死亡，妊娠期第 21 天高剂量组动物的死亡率达 62.5%。所有剂量组均没有观察到发育毒性。母体毒性的 NOAEL、LOAEL 分别是 175.0mg/（kg·d）和 350.0mg/（kg·d）。由于 350.0mg/（kg·d）剂量水平大鼠的死亡率太高，在此水平下可用来评估发育毒性的实验动物太少（仅 6 只），因此发育毒性的 NOAEL 为 175.0mg/（kg·d）。

（5）繁殖毒性：SD 大鼠 3 代繁殖试验中，染毒剂量为 0.0mg/（kg·d）、3.0mg/（kg·d）、10.0～30.0mg/（kg·d）。雄性高剂量染毒组第 3 代仔鼠肾脏小管扩张（单侧或双侧）发病率增加。系统和生殖毒性的 NOAEL 均为 30.0mg/（kg·d）（最高剂量测试），发育毒性的 NOAEL 和 LOAEL 分别为 10.0mg/（kg·d）、30.0mg/（kg·d）。

SD 大鼠 2 代繁殖试验中，染毒剂量为 0.0mg/（kg·d）、100.0mg/（kg·d）、500.0mg/（kg·d）、1500.0mg/（kg·d）。高剂量组观察到相关的效应包括亲代大鼠和第一代雄、雌性大鼠非常频繁的软便、摄食量减少、体重增加量减少，F1a、F2a 和 F2b 雄性和雌性仔鼠在第 2 周和第 3 周哺乳期体重增加减少。系统性 NOAEL 和 LOAEL 为 500.0mg/（kg·d）和 1500.0mg/（kg·d），生殖毒性的 NAOEL 为 1500.0mg/（kg·d）（最高剂量）。

（6）致突变：SD 大鼠染色体畸变试验，剂量为 1.0g/kg，观察骨髓细胞染色体损伤的影响，未见明显的致染色体断裂。

（7）参考剂量：1992 年 8 月 27 日，EPA 农药项目参考剂量办公室评审委员会建议对草甘膦的参考剂量（RfD）为 2.0mg/（kg·d），该值是基于兔发育毒性 NOAEL 175.0mg/（kg·d）计算得到的[不确定系数（UF）为 100]。

2. 不良健康效应的确定

Mesnage 等认为草甘膦等除草剂的终点效应器官为肝脏和肾脏；Jayasumana 等在研究时发现，接触草甘膦的劳动者肾脏损伤显著增加，这可能与草甘膦的肝肾毒性有关。在慢性毒性研究中，最早出现异常情况的是肝脏的重量及眼晶状体的改变。在中毒患者报道中，口服草甘膦的患者（口服 2.2～13.2g）一开始出现的为中枢神经系统症状，如头晕、头痛等，发生肝功能异常的为 33.3%，而肾功能异常人数只有 3.3%，出现胃肠道症状的也较少，仅 10%。Mink 等综述草甘膦的非癌症健康效应（包括呼吸条件、糖尿病、心肌梗死、生殖和发育的结果、类风湿关节炎、甲状腺疾病、帕金森病）流行病学研究时，表明没有任何证据可以证明接触草甘膦与上述疾病存在因果关系。大部分的研究都表明两者的联系很弱，且没有显著性差异或置信区间包含 1。毒物或药物进入人体后，绝大部分经过肝脏代谢和肾脏排泄，因此对肝肾的毒性较大，并且草甘膦属于有机磷农药的一种，而有机磷浓度中毒的诊断标准指标之一是胆碱酯酶活性降低。综上，选择肝脏、肾脏作为草甘膦的靶器官，以肝功能、肾功能及胆碱酯酶的活性作为关键效应指标进行研究。

3. 流行病学调查

（1）调查企业原则：2014 年 4 月至 11 月，在江苏和山东共选择 5 家有代表性的生产企业进行现场调查。企业选择的原则：①产量较大，年产量在 1 万吨以上；②生产工艺具有一定的代表性，采用亚氨基二乙酸（IDA）法或甘氨酸法；③人员相对固定，且仅生产草甘膦原料药或其制剂；④近 2 年一直处于生产状态，产能在实际产能的 90%以上。

（2）样品量的确定及分组原则：IDA 法和甘氨酸法虽然工艺不一致，但基本都含有合成、离心、包装等岗位，有些企业还包含抽滤、氧化、水解等岗位。经过调查，主要接触草甘膦的岗位有离心（氧化）、抽滤、干燥和包装，因此在研究过程中将草甘膦离心、抽滤、干燥、包装等车间人员作为接触组，将草甘膦车间其他不接触草甘膦的岗位（如合成、水解、辅助工程等）作为对照组。对照-病例研究的模型及样品量计算公式为

$$n = \frac{(z_\alpha\sqrt{2pq} + z_\beta\sqrt{p_0q_0 + p_1q_1})^2}{(p_1 - p_0)}$$

式中，p_1 与 p_0 分别代表接触组与对照组的预期发病率；p 为两个发病率的平均值；$q=1-p$；z_α 和 z_β 为标准正态分布下面积。

根据前期对扬州农药厂的预调查，纳入草甘膦接触人群 59 人（其中女性 13 人），对照人群 42 人（其中女性 13 人），以肝损伤（谷丙转氨酶、谷草转氨酶、碱性磷酸酶）为发病指标，草甘膦接触人群发病率为 11.86%（p_1），正常人群发病率为 4.76%（p_0），双侧 $\alpha=0.05$，把握度 80%，则每组最小样本量为 221 人。考虑每组有 10% 的其他因素不符合要求，则每组最小样本量为 243 人。

实际调查并筛选 968 人作为受试对象，其中接触组 526 人，对照组 442 人，两组均衡性检验见表 3.1，两组吸烟、饮酒（日常性）及性别均无显著性差异。

表 3.1　受试人群均衡性研究表

	对照	接触	检验值	P
性别[人数（%）]			2.048	0.152[a]
男	376（71.5）	334（75.6）		
女	150（28.5）	108（25.4）		
年龄（岁）	35.6±10.3	34.3±9.7	0.63	0.515[b]
工龄（年）	6.5±5.7	7.7±6.8	1.72	0.113[b]
吸烟[人数（%）]	145（27.6）	118（27.1）	0.092	0.762[a]
饮酒[人数（%）]	64（12.2）	50（11.4）	0.169	0.681[a]
总人数	526	442		

a χ^2 检验；b t 检验。

（3）调查过程

1）调查方法：本次现场调查分为人群基本信息收集、定点采样和个体采样、健康监护资料收集三个部分。首先了解生产草甘膦车间的工艺流程和生产布局、劳动定员和岗位设置、作息制度、职业病防护设施及个人防护用品。然后根据现场调查及工艺流程分析，确认检测的岗位、检测点，使用个体、定点相结合的方式对工作场所空气中草甘膦浓度进行检测。定点检测时每个点取 2～3 个样品，选择工人停留时间较长或空气中草甘膦浓度较高的点；个体检测时，每个岗位选择作业时间最长、接触浓度最高的 1～2 人，每个企业检测 2d。最后，在企业年度职业健康体检时，对工人进行结构式问卷调查，主要内容包括人口学信息、一般职业史（职业病史）、是否使用治疗肝肾功能损伤的药物、是否有基础疾患等。并且在以往的体检项目基础上增加胆碱酯酶的检测。

2）现场采样与实验室检测：见《工作场所空气有毒物质测定　第 157 部分：

敌草隆、百草枯和草甘膦》（GBZ/T 300.157—2017）。

　　3）健康检查：按照GBZ 188的要求开展职业健康检查，在开展职业健康检查前，首先由体检工人签署知情同意书，体检项目包括一般的五官、内外科、血常规、尿常规、肝肾B超、心电图、眼科等；血常规：红细胞计数（RBC），血红蛋白（Hb），红细胞平均体积（MCV），白细胞计数（WBC），血小板计数（PLT）；血液生化：总蛋白（TP），总胆固醇（T-Chol），肌酸磷酸激酶（CK），谷草转氨酶（AST），谷丙转氨酶（ALT），γ-谷氨酰转移酶（GGT），乳酸脱氢酶（LDH），碱性磷酸酶（ALP），胆碱酯酶（ChE）、尿素氮（BUN）、血肌酐（Cr）、尿酸（UA）。

　　（4）结果

　　1）工艺流程：所调查企业草甘膦的生产工艺流程主要有两种。一种是甘氨酸法，生产草甘膦的同时生产草甘膦的原料亚磷酸二甲酯。工艺流程图见图3.1。

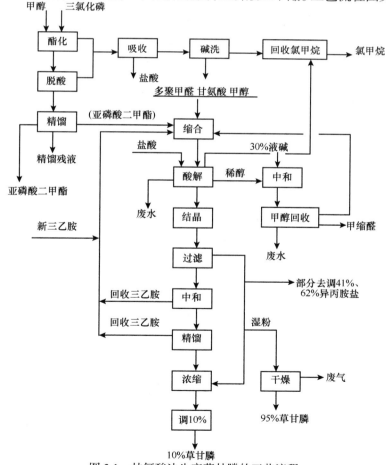

图3.1　甘氨酸法生产草甘膦的工艺流程

另一种是 IDA 法，首先合成 IDA，然后合成双甘膦，经氧化生成草甘膦。工艺流程图见图 3.2～图 3.4。

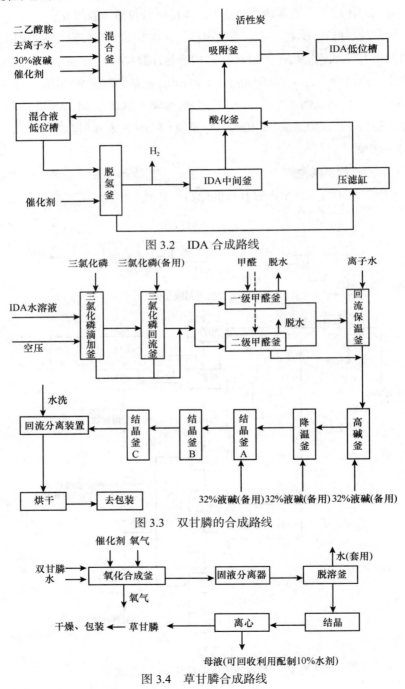

图 3.2　IDA 合成路线

图 3.3　双甘膦的合成路线

图 3.4　草甘膦合成路线

2）调查企业职业卫生基本情况见表3.2。

表 3.2　调查企业职业卫生基本情况表

企业名称	个人防护措施	受试人数	现场基本情况	作业方式/接触时间
江南化工	包装工人佩戴普通纱布口罩、手套	296	密闭化生产，抽滤装置相当于露天布置，仅有顶棚，其余装置均布置在车间内，包装现场环境较差，草甘膦粉尘较大	除包装外均是巡检作业，定点作业接触草甘膦时间为8h/d，巡检作业接触草甘膦时间约为3h/d，需手动更换包装袋、手动制剂投料
江山化工	包装、离心人员均佩戴3M防尘口罩	217	离心、制剂包装装置布置在室外，仅有顶棚，其余装置室内布置，包装现场粉尘浓度较高	除包装外均巡检作业。巡检接触时间为2~3h/d，定点接触时间约为6h/d，手工更换包装袋、称量、手动制剂投料
山东润丰	基本无个体防护用品	185	装置基本为室内布置，现场环境较好，未见有较高浓度的粉尘	除包装外均为巡检作业，巡检接触时间约为3h/d，定点时间约为6h/d，手动更换包装袋，手动制剂投料
优士化学	包装人员佩戴普通纱布口罩	93	装置均室内布置，包装现场环境有时较差，粉尘飞扬；有时较好，未见有较高浓度的粉尘	除包装外均为巡检作业，巡检接触时间约为3h/d，定点时间约为8h/d，手动更换包装袋，手动清理离心残留物
利华农化	基本无个人防护用品	94	装置均室内布置，制剂投料设置在室外，现场环境整理较好	除包装、制剂投料外均为巡检作业，巡检接触时间约为3h/d，定点时间约为8h/d，需手动更换包装袋，手动制剂投料
泰禾化工	基本无个人防护用品	83	装置均室内布置，现场环境整理较好	除包装、制剂投料外均为巡检作业，巡检接触时间约为3h/d，定点时间约为8h/d，需手动更换包装袋，手动制剂投料

3）工作场所空气中草甘膦浓度检测结果。

A. 定点检测结果

定点检测点主要选择离心岗位（离心机）、抽滤岗位（抽滤储罐）、干燥岗位（干燥机）、包装岗位（包装机）、水剂投料（投料口）、水剂包装（出料口）、运输岗位（成品仓库）、粉剂制造（制粒机）等岗位和检测点。共获检测样品140份，浓度低于1mg/m³的样品100份，占样品总数的71.4%，大于5mg/m³的样品14份，占样品总数的10.0%。工作场所草甘膦最高浓度为20.68mg/m³，最低为小于检出限，平均浓度为1.21mg/m³，检测结果见表3.3。

表 3.3　现场空气中草甘膦定点浓度检测结果

调查企业	岗位	样品份数	结果（mg/m³）	中位数	几何均值
江南化工	离心	8	<0.03~0.09	—	—
	抽滤	8	0.03~0.09	0.05	0.05

调查企业	岗位	样品份数	结果（mg/m³）	中位数	几何均值
	干燥	8	0.39～7.45	0.81	1.11
	包装	8	3.62～20.68	12.40	9.05
	水剂投料	4	0.03～0.10	0.06	0.06
	水剂包装	4	<0.03～0.05	—	—
优士化学	离心	6	<0.03	—	—
	干燥	6	<0.03～0.14	—	—
	包装	6	0.07～4.38	0.26	0.20
	成品仓库	4	<0.03～0.04	0.02	0.02
江山化工（甘氨酸法）	离心	6	<0.03～2.00	0.72	0.17
	干燥	6	<0.03～1.58	0.68	0.24
	包装	6	1.99～5.71	2.77	3.07
江山化工（IDA 法）	离心	9	<0.03～0.05	—	—
	干燥	3	0.10～0.22	0.10	0.10
	包装	6	1.01～8.55	6.16	4.84
泰禾化工、利华农化	包装	12	0.06～0.23	0.14	0.13
	抽滤	12	<0.03～0.05	—	—
	水剂投料	12	0.37～1.99	1.09	1.01
	粉剂制造（制粒机）	6	0.62～3.01	0.72	1.08

注：低于检测限的未计算中位数和几何均值。

B. 个体检测结果

个体检测共获有效样品 81 份，见表 3.4，结果（TWA）范围为 0.04～
49.59mg/m³，平均值为 3.78mg/m³，浓度<1mg/m³的样品有 48 份，占总样品
数的 59.3%，浓度>5mg/m³的样品有 13 份，占样品总数的 16.0%。大部分岗
位样品浓度低于 1mg/m³。

表 3.4　个体检测结果

调查企业	岗位	样品份数	结果（mg/m³）	中位数	几何均值
江南化工	离心	4	0.04～0.30	0.15	0.11
	抽滤	4	0.05～0.24	0.11	0.11
	干燥	4	0.43～9.40	2.84	2.39

续表

调查企业	岗位	样品份数	结果（mg/m³）	中位数	几何均值
	包装	5	4.78～48.91	12.49	13.86
优士化学	包装	3	0.97～3.57	1.24	1.24
	离心操作	3	0.15～0.49	0.38	0.30
	干燥	3	0.48～0.73	0.52	0.57
江山化工（甘氨酸法）	离心	2	0.69～0.92	—	—
	干燥	5	0.49～2.64	1.69	1.48
	包装	3	3.64～23.60	15.09	10.69
江山化工（IDA法）	离心	4	0.42～2.68	1.30	1.17
	干燥	2	3.00～5.32	—	—
	包装	4	4.01～49.59	10.92	13.72
山东润丰	抽滤	4	0.08～0.19	0.10	0.11
	离心	4	0.53～0.87	0.70	0.68
	烘干进料	4	0.21～1.76	1.31	0.87
	烘干包装	5	0.69～2.44	0.94	1.16
	水剂包装	2	0.05～0.12	—	—
	水剂投料	2	0.10～0.48	—	—
	SG投料	2	0.13～0.24	—	—
泰禾化工、利华农化	包装	4	0.33～0.86	0.67	0.60
	水剂投料	4	0.58～1.21	0.81	0.82
	粉剂制造	4	3.29～6.95	5.40	5.05

注：样品数低于2个的未计算中位数和几何均值。

4）职业健康体检结果：以肝功能、肾功能、胆碱酯酶活性为关键效应指标，辅以血常规检查、胸部X线摄片、肝肾B超等接触草甘膦可能引起的健康损伤效应检查,分析草甘膦接触和非接触人群之间上述指标是否有统计学差异。

A. 肝功能

对接触组、对照组研究对象的谷丙转氨酶（ALT）、总蛋白（TP）、白球比（A/G）等三项肝功能指标进行检测，检测结果见表3.5。使用t检验方法对两组数据进行差异性检验，结果表明对照组和接触组ALT、TP值存在显著性差异，但两者的均值均在正常值范围内；而A/G之间无显著性差异，两组均值也在正常范围内。接触组和对照组总体肝功能异常率分别为14.4%和5.0%，两组之间差异有统计学意义（$\chi^2=23.679$，$P<0.001$）。

表 3.5　肝功能检查结果

企业	ALT（$\bar{x}\pm s$）		TP（$\bar{x}\pm s$）		A/G（$\bar{x}\pm s$）	
	接触组	对照组	接触组	对照组	接触组	对照组
江山化工	30.4±20.8	28.5±20.7	74.5±3.7	75.3±3.7	1.7±0.2	1.7±0.2
江南化工	23.1±17.7	19.2±11.7	77.0±4.3	76.6±3.9	1.8±0.2	1.8±0.2
优士化学	32.4±19.4	29.8±16.2	76.1±3.1	75.6±3.7	1.8±0.2	1.8±0.2
山东润丰	31.6±18.9	25.3±17.4	76.3±3.9	74.8±4.1	1.7±0.2	1.7±0.2
利华农化、泰禾化工	29.8±18.1	27.4±16.8	77.4±3.6	75.7±3.2	1.8±0.2	1.8±0.2
总计	30.4±19.2	25.8±16.8	76.5±4.0	75.7±3.8	1.8±0.2	1.8±0.2
t	2.22		3.20		—	
P	<0.05[a]		<0.01[a]		—	
异常人数（构成比，%）	56（10.6）	17（3.8）	20（3.8）	6（1.4）	12（2.3）	5（1.1）
χ^2	15.929		5.492		1.841	
P	<0.001[a]		0.019[a]		0.061	

a 与对照组比较，差异有统计学意义，$P<0.05$。

B. 肾功能

选择尿素氮（BUN）、肌酐（Cr）、尿酸（UA）三项作为肾功能评价指标，结果见表 3.6。统计结果表明两组的尿酸值存在显著性差异，接触组显著性高于对照组，而尿素氮、肌酐之间无显著性差异，同样两组的肾功能各项指标均值均在正常值范围之内。接触组和对照组总体肾功能异常率分别为 16.2%、6.1%，两组之间肾功能异常率差异有统计学意义（$\chi^2=23.715$，$P<0.001$），接触过高量的草甘膦可引起肾脏疾患的增加，与文献研究结果一致。

表 3.6　肾功能检查结果

企业	BUN（$\bar{x}\pm s$）		Cr（$\bar{x}\pm s$）		UA（$\bar{x}\pm s$）	
	接触组	对照组	接触组	对照组	接触组	对照组
江山化工	5.3±1.3	5.2±1.1	72.1±11.7	72.8±9.9	334.1±79.7	336.8±77.7
江南化工	4.9±1.3	4.7±1.0	67.7±15.3	68.5±13.7	332.8±85.5	318.4±71.3
优士化学	5.2±1.0	5.5±1.1	80.8±8.9	80.9±11.8	363.2±55.5	334.5±73.8
山东润丰	5.3±1.1	5.1±1.0	75.9±10.5	76.3±13.4	349.3±62.6	329.0±75.9

企业	BUN ($\bar{x} \pm s$)		Cr ($\bar{x} \pm s$)		UA ($\bar{x} \pm s$)	
	接触组	对照组	接触组	对照组	接触组	对照组
利华农化、泰禾化工	5.1±0.9	5.2±1.1	77.8±11.1	77.2±12.0	353.6±66.7	341.2±73.2
总计	5.1±1.2	5.1±1.0	73.1±12.3	74.0±12.4	342.2±79.3	330.0±74.1
t	0		−1.0000		2.5478	
P	1.000		0.259		0.011[a]	
异常人数（构成比，%）	29（5.5）	11（2.5）	7（1.3）	2（0.5）	54（10.3）	22（5.0）
χ^2	5.546		1.172		9.286	
P	0.019[a]		0.192		0.002[a]	

a 与对照组比较，差异有统计学意义，$P < 0.05$。

C. 胆碱酯酶

胆碱酯酶是有机磷农药中毒的敏感指标，我国有机磷农药中毒的诊断指标之一即为全血胆碱酯酶的活性，一般胆碱酯酶活性在70%以上为接触反应，活性在50%～70%为轻度中毒，活性在30%～50%为中度中毒，低于30%的为重度中毒。对受试对象胆碱酯酶活性的检测结果见表 3.7，接触组与对照组全血胆碱酯酶活性有显著性差异，接触组的胆碱酯酶活性显著低于对照组，但两组均值均在正常范围内，两组之间的异常率差异有统计学意义，接触组胆碱酯酶活性显著低于对照组，接触过高的草甘膦导致了胆碱酯酶活性的降低。

表 3.7 胆碱酯酶检测结果

企业	接触组（$\bar{x} \pm s$）	对照组（$\bar{x} \pm s$）
江山化工	8094.0±1507.8	8449.5±1347.1
江南化工	6829.3±1930.0	6839.7±2570.2
优士化学	7529.7±1756.1	8118.2±1675.9
山东润丰	5825.5±2406.6	6906.0±2262.6
利华农化、泰禾化工	7868.4±1451.3	8180.5±1162.1
总计	7247.1±1864.7	7531.4±1928.3
t	−2.0000	
P	0.0202	
异常人数（构成比，%）	58（11.0）	4（0.9）
χ^2	41.045	
P	<0.001[a]	

a 与对照组比较，差异有统计学意义，$P < 0.05$。

5）职业接触限值建议：根据 EPA 的研究结果，草甘膦动物研究资料中，NOAEL 最低为 175.0mg/（kg·d）。根据美国 OEL 计算公式：OEL=（NOAEL×bw）/（SF×BR）。其中 bw 为成人体重，取 70kg；SF 为安全系数，取值参照 EPA 每日摄入量的值 100，但考虑到吸入和口服的差异，据报道食入的最低吸收均值在 20%左右，吸入未见有吸收的报道，因此不同途径进入体内的校正因子取 5，综合起来安全系数取 500；BR 为成人 8h 呼吸量，一般取 10m³。将数据代入计算公式，计算的草甘膦职业接触限值为 2.45mg/m³。由于现场调查中缺乏生殖毒性资料，调查的人群中没有孕妇资料，因此该数值无法与现场实际情况相结合分析。

根据 EPA 及 WHO 于 1994 年制定的草甘膦大鼠系统毒性的 NOAEL 362.0mg/（kg·d）计算 OEL 值，安全系数取 500，计算结果为 5.73mg/m³（各参数取值同发育毒性）。从现场调查结果分析（表 3.8），现场空气中草甘膦浓度低于 5mg/m³ 时，与对照组比较，接触者的肝肾功能异常率差异无统计学意义（$P>0.05$）。当浓度为 6mg/m³ 时，与对照组比较，肾功能异常率差异有统计学意义（$P<0.05$）。

表 3.8　不同浓度组异常情况

组别	人数	肝功能异常（人）	异常率（%）	χ^2	P	肾功能异常（人）	异常率（%）	χ^2	P	胆碱酯酶异常（人）	异常率（%）	χ^2	P
对照组	442	22	4.98	—	—	21	4.75	—	—	4	0.90	—	—
浓度组（mg/m³）													
<1	290	14	4.83	0.008	0.927	18	6.21	0.736	0.391	9	3.10	Fisher	0.042
<2	384	21	5.47	0.101	0.751	27	7.03	1.952	0.162	19	4.95	Fisher	0.000
<3	404	22	5.45	0.094	0.759	29	7.18	2.236	0.135	21	5.20	Fisher	0.000[a]
<4	416	23	5.53	0.131	0.717	31	7.45	2.746	0.098	22	5.29	Fisher	0.000[a]
<5	430	26	6.05	0.479	0.489	34	7.91	3.673	0.055	26	6.05	Fisher	0.000[a]
<6	447	36	8.05	3.449	0.063	44	9.84	8.504	0.044[a]	30	6.71	Fisher	0.000[a]
<10	483	51	10.56	9.892	0.002[a]	60	12.42	16.999	0.000[a]	40	8.28	Fisher	0.000[a]

a 与对照组比较差异有统计学意义，$P<0.05$。

综上所述，结合现场调查与体检结果，以根据大鼠慢性系统毒性计算出的 OEL 值作为基础，在现场调查中，经询问，工人短时间接触较高浓度的草甘膦未引起刺激、窒息、中枢神经抑制等急性作用。因此，建议我国草甘膦职业接触限值类型为时间加权平均容许浓度（PC-TWA），其 PC-TWA 为 5mg/m^3，主要原因有以下几点。

A. 根据发育毒性 NOAEL 值计算出的接触限值，无法通过现场调查与人群体检结果比较分析，且妊娠期妇女基本不在草甘膦车间现场工作，缺乏有效的人群研究数据，因此不采纳该值计算的职业接触限值。

B. 工作场所空气中草甘膦浓度低于 5mg/m^3 时，效应指标肝肾功能异常率与对照组比较略高，但两者之间无统计学差异，起到了保护作用。而当空气中草甘膦浓度高于 5mg/m^3，效应指标异常率显著增加，随着浓度的增高，效应指标的异常率也相应增加。

C. 根据大鼠慢性毒性结果，在达到 LOAEL 时，最早出现的是肝脏异常，草甘膦中毒患者及草甘膦中毒临床资料中，肝脏和肾脏功能异常是最明显的指标，且不良健康效应指标为常见的临床项目，方便、易得，通过肝肾功能的检查结果可以发现肝肾的病变，因此选择肝肾功能作为效应指标进行研究。

D. 根据 EPA 推荐的草甘膦 RfD 值[2.0mg/（kg·d）]计算成人一天允许摄入量为 140mg（以 70kg 体重计），以接触人员工作 8h 呼吸空气量为 10m^3 计算，空气中草甘膦允许浓度为 14mg/m^3，该值低于美国 OEL 计算结果（如一天以 24h 计算，则结果与 5mg/m^3 接近），因此基于美国 OEL 计算结果的接触限值更具有保护作用。

6）本建议标准的可行性：按照 PC-TWA 为 5mg/m^3，笔者调查的企业有部分企业工人接触限值高于本标准，以个体检测为例，C_{TWA} 值超过 PC-TWA 的主要有包装岗位，且超标较为严重。但超标的企业均采用人工包装，工人需长时间在包装机周围操作。随着机械化和自动化程度的提高，目前已有部分草甘膦生产企业将人工包装改为自动包装，包装岗位所接触草甘膦的浓度均符合本建议的标准要求。研究人员对优士化学包装岗位改造前后的空气中草甘膦浓度进行了检测，未改造时空气中浓度最高达 30.9mg/m^3（2012 年），改造后为 4.38mg/m^3（2014 年），因此通过技术改造，密闭包装装置，改人工包装为自动包装，改善作业车间的通风措施，工作场所作业环境中草甘膦浓度即能满足本标准的要求。

从本次调查研究结果来看，接触组中接触草甘膦低于 5mg/m^3 的人数超过总接触人数的 80%，即使不通过技术改造，制定的标准应至少能保护 80% 的人群接触相对安全量的草甘膦。

目前草甘膦最大的贸易商制订的企业标准为空气中草甘膦浓度为 $5mg/m^3$，与本标准一致，但未获得更多关于制定过程及保护水平的资料。

四、正确使用标准说明

目前对草甘膦毒性研究的分歧在于：①草甘膦原药和草甘膦商用制剂的毒性表现形式、严重程度均有很大的不同。有些认为草甘膦的毒性基本来源于商用制剂中的表面活性剂，认为毒性大小为表面活性剂＞草甘膦制剂＞草甘膦＞草甘膦异丙胺盐。但也有观点认为草甘膦原药同样具有一定的毒性，且不赞成分清是否是由制剂引起的。②关于致癌作用的研究结果不一致。IARC 在分析现有数据下于 2015 年将草甘膦定义为人类可能致癌物（2A 级），但众多的文献综述却表明草甘膦与致癌没有直接的证据，许多研究的 RR 或 OR 的 95%置信区间均包含 1。本标准是以草甘膦原料药生产和制剂投料等岗位接触草甘膦原料药的劳动者为研究对象，因此其适用于草甘膦原料药生产及使用、草甘膦水剂（不含有表面活性剂）生产及使用等。如将本标准运用到草甘膦复配、农药喷洒时，应注意与表面活性剂毒性的区分。

1991 年 6 月 26 日，EPA 将草甘膦的致癌性列为 E 类，不具有人类致癌性。虽然 2015 年 IARC 将其致癌性调整至 2A 级，但其他组织尚未调整。因此，如果对草甘膦致癌性分类进行调整，本标准需要重新评估。本标准为国际上首次制定的草甘膦职业接触限值，是基于现有的文献及现场调查结果，运用统计分析方法而提出的，当国内外有重大研究进展时，本标准将相应地做出调整。

（朱宝立　张　锋）

参 考 文 献

夏敏，晏志刚，王安伟，等，2005. 草甘膦中毒 12 例临床分析. 现代预防医学，6：701.

Andreotti G，Koutros S，Hofmann JN，et al，2018. Glyphosate use and cancer incidence in the agricultural health study. J Natl Cancer Inst，110（5）：509-516.

Benachour N，Séralini GE，2009. Glyphosate formulations induce apoptosis and necrosis in human umbilical，embryonic，and placental cells. Chem Res Toxicol，22（1）：97-105.

Dedeke GA，Owagboriaye FO，Ademolu KO，et al，2018. Comparative assessment on mechanism underlying renal toxicity of commercial formulation of roundup herbicide and glyphosate alone in male albino rat. Int J Toxicol，37（4）：285-295.

Gunarathna S, Gunawardana B, Jayaweera M, et al, 2018. Glyphosate and AMPA of agricultural soil, surface water, groundwater and sediments in areas prevalent with chronic kidney disease of unknown etiology, Sri Lanka. J Environ Sci Health B, 53: 1-9.

Jayasumana C, Paranagama P, Agampodi S, et al, 2015. Drinking well water and occupational exposure to herbicides is associated with chronic kidney disease, in Padavi-Sripura, Sri Lanka. Environ Health, 14 (1): 6.

Mesnage R, Defarge N, Spironx J, 2015. Potential toxic effects of glyphosate and its commercial formulations below regulatory limits. Food Chem Toxicol, 84: 133-153.

Mink PJ, Mandel JS, Lundin JI, et al, 2011. Epidemiologic studies of glyphosate and non-cancer health outcomes: a review. Regul Toxicol Pharmacol, 61 (2): 172-184.

Mink PJ, Mandel JS, Sceurman BK, et al, 2012. Epidemiologic studies of glyphosate and cancer: a review. Regul Toxicol Pharmacol, 63 (3): 440-452.

Poulsen MS, Rytting E, Mose T, et al, 2009. Modeling placental transport: correlation of in vitro Be Wo cell permeability and ex vivo human placental perfusion. Toxicol In Vitro, 23 (7): 1380-1386.

Tarazona JV, Court-Marques D, Tiramani M, et al, 2017. Glyphosate toxicity and carcinogenicity: a review of the scientific basis of the European Union assessment and its differences with IARC. Arch Toxicol, 91 (8): 2723-2743.

Williams AL, Watson RE, DeSesso JM, 2012. Developmental and reproductive outcomes in humans and animals after glyphosate exposure: A critical analysis. J Toxicol Environ Health B Crit Rev, 15 (1): 39-96.

Williams GM, Kroes R, Munro IC, 2000. Safety evaluation and risk assessment of the herbicide roundup and its active ingredient, glyphosate, for Humans. Regul Toxicol Pharmacol, 31 (2 pt 1): 117-165.

Wunnapuk K, Gobe G, Endre Z, et al, 2014. Use of a glyphosate-based herbicide-induced nephrotoxicity model to investigate a panel of kidney injury biomarkers. Toxicology Letters, 225 (1): 192-200.

Zouaoui K, Dulaurent S, Gaulier JM, 2013. Determination of glyphosate and AMPA in blood and urine from humans: about 13 cases of acute intoxication. Forensic Sci Int., 226 (11213): e20-e25.

第四章 丙烯菊酯

一、制定背景

（一）丙烯菊酯

丙烯菊酯是第一个结构与天然除虫菊酯相似、生物活性与天然除虫菊酯相同的合成拟除虫菊酯，共有八个光学异构体，为扰乱轴突传导的触杀型神经毒剂。其用于昆虫可引起剧烈的麻痹作用，昆虫倾仰落下，直至死亡。丙烯菊酯主要用于杀灭家蝇和蚊子等害虫，有很强的触杀和驱避作用，击倒力较强，是制造蚊香、电热蚊香片和气雾剂的原料。随着拟除虫菊酯杀虫剂使用的普及，显现出越来越多的相关健康问题。现已知人类接触拟除虫菊酯杀虫剂的急性症状有呼吸困难、咳嗽、支气管痉挛、恶心、呕吐和头痛等，也有皮肤变态反应。虽然接触拟除虫菊酯杀虫剂的长期效应还不确切，但已有研究表明拟除虫菊酯杀虫剂是神经毒物，新生儿和成人接触此杀虫剂可能会产生发育神经毒性、生殖毒性和免疫毒性，此类杀虫剂可以通过直接接触和吸入等途径进入人体，作用于不同的组织器官，损害组织器官功能。目前关于人体对拟除虫菊酯杀虫剂接触的研究还很有限。Ahlbom 等将新生大鼠接触不同浓度的丙烯菊酯（Ⅰ型），发现丙烯菊酯在新生小鼠体内对毒蕈碱胆碱能受体有剂量依赖性，并能造成永久性的毒蕈碱胆碱能受体改变及对成年大鼠肌肉活动能力的改变。2000 年曾有 1 例误服丙烯菊酯导致中毒的报道，患者早期出现神经系统症状，表现为双手抽搐、胸闷、呼吸急促、多涎、全身无力，进而引发危及生命的呼吸衰竭急性发作，副交感神经兴奋引起腺体分泌明显增加。

（二）丙烯菊酯的理化特性

中文同义词：富右旋反式丙烯菊酯；ES-生物丙烯菊酯；丙烯除虫菊；右旋烯丙菊酯；右旋反式丙烯菊酯；丙烯除虫菊酯。英文名称：allethrin。英文同义词：trans-chrysanthemate；trans-bioallethrin。化学文摘号（CAS 号）：584-79-2。化学物质毒性数据库（RTECS）号：GZ1925000。分子式：$C_{19}H_{26}O_3$。分子量：

302.4。

丙烯菊酯是具有轻微芳香气味的黄色黏稠透明液体。在 0.1mmHg 压力下沸点 140℃；纯度 75%～95%；25℃时比重 1.005；闪点 120℃；不溶于水，可溶于丙酮、苯、正己烷、甲苯、氯仿、精制煤油、异石蜡族溶剂等有机溶剂。在中性和微酸性介质中稳定，但遇强酸和碱能分解，遇光分解。

（三）丙烯菊酯的生产方法

丙烯菊酯是以菊酯乙酯为原料，经皂化、酸化，再经酯化制备而成的。菊酸乙酯、碱液和乙醇加热搅拌数小时，回收乙醇后，用酸酸化、溶剂萃取，脱去溶剂，即得产品菊酸。菊酸用三氯化磷、光气进行酰氯化，减压蒸馏，收集 72～76℃（133.3Pa）的馏分，即得菊酰氯。依次加入菊酰氯、烯丙醇酮溶剂，在搅拌下缓慢滴加缚酸剂，反应数小时后加入水，溶剂萃取，依次用烯酸、烯碱和水洗涤，无水硫酸钠干燥后减压脱溶，即得丙烯菊酯。制剂有蚊香、电热驱蚊片、气雾剂、40%液剂、油剂、粉剂、乳油、可湿性粉剂等。

1. 烯丙醇酮的制备

以 2-甲基呋喃为原料，经维氏反应制得 5-甲基糠醛，经格利雅反应（2→3），糠醛转位反应（3→4）和异构化反应（4→5）制得烯丙醇酮。

格氏反应采用连续工艺，较间歇法易控制温度，镁也无须活化，生产装置简单，糠醛转位反应以水为溶剂，严格控制反应 pH，收率可达 70%；羟基环戊酮的异构化是与含水三氯乙醛作用，随之经三乙胺处理（或在水溶液中与碱作用，或用铝进行反应）。

2. 富右旋反式菊酸的制备

采用（±）顺反菊酸乙酯水解得到相应的菊酸，然后在转化催化剂存在下，于 120℃反应 2h，转位得（±）富反式菊酸（顺/反=10/90），再经-5℃冷冻结晶得（±）反式菊酸（顺/反=2/98）。用右旋拆分剂，-5℃冷冻结晶，过滤，稀盐酸洗涤滤液，分出水层，油层洗至中性，减压蒸馏拆分得（+）反式菊酯和（-）反式菊酸。

3. 富右旋反式烯丙菊酯的合成

（＋）反式菊酸与酰氯化剂（PCl_3 或 $SOCl_2$）作用得（＋）反式菊酰氯。在吡啶和甲苯存在下，烯丙醇酮与（＋）反式菊酰氯作用生成目的产物，其中右旋反式体含量在 80% 以上。（－）反式菊酸经消旋化得（＋）反式菊酸。以菊酸乙酯为起始原料，经皂化、酸化、酰氯化，再经酯化而得，所得产品是八种异构体的混合物。

（四）丙烯菊酯的用途

丙烯菊酯主要用于室内虫害防治，按配方制成喷雾剂、乳化原液、蚊香和电热蚊片，对蚊、蝇、蟑螂等具有快速杀灭和驱避作用，也可与其他杀虫效果好的药剂混配使用，如与溴氰菊酯混合制成气雾剂或液剂。

丙烯菊酯于 1949 年首次合成并于 1952 年投入日本和美国市场。尽管丙烯菊酯的具体生产量不详，但估计世界上每年的产量有数百吨。20 世纪 70 年代早期，每年有 10～30t 丙烯菊酯用于生物防虫。丙烯菊酯与有机磷农药（司替罗磷和杀螟硫磷）联合使用可用于农业生产。

丙烯菊酯主要用于杀灭室内蚊蝇、农场动物身上的苍蝇和昆虫、犬和猫身上的跳蚤和蜱螨。按配方可制成丙烯菊酯的喷雾剂（1～6g/L）、粉剂（1%）、乳化原液、蚊香和电热蚊片。丙烯菊酯可单独使用或与增效剂（如胡椒基丁醚、N-辛基二环庚烯二甲酰亚胺）及其他杀虫剂（杀螟硫磷）联合使用。

丙烯菊酯作为我国应用最广泛的卫生杀虫剂原药，通常含有效成分 0.1%～0.2%。其一般用于制作蚊香，含量为 0.4%。

丙烯菊酯在工作场所空气中主要以蒸气和气溶胶（雾）形式存在。目前全国有蚊香生产、灭蚊气雾剂和农药加工企业数百家，在灭蚊产品生产和农药加工中可接触丙烯菊酯。

（五）丙烯菊酯毒理学数据

1. 右旋反式丙烯菊酯毒理学资料

右旋反式丙烯菊酯急性毒性（大鼠）经口：LD_{50} 440～730mg/kg；经皮：LD_{50} 5000mg/kg；吸入：LC_{50} ＞2000mg/m³。慢性毒性：对犬无作用剂量为 4000ppm；慢性（6 个月）经口毒性（大鼠）的最大无作用剂量为 2.33mg/（kg·d）。在 SD 大鼠的 28d 亚急性吸入最大无作用浓度为 5.0mg/m³（4h/d）。对眼睛和呼吸道有刺激作用，可引起流泪、结膜充血及气管炎症等。皮肤短时间接触可引起瘙痒、灼热感、刺痛、麻木，但无皮炎发生。

拟除虫菊酯对神经系统可产生有害作用。经口慢性毒性试验发现拟除虫菊酯可使实验动物肝肾重量增加，肝组织受到损伤。

2. 药（毒）代动力学

皮肤接触是丙烯菊酯的主要接触途径，但吸收较差（小于 1.5%），以呼吸道吸入为主，口服拟除虫菊酯吸收率为 19%～57%，但无丙烯菊酯的人体数据。丙烯菊酯通过肝脏代谢并经肾脏和消化道排泄，其代谢产物无毒。

3. 丙烯菊酯作用机制

丙烯菊酯的作用机制为使神经细胞膜去极化，产生动作电位，钠离子通道关闭延迟使大量钠离子进入细胞内，造成细胞膜的兴奋性增加。

4. 不良健康效应

丙烯菊酯属神经毒剂，对局部皮肤有刺激作用，接触部位皮肤感到刺痛，尤其是口鼻周围，但无红斑。很少引起全身中毒。接触大剂量时也可以引起头痛、头晕、恶心呕吐、双手颤抖，重者抽搐或惊厥、昏迷、休克。

二、国内外相关标准研究

（一）我国有关法律、法规、规章、规范性文件和其他标准

目前我国尚无工作场所空气中丙烯菊酯的职业接触限值。

迄今为止，尚无足够的资料以确定丙烯菊酯的皮肤接触潜在过敏性（SEN）、致癌阈值、PC-STEL。

（二）国外相关法律、法规和标准情况的说明

WHO、ILO 等国际组织也未制定相关标准。

收集 ILO、WHO、国际化学品安全规划署（International Programme on Chemical Safety，IPCS）、EU、OSHA、NIOSH、EPA 和 ACGIH 等国际组织或权威组织对丙烯菊酯的研究报告，国内外职业接触限值及其编制说明等文

献资料，对与限值相关的除虫菊酯、拟除虫菊酯限值及所依据的健康效应等进行分析。

研究表明，EPA 的丙烯菊酯吸入暴露界限值（MOE）为 100。OSHA、NIOSH 和 ACGIH 目前均未规定丙烯菊酯工作场所的空气阈限值。但因为丙烯菊酯是一种合成拟除虫菊酯杀虫剂，结构上与天然除虫菊酯相似、生物活性与天然除虫菊酯相同。国外工作场所丙烯菊酯职业接触限值及国际化学品标签均采用除虫菊酯工作场所职业接触限值。NIOSH、OSHA、ACGIH、美国各州、荷兰社会事务和就业部、加拿大各省等除虫菊酯的容许接触限值-时间加权平均浓度（PEL-TWA）均是 5mg/m³。其中加拿大不列颠哥伦比亚省职业接触限值依据的关键效应是丙烯菊酯对皮肤的致敏性。加拿大爱德华王子岛、新斯科舍省和 ACGIH 的职业接触限值依据的关键效应是肝损害和呼吸道刺激作用。

三、技术指标的制定依据

（一）现场职业卫生学调查

（1）丙烯菊酯生产工艺流程示意图，见图 4.1。

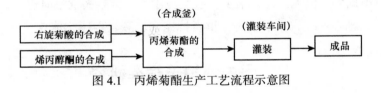

图 4.1　丙烯菊酯生产工艺流程示意图

（2）工作场所空气中丙烯菊酯浓度监测：按照《工作场所空气中有害物质监测的采样规范》（GBZ 159—2004）进行。

1）采样地点：丙烯菊酯合成反应车间、灌装车间和车间办公室、控制室。

2）采样方法

a. 个体采样：将装有超细玻璃纤维滤纸的采样夹放于采样对象的呼吸带，流量为 2L/min，一个工作日连续采样，持续三个工作日。

b. 短时间采样：在采样点，将装有超细玻璃纤维滤纸的采样夹放在与采样对象的呼吸带高度相同的位置，以 5L/min 流量采集 15min 空气样品。

采样后，将滤纸的接尘面朝里对折 2 次，放入具塞比色管内运输和保存。在室温下，样品可保存 14d。

（3）结果：见表 4.1。

表 4.1　不同工种岗位接触浓度

采样对象	样本数	时间加权平均浓度（mg/m³）
丙烯菊酯包装工	7	0.432
丙烯菊酯合成反应车间巡检工	7	0.636
车间办公室、控制室工作人员	7	0.153

丙烯菊酯包装车间短时采样最低浓度为 0.280mg/m³，最高浓度为 1.730mg/m³，平均浓度为 1.244mg/m³。

（二）动物实验

选用体重为 150~180g 的成年 Wistar 大鼠 80 只，在不同的染毒剂量下（0mg/m³、9.6mg/m³、45.8mg/m³ 和 166.0mg/m³）吸入 28d，染毒结束后分别对各剂量组动物的血液生化、血液常规及脑组织和血液中的兴奋性氨基酸[谷氨酸（Glu）和甘氨酸（Gly）]进行测定并进行脑、垂体和坐骨神经的病理学检查。结果：染毒结束时与对照组相比，雄雌大鼠中、高剂量组体重有明显降低（$P < 0.05$）；与对照组相比，雄性大鼠血清中、高剂量组碱性磷酸酶（ALP）降低（$P < 0.05$），高剂量组胆固醇（Cho）降低（$P < 0.05$），具有剂量-反应关系；与对照组相比，雌性大鼠高剂量组血清 CRE 水平升高（$P < 0.05$），中、高剂量组 Cho 水平降低（$P < 0.05$），具有剂量-反应关系；雄雌大鼠血液中兴奋性氨基酸（Glu 和 Gly）各剂量组间未见明显差异（$P > 0.05$）；而雌性大鼠脑组织中兴奋性氨基酸（Glu 和 Gly）水平随着暴露剂量的增加水平明显降低（$P < 0.05$）。同时病理检查显示，高剂量组有 4 只（4/10）大鼠大脑皮质、海马区及小脑出现散在分布的神经元细胞变性改变；坐骨神经部位观察到轻微的轴突肿胀和髓鞘破坏，中、低剂量组及对照组未见有明显异常。结论：初步推断上述病理性损伤可能与 95%富右旋反式丙烯菊酯染毒有关；中枢神经系统皮质、海马区神经元及外周运动神经亦或成为丙烯菊酯的攻击靶点，并认为在此试验条件下，95%富右旋反式丙烯菊酯原药 28d 吸入毒性试验的 NOAEL 为 9.6mg/m³。

（三）职业人群流行病学调查

（1）调查对象

1）研究组：丙烯菊酯接触岗位的作业工人 37 人。

2）对照组 1：与研究组同一单位的办公室工作人员 23 人。

3）对照组 2：年龄、性别与研究组相近，无丙烯菊酯接触史的健康体检人员，共 60 人。

剔除条件为患有神经系统疾病或免疫力低下，近期服用过含激素等药物的人员。

（2）调查方法

1）问卷调查：参照相关文献，自行设计调查表，内容包括研究对象的人口学资料（姓名、性别、出生年月、工龄等）、日常生活习惯（吸烟、饮酒、饮食习惯）、职业接触情况（工种、有害因素、接触时间）、既往病史和服药情况、职业防护情况、健康监护情况、神经症状和免疫力情况等。采用面对面询问方式对所有调查对象进行调查。对所有调查对象均使用相同的调查表，对调查问卷进行仔细核对，发现有缺项的问卷及时溯源补填。

2）职业健康检查：按照《职业健康监护技术规范》（GBZ 188）的要求，进行神经系统检查。观察的效应指标有肌力、肌张力、不随意运动、共济运动、浅感觉和深感觉、浅反射和深反射、病理反射。

3）实验室检查：按照《职业健康监护技术规范》（GBZ 188）的要求，进行尿液和血液收集、检测。观察的效应指标有尿液丙烯菊酯浓度、肝功能[谷丙转氨酶（ALT）、谷草转氨酶（AST）、白蛋白（Alb）、球蛋白（Glo）]。ALT、AST>40U/L，Alb/Glo>2.5 判断为异常。

（3）统计分析：调查结果用 EpiData 3.1 进行数据录入，用 SPSS13.0 软件进行统计分析；定量资料的集中趋势和离散趋势分别采用均数和标准差进行描述，组间比较采用 t 检验（秩和检验）或方差分析；定性资料中的指标采用构成比进行描述，组间比较采用 χ^2 检验，取 $\alpha=0.05$ 作为界值。

（4）结果

1）一般情况：丙烯菊酯接触岗位的作业工人 37 人，其中男性 33 人，女性 4 人；平均年龄（31.4±7.7）岁（21～46 岁）；工龄最短 6 个月，最长 22 年，平均工龄（6.7±6.1）年。办公室工作人员 23 人，其中男 13 人，女性 10 人；平均年龄（31.7±7.7）岁（23～52 岁）；工龄最短 3 个月，最长 22 年，平

均工龄（6.7±5.8）年。对照组 60 人，其中男性 39 人，女性 21 人；平均年龄
（30.4±6.7）岁（22～55 岁），详见表 4.2。

表 4.2 调查对象工龄构成情况

工龄（年）	研究组（n=37）		对照组 1（n=23）	
	人数	构成（%）	人数	构成（%）
<1	2	5.4	3	13.1
1～5	17	46.0	10	43.5
5～10	5	13.5	7	30.4
10～15	4	10.8	1	4.3
>15	9	24.3	2	8.7

2）尿丙烯菊酯浓度：丙烯菊酯接触岗位的作业工人尿丙烯菊酯浓度高于
对照组（表 4.3），差异有统计学意义（$P<0.001$）。不同工龄丙烯菊酯接触岗
位的作业工人尿丙烯菊酯浓度（表 4.4）差异无统计学意义（$P=0.276$）。

表 4.3 调查对象尿丙烯菊酯含量比较（mg/L）

调查对象	样本数	$\bar{x}\pm s$	χ^2	P
研究组	37	0.029±0.024		
对照组 1	23	0.012±0.005	−5.118	<0.001
对照组 2	60	未检出		

表 4.4 不同工龄职工尿丙烯菊酯含量比较（mg/L）

工龄（年）	样本数	$\bar{x}\pm s$	χ^2	P
<5	32	0.0262±0.026		
5～10	12	0.015±0.008	2.187	0.276
>10	16	0.020±0.021		

3）肝功能：调查对象中有 4 例 ALT 升高，其中研究组 1 例、对照组 3 例，
具体数值分别为 64U/L、42U/L 和 47U/L，不具有临床意义。

4）神经系统检查结果：均未发现神经系统损害的症状及体征。

（四）职业接触限值的制订

根据动物实验结果，当吸入浓度为 166.0mg/m³ 及以上时，雄雌大鼠体重

明显降低；雄性大鼠血清中 ALP、Cho 降低；雌性大鼠血清 CRE 水平升高，Cho 水平降低；雄雌大鼠血液中兴奋性氨基酸（Glu 和 Gly）各剂量组间未见明显差异；而雌性大鼠脑组织中兴奋性氨基酸（Glu 和 Gly）水平随着接触剂量的水平增加明显降低。同时病理检查显示，有 4 只（4/10）大鼠大脑皮质、海马区及小脑出现散在分布的神经元细胞变性改变，坐骨神经部位观察到轻微的轴突肿胀和髓鞘破坏。而吸入浓度在 $9.6mg/m^3$ 及以下时，动物未出现与接触有关的体重、生化指标及尸检组织病理学等方面的变化，因此 $9.6mg/m^3$ 可视为无可见危害作用浓度。

采用我国《化学品毒性鉴定技术规范》提供的公式计算：$OEL=\dfrac{NOAEL}{SF}$。根据以往急性毒理学实验结果，丙烯菊酯属低毒类化合物。公式中 SF 为安全因子系数，其取值一般为 2～20，本标准计算时取 2，故有

$$OEL=\dfrac{NOAEL}{SF}=9.6/2=4.8mg/m^3$$

式中，NOAEL 为无可见有害作用剂量。

参考国外工作场所拟除虫菊酯类杀虫剂职业接触限值制订经验，结合我国丙烯菊酯生产和使用实际，建议我国工作场所空气中丙烯菊酯职业接触限值为 $5mg/m^3$。

四、正确使用标准说明

无特别需要说明的事项。

（李　斌　肖经纬）

参 考 文 献

陈润涛，邓莹玉，宋向荣，等，2008. ES-生物烯丙菊酯大鼠亚急性吸入毒性实验研究. 中国职业医学，2：120-122.

梁丽燕，越飞，李红艳，等，2005. S-生物烯丙菊酯亚慢性经口毒性和致突变性研究. 中国职业医学，2：21-23.

唐小江，陈润涛，邓莹玉，等，2001. S-生物丙烯菊酯的毒性和致敏作用. 中国预防医学杂志，1：38-39.

ACGIH，2001. TLVs and BeLs based on the documentation of the threshold limit values for chemical substances and physical agents，Pyrethrum，Cincinnati，Ohio：ACGIH，1-3.

Nielsen GD, Ovrebo S, 2008. Background, approaches and recent trends for setting health-based occupational exposure limits: A minireview. Regulatory Toxicology and Pharmacology, 51: 253-269.

Occupational Health Services, Inc, 1992. MSDS for Allethrin. Secaucus, NJ: OHS Inc.

Washington, DC: office of Research and Development, National Center for Environmental Assessment, 1997. U.S. Environmental protection Agency: Exposure Factors Handbook. [2006-5-2]. http://cfpub. epa. gov/ncea/cfm/exposfal. cfm? ACT Type=defeat.

第五章　过氯酸铵粉尘

一、制　定　背　景

过氯酸铵（ammonium perchlorate，AP）又名高氯酸铵，是一种强氧化剂，是复合固体推进剂的重要组分。AP 还被应用于分析化学、炸药、焰火、涂料、橡胶生产、肥料及机动车辆安全气囊的充气装置等多种行业。接触人数多，分布范围广，在湖北、河南、陕西、辽宁、内蒙古等地均有一定数量的密切接触人群。在其生产和使用过程中会逸散出大量的 AP 粉尘。由于 AP 具有易溶性，故可经呼吸道吸入和吸收。AP 粉尘对眼、皮肤、黏膜和上呼吸道具有轻度刺激性，可引起眼角膜灼伤及结膜、上呼吸道黏膜和皮肤的刺激症状，对作业人员造成健康危害。20 世纪 90 年代初，有人报道了因接触 AP 粉尘而引起肺间质纤维化的病例，并发现其对甲状腺功能也会产生一定的影响，引起了同行业者的极大关注。经对作业人群进行调查，发现 AP 粉尘对作业工人的眼、皮肤、黏膜和上呼吸道的刺激性和对甲状腺功能的影响十分有限，绝大多数人群调查未发现 AP 对甲状腺功能产生明显影响，这与有关报道基本一致；而 AP 对作业工人健康的最大危害是引起肺间质纤维化和肺功能下降。因此，本标准以 AP 致肺纤维化和肺功能减退作为主要制订依据。

2000 年，中国航天科工集团有限公司某部门委托华中科技大学同济医学院对 AP 的急性、亚急性、致突变性及慢性毒性进行实验研究。2005 年，笔者获得国家自然科学基金的资助，开展了 AP 致肺纤维化作用的研究，对家兔气管注入 AP 粉尘染毒，其病理结果验证了 AP 的致肺纤维化作用。

目前，我国还尚无 AP 职业接触限值的标准，为有效预防 AP 粉尘对作业人群的职业性危害，有必要制订 AP 职业接触限值标准。因此，制订出控制 AP 粉尘对工作场所作业人群致肺纤维化损害的限制性标准，对预防 AP 粉尘的职业危害和保护作业人群的健康具有十分重要的卫生学意义。

在充分收集和分析国内外现有资料的基础上，对襄樊、呼和浩特、大连等三个地区的 AP 粉尘作业现场及其作业人群进行卫生学调查，特别是对 AP 生产车间的粉碎、组批、过筛等作业地点的 AP 粉尘浓度进行了监测，并对其作业人群进行了体检；还在实验室对动物进行了 AP 毒理学实验研究，验证了 AP 粉尘的致肺纤维化作用。根据已完成的毒理学试验结果、现场作业环境监测和职业人群健康状况调查、文献收集和资料整理，提出了 AP 职业接触限值的时间加权平均容许浓度。

二、国内外相关标准研究

目前，我国还尚无 AP 职业接触限值的标准。美国 OSHA 及 ACGIH 也未单独制订 AP 粉尘的职业接触限值标准，而是将 AP 粉尘作为惰性粉尘（nuisance dust）来看待，其定义如下：过高浓度可能会严重地降低能见度，造成在眼睛、耳朵、鼻腔内的不舒适性沉着，通过其化学或机械作用或洁肤作用，可引起皮肤或黏膜损伤（也说明任何颗粒物若吸入足够量均可引起某种反应）。所有惰性粉尘，无论是矿物的、无机的或有机的粉尘，其接触限值所包括的各种粉尘名称均没有被单独列出，因而其所包含在内的 AP 名称也未在该类粉尘中被明确地单独列出。ACGIH 制订的该类粉尘的职业接触 TLV：吸入性粉尘为 $10mg/m^3$（TWA），呼吸性粉尘为 $3mg/m^3$（TWA）。OSHA 制订的该类粉尘的 PEL：总粉尘为 $15mg/m^3$（TWA），呼吸性粉尘为 $5mg/m^3$（TWA）。该接触限值已成为 OSHA 对这类粉尘的强制性法规。

此外，还可将美国 DOE 关于 AP 的临时应急接触限值作为制订卫生标准的参考依据，AP 在该文献中的临时应急接触限值是肯定且明确的。AP 临时应急接触限值 0 级（TEEL-0）为 $5mg/m^3$，表示在该阈浓度下大多数人没有感觉到不利的健康影响；AP 临时应急接触限值 1 级（TEEL-1）为 $15mg/m^3$，TEEL-1 相当于短时间（15min）接触浓度（STEL）。

欧洲化学品管理机构（ECHA）发布的国际通用化学信息数据库（IUCLID）中，依据美国的标准 AP 的职业接触 TLV 为 $10mg/m^3$（US）。

DOE 结果评价与保护行动小组委员会根据专门的标准方法，推导出 TEEL，表示在事故时，化学品的不同浓度对公众的预测反应。TEEL 是为化学品提供保护作用的标准（PAC），已先后为 2947 种化学品提供了保护作用标准值。TEEL 包括 4 级，AP 4 个级别 TEEL 的文献原文内容翻译如下。

AP 临时应急接触限值 0 级（TEEL-0）为 $5mg/m^3$，表示在该阈浓度下大多数人没有感觉到不利的健康影响，TEEL-0 相当于 8h 工作班的时间加权平均浓度（TWA）。

AP 临时应急接触限值 1 级（TEEL-1）为 15mg/m³，表示在该空气最高浓度下，认为几乎所有的个人可以接触长达 1h，没有感觉到其他轻度短暂的不利健康影响，或者没有感知到清楚、明确的不良气味。TEEL-1 相当于短时间（15min）接触浓度（STEL）。

AP 临时应急接触限值 2 级（TEEL-2）为 100mg/m³，表示在该空气最高浓度下，认为几乎所有的个人可以接触长达 1h，没有感觉到或发生不可逆转的或其他严重的健康影响，或没有可能损害自己能力的症状，要采取防护行动。TEEL-2 相当于最高浓度（C），被用来估测最低中毒剂量（TD_{LO}）或最低中毒浓度（TC_{LO}）。

AP 临时应急接触限值 3 级（TEEL-3）为 500mg/m³，表示在该空气最高浓度下，认为几乎所有的个人可以接触长达 1h，没有感觉到或发生生命危险的健康影响。TEEL-3 被用来估测半数致死浓度（LC_{50}）、最低致死浓度（LC_{LO}）、半数致死剂量（LD_{50}）和最低致死剂量（LD_{LO}）。

苏联制定的 AP 水环境卫生标准为水体中最高容许浓度为 5mg/L，渔业水体中最高容许浓度为 8μg/L，污水排放标准为 45mg/L。美国 EPA 制定的水环境中过氯酸盐的健康指导值（health advisory level）为 15μg/L（非正式标准）。我国于 2006 年 12 月 29 日发布，2007 年 7 月 1 日起实施的强制性标准《生活饮用水卫生标准》（GB 5749—2006）中对氯酸盐限量值为 0.7mg/L，但对过氯酸盐未做限制。

除以上资料之外，到目前为止，其他国家还尚未制订 AP 的职业接触限值标准。

三、技术指标的制定依据

（一）理化特性

AP 为白色或无色结晶状粉末，CAS 号 7790-98-9，分子式 NH_4ClO_4，分子量 117.49，密度为 1.95g/cm³；易溶于水，不溶于乙醇、丙酮；有潮解性，pH 4.3～5.8，具有弱酸性；在水中离解为铵离子（NH_4^+）和过氯酸根离子（ClO_4^-），含有 4 个氧的四面体型的 ClO_4^- 具有动力学稳定性。25℃时在水中的溶解度为 200g/L。常温下 AP 性质稳定，加热至 150℃以上会分解。AP 在高热或猛烈撞击状况下能引起爆炸。

AP 是由饱和氯酸钠溶液电解得到过氯酸钠，再与氯化铵进行复分解反应而生成的结晶产品，并经固液态分离、干燥制得。所以，我国现有生产和使用的 AP 产品质量纯度均很高。按我国军用标准《高氯酸铵规范》（GJB 617A—2003）中的规定，AP 产品质量纯度应≥99.5%；按我国化工行业标准《工业高氯酸铵》（HG/T 3813—2006）中的规定，生产的 AP 纯度为优等品≥99.5%，一等品≥98.8%。因此，在 AP 工作场所中，可将其粉尘浓度当作 AP 浓度。

（二）毒理学研究

1. 急性毒性研究

AP 属低毒类物质。大鼠急性经口 LD_{50} 为 4000mg/kg，经口最低致死剂量（LD_{LO}）为 3500mg/kg。过氯酸根离子在人体中的半衰期约为 8h，并且以原型从尿中排出，AP 蓄积系数（K）＞5，属于轻度蓄积。AP 粉尘可引起角膜灼伤、结膜和上呼吸道黏膜刺激症状，主要有眼疼痛、红肿、流泪、咳嗽、咽痛、恶心和呕吐，产生灼伤，诱发过敏性皮疹等。

2. 亚慢性毒性研究

本课题组选用白色家兔，用 AP 进行 90d 亚慢毒性试验，每周 1 次用 AP 经气管注入染毒 13 周，各组染毒剂量分别为 22.5mg/kg、45.0mg/kg 和 90.0mg/kg。结果显示，高剂量组（90.0mg/kg）肺间质可见大量成纤维组织及炎症细胞浸润，有的可见肺组织纤维化和胸膜增厚样病理改变；中剂量组（45.0mg/kg）肺间质可见成纤维细胞增多等病理改变；低剂量组（22.5mg/kg）肺间质大部分基本正常，有个别局部肺间质较对照组稍增厚，细胞显密集。经肺组织常规病理和超微病理检查表明，AP 经气管染毒具有致肺纤维化作用。有实验结果表明，AP 经口染毒未发现大鼠肺组织纤维化病理改变。而 AP 经气管对家兔染毒，则可见肺组织纤维化，这可能是 AP 对肺组织长期反复刺激所致。

孙敬智、林明芳等用 AP 对大鼠或家兔的肺部进行染毒，发现 AP 可以致肺纤维化因子（TGF-β_1、TNF-α）和肺胶原（Ⅰ、Ⅲ型）mRNA 的表达明显增强，该研究从基因水平为阐明和验证临床 AP 致肺纤维化作用提供了重要的理论依据。对动物实验的研究表明，长期接触较高浓度的 AP 粉尘，可致肺间质纤维化，并对甲状腺功能产生一定危害。

本课题组还选用 Wistar 大鼠，经口饮用 AP 13 周，7d/w，3 个组的剂量分别为低剂量组[129.0mg/（kg·d）]、中剂量组[257.0mg/（kg·d）]、高剂量组[514.0mg/（kg·d）]。其中高剂量组大鼠血清游离三碘甲状腺原氨酸（FT_3）、游离甲状腺素（FT_4）水平下降，促甲状腺素（TSH）、甲状腺球蛋白（tg）水平升高，与对照组比较其差异均有显著性（$P<0.05$）；中剂量组甲状腺各项指标与对照组比较，有 FT_4 降低和 TSH 升高的变化，该变化与高剂量组的变化趋势基本一致，但其差异尚不显著；低剂量组甲状腺各项指标与对照组比较差异均无显著性。光镜下可见甲状腺组织学检查均有不同程度的病理改变，低剂量组大鼠甲状腺组织大部分属于正常，滤泡由立方上皮细胞围成，腔内有胶质，偶见小型滤泡增生；中剂量组大鼠甲状腺组织明显充血，有大量增生的滤泡，上皮细胞呈柱状紧密排列，泡腔大小均匀一致，腔内无胶质，尚可见少量正常的甲状腺组织；高剂量组大鼠甲状腺组织严重充血，滤泡广泛增生，上皮细胞呈柱状，泡腔内未见分泌的胶质，有滤泡淤血、变小甚至闭锁。其变化存在剂量-效应关系，表明 AP 对甲状腺具有明显毒性作用。据有关资料报道，超量或慢性接触 AP 对甲状腺功能具有明显影响。Poirier 等对大白兔以饮水方式连续给 AP 22d，显微镜下观察发现在 10.0mg/kg、30.0mg/kg 和 100.0mg/kg 剂量水平出现甲状腺滤泡上皮肥大。而且在 30.0mg/kg 和 100.0mg/kg 剂量水平，血清 FT_3、FT_4 呈剂量相关性下降，并有显著性差异。

3. 慢性毒性和致癌性研究

选用 Wistar 大鼠进行慢性毒性试验研究，每日将不同浓度的 AP 溶液给大鼠限量饮用，染毒 36 周，7d/w，分为 1.2mg/（kg·d）、46.5mg/（kg·d）和 465.0mg/（kg·d）3 个染毒剂量组。结果显示，AP 对大鼠生长发育及心、肝、脾、肺、肾、睾丸、卵巢均未见明显毒性作用影响。AP 对 Hb、WBC 无明显影响。当染毒剂量为 1.2mg/（kg·d）时，FT_3、FT_4、TG、TSH 均正常；染毒剂量为 46.5mg/（kg·d）时，仅出现 FT_4 降低（$P<0.05$）；染毒剂量为 465.0mg/（kg·d）时，则明显地表现出 FT_3、FT_4 显著降低（$P<0.01$）和 TSH 显著升高（$P<0.05$）；表明各剂量组呈明显的剂量-效应关系。这与 AP 可引起 FT_3、FT_4 降低，TSH 升高的资料报道一致。甲状腺激素 FT_3、FT_4 降低是由 AP 抑制碘吸收所致，同时反馈性地引起 TSH 分泌增多，表明 AP 对甲状腺具有一定的毒性作用。病理组织学检查，AP 经口染毒 36 周，46.5mg/（kg·d）和 465.0mg/（kg·d）剂量组甲状腺明显增大，46.5mg/（kg·d）剂量组甲状腺组织有明显的变化，表现

为淤血、滤泡增生、形成大片新型的滤泡、滤泡腔内无胶质；465.0mg/（kg·d）剂量组甲状腺组织严重淤血，滤泡较小，上皮细胞增生，呈高立方形或柱状，可见乳头状上皮伸向管腔，滤泡腔闭锁，内无胶质；上述变化存在剂量-反应关系。以上甲状腺激素水平和组织病理学变化表明，AP 的 NOAEL 为 1.2mg/（kg·d），LOAEL 为 46.5mg/（kg·d）。

接触 AP 对甲状腺没有长远的健康影响已有报道。研究表明，工人接触 3 年或者更长时间的过氯酸盐没有出现不良的健康影响。研究还表明，在职业性接触高达 0.48mg/（kg·bw）时，血液生化指标及激素值没有发生改变。2005 年，美国国家科学院委员会评审了过氯酸盐的文献和经口暴露资料，确定了人类未观察到的有害作用剂量为 0.4mg/（kg·d）。这个剂量可抑制碘的吸收近 70%而不会影响甲状腺激素或促甲状腺素。

根据资料报道，目前还尚无 AP 致癌的实验证据，IARC、美国国家毒理学项目（NTP）和 OSHA 均认为 AP 不属于致癌物质。

4. 发育毒性研究

York 进行了发育毒性研究，在饮用水中，用 0.0mg/（kg·d）、0.01mg/（kg·d）、0.1mg/（kg·d）、1.0mg/（kg·d）和 30.0mg/（kg·d）剂量的 AP 对大鼠进行染毒，染毒从合笼前 14d 开始一直持续到处死。每组 24 只大鼠，妊娠 21d 剖宫产，检查胎鼠内脏及骨骼变化。母鼠 NOAEL 为 1.0mg/（kg·d），而 30.0mg/（kg·d）的暴露量绝对和相对地增加了母鼠甲状腺重量及组织病理学改变。未观察到的有害作用剂量为 1.0mg/（kg·d），在 30.0mg/（kg·d）组出现骨化的发育延迟，母鼠甲状腺重量增加。引起发育的无作用剂量也没有引起母源性毒性，AP 不是选择性的发育性毒物。

根据研究资料，母兔 NOAEL 为 1.0mg/（kg·d）。AP 对家兔发育的无作用剂量为 100.0mg/（kg·d）。

5. 免疫毒性研究

Keil 等于 1998 年和 1999 年对小鼠的免疫毒性研究显示，在与过氯酸盐接触的过程中，免疫功能无明显变化。

6. 两代繁殖研究

Girard 等对 SD 大鼠以饮水的方式连续用 AP 进行两代动物的繁殖试验研究，剂量分别为 0.0mg/（kg·d）、0.3mg/（kg·d）、3.0mg/（kg·d）和 30.0mg/（kg·d），3 个剂量组中亲代（P1）大鼠出现甲状腺绝对重量呈剂量相关性增加，以 30.0mg/（kg·d）组最为显著。F1 代中甲状腺、甲状旁腺显著增生。引起甲状腺重量增加的父系无作用剂量为 0.3mg/（kg·d），母系无作用剂量为 3.0mg/（kg·d）。还有人对大鼠经饮水连续进行 AP 染毒，发现 AP 对大鼠甲状腺具有明显的毒性作用。

7. 致突变性研究

本课题对 AP 的致突变研究显示 Ames 试验及精子畸形试验的结果均为阴性。小鼠骨髓微核试验结果为阴性；600.0mg/kg 高剂量染毒时，其微核率显著高于阴性对照组（$P<0.01$）。结果表明，只有当 AP 染毒剂量达到 600.0mg/kg 的高剂量水平时，可能才具有一定的遗传毒性。而 AP 作业人群在工作环境中难以接触到如此高的 AP 浓度，故其对作业工人的健康危害尚难确定。经过一系列生殖毒性试验测试，发现所有的试验均为阴性（美国环保局，1998 年，2002 年）。这与过氯酸盐在生理条件时的相对惰性有关，其在职业性研究的人群中和动物中，均没有引起与之相符的致突变或致畸变。

（三）职业流行病学调查研究

AP 粉尘可经黏膜、呼吸道、消化道等途径进入人体。高娃等调查表明，AP 经呼吸道进入人体对肺组织会产生刺激及灼伤作用，由此可引起化学性炎症反应，肺组织长期反复受刺激后可出现纤维化及小气道通气功能障碍，调查中发现 3 例 AP 作业工人肺间质纤维化及 12 例肺通气功能障碍。

1. 以往调查资料

1993～1995 年对内蒙古和西安两地的 2 个工厂（甲厂、乙厂）氧化剂车间的调查资料显示，甲厂 AP 总粉尘平均浓度为 42.96mg/m³，产尘较多的粉碎作业地点最为严重，其平均浓度达 62.54mg/m³，组批地点为 26.41mg/m³，过筛地点为 8.52mg/m³；乙厂 AP 总粉尘平均浓度为 39.4mg/m³，粉碎地点为

$61.09mg/m^3$，过筛地点为 $55.88mg/m^3$，称量地点为 $1.24mg/m^3$。

甲、乙厂工人健康体检：各厂以接触 AP 粉尘人员为接触组，以同厂年龄、性别、工龄大致相当的非接触尘毒人员，如车工、钳工、铆工、电工、行政管理等非接触尘毒人员为对照组。甲厂有 20 名接触 AP 工人体检发现，其主要症状为气短（20%）、咳嗽（35%）、咳痰（25%）、咯血（10%）和胸痛（35%）。其中咳嗽及胸痛显著高于对照组（$P<0.05$）。乙厂调查发现，接触组工人主要症状为气短（36.7%）、咳嗽（33.3%）、咳痰（23%）和胸痛（33.7%）。与对照组比较，气短及胸痛最为显著，其差异有显著性意义（$P<0.05$）。

经 X 线胸片检查（表 5.1）：甲厂接触组人员肺部有明显纤维化改变，1993年有 3 人，占受检人数的 15%。到 1995 年发展至 6 人，占 30%，而有肺纤维化前期改变及肺纤维化改变的共 13 人，占 65%。接触组与对照组比较，两组差异具有极显著性意义（$P<0.01$）。乙厂 1993 年接触组肺纤维化前期改变及肺纤维化改变为 16 人，占 53.3%；对照组 4 人，占 13.3%。两组比较其差异有极显著性意义（$P<0.01$）。

表 5.1　甲、乙两厂接触组与对照组 X 线胸片及肺功能检查结果

厂别	检查年度	组别	受检人数	前期改变		肺纤维化改变		前期改变+肺纤维化改变		肺功能障碍	
				例数	%	例数	%	例数	%	例数	%
甲厂	1993	接触组	20	9	45.0[a]	3	15.0	12	60.0[a]	8	40.0[a]
		对照组	20	2	10.0	0	0	2	10.0	2	10.0
	1995	接触组	20	7	35.0	6	30.0	13	65.0[a]	13	65.0[a]
		对照组	20	3	15.0	0	0	3	15.0	3	15.0
乙厂	1993	接触组	30					16	53.3[a]	8	26.7[a]
		对照组	30					4	13.3	1	3.3
	1995	接触组	29					16	55.2[a]	12	41.4[a]
		对照组	29					4	13.8	4	13.8

注：与本厂对照组比较，a $P<0.05$，b $P<0.01$。

肺功能检查：1995 年甲厂接触组肺通气功能损害呈限制性功能障碍改变为 13 人，占 65%；对照组 3 人，占 15%；两组发病率差异有极显著性意义（$P<0.01$）；1993 年和 1995 年乙厂接触组肺通气功能损害呈限制型功能障碍改变，分别为 8 人和 12 人，占 26.7% 和 41.4%；对照组分别为 1 人和 4 人，占 3.3% 和 13.8%。两组比较其差异均有显著性意义（$P<0.05$）。

根据甲、乙两厂对 AP 作业人员多年反复的 X 线胸片观察，其肺部初期表现为一种慢性炎症改变。随着时间的延长，慢性炎症改变逐步进展为间质性改变。在 X 线胸片中酷似尘肺样改变，大多数改变均以不规则网形为主，类似磨玻璃样改变；其中夹杂着不典型的密度较低的不规则形及类圆形影，未见明显的结节性阴影。甲厂接触人员 X 线胸片出现肺间质纤维化改变，一般工龄在 23～32 年，而纤维化前期改变工龄至少在 15 年以上；乙厂接触人员出现肺间质纤维化改变的时间要比甲厂相对延长。AP 粉尘致肺间质纤维化，无疑属于一种职业危害性因素。

2. 目前调查资料

（1）一般情况介绍：近几年，本课题组对襄樊、呼和浩特、大连等地的 3 家企业（A、B、C 厂）工作场所的 AP 粉尘浓度进行了测定。A、B、C 厂为中小型国有企业，由于 AP 属于强氧化剂且有相应的防爆要求，其生产工艺及机械化程度较低，设备较落后，除粉碎及过筛属于机器转动作业外，工人基本以手工上下搬运操作为主。氧化剂车间的工艺过程主要是将 AP 粉尘进行组批、粉碎、过筛和烘干，以达到设计的配比粒度和干燥的质量要求。工作岗位多为固定作业，每天接触 AP 粉尘时间为 2～5h。以工人的工作时间及区域采样浓度来估算工人的 TWA 浓度。

A、C 厂均为 AP 生产单位，年产量分别为 1200 吨和 2500 吨。按我国军用标准（GJB 617A-2003）和化工行业标准（HG/T 3813—2006）生产符合国家质量标准的 AP 产品，AP 质量纯度达≥99.5%，或者≥98.8%。工作岗位主要有混同、干燥、防结等，各生产环节均会逸散出 AP 粉尘，各主要产尘地点有部分工人仅佩戴个人防尘口罩，有的产尘地点设有局部通风设备，如烘干、过筛是在密闭的防尘抽风罩内进行，即干燥塔内热风引出，下料口、进料口均为负压，粉尘不易逸散出来，粉尘作业条件有一定好转。

B 厂为 AP 产品应用单位，对所购进的 AP 产品，要根据工艺要求进一步加工粉碎、干燥、过筛，使其细化。因此，作业场所空气中 AP 粉尘浓度相对较高。主要产尘地点有备料、粉碎、过筛等工作岗位。2006 年以来，B 厂工人均配备防静电工作服、鞋袜，有公共洗浴设施。定期接受职业体检，采用 3M 型防尘口罩，防尘设施有了明显改善，工人防尘意识有了明显提高。

本次 AP 总粉尘浓度（总尘）测定方法按《工作场所空气中粉尘测定 第 1 部分：总粉尘浓度》（GBZ/T 192.1—2007）的要求进行。

（2）作业场所 AP 粉尘浓度测定：表 5.2 中 A、B、C 厂的总粉尘平均浓度分别为 3.26mg/m³、31.36mg/m³ 和 9.23mg/m³。A 厂远低于 B 厂和 C 厂，表明 A 厂作业环境相对较好，粉尘浓度控制在较低水平；B 厂粉尘平均浓度最高，显著高于 A 厂和 C 厂，表明粉尘危害较为严重；C 厂粉尘平均浓度虽高于 A 厂，但低于 B 厂。

表 5.2　A、B、C 厂作业场所 AP 总粉尘浓度测定结果

厂别	工作岗位	样品数	平均浓度（mg/m³）	浓度范围（mg/m³）
A 厂	混同	8	2.75±1.20	1.11～4.75
	干燥	4	5.87±2.84	3.96～10.08
	防结	4	1.66±0.63	0.80～2.22
	合计	16	3.26	
B 厂	备料	7	9.58±8.00	4.44～26.67
	粉碎	10	55.13±59.10	9.33～195.56
	过筛	17	26.34±48.41	1.33～160.00
	合计	34	31.36	
C 厂	干燥	23	2.59±1.35	0.73～5.44
	烘房	2	1.19±0.42	0.89～1.48
	放料口	4	51.63±43.27	6.00～91.48
	合计	29	9.23	

粉尘不同浓度构成见表 5.3，＜5mg/m³ 的粉尘浓度占 56.9%，其中 A 厂和 C 厂分别占 87.5% 和 82.8%；5～8mg/m³ 的粉尘浓度占 11.4%；以上两种浓度合计，即≤8mg/m³ 的粉尘浓度占 68.4%，而＞8mg/m³ 的粉尘浓度仅占 31.6%。

表 5.3　A、B、C 厂 AP 作业场所总粉尘的不同浓度构成

厂别	样品数	＜5mg/m³		5～8mg/m³		＞8mg/m³	
		样品数	%	样品数	%	样品数	%
A 厂	16	14	87.5	1	6.3	1	6.3
B 厂	34	7	20.6	6	17.6	21	61.8
C 厂	29	24	82.8	2	6.9	3	10.3
合计	79	45	57.0	9	11.4	25	31.6

（3）作业工人健康检查：本项目组对 A、B、C 厂进行职业流行病学调查，

选择接触 AP 粉尘 1 年以上的工人为接触组，选择各厂不接触 AP 粉尘和毒物的作业工人为对照组，共调查接触组 126 人，对照组 101 人。

体检资料显示，A、B 厂工人呼吸系统症状检出率，接触组明显高于对照组，分别为 31.8% 和 10.4%，其差异有显著性意义（$P<0.05$）。呼吸系统损害主要表现为咳嗽、气短、胸闷等症状，表明 AP 粉尘对呼吸系统存在刺激性危害。而且皮肤、眼睛、咽喉、鼻部的刺激症状检出率均分别高于对照组，但其差异均不显著（表 5.4）。

表 5.4　A、B 厂接触组与对照组临床症状检出率结果

组别	人数	主要症状[例数（检出率%）]				
		皮肤	气管、支气管、肺	眼睛	咽喉	鼻部
接触组	66	19（28.8）	21（31.8）[a]	11（16.7）	18（27.3）	15（22.7）
对照组	48	11（22.9）	5（10.4）	3（6.3）	7（14.6）	7（14.6）
合计	114	30（26.3）	26（22.8）	14（12.3）	25（21.9）	22（19.3）

a 与对照组比较，$P<0.01$。

作业工人临床症状与工龄的关系显示，接触组的临床症状检出率明显高于对照组，且差异有显著性意义（$P<0.05$）。接触组工龄≤5 年的症状检出率为 5.6%，而工龄>5 年且≤10 年的症状检出率为 30%，工龄>10 年且≤15 年的症状检出率则为 80%。经相关分析，相关系数 $r=0.73$，决定系数 $R^2=0.53$，表明 AP 粉尘所致的刺激症状检出率与作业工龄有较高的相关性。AP 作业工龄越长，其临床症状检出率越高。

此外，AP 作业工人的临床症状检出率与粉尘累计接触剂量明显相关。经相关分析，相关系数 $r=0.79$，决定系数 $R^2=0.63$，表明 AP 粉尘累计接触量越多，其临床症状检出率则越高。

粉尘累计接触剂量计算：工人工作场所粉尘浓度×每个工作日呼气量×（每天接尘时间/每天上班时间）×全年工作天数（按每周工作 5 天计算）×接尘工龄（年）。

肺通气功能主要以用力肺活量（FVC）与用力肺活量预计值的比值（FVC%）、第 1 秒用力呼气量（FEV_1）与第 1 秒用力呼气量占用力肺活量百分率（FEV_1%）来表示。肺通气功能减退的判断标准：以实测值与预计值的比值百分数（%）作为评价依据，若 FVC%、FEV_1%<80%，FEV_1/FVC<70%，为

肺通气功能减退。A、C 厂作业人员肺功能结果显示，两厂工人平均年龄均在
40 岁以上，接触组的 FVC%、FEV_1% 均低于对照组，但其差异尚不显著。C
厂接触组肺功能减退检出率（38.3%）高于对照组（13.2%），差异显著（$P<$
0.05）。两厂接触组肺功能减退检出率（35.8%）高于对照组（22.7%），差异
具有显著性意义（$P<0.05$）。两厂工人的 FEV_1/FVC，接触组与对照组比较，
其差异均不显著。

长时间反复地接触一定浓度的 AP 粉尘可引起肺功能异常变化，主要表现
为 FVC/FVC 预计值（FVC%）降低。当 A、C 厂工人接触 AP 粉尘时间超过
15 年时，各工龄组均出现 FVC% 下降，低于正常肺通气功能（80%）的水平，
表明其肺功能已有减退，反映了 AP 对肺功能的早期影响，但其中难免会存在
年龄因素的潜在作用。经相关分析，相关系数 $r=-0.27$，决定系数 $R^2=0.07$，
表明工龄与 FVC% 的相关变化尚未完全显现。除接触组 ≤10 年工龄的
FEV_1/FVC% 显著低于对照组外（$P<0.01$），其他各工龄组分别与对照组比较，
差异均不显著。

本次对 AP 作业工人进行 X 线胸片检查，A 厂工人由于接触的粉尘浓度
（3.26mg/m³）较低，未发现肺部纤维化改变，其检出率为 0；C 厂工人接触粉
尘浓度（9.23mg/m³）低于 B 厂。C 厂一男性，46 岁，从事 AP 工作 27 年，
2010 年 X 线胸片检查，右侧中肺野可见 P 类圆形小阴影，被列为观察对象，
其检出率为 1.7%。B 厂工人接触浓度（31.36mg/m³）为最高，B 厂一男性，63
岁，在氧化剂车间从事 AP 作业 30 年，1993 年被当地医院首次诊断为尘肺 I
期，于 1996 年退休。2006 年体检拍 X 线胸片，可见不规则形肺间质纤维化阴
影，被诊断为尘肺 I 期，其检出率为 10%。后经湖北省尘肺诊断组专家阅片复
诊，同意该患者的尘肺 I 期诊断。其肺功能各项检查为 FVC 2.5L、FEV_1 1.91L、
MVV 87.6L、FEV_1/ FVC 76%，显示为肺通气功能减退。以上结果表明，长时
间接触较高浓度的 AP 粉尘可出现肺纤维化改变。表明肺部 X 线影像变化与各
厂的平均粉尘浓度具有明显的剂量-效应关系（表 5.5）。

表 5.5　A、B、C 厂 AP 作业工人肺纤维化检出率与 AP 粉尘浓度的关系

厂别	X 线胸片受检人数	接触 AP 平均工龄（年）	肺纤维化改变		各厂 AP 粉尘平均浓度（mg/m³）
			例数	检出率（%）	
A 厂	48	20.7	0	0	3.26
B 厂	10	19.3	1	10	31.36
C 厂	60	20.9	1	1.7	9.23

Lamm 于 1998 年对 AP 作业工人的甲状腺健康状况进行研究，表明在接触 AP 的工人中，AP 对甲状腺及血液系统毒性的无作用剂量为 34mg/d；Gibbs 对接触 AP 的工人进行职业健康研究，以确定 AP 对甲状腺功能的影响，发现工人单班吸收剂量在 0.2～436μg/kg，平均接触工龄为 8.3 年，结果表明，工人未见甲状腺功能异常，因其接触剂量及工龄均很有限，故不难理解工人未出现异常的原因。

美国国家科学院委员会讨论建立一个每日经口接触过氯酸盐的 RfD，引导公众要求对饮用水过氯酸盐污染的指导。Greer 等于 2002 年提出 0.007mg/（kg·d）的初始值，建议采用 10 的安全系数。这种进一步的安全措施将保护最敏感的人群，使可能有甲状腺功能减退或碘不足孕妇的胎儿受到保护。这将导出一个 0.0007mg/（kg·d）（24.5ppb）的 RfD。尽管它们可能敏感，但在职业流行病学调查中，尚未发现作业工人有生育异常的现象。

关于 AP 对作业人群甲状腺功能的影响，国内还少见报道。本项目组分别对 A、B、C 厂的作业工人进行了血清甲状腺激素水平的测定，发现 A、B、C 厂 AP 作业工人血清 FT_4 水平均低于对照组，但差异尚不显著。血清 FT_3 水平：A 厂接触组低于对照组，B、C 厂则高于对照组，其差异均不显著。血清 TSH 水平：A、C 厂接触组均低于对照组，其中 A 厂接触组 TSH 值显著低于对照组（$P<0.05$）。该结果表明，AP 粉尘对作业工人 TSH 水平存在一定影响。

（4）AP 粉尘浓度与肺纤维化检出率：国内 1993～1995 年的现场调查资料显示，当工人在粉碎、过筛等岗位（粉尘平均浓度为 55.9～62.5mg/m³ 的作业环境）工作 30 年时，肺纤维化检出率约为 30%，肺功能减退的检出率为 41.4%～65.0%；出现心悸、咳嗽等上呼吸道黏膜刺激症状的检出率为 20%～36.7%。

本次调查由 AP 作业工人肺纤维化检出率可见，当工人在粉尘平均浓度为 31.36mg/m³ 的作业环境工作 26 年时，肺纤维化（尘肺 I 期）检出率为 10%；而在 AP 粉尘浓度为 9.23mg/m³ 的作业环境工作 20 年时，肺纤维化检出率为 1.7%，肺通气功能减退检出率为 35.8%。眼睛、皮肤及上呼吸道刺激症状的检出率为 16.7%～31.8%。如果对作业场所进行有效防尘、降尘且对作业工人采取有效的个人防护措施，则 AP 的刺激作用将会得到较好的改善。

根据肺纤维化检出率与 AP 粉尘平均浓度进行相关分析，相关系数 $r=0.99$，决定系数 $R^2=0.99$，表明肺纤维化检出率与粉尘浓度具有高度相关性，得出方程 $y=0.3611x-1.3779$，由此可以测算出不同 AP 粉尘浓度发生肺纤维化的概率。

四、正确使用标准说明

AP 职业接触限值是保障职业人群健康和职业卫生安全的技术行为的量值规定，是国家通过法律的形式明确要求必须执行标准所规定的技术内容和要求，不允许以任何理由或方式违反、加以变更。为确保 AP 职业人群的身体健康和改善其工作环境，实现 AP 接触限值所规定的量值目标，本标准的技术要求为强制性国家卫生标准。

（一）制订本标准所依据的效应点

根据国内外毒理学研究和现场调查资料，AP 粉尘可引起皮肤、角膜、结膜和上呼吸道黏膜的刺激性症状，但其所致的刺激症状并不是影响工人出勤率和健康的主要问题，可以此作为参考依据；经人群调查，AP 对作业工人甲状腺功能指标的影响十分有限，绝大多数人群调查未发现 AP 对甲状腺功能产生明显影响；而 AP 对作业工人健康的最大危害是引起肺间质纤维化和肺功能下降，这是影响工人健康最为严重的观察效应指标，尤其是长期反复吸入较高浓度的 AP 粉尘时。因此，本标准以 AP 致肺纤维化和肺功能减退作为主要制订依据。

（二）本标准的保护水平

本次现场调查资料显示，在 AP 粉尘浓度为 9.23mg/m³ 的作业环境工作 20 年时，肺纤维化检出率为 1.7%。而根据肺纤维化检出率与 AP 粉尘平均浓度进行相关分析，相关系数 $r=0.99$，表明其呈高度相关，方程式为 $y=0.3611x-1.3779$。由此可以推算预测，当 AP 浓度控制在 8mg/m³ 时，本标准的有效保护水平约为 99%，即本标准可使 99% 的 AP 作业工人得到有效的健康保护，因而达到制订本标准的防控目的。

（三）本标准的职业接触限值建议值

根据我国现有的职业流行病学调查资料、企业的生产技术条件及经济能力，同时参考美国 OSHA 制订的对该类未另行规定的颗粒物（particles not otherwise specified，PNOS）的 PEL-TWA 为 15mg/m³（总尘）和 5mg/m³（呼吸性粉尘），以及 ACGIH 对该类 PNOS 制订的 TLV-TWA 为 10mg/m³（总尘）和 3mg/m³（呼吸性粉尘）。严格地说，尽管 AP 并不完全符合 PNOS 的定义，但美国文献及学者是将 AP 作为 PNOS 来看待的。此外，还可参考美国 DOE 关于 AP 的 TEEL-0（5mg/m³）和 TEEL-1（15mg/m³）的限值水平。同时参考欧洲化学品管理局依据美国标准所采用的 AP TLV（10mg/m³）。所以，根据我国现有的职业流行病学调查资料结果，合理建议我国 AP 职业接触限值的 PC-TWA 定为 8mg/m³。

（四）本建议标准的可行性研究

本次对 A、B、C 厂作业场所 AP 浓度监测的 79 个样品中，AP 浓度＜5mg/m³ 的样品有 45 个，占 57.0%，其中 A 厂和 C 厂分别占 87.5%和 82.8%；5～8mg/m³ 的样品有 9 个，占 11.4%；以上两种浓度合计，即≤8mg/m³ 的样品有 54 个，占 68.4%；＞8mg/m³ 的样品有 25 个，占 31.6%。按 AP 浓度 8mg/m³ 为 PC-TWA 计算，其超标样品数仅占 31.6%。究其原因，A、B、C 厂分别占 6.3%、61.8%、10.3%，合计占 31.6%，其值受 B 厂的影响较大。主要原因是 B 厂在粉碎、过筛等高粉尘岗位所测定的样品数较多，而低粉尘浓度的辅助岗位所测定的样品数相对较少，以致大于 8mg/m³ 的样品数构成比所占权重偏高，对其构成比产生升高性影响。如果增加低粉尘浓度岗位的采样数，则会降低＞8mg/m³ 的样品数构成比，况且 A、B 厂大于 8mg/m³ 的样品数构成仅均为 10%左右。而且近年来各厂作业环境条件及个人防护情况已有较大的改善。由此可见，通过努力，控制 AP 浓度达到 8mg/m³ 以下具有可行性。

根据目前调查，如果企业重视防尘治理，采取合理的通风措施，建立有效的防尘操作规程，严格车间的清洁管理，加强防护，使作业场所空气中 AP 浓度逐步降低是可能达到的。为实现对 AP 危害的有效预防，控制 AP 职业接触限值的 PC-TWA 为 8mg/m³ 是可行的。

（五）本标准达到的水平

本项目根据国内外的相关资料，参考国外 AP 职业接触阈限值标准，综合本次的调查研究结果，提出了符合我国国情的作业场所空气中 AP 职业接触限值卫生标准的建议值。该卫生标准的建议值在卫生上安全可靠，经济合理，在技术上可行，填补了目前我国尚无 AP 职业接触限值的卫生技术空白。工作场所空气中 AP 粉尘的监测检验方法按照 GBZ/T 192.1—2007 执行。

（彭开良　邵元鹏）

参 考 文 献

高娃，张景芳，1993. 过氯酸铵粉尘引起 X 线上广泛肺间质纤维化改变三例报告. 工业卫生
　　与职业病，6：351-353.

国防科工委后勤部，1993. 火箭推进剂监测防护与污染治理. 长沙：国防科技大学出版社.

林明芳，彭开良，郭会侠，等，2007. 过氯酸铵对家兔肺组织 TGF-β1 和 TNF-α mRNA 表达
　　的影响. 中华劳动卫生职业病杂志，25（10）：606-607.

彭开良，蒋芸，赵素丽，等，2003. 过氯酸铵对大鼠甲状腺的毒作用. 中华劳动卫生职业病
　　杂志，6：404-407.

孙敬智，宋明芬，彭开良，等，2007. 过氯酸铵对大鼠肺组织 I 、III型胶原 mRNA 表达的
　　研究. 中华劳动卫生职业病杂志，25（2）：73-76.

王治明，兰亚佳，王绵珍，等，2002. 多功能呼吸同步采样仪现场应用评价. 中国工业医学
　　杂志，4：199-201.

Ashford RD，1994. Ashford's Dictionary of Industrial Chemicals. London：London Wavelength
　　Publications Ltd.

Gibbs JP，Ahmad R，Gump KS，et al，1998. Evaluation of a population with occupational
　　exposure to airborne ammonim perchlorate for possible acute or chronic effect on thyroid
　　function. J Occup Environ Med，40（12）：1072-1082.

Girard MF，Dourson ML，York RG，et al，1999. Two-generation reproduction study of ammonium
　　perchlorate in rats. Toxicologist，48（1-s）：112.

Lamm SH，Braverman LE，Li FX，et al，1999. Thyroid health status of ammonium perchlorate
　　workers：A cross-sectional occupational health study. J Occup Environ Med，41（4）：248-260.

Lide DR，1995-1996. CRC Handbook of Chemistry and Physics. 76th ed Boca Raton：CRC Press
　　Inc.

Poirier KA，Dourson ML，Dollarhide JS，1999. Developmental toxicity of ammonium perchlorate
　　in rabbits. Toxicologist，48（1-s）：112.

Siglin JC，Mattie DR，Dodd DE，et al，2000. A 90-day drinking water toxicity study in rate of the
　　environmental contaminant ammonium perchlorate. Toxicological Sciences，57：61-74.

Wu F，Chen H，Zhou X，2013. Pulmonary fibrosis effect of ammonium perchlorate exposure in
　　rabbit. Arch Environ Occup Health，68（3）：161-165.

York RG，Funk KA，Girard MF，et al，2003. Oral（drinking water）developmental toxicity study
　　of ammonium perchlorate in sprague-dawley rats. International Journal of Toxicology，22（6）：
　　453-464.

第六章 工业酶混合尘、工业酶

一、制 定 背 景

工业酶在生产场所中以粉末、颗粒、液态形式存在，用途广泛，主要用于洗涤剂、淀粉、纺织品、皮革、纸张、食品、饲料等的生产。我国企业工业酶总产量达到每年 40 余万吨，并呈逐年增长趋势。达到工业化规模的酶制剂为 α-淀粉酶、蛋白酶和糖化酶（属广义淀粉酶），而糖化酶和 α-淀粉酶产量占国有企业酶制剂总产量的 80%以上。工业酶是生物大分子蛋白质，一次大剂量或多次小剂量接触可使机体致敏，产生特异性 IgE，再次接触可以引发工人的过敏反应，轻者为枯草热（hay-fever）样症状和风疹，重者可引起职业性哮喘。含工业酶粉尘对接触工人有不同程度的非特异性鼻、眼和皮肤刺激作用，主要由含工业酶粉尘中的基质（无机盐和有机物质）引起。

本项目借鉴了国外制定工业酶粉尘标准的经验。在此基础上，综合本次调查结果，提出适合我国国情的作业场所工业酶混合尘与工业酶的卫生标准建议值。

从 2004 年初开始，本项目进行文献收集、项目设计和方法准备。随后，对 4 家工业酶生产厂家进行了工作场所环境监测和工人健康评价，同时，结合动物实验提出工作场所空气中工业酶混合尘的 PC-TWA 和工业酶的 PC-TWA 与 PC-STEL。

二、国内外相关标准研究

目前，我国尚无工作场所空气中工业酶卫生标准用以控制生产工人接触水平、保护工人健康、促进酶制剂行业职业卫生规范管理。

国内外工业酶卫生标准见表 6.1～表 6.3。

表 6.1　枯草杆菌蛋白酶国内外卫生标准

	类型	限值（ng/m³）	说明
中国	TWA	15	CAPE
	STEL	30	CAPE
ACGIH-TLV	CEILING	60	CAPE（1971～2000）
OSHA-PEL	CEILING	60	CAPE
HSE-OES（英国）	TWA/STEL	60	CAPE
澳大利亚、加拿大、丹麦	CEILING	60	CAPE
AISE	TWA	15～20	CAPE
洗衣粉行业标准	CEILING	8～20	CAPE

注：CAPE 为结晶型纯枯草杆菌蛋白酶；AISE 为国际肥皂洗涤剂和防护用品协会。

表 6.2　其他工业酶 TWA 限值

	酶类	限值（ng/m³）
AISE	脂肪酶	5～20
	淀粉酶	5～15
	纤维素酶	8～20
某大型酶制剂企业（行业标准）	脂肪酶	40
	淀粉酶	40
	纤维素酶	40

表 6.3　含工业酶粉尘国内外标准

	粉尘	限值（mg/m³）
北欧大型酶制剂生产企业	含工业酶粉尘	2（TWA）
中国	洗衣粉混合尘	1（STEL）

三、技术指标的制定依据

（一）理化特性

工业酶是由生物体（细菌、真菌等）产生的大分子蛋白，分子量为 20 000～483 000，不同的工业酶由不同的氨基酸组成。酶作为催化剂，可以高度特异地增加化学反应的速率。根据酶作用底物，工业酶可分为淀粉酶、蛋白酶、纤维素酶和脂肪酶等，存在形式有粉末、颗粒、液态。

工业酶混合尘的主要成分为工业酶和作为基质的无机盐和有机物质以及

乳香素、纤维素等添加剂。无机盐主要为硫酸钠（sodium sulfate）和重质碳酸钙（heavy calcium carbonate）。硫酸钠为白色、无臭、有苦味的结晶或粉末，CAS 号 7757-82-6，分子式 Na_2SO_4，分子量 142.04，熔点 884℃，密度 $2.68g/cm^3$，不溶于乙醇，溶于水和甘油。重质碳酸钙为无臭、无味白色粉末或结晶，CAS 号 471-34-1，分子式 $CaCO_3$，分子量 100.09，熔点 1339℃，密度 $2.71g/cm^3$，不溶于水和醇。有机物质主要为米糠、玉米皮和麦秆，均为纤维物质。

（二）毒理学研究

　　工业酶属于低毒生物大分子蛋白质，对人体健康的影响主要为 I 型过敏反应，轻者可出现枯草热样上呼吸道症状，严重者可出现职业性哮喘。兔、豚鼠和大鼠接触 $4.4mg/m^3$ 结晶型纯枯草杆菌蛋白酶（CAPE）6h，未出现死亡。如在吸入前 2 周，注入 0.03mg 枯草杆菌蛋白酶 4 次使豚鼠致敏，再进行 6h 吸入实验，可引起致死性效应，豚鼠结晶型纯枯草杆菌蛋白酶 LC_{50} 为 $2.73mg/m^3$，致死原因主要是肺水肿和肺出血，其他系统（肝、肾、脾、支气管淋巴结、肾上腺）未见损伤。致敏动物经支气管扩张药预处理后，再进行吸入 6h 实验，不出现肺水肿和肺出血，提示暴露后产生的肺水肿是由组胺释放引起的。

　　利用豚鼠气管内实验（GPIT）、小鼠支气管实验和小鼠鼻内实验（MINT），以碱性枯草杆菌蛋白酶为参照评价酶的致敏力。结果均显示，细菌淀粉酶（baterial amylase termamyl）、真菌纤维素酶（fungal exocellulase）的致敏力高于碱性枯草杆菌蛋白酶；丝氨酸蛋白酶（serine protease）、酸性蛋白酶（acid protease）的致敏力相当于碱性枯草杆菌蛋白酶；枯草杆菌蛋白酶 B（subtilisin B）、真菌 α-淀粉酶（fungal α-amylase）致敏力低于碱性枯草杆菌蛋白酶。

　　本课题利用真菌淀粉纯酶经气管使 BALD/c 小鼠致敏。结果显示，小鼠血清中出现特异性 IgE、IgG；特异性抗体滴度与暴露剂量和暴露次数均有相关性；致敏小鼠血清中总 IgE 明显高于对照组，与暴露剂量和暴露次数均有相关性。致敏小鼠外周血未出现嗜酸性粒细胞；白细胞、中性粒细胞、淋巴细胞和单核细胞计数与对照小鼠无显著差异。肝、肾、脾和肾上腺重量与对照小鼠也无明显差异。致敏小鼠肺脏形态学检查显示未出现损伤。

（三）职业流行病学研究

　　流行病学调查表明，工业酶对人体健康的影响主要为 I 型过敏反应。一次大剂量或多次小剂量接触可使机体致敏，产生特异性 IgE；再次接触可以引发工人的过敏反应，轻者为枯草热样症状和风疹，重者可引起职业性哮喘。

Brisman 等对 300 名接触 α-淀粉纯酶的面包房和面粉厂工人进行 7 年前瞻性队列研究发现，当空气中酶浓度为（0.7±0.8）ng/m³ CAPE 时，累积致敏率（accumulated rate of sensitization）为 8.0%；浓度为（10.7±2.2）ng/m³ CAPE 时，累积致敏率为 9.1%；浓度为（46.7±16.6）ng/m³ CAPE 时，累积致敏率为 30.8%；（10.7±2.2）ng/m³ CAPE 接触组与（0.7±0.8）ng/m³ CAPE 接触组皮肤点刺试验（skin prick test），阳性率的比值和 95%可信区间分别为 3.9 和 0.8～20.2，而（46.7±16.6）ng/m³ CAPE 接触组与（0.7±0.8）ng/m³ CAPE 接触组的比值和 95%可信区间分别为 9.9 和 2.8～34.6。结果提示，当作业场所淀粉纯酶浓度低于 15ng/m³ 时，年致敏率低于 3%。

北欧某工业纯酶生产企业规定作业环境空气中工业酶职业接触限值为 60ng/m³ CAPE。1996 年对该厂 36 名工人调查发现，碱性枯草杆菌蛋白酶的累积致敏率为 50%，36%工人出现流泪，33%打喷嚏，31%胸闷，28%咳嗽，25%流涕。北美资料显示，自 20 世纪 70 年代采用 15ng/m³ 行业标准后，至 20 世纪 80 年代中期，年致敏率低于 3%；至 20 世纪 80 年代后期，无职业性哮喘新病例发生。目前欧美多数洗衣粉行业采用的工业纯酶职业接触限值（8h-TWA）为 5～20ng/m³ CAPE，该接触限值的保护水平为年致敏率控制在 3%以内，不出现过敏症状和职业性哮喘。我国对含工业纯酶洗衣粉厂的调查显示，当枯草杆菌蛋白酶浓度低于 15ng/m³ CAPE，年致敏率低于 3%，无职业性哮喘新病例发生。

流行病学调查显示，含工业酶混合粉尘可以引起接触者咳嗽、鼻黏膜刺激（鼻痒、喷嚏、流涕）、眼睛刺激（眼痒、眼痛、流泪）和皮肤刺激（瘙痒、红肿、皮疹），未见其他系统健康效应。提示工业酶混合尘对工人健康的影响主要为皮肤、眼和上呼吸道黏膜的刺激作用。

北欧某酶制剂生产企业规定，作业环境工业酶粉尘浓度的职业接触限值（8h-TWA）为 2mg/m³，接触工人无刺激症状出现。含酶洗衣粉厂的调查显示，当作业环境中洗衣粉混合尘的浓度低于 1mg/m³ 时，接触工人不出现明显的皮肤、眼睛、上呼吸道黏膜等的非特异性刺激作用。含酶洗衣粉的主要成分为无机盐，如直链烷基苯磺酸钠、三聚磷酸钠、硅酸钠、氢氯化钠、硫酸钠、碳酸钠，以及一些添加剂如荧光增白剂、香料等。工业酶混合尘的主要成分为工业酶、作为基质的无机盐（如硫酸钠、重质碳酸钙等）与有机物质，还有乳香素、纤维素等添加剂，因而工业酶混合尘的刺激性比洗衣粉混合尘弱，其引起刺激症状的阈值高于洗衣粉混合尘。

本项目组对河北、珠海和天津的 4 家酶制剂生产厂家（A、B、C、D）进行了作业场所环境监测；并对 324 名接触工人和 173 名非接触工人做了健康检查。本课题组根据酶制剂生产经销商产业链有关单位所提供的信息，选择了以上厂家。A、B、C 三厂为中小型国有企业，生产工艺和设备较落后，生产粉状酶，C 厂还生产未包被的颗粒酶，其发酵液直接经盐析或喷雾干燥以获得纯度较低的工业粗酶，工业酶的品种分别为 α-淀粉酶、糖化酶和酸性蛋白酶。D 厂为北欧某酶制剂企业在中国天津的分厂，设备先进，管理良好，有严格的操作规程。生产包裹酶，其发酵液经过滤或加载体吸附去除残渣和菌体后，经流化床或喷雾干燥以获取高纯度的工业纯酶；工业酶的品种有蛋白酶、淀粉酶和纤维素酶。

A、B、C 三厂工业酶粉尘（总尘）的采集选用 MSA—ESCORT ELF 个体采样器，采用 Waterman 玻璃纤维滤膜，采样流量为 2L/m，采样时间为 210～240min。D 厂工业酶粉尘的采集选用 Gilian-Aircon2 大容量采样器，采用 Teflon 滤膜，采样流量为 25L/m，定点采样 60～90min。A、B、C 三厂酶浓度采用酶活力检测法（分光光度法）测定；根据厂商提供的单位质量酶活力（IU/g），将检测出的酶活力（IU）除以单位质量酶活力即得酶质量（μg），再除以采集空气体积（m^3），可得工业酶浓度（$μg/m^3$）。D 厂酶浓度采用 ELISA 法测定。A、B、C 和 D 四厂含工业酶粉尘浓度采用滤膜质量法检测。

表 6.4、表 6.5 分别显示了 A、B、C 和 D 四厂作业环境工业酶的监测情况。A、B、C 三厂提供的资料显示，1 单位酶活力（U）α-淀粉酶、糖化酶和酸性蛋白酶分别相当于 0.26μg、0.50μg 和 1.50μg 工业酶；根据以上资料计算所得的 A、B、C 三厂工业酶几何平均浓度分别为 $7.67μg/m^3$、$13.50μg/m^3$ 和 $6.28μg/m^3$（表 6.4）。D 厂管理良好，有严格的操作规程，各工段作业环境中工业酶平均几何浓度均低于 $15ng/m^3$CAPE（表 6.5）。表 6.6、表 6.7 分别显示了 A、B、C 和 D 四厂含工业酶混合尘的监测情况。A、B、C 三厂作业环境中粉尘浓度均高于 $1mg/m^3$，D 厂各生产工段工作场所空气中粉尘浓度均低于 $1mg/m^3$。环境监测提示，粉状酶的生产及落后的生产工艺是造成作业场所空气中粉尘浓度较高的主要原因。

表 6.4　A、B、C 三厂作业环境工业酶浓度监测情况

厂别	酶的品种	工段	n	工业酶（μg/m³）		换算所得工业酶（μg/m³）	
				几何均数	范围	几何均数	范围
A 厂	α-淀粉酶	粉碎	4	21.31	8.49～36.06	7.08	2.82～11.98
		干燥	7	23.93	7.57～121.04	7.94	2.51～40.61
		包装	9	23.36	11.81～45.30	13.50	3.62～25.37
B 厂	糖化酶	包装	6	27.00	7.25～50.74	13.50	3.62～25.37
C 厂	酸性蛋白酶	干燥	4	0.4	0.08～2.07	0.60	0.12～3.10
		粉碎	3	2.15	0.33～10.15	3.23	0.50～15.23
		复配	8	8.81	0.87～49.45	13.21	1.30～74.17
		造粒	5	1.60	0.39～2.87	2.40	0.59～4.33
		包装（中）	14	3.44	0.08～22.34	5.16	0.12～33.51
		包装（小）	5	9.60	2.07～22.34	14.40	3.11～33.51

表 6.5　D 厂作业环境工业酶浓度监测情况

工段	酶的品种	样品数	工业酶（ng/m³）	
			几何均数	范围
造粒	蛋白酶	910	8.31	0.01～373.49
	纤维素酶	347	4.79	0.27～335.36
包装	蛋白酶	465	9.76	0.43～1658.33
	淀粉酶	394	8.06	0.68～2051.11
	纤维素酶	84	10.02	2.48～178.46

表 6.6　A、B、C 三厂各工段作业环境中工业酶混合尘浓度监测情况

厂别	工段	样品数	含工业酶粉尘（mg/m³）	
			几何均数	范围
A 厂	粉碎	4	6.93	2.56～14.56
	干燥	7	6.75	2.28～26.40
	包装	9	8.55	5.66～21.36
B 厂	包装	6	10.95	1.85～52.20
C 厂	粉碎	3	2.49	0.39～11.71
	复配	8	6.52	1.00～23.04
	造粒	5	2.07	0.80～3.33
	包装（中）	5	12.41	1.10～82.98
	包装（小）	14	1.15	0.33～13.13

表 6.7　D 厂各工段作业环境工业酶混合尘浓度监测情况

工段	采样方式	样品数	含工业酶粉尘（mg/m³）	
			几何均数	范围
造粒	定点采样	2	0.33	0.24～0.46
复配	定点采样	7	0.39	0.16～0.75
包装（大）	定点采样	3	0.61	0.4～0.75

　　接触工人和对照组人群的健康检查包括检测工人致敏状态的皮肤点刺试验、问卷调查和肺功能检查。调查问卷主要包括职业史、过敏史、吸烟史、鼻部症状（鼻痒、喷嚏、流涕）、眼部症状（眼痒、红肿、流泪）和皮肤症状（皮肤瘙痒、红肿、皮疹）。问卷的设计参考了调查工业酶接触工人健康效应的文献，评价含酶洗衣粉粉尘接触工人健康效应的调查问卷和北欧某大型酶制剂生产企业工人定期健康体检的调查问卷。

　　A、B、C 三厂工业酶接触工人分别接受以 α-淀粉酶、糖化酶和酸性蛋白酶为测试抗原的皮肤点刺试验，累积致敏率分别为 26.9%（18/67）、10.0%（1/10）和 8.2%（5/61）；A、B、C 三厂工人工龄分别为（9.81±6.75）年、（3.50±2.10）年和（3.14±2.71）年，结果提示，A、B、C 三厂年致敏率均低于 3%。D 厂工业酶接触工人接受以蛋白酶、淀粉酶、纤维素酶为测试抗原的皮肤点刺试验，累积致敏率分别为 3.7%（5/136）、6.8%（9/132）、5.2%（7/134）；D 厂工人工龄为（5.54±3.25）年，其年致敏率也低于 3%。对照组未发现有阳性反应者。从表 6.8、表 6.9 可看出，工龄越长，累积致敏率越高，但无统计学显著性差异。

表 6.8　A、B、C 三厂皮肤点刺试验阳性率与工龄的关系

工龄（年）	样本量	阳性数	阳性率（%）
<1	29	2	6.9
1～3	33	5	15.2
>3	66	16	24.2

表 6.9　D 厂皮肤点刺试验阳性率与工龄的关系

工龄（年）	样本量	阳性数	阳性率（%）
<3	43	2	4.7
>3	96	18	18.8

A、B、C 三厂致敏工人中各症状的发生率高于非致敏工人发生率，但无明显统计学差异（$P>0.05$），结果提示在工业粗酶低于 $15\mu g/m^3$ 接触水平下，只引起工人的致敏现象，而不至于引起致敏工人的过敏反应（表 6.10）。D 厂致敏工人中各症状的发生率与非致敏工人比较，也无明显差异（$P>0.05$），提示在工业纯酶低于 $15ng/m^3$ 的接触水平下，只引起工人的致敏现象（表 6.11）。

表 6.10　A、B、C 三厂致敏与非致敏工人中症状发生率比较

症状	阳性（%，$n=23$）	阴性（%，$n=115$）	P
胸闷	0	1.8	0.509
呼吸急促	0	2.8	0.417
咳嗽	4.3	2.8	0.697
皮肤症状	4.3	3.7	0.890
鼻部症状	39.1	21.9	0.058
眼睛症状	17.4	18.7	0.884

表 6.11　D 厂致敏与非致敏工人中症状发生率比较

症状	阳性（%，$n=20$）	阴性（%，$n=121$）	P
胸闷	0	0	—
呼吸急促	0	0.8	1.000
咳嗽	5.0	2.5	0.529
皮肤症状	5.0	5.8	0.888
鼻部症状	15.0	4.1	0.052
眼睛症状	15.0	5.8	0.137

FVC/FVC 预测值$<80\%$、FEV_1/FEV_1 预测值$<75\%$或 $FEV_1/FVC<70\%$认为肺功能异常。结果显示，A、B、C 三厂致敏工人和非致敏工人各项指标的异常率均无明显统计学差异（$P>0.05$），结果提示在工业粗酶低于 $15\mu g/m^3$ 接触水平下，只引起工人致敏，而不至于引起致敏工人肺功能的进一步损伤和哮喘（表 6.12）。D 厂致敏工人和非致敏工人各项指标的异常率也无显著差异（$P>0.05$），提示在工业纯酶低于 $15ng/m^3$ CAPE 接触水平下，只引起工人的致敏现象（表 6.13）。

表 6.12　A、B、C 三厂致敏与非致敏工人肺功能异常率比较

测试指标（%）	阳性组（n=23）	阴性组（n=94）	P
FVC/FVC 预测值	8.7	4.3	0.387
FEV_1/FEV_1 预测值	0	0	—
FEV_1/FVC	0	0	—

表 6.13　D 厂致敏与非致敏工人肺功能异常率比较

测试指标（%）	阳性组（n=20）	阴性组（n=121）	P
FVC/FVC 预测值	10.5	6.0	0.467
FEV_1/FEV_1 预测值	5.3	2.6	0.524
FEV_1/FVC	0	7.8	0.359

　　按照作业环境含工业酶混合尘的监测结果，将以上 4 厂接触工人分为＞4mg/m³ 和＜4mg/m³ 两组。问卷调查显示（表 6.14），粉尘浓度＞4mg/m³ 接触组鼻部和眼部刺激症状均明显高于对照组（$P<0.05$）和粉尘浓度＜4mg/m³ 接触组（$P<0.05$）。粉尘浓度＜4mg/m³ 接触组与对照组比较，刺激症状均无显著差异（$P>0.05$）。

表 6.14　各接触组症状发生率比较

症状	＞4mg/m³（n=111）			＜4mg/m³（n=210）			对照组（n=178）		
	有	无	%	有	无	%	有	无	%
咳嗽	5	88	5.4	6	188	3.1	5	171	2.8
皮肤刺激	5	88	5.4	8	186	4.1	7	169	4.0
鼻部刺激	25	68	26.9[a]	19	175	9.8	10	166	5.7
眼部刺激	21	72	22.2[a]	18	176	9.1	14	162	8.0

a 与对照组和粉尘浓度＜4mg/m³ 接触组比较，$P<0.05$。

　　根据作业环境含工业酶粉尘的监测结果，将接触组分为 0.5mg/m³、3mg/m³、10mg/m³ 三组，0mg/m³ 为对照组（表 6.15）。应用基准剂量计算软件（benchmark dose software，BMDS），计算各刺激症状的基准剂量（benchmark dose，BMD）和基准剂量 95%下限值（95% BMD lower bound，BMDL）。结果显示，较为敏感的鼻部刺激症状的 BMD 和 BMDL 分别为 4.88mg/m³ 和 3.84mg/m³（表 6.16）。

表 6.15　粉尘引起刺激症状的剂量-反应关系

剂量（mg/m³）	样本量	咳嗽（%）	皮肤症状（%）	鼻部症状（%）	眼部症状（%）
0	176	2.8	4.0	9.1	8.0
0.5	141	2.8	1.8	5.7	7.1
3	109	3.7	5.7	22.0	16.5
10	37	8.1	8.1	32.4	27.0

表 6.16　各种刺激症状的 BMD 和 BMDL 浓度（mg/m³）

症状	BMR	BMD	BMDL
咳嗽	0.1	13.60	8.01
皮肤症状	0.1	13.55	7.80
鼻部症状	0.1	4.88	3.84
眼部症状	0.1	6.17	4.60

注：BMR（benchmark response），基准反应。

　　调查显示，各厂肺功能异常率与对照组比较，均无明显差异（表 6.17）。结果提示，含工业酶粉尘接触工人虽然出现咳嗽、皮肤、鼻和眼黏膜刺激症状，但未对肺功能产生明显损伤。

表 6.17　各工厂工人肺功能测定结果

组别	FVC/FVC 预测值			FEV₁/FEV₁ 预测值			FEV₁/FVC		
	异常	正常	%	异常	正常	%	异常	正常	%
A	3	53	5.4	0	56	0	0	56	0
B	0	10	0	0	10	0	0	10	0
C	3	57	5.0	0	60	0	0	60	0
D	9	126	6.7	4	131	3.0	8	126	6.3
对照组	3	145	2.0	1	147	0.7	4	132	2.9

四、正确使用标准说明

　　ACGIH 等制定的枯草杆菌蛋白酶职业接触限值为 60ng/m³ CAPE，适用于生产和使用枯草杆菌蛋白酶的所有企业。动物实验显示，细菌淀粉酶和真菌纤维素酶的致敏力均高于碱性枯草杆菌蛋白酶。

　　研究表明，在 60ng/m³ CAPE 水平下，致敏工人仍有枯草热样症状出现；在 15ng/m³ 水平下，年致敏率低于 3%，不出现过敏症状和职业性哮喘。现场

　　调查显示，北欧某酶制剂企业在中国天津的分厂纯酶作业环境中工业酶平均浓度低于 15ng/m³ CAPE，接触工人年致敏率低于 3%；致敏工人中各症状的发生率和肺功能异常率与非致敏工人比较，无明显统计学差异。

　　本课题利用真菌淀粉纯酶经气管使 BAIB/c 小鼠致敏，发现 2μg/（kg·bw）真菌淀粉纯酶为 BAIB/c 小鼠产生致敏现象而未出现过敏反应的最低有作用剂量（LOAEL）；考虑到人与动物间的差异（×10），取安全系数为 10，则 20ng/（kg·bw）真菌淀粉纯酶为人的 LOAEL。以人的体重 60kg 计，通气量为 10m³/8h，则真菌淀粉纯酶对人的 LOAEL 浓度为 120ng/m³。动物实验显示，细菌淀粉酶、真菌纤维素酶、碱性枯草杆菌蛋白酶、丝氨酸蛋白酶和酸性蛋白酶的致敏力均高于真菌淀粉酶，考虑致敏力差异安全系数 10，则 12ng/m³ 为工业纯酶职业接触的建议限值，与北欧某酶制剂企业在中国天津分厂的现场调查结果相近。

　　国内企业（A、B、C 三厂）工业粗酶纯度低，致敏力较弱，不同于北欧酶制剂企业天津分厂生产的工业纯酶。现场调查显示，工业粗酶浓度低于 15μg/m³，接触工人年致敏率低于 3%，致敏者未出现过敏反应和肺功能下降。而文献资料表明，在 60ng/m³ CAPE 水平下，致敏工人仍可出现枯草热样症状。其原因可能为我国工业粗酶的生产在菌种的筛选、诱变、保存、发酵和培养基的配制水平方面均较落后，因而所生产的工业酶纯度较低，致敏力也较弱。动物实验显示，不同菌种在不同的条件下发酵产生的工业酶致敏力也不完全相同。

　　综上，工业酶作业场所酶浓度低于 15μg/m³ 时，接触工人年致敏率低于 3%，未出现过敏反应和肺功能下降；以出现致敏作用（sensitization）而未出现过敏反应（allergy）和肺功能下降作为观察指标，可视 15μg/m³ 为 LOAEL。考虑到我国工业酶生产工艺在不断改进，工业酶的纯度和致敏力将不断提高，为安全起见，设安全系数 10，建议工业粗酶作业场所工业酶 PC-TWA 为 1.5μg/m³，短时间接触容许浓度为 3μg/m³。

　　毒理学研究和流行病学资料都表明，含工业酶混合尘对工人健康的影响主要为皮肤、眼和上呼吸道黏膜的刺激作用。丹麦某酶制剂生产企业规定，作业环境粉尘浓度的 TWA 为 2mg/m³，接触工人无刺激症状出现。含酶洗衣粉厂的调查显示，当作业环境中洗衣粉混合尘的浓度低于 1mg/m³ 时，接触工人不出现明显的皮肤、眼睛、上呼吸道黏膜等非特异性刺激作用。工业酶混合尘的刺激性比洗衣粉混合尘弱，提示工业酶混合尘引起刺激症状的阈值高于洗衣粉混合尘。本次调查发现，当工业酶混合尘浓度高于 4mg/m³，接触者皮肤、鼻部和眼部刺激的发生率均明显高于对照组（$P<0.05$）和粉尘浓度低于 $4mg/m^3$ 的接触组；当混合尘浓度低于 $4mg/m^3$，刺激症状的发生率均下降，但与对照组比较无显著性差异。应用基准剂量计算软件计算得出，较为敏感的鼻黏膜刺激症状的 BMD 和 BMDL 分别为 $4.88mg/m^3$ 和 $3.84mg/m^3$。结果提示，以鼻黏膜刺激症状作为观察指标，工业酶混合尘的 LOAEL 为 $4.88mg/m^3$，NOAEL 为 $3.84mg/m^3$。

综合本次调查结果和毒理学资料，参考国外有关大型企业推荐标准的经验和资料，结合我国国情，同时考虑到本次调查的样本量较小，取安全系数为 2，建议工业酶混合尘 PC-TWA 为 $2mg/m^3$。

（梁友信　李文捷）

参 考 文 献

Brisman J, Nieuwenhuijsen MJ, Venables KM, et al, 2004. Exposure-reponse relations for work related respiratory symptoms and sensitization in a cohort exposed to a-amylase. Occup Environ Med, 61: 551-553.

Hunter D, 1975. The Disease of Occupations. 5th ed. London: The English Universities Press, Ltd.

Joel RC, Ana LF, 2003. Directed evolution of industrial enzymes: an update. Curr Opin Biotechnol, 14: 438-443.

Kawabata TT, Babcock LS, Horn PA, 1996. Specific IgE and IgG$_1$ responses to subtilisin carlsberg (alcalase) in mice: development of an intra-tracheal exposure model. Fundam Appl Toxicol. 29: 238-243.

Nieuwenhuijsen MJ, Heederik D, Doekes G, et al, 1999. Exposure-response relations of alpha-amylase sensitization in British bakeries and flour mills. Occup Environ Med, 26: 197-201.

Richards DE, Scheel LD, Groth DH, 1975. An evaluation of the inhalation toxicity of commercial proteolytic enzyme preparation. Am Ind Hyg Assoc J, 4: 266-271.

Robinson MK, 1998. Use of the mouse intranasal test (MINT) to determine the allergic potency of detergent Enzymes: comparison to guinea pig intratracheal (GPIT) test. Tocicol Sci, 43: 39-46.

Sarlo K, Fletcher ER, Gaines WG, et al, 1997. Respiratory allergenicity of detergent enzymes in the guinea pig intratracheal test: association with sensitization of occupationally exposed individuals. Fundam. Appl Toxicol, 39: 44-52.

Scgweigert MK, Nacjebzue DP, Sarki K, 2000. Occupational asthma and allergy associated with the use of eymews in the detertent industry—a review of the epidemiology, toxicology an methosds of prevention. Clin Exp Allergy, 30: 1511-1518.

Zhang XD, Liang YX, Lee CS, et al, 2004. Study on OELs for enzyme-containing detergent in China. Int J Immunopathol Pharmacol, 17: 25-30.

第七章　十溴联苯醚

一、制定背景

十溴联苯醚（decabromodiphenyl ether，DecaBDE）是一种常见的使用最多的添加型溴代阻燃剂（brominated flame retardant，BFR），广泛应用于电子产品、塑料、泡沫、橡胶、化工、建材。BFR 主要成分为多溴联苯醚（polybrominated diphenyl ether，PBDE），常见三类同系物，分别为五溴联苯醚、八溴联苯醚和十溴联苯醚。由于五溴联苯醚和八溴联苯醚的环境持久性、生物蓄积放大性及高毒性，已经被正式列入持久性有机污染物（POP）的名单，欧盟和北美已相继禁用，但是，毒性相对较低的十溴联苯醚仍在全球范围内广泛使用。我国是十溴联苯醚生产、使用及出口大国，我国每年生产大量的电子和塑料出口产品，年生产量达 30 000 吨（2005 年）。十溴联苯醚价格低廉，阻燃性能优良，而且毒性较小，因此许多企业选择在产品中添加十溴联苯醚，添加量一般为产品质量的 5%～30%。

随着研究的深入，人们发现由于十溴联苯醚与产品的结合程度远小于共价结合，因此产品在生产使用过程中，十溴联苯醚会逸散到环境中，其在环境介质和生物体中可以通过水解、光解生物代谢及微生物分解生成生物富集性更强和毒性更大的低溴代联苯醚，并通过不同环境介质进入生物体而蓄积，长期接触达到一定浓度就会危害健康。此外，含十溴联苯醚的产品在受热或燃烧过程中会释放出具有强致癌致畸的多溴联苯并二噁英（PBDD）和多溴联苯并呋喃（PBDF），由此对机体产生更大的危害。因此，十溴联苯醚也是潜在的持久性有机污染物，同样具有 POP 的特性，如致内分泌紊乱、肝毒性、神经发育毒性、生殖毒性及潜在致癌性。欧盟在《关于限制在电子电器设备中使用某些有害成分的指令》（RoHS）修正案中取消了对十溴联苯醚的豁免，规定电子产品中十溴联苯醚和一溴联苯醚至九溴联苯醚之和不得超过 1000ppm。目前瑞典、挪威等一些欧盟国家和美国的华盛顿、缅因、俄勒冈、明尼苏达、伊利诺斯等十几个州已相继禁用，其他州禁用的相应法规也在制定中。美国十溴联苯醚生产商已在 2013 年年底停止全部相关产品的生产。针对欧盟和北美的一些措施，我国也做了相应的政策调整，2006 年出台的《电子信息产品污染控制管理办法》对电气、电子设备中十溴联苯醚的使用量进行了限制。

在生产环境中，劳动者可通过呼吸道吸入或皮肤等途径接触十溴联苯醚，蓄积并达到一定程度可能会造成劳动者内分泌紊乱、肝肾损伤、生殖功能低下等健康危害，甚至可能导致肿瘤的发生。我国是十溴联苯醚生产、使用与出口大国，十溴联苯醚衍生的持久性有机污染物（低溴联苯醚）对环境的影响是长远的，应当合理限制使用十溴联苯醚。为切实保障劳动者健康权益，制订工作场所空气中十溴联苯醚的职业接触限值势在必行。

二、国内外相关标准研究

目前，除了美国 AIHA 和化学品制造商推荐指南（Chemical Manufacturer Recommended Guideline，CMRG）制订了十溴联苯醚的 WEEL 指南外，其他国家与机构尚无相关标准限值，发达国家使用的物质安全数据说明书（Material Safety Data Sheet，MSDS）也采用 AIHA 制定的 WEEL。该指南于 1996 年首次建立，2001 年更新，并于 2008 年 8 月根据新的毒理学数据进行了修订，目前尚无限值新的研究或相关数据。

本标准根据 AIHA 的 WEEL 编制说明，结合我国实际情况，参考了 AIHA 制定的 WEEL 值。AIHA 的 WEEL 编制说明重点阐述了十溴联苯醚的动物毒理学研究、职业环境与人群研究及限值制订的理论基础等几个方面的内容。

（一）动物毒理学研究

1. 急性毒性

（1）经口毒性：$LD_{50} > 5000mg/kg$（大鼠）。

（2）眼刺激性：短暂轻微刺激（家兔）。

（3）经皮吸收：$LD_{50} \geqslant 2000mg/kg$（家兔）。

（4）皮肤刺激性：未受损皮肤极轻微刺激和轻微红肿（家兔）。

（5）吸入毒性：$LC_{50} \geqslant 48.2mg/L$（大鼠）。

（6）致痤疮活性：显示阴性；十溴联苯醚溶于 10% 的氯仿，在长达一个月的毒性试验期间仅仅引起家兔皮肤红斑反应和轻微的表皮脱落。

2. 亚急性毒性

将十溴联苯醚悬浮于玉米油中，以 96.0mg/kg 的剂量大鼠灌胃 14d，未观察到肝细胞酶受到明显的影响，但肝脏重量增加。

另外一个 14d 试验，选择大鼠、小鼠各 10 只，雌雄各半，每日喂饲剂量为 0.0mg/（kg·d）、500.0mg/（kg·d）、1000.0mg/（kg·d）、2000.0mg/（kg·d）、5000.0mg/（kg·d）和 10 000.0mg/（kg·d）的十溴联苯醚，未发现体重、存活率、病理学及组织病理学等与受试物相关的影响。

3. 亚慢性毒性

使用纯度 77.4% 的十溴联苯醚，分 3 个剂量组进行 30d 亚慢性毒性试验。结果表明，在 8.0mg/（kg·d）和 80.0mg/（kg·d）剂量组，实验组雌雄大鼠均未产生毒性症状；在 800.0mg/（kg·d）剂量组，可见肝中央小叶细胞质扩大并产生空泡，肾脏细胞质透明化；而在 80mg/（kg·d）和 800.0mg/（kg·d）剂量组，出现甲状腺肥大。确定 NOEL 为 8.0mg/（kg·d），LOEL 为 80.0mg/（kg·d）。

选择大鼠、小鼠各 20 只（雌雄各半），用纯度 97%～99% 的十溴联苯醚进行 13 周喂饲试验，每日喂饲的十溴联苯醚剂量分别为 0.0mg/（kg·d）、2.0mg/（kg·d）、7.0mg/（kg·d）、413.0mg/（kg·d）、833.0mg/（kg·d）、1667.0mg/（kg·d）和 3333.0mg/（kg·d）。未发现食物消耗、体重、存活率、病理学及组织病理学等与受试物相关的影响。

4. 慢性毒性和致癌性

选择雌雄大鼠各 25 只，进行 2 年十溴联苯醚经口慢性毒性试验，十溴联苯醚剂量分别为 0.00mg/（kg·d）、0.01mg/（kg·d）、0.10mg/（kg·d）和 10.00mg/（kg·d）。结果表明，两个高剂量组脂肪组织中的溴含量增加，但未显示有可识别的毒性效应；未观察到与剂量相关的死亡，试验组与对照组的体重及食物消耗无明显不同,类似的研究没有发现实验组与对照组的肿瘤发生率明显增加。

另一个使用雌雄 F344/N 大鼠和 B6C3F1 小鼠各 50 只进行的 2 年慢性毒性试验中，大鼠组平均剂量约为 1160.0mg/（kg·d）和 2395.0mg/（kg·d），小鼠组平均剂量约为 3428.0mg/（kg·d）和 7215.0mg/（kg·d），未发现食物消耗、体重或存活率等与受试物相关的影响，但大鼠、小鼠组都存在组织病理学变化。

雄鼠对照组、低剂量和高剂量组的大鼠肝肿瘤发生率分别为 1/50、7/50 和15/49，雌鼠则分别为 1/50、3/49 和 9/50，低剂量组雄鼠和高剂量组雌雄鼠的肿瘤发生率均具有显著统计学意义，但实验组肝细胞癌的发生并未增加。美国NTP 认为大鼠肝肿瘤发生率的增加为其致癌性提供了一些证据。其他与实验相关的非肿瘤组织病理学变化包括雌鼠实验组脾造血细胞生成和雄鼠处理组贲门癌棘皮症都有增加。雄性小鼠对照组、低剂量和高剂量组肝细胞腺瘤和肝细胞癌的发生率分别为 8/50、22/50 和 18/50，低剂量组有显著统计学意义；同时雄鼠对照组、低剂量和高剂量组甲状腺滤泡细胞腺瘤和癌的发生率分别为0/50、4/50 和 3/50，但这种发生率的增高并无显著统计学意义。但对照组、低剂量和高剂量组甲状腺滤泡细胞肥大发生率明显增高，分别为 8/50、22/50 和18/50。NTP 认为，雄鼠低剂量时肝细胞肿瘤发生率的增高及甲状腺肿瘤的轻微增加为十溴联苯醚的雄鼠致癌性提供了不确定性证据，但对于雌鼠却并无证据。其他可能与实验相关的组织病理学变化包括低剂量雄鼠肝细胞肉芽肿及中央小叶肥大发生率增加，高剂量雌鼠的胃溃疡发生率上升。

5. 生殖和发育毒性

将十溴联苯醚悬浮于玉米油，剂量分别为 10.0mg/kg、100.0mg/kg 和1000.0mg/kg，选择妊娠期 6～15d 的大鼠进行经口实验，发现子代未产生畸形，但是高剂量组的子代出现了皮下水肿和骨化延迟。

在另外的研究中，大鼠交配前 90d 及在交配、妊娠和哺乳期通过进食给予3.0mg/kg、30mg/kg 和 100mg/kg 的十溴二苯醚，大鼠的生殖能力未受影响。

6. 遗传毒性

短期毒性试验：分别在大鼠交配前、交配期、妊娠期和哺乳期给药 90d，剂量分别为 3.0mg/（kg·d）、30.0mg/（kg·d）和 100.0mg/（kg·d），发现细胞畸变率与对照（幼鼠骨髓细胞）组相比没有增高。

使用 5 种鼠伤寒沙门细菌（TA_{1535}、TA_{1537}、TA_{1538}、TA_{98} 和 TA_{100}）进行Ames 试验，以是否产生代谢活化为观察终点，未发现十溴联苯醚有致突变性。

小鼠淋巴瘤（L4178YI）TK 基因突变试验，以是否产生代谢活化为观察终点，未发现十溴联苯醚有致突变性。

无论是否产生代谢活化，十溴联苯醚都未对中国仓鼠卵巢细胞产生染色体畸变和姐妹染色单体交换。

7. 代谢与药代动力学

大鼠经口实验，发现喂饲剂量 99%以上的物质在 2d 内经粪便排出，仅在肾上腺检测到一小部分放射性标记的十溴联苯醚，含量为每克肾上腺组织含有1%的受试物剂量。以 0.1mg/（kg·d）剂量喂饲大鼠 180d，显示任何组织内都无溴的蓄积；当剂量为 1.0mg/（kg·d）时，3 个月和 6 个月后均能观察到溴在脂肪组织中的蓄积。大鼠经口喂饲含放射性标记的十溴联苯醚时，72h 后在肝脏检测到的标记十溴联苯醚主要以原型存在，肾、脾、肺、大脑、肌肉、脂肪及皮肤也都存在微量的十溴联苯醚。

大鼠静脉给药实验：用放射性标记的十溴联苯醚静脉给药，显示在 72h 内74%的投药剂量存在于肠道和粪便中；在粪便中，十溴联苯醚原型与代谢产物分别为 37%和 63%。肌肉、皮肤、肝、肺、肾及脂肪中均可检测到标记的十溴联苯醚。

（二）职业环境与人群研究

AIHA 调查显示，劳动者接触十溴联苯醚的水平：8h-TWA 在 1～4mg/m^3，短时间最高接触水平为 42mg/m^3，倒料操作场所高达 400mg/m^3，该研究采集的空气颗粒物直径＜10μm 的超过 90%。

对十溴联苯醚粉碎车间的劳动者进行个体采样，8h-TWA 在 0.08～0.21mg/m^3。

在反复刺激贴片测试（IRPT）试验中，用含 5%的十溴联苯醚的矿脂作用于 50 名受试者的皮肤，3 次/周，连续给药 3 周，3 周期间及随后的 2 周均未发现有刺激症状产生。

（三）限值制订的理论基础

基于急性毒性试验，十溴联苯醚经消化道、呼吸道或皮肤吸收等途径进入机体，基本上是无毒性的。十溴联苯醚对眼睛或皮肤无刺激性，对皮肤无致敏性。遗传毒性试验显示，十溴联苯醚无遗传毒性。基于生殖毒性和发育毒性的研究，可认为十溴联苯醚无生殖和发育危害。吸收与代谢研究表明，十溴联苯醚很少经消化道吸收。

十溴联苯醚（纯度为 77.4%）经口亚急性毒性试验显示，大鼠肝、肾和甲状腺均可受到损伤，NOEL 和 LOEL 分别为 8mg/（kg·d）和 80mg/（kg·d）。

亚慢性毒性试验显示，十溴联苯醚（纯度为 97%～99%）喂饲 13 周，未能观察到明显的病理变化。前期亚急性试验产生的肝、肾及甲状腺的损伤可能与存在的低溴代联苯醚有关。

十溴联苯醚（纯度为 94%～99%）经口慢性毒性和致癌性试验显示，在低剂量（25 000ppm）和高剂量（50 000ppm）时，F344/N 雄性大鼠肝肿瘤发生率均有增加，这为十溴联苯醚对大鼠的致癌性提供了某些证据。在 B6C3F1 雄性小鼠，高低剂量组的肝细胞瘤或肝细胞癌（伴发）的发生率增加，所有剂量组的甲状腺滤泡细胞肿瘤发生率增加，为十溴联苯醚对雄性小鼠致癌性提供了不确定的证据。B6C3F1 雌性小鼠经口给予 25 000ppm 和 50 000ppm 十溴联苯醚未能提供致癌性证据。另外，还观察到一些非肿瘤性损害发生率增加，其中最显著的是雄性小鼠甲状腺滤泡细胞肥大。

IARC 评价十溴联苯醚对动物的致癌性证据有限，对人的致癌性尚不确定。

自 1980 年 AIHA 制订十溴联苯醚的 WEEL 为 5mg/m³ 以来，相关研究者又进行了一些附加毒理学试验，但是除了高剂量外很难观察到一般毒性，且未观察到遗传毒性，在高剂量（1160～7215mg/kg）时会引起肝及甲状腺肿瘤（一般为良性）的发生率增加。从该化合物非基因毒性的致癌性产生的影响来看，它的潜在毒性有限。基于附加的试验及十溴联苯醚附着的空气微粒直径相对较小，AIHA 认为，将十溴联苯醚的 WEEL 确定为 5mg/m³ 应该能够充分保护劳动者的健康。

推荐 WEEL 指南：8h-TWA 为 5mg/m³（0.13ppm）。

三、技术指标的制定依据

（一）基本特性

1. 理化特性

十溴联苯醚的化学结构与理化性质类似于持久性有机污染物多氯联苯，常见的十溴联苯醚并非纯品，多由 97%～98%的十溴联苯醚与 0.3%～3.0% 的其他高溴代联苯醚构成，包括一小部分九溴联苯醚（NonaBDE）及微量的八溴联苯醚（OctaBDE）。十溴联苯醚在受热、光照等条件下会脱溴降解，在不同环境介质中半衰期不相同，在生物体内可以发生羟基化、巯基化及甲基化等。理化性质与化学结构如表 7.1 所示。

表 7.1　十溴联苯醚的理化性质及化学结构

CAS 号	1163-19-5
同义词及英文缩写	2,2′,3,3′,4,4′,5,5′,6,6′-十溴联苯醚，BDE209，十溴联苯醚 21, 1′-oxybis [2,3,4,5,6,-pentabromo]-benzene, decabromodiphenyl oxide, decabromodiphenyl ether，decabromobiphenyl ether，bis（pentabromophenyl）；DBBE，DBBO，DBDPE，DBDPO
物理状态	白色固体
熔点（℃）	300～310
沸点（℃）	425
21℃蒸气压（Pa）	4.63×10^{-6}
亨利常数：	
atm · m³/mol	1.93×10^{-8}
Pa · m³/mol，25°C	0.04
密度（g/cm³）	3.0
25℃水溶性（µg/L）	＜0.1
正辛醇/水分配系数的对数值（$\log K_{ow}$）	6.3～12.6
土壤/沉积物吸着系数的对数值（$\log K_{oc}$）	6.3
分子量	959.17
分子式	$C_{12}Br_{10}O$
分子结构	

2. 接触机会

十溴联苯醚广泛应用于电子、纺织、橡胶、塑料等行业，如添加到聚乙烯、聚丙烯、ABS 树脂、环氧树脂、PBT 树脂、硅橡胶、三元乙丙橡胶及聚酯纤维等合成材料中。因此在十溴联苯醚生产与含十溴联苯醚产品的加工、使用和废弃拆解及焚烧等过程中均可接触十溴联苯醚。

3. 接触途径

由于十溴联苯醚沸点高，具有一定挥发性，常温常压下容易吸附在空气颗粒物上，在生产环境中十溴联苯醚通过呼吸道或皮肤接触等途径进入劳动者体内。

4. 吸收、分布和代谢

进入机体的十溴联苯醚主要分布于血液、脂肪组织及乳汁中，经过氧化、脱溴，代谢为九溴代联苯醚、八溴代联苯醚、七溴代联苯醚，十溴联苯醚部分经粪便及乳汁等排出，其余部分及代谢产物在机体内蓄积。

（二）毒理学研究

1. 急性、亚急性、亚慢性与慢性毒性

十溴联苯醚的急性、亚急性、亚慢性与慢性毒性的动物实验结果参见本章中 AIHA 的 WEEL 编制说明。

2. 生殖发育与肝毒性

对妊娠大鼠经口染毒，高剂量组的子代出现皮下水肿和骨化延迟。十溴联苯醚能破坏幼鼠大脑快速生长高峰期的神经元，大鼠发育过程中自发性的行为能力和类胆碱功能系统是攻击的对象。由于十溴联苯醚与甲状腺激素的化学结构类似，可能会扰乱甲状腺激素或者一些代谢酶（UDP-葡糖醛酸基转移酶）。十溴联苯醚对雄性小鼠后代的甲状腺激素和肝酶活性的影响研究表明，出生前接触十溴联苯醚 [低剂量组 10mg/（kg·d）、高剂量组 150mg/（kg·d）]的雄性后代血清中总 T_3 的浓度降低，而 T_4 浓度没有变化，且在高剂量组观察到肝细胞酶 7-乙氧基-3-异吩噁唑酮-脱乙基酶（EROD）的活性升高。组织病理学检查还显示雄性小鼠出生前接触十溴联苯醚可能与其肝细胞肥大有关，高剂量组发现甲状腺发生轻微改变。

3. 遗传毒性、免疫毒性与致癌性

十溴联苯醚可导致淡水双壳贝类的 DNA 损伤，具有遗传毒性，但与剂量无相关性。另有研究报道十溴联苯醚具有免疫系统毒性。研究发现十溴联苯醚能促进体外培养的肝癌 HepG2 细胞产生活性氧自由基（ROS），诱导细胞凋亡，且与接触时间及浓度呈正相关，加入抗氧化剂（NAC）可抑制 ROS 的生成。

4. 最小风险水平与参考剂量

美国 ATSDR 根据动物毒理学试验，制定了一般人群接触十溴联苯醚的最小风险水平（MRL）：MRL=10mg/（kg·d）（亚慢性经口接触水平）。

EPA 在 2002 年制定了十溴联苯醚的参考剂量（RfD），RfD=0.01mg/（kg·d），可在风险信息综合评估系统（IRIS）检索到。2008 年又修订了十溴联苯醚的参考剂量（RfD）：RfD=0.007mg/（kg·d）。

（三）人群研究

目前，关于十溴联苯醚的人群研究资料非常有限，较早的人群研究并未发现单纯接触十溴联苯醚的劳动者有明显的健康损害；而 PBDE 的健康危害资料较多，多数研究还仅仅是对接触水平的评价，且评价大多是以 PBDE 为目标化合物，十溴联苯醚多为研究结果中的主要化合物。

1. 生产环境中十溴联苯醚及 PBDE 的接触水平

AIHA 在 1977～1978 年调查美国新泽西赛尔维尔十溴联苯醚生产厂，发现溴反应区的十溴联苯醚接触水平为 3.6mg/m^3，研磨工序区的十溴联苯醚个体接触水平 8h-TWA 在 0.08～0.21mg/m^3，研磨泄露区个体接触水平在 1.3～1.9mg/m^3。调查显示劳动者的十溴联苯醚接触水平 8h-TWA 在 1.0～4.0mg/m^3，短时最高接触水平为 42.0mg/m^3，倾倒物料区高达 400.0mg/m^3。

对于 PBDE，美国、日本、中国台湾等报道的一般环境空气中浓度在 pg/m^{3}级水平，但生产环境中达到了 ng/m^{3}级水平，比一般环境高出几十倍到几千倍，其中十溴联苯醚所占比例最高。大量研究显示电子垃圾拆解、电路板装配、橡胶生产、电缆制造、固体垃圾焚烧及电脑维修等作业环境是 PBDE 高接触行业，其中以电子垃圾拆解厂最为严重。电子垃圾在拆解、切割、粉碎和焚烧时，大量 PBDE 和含 PBDE 的颗粒物弥散到作业环境中，造成工作环境中 PBDE 水平较高。瑞典某电子垃圾回收不同厂区 PBDE 接触调查结果显示，拆解区 PBDE 浓度显著高于非拆解区与办公区，拆解区平均浓度约是办公区的 16 倍；拆解区 PBDE 平均浓度水平约是非拆解区的 50 倍，垃圾粉碎机附近空气中 PBDE 平均浓度高达 285ng/m^3。我国的电子垃圾拆解厂是世界电子垃圾的终点站，如广东贵屿镇每年处理的电子垃圾超过百万吨，由于拆解方式原始，拆解过程释放出大量有毒物质。贵屿某电子垃圾拆解厂工作区空气中 PBDE 浓度高达 13 200 ～45 400pg/m^3，是对照区（24～200pg/m^3）的 58～691 倍。不同生产环境空气中 PBDE 的浓度水平见表 7.2。

表 7.2　不同生产环境空气中 PBDE 的浓度水平

国家/地区	生产环境	浓度（pg/m^3）	n^a	对照生产环境	浓度（pg/m^3）	n^a	生活环境	浓度（pg/m^3）	n^a
瑞典	拆解区	77 000	11	非拆解区	26 000	2	非接触区	4 600	3
瑞典	垃圾拆解区	64 000	12	电路板装配	1 680	6	教室	1 360	2
瑞典	垃圾粉碎区	285 000	2	电脑维修厂	320	2	室外空气	200	2
中国	垃圾拆解区	22 000	30	广州工业区	240	30	香港城区	150	30
中国	垃圾拆解区	9 130	8	制衣工业区	360	8	无	—	—
中国台湾	废电子电器组	150 400	12	废资讯品组	37 060	8	行政人员组	18 170	7
瑞典	垃圾焚烧厂	6.3	17	无	—	—	本地城区	3.5	19
中国	电子工业区	7 870	8	工业背景区	583	8	城区	353	8
英国	行政办公区	2 787	10	室内环境	524	7	室外环境	20.5	6

a n 为检测样本量。

2. 职业接触人群十溴联苯醚及 PBDE 的内接触评价

职业人群体内的 PBDE 主要为高溴代联苯醚（如十溴联苯醚和 BDE-183等），而一般人群则是低溴代联苯醚（如 BDE-47、BDE-99 及 BDE-100 等）。十溴联苯醚通过呼吸道和皮肤接触等途径进入人体，血液、母乳、脂肪及头发等生物样品中都能检测到它的存在。高浓度的职业接触可导致作业工人体内PBDE 含量的升高。研究发现，美国加利福尼亚某电子垃圾回收工厂的劳动者血中 PBDE 水平比美国民众高出 6～33 倍。我国台州某电子垃圾回收工厂调查显示，垃圾回收工人头发中 PBDE 的平均浓度水平约是对照组的 3 倍，检出的主要同系物为十溴联苯醚。我国贵屿某电子垃圾拆解工厂劳动者体内十溴联苯醚的平均浓度是 310ng/g，是以往报道职业人群接触水平的 50～200 倍，最高浓度达到 3100ng/g。相似的研究也发现，贵屿电子垃圾拆解劳动者体内七溴联苯醚至十溴联苯醚的接触水平为对照组的 11～20 倍，其中，十溴联苯醚的浓度高达 3436ng/g。还有研究发现，橡胶工人十溴联苯醚的接触水平高达 270ng/g，是屠宰工人的 50～100 倍，同时发现高溴代同系物与工作年限存在剂量-反应关系。以上研究结果都表明高溴代联苯醚（特别是十溴联苯醚）在职业人群体内水平较高。表 7.3 汇总了不同职业人群体内

PBDE 平均接触水平。

表 7.3　不同职业人群体内 PBDE 接触水平

国家/地区	职业人群	浓度（ng/m³）	n^a	对照职业人群	浓度（ng/m³）	n^a	一般人群	浓度（ng/m³）	n^a
瑞典	电子垃圾拆解	26	19	电脑文员	4.1	20	医院清洁工	3.3	20
瑞典	电子垃圾拆解	26.8	8	白领	11.8	6	无	—	—
中国	电子垃圾拆解	126	20	附近居民	35	15	普通人群	10.4	20
中国	电子垃圾拆解	157	27	无	—	—	上海市民	40.3	11
中国	电子垃圾拆解	600	26	附近居民	170	21	无	—	—
挪威	废电器组	8.8	5	电路板工人	3.9	5	实验员	3	5
中国台湾	废电器组	39	15	废资讯品组	128	13	行政人员组	48	8
瑞典	橡胶工人	35	21	无	—	—	屠宰工人	2.4	17
美国	泡沫工人	160	12	地毯工人	178	3	劳动者配偶	19	5
韩国	焚化炉工人	19.2	30	附近居民	15.8	51	普通人群	18.8	11

a n 为检测样本量。

3. 接触人群的健康危害

　　一般人群主要是低溴代联苯醚接触水平的升高，其部分来源可能是由十溴联苯醚在环境中和生物体内代谢降解产生的。某些研究显示，十溴联苯醚的婴幼儿接触水平高于成年人，这可能是由于婴幼儿与富含十溴联苯醚室内灰尘接触频繁，同时十溴联苯醚还可以通过乳汁进入婴幼儿体内。十溴联苯醚高水平接触可能会影响婴幼儿的生长发育，美国印第安纳州妊娠妇女的 PBDE 接触水平与脐带血中 PBDE 水平高度相关，提示 PBDE 可以通过胎盘进入胎儿体内，如果十溴联苯醚或者其降解产物能够通过胎盘，则可能会影响胎儿的生长发育。荷兰某队列研究显示，妊娠第 35 周的妇女体内 PBDE 的水平与出生后至 6 岁的儿童神经行为发展存在相关性，十溴联苯醚与儿童运动神经功能、认知及行为发育存在相关性，但与甲状腺素却无相关性。美国纽约的另外一个队列研究测定了 329 名孕妇产前脐带血 PBDE 接触水平，发现高接触水平的孕妇与婴幼儿的智力和身体发育评分呈低相关。PBDE 还具有生殖毒性，可能影响男性的生殖功能，有证据表明 PBDE 能降低精子的质量。日本流行病学研究显示，男性青年体内 BDE-153 水平与精子数量呈负相关。其他研究也显示男性精子活动度与体内的 BDE-47、BDE-99、BDE-100 及 PBDE 的水平呈负相关。

　　单纯由十溴联苯醚职业接触造成的健康危害只有很少的报道，多为甲状腺激素水平失衡。例如，有研究发现，劳动者（n=35）接触生产多溴联苯（PBB）、PBDE（包括十溴联苯醚）的工作环境 6 周以上，有 4 名劳动者甲状腺功能减退，血清中促甲状腺素升高，T_4 和甲状腺素降低。虽然十溴联苯醚生产工人中原发性甲状腺功能减退的患病率比一般人群高，并且出现感觉和运动神经传导速度明显下降，但劳动者血清中检出的十溴联苯醚浓度并不高，这可能是由十溴联苯醚进入机体内后迅速代谢降解所致。对电子垃圾回收厂的劳动者及附近居民体内甲状腺素和促甲状腺素水平与十溴联苯醚接触关系的研究表明，劳动者和附近居民体内的 T_3、FT_3、FT_4 的水平均低于对照组，但两组 T_4 的水平与对照组并无显著性差异，劳动者体内 TSH 的水平低于对照组。目前，十溴联苯醚的致癌性也备受关注，十溴联苯醚是 PBDE 中唯一有动物致癌性资料的化合物，但缺乏人群资料。

4. 职业流行病学调查

　　根据以往研究，我国不同工作场所空气中十溴联苯醚浓度差别较大，从 pg/m^3 到 $\mu g/m^3$ 水平不等。为研究工作场所空气中十溴联苯醚的职业接触限值，分别在山东省某十溴联苯醚生产车间（甲厂）、湖北省某汽车配件生产车间（乙厂）及浙江省某电子垃圾拆解工厂区（丙厂）进行现场验证，结果显示十溴联苯醚生产厂溴化反应工序浓度最高，达到 443 475ng/m³，乙厂和丙厂的平均浓度相差不大，浓度范围为 0.2～5048ng/m³，三厂的浓度水平见表 7.4。在山东省某十溴联苯醚工厂劳动者的健康调查中，未发现甲状腺和肝脏等方面的疾病。

表 7.4　甲、乙、丙三厂车间内空气中十溴联苯醚的浓度

厂别	采样地点	样品数	平均浓度（ng/m³）	浓度范围（ng/m³）
甲厂	溴化反应区	5	174 450	85 380～443 475
	附近操作区	5	1690	501～2997
乙厂	熔化	6	2.9	0.3～5.0
	浇注	2	4.3	4.2～4.3
	造型	2	1.5	0.3～2.7
丙厂	拆解区	12	1.3	0.2～2.8

综上所述，根据毒理学研究结果，除高剂量外，很难观察到十溴联苯醚的一般毒性，未能观察到基因毒性，只有在高剂量时会引起肝及甲状腺肿瘤的发生率上升；对动物的致癌性证据有限。人群研究资料显示，劳动者如果长期反复接触高浓度十溴联苯醚的生产环境，十溴联苯醚在体内不断蓄积和降解为低溴代联苯醚，可能会产生内分泌系统紊乱、肝毒性、神经毒性及生殖毒性等，甚至导致肿瘤的发生。AIHA 和 CMRG 制订的十溴联苯醚 WEEL 为 5mg/m³（TWA），该限值已使用多年且并未修订，MSDS 也采用 AIHA 制定的限值。迄今为止，其他国家还尚未制定十溴联苯醚相关的职业接触限值，国内外也没有十溴联苯醚职业接触直接导致作业工人健康损害的明确报道，现场检测水平也没有超过该限值，说明该限值既能保护广大劳动者的健康，又不影响企业生产。如果企业重视防尘治理，采取合理的通风措施，建立有效的防尘操作规程，严格车间的清洁管理，加强个人防护，使作业场所空气中十溴联苯醚浓度逐步降低是可以达到的。因此建议我国工作场所空气中十溴联苯醚职业接触限值 8h PC-TWA 参考使用 AIHA 制订的 5mg/m³。

四、正确使用标准说明

（一）适用范围

本标准适用于工作场所卫生状况、劳动条件、劳动者接触化学因素的程度、生产装置泄露及防护措施效果的监测、评价、管理及职业卫生监督检查等，不适用于非职业性接触。

（二）正确合理使用限值

十溴联苯醚职业接触限值仅有 PC-TWA，因此在评价工作场所职业卫生状况或劳动者个人接触水平时，应正确使用 PC-TWA，TWA 样品采集以个体采样、长时间采样为主，尤其是操作地点多变、流动性较大的劳动者，更应选用个体采样；对于工作岗位比较固定的劳动者，也可选用定点长时间采样；对于采样仪器不能满足全工作日连续一次性采样或劳动者工作岗位不固定时，可选用定点短时间采样。在计算 TWA 时，应严格区分采样持续时间和劳动者接触毒物时间。全工作日接触时间不到 8h 时，仍按 8h 计算 TWA。全工作日接触时间大于 8h 时，如周工作时间不超过 40h，按实际接触时间计算 TWA；如周工作时间超过 40h，接触时间以 8h 计算 TWA。

（三）样品采集与测定方法

十溴联苯醚现场采样、实验室检测与分析应按照国家颁布的有关采样规范和检测标准进行，必要时可参照国内外公认的样品采集方法和测定方法。由于十溴联苯醚主要是以气溶胶状态存在，样品的采集可参考美国 NIOSH 和 AIHA 推荐的 NIOSH 2599 方法，样品测定参考美国 EPA1614 方法。工作场所空气中的十溴联苯醚配套的标准测定方法可参照相应标准。

（史廷明　孙刚涛）

参 考 文 献

陈多宏，李丽萍，毕新慧，等，2008. 典型电子垃圾拆解区大气中多溴联苯醚的污染. 环境科学，4（8）：2105-2110.

陈来国，2006. 广州市大气环境中多溴联苯醚（PBDEs）和多氯联苯（PCBs）的初步研究（博士学位论文）. 广州：中国科学院研究生院广州地球化学研究所.

陈重羽，林翊嘉，吴幸娟，等，1998. 废电子电器拆解回收业劳工多溴二苯醚接触评估. 劳工安全卫生研究季刊，17（1）：79-93.

方烨，2017. 欧盟对一有害阻燃剂采取限制措施. 中国质量技术监督，3：67.

孙刚涛，2012. 十溴联苯醚职业接触限值与测定方法探讨（硕士学位论文）. 武汉：华中科技大学.

孙刚涛，陈卫红，闻胜，等，2012. 工作场所空气中十溴联苯醚的气相色谱/质谱测定法. 中华劳动卫生职业病杂志，30（7）：543-545.

孙刚涛，史廷明，闻胜，等，2012. 生产环境中多溴联苯醚的水平与健康危害. 中华劳动卫生职业病杂志，30（7）：557-560.

王程强，李胜联，欧超燕，等，2017. 低水平母源性 BDE209 暴露对子鼠甲状腺激素及甲状腺激素脱碘酶的影响. 重庆医学，46（36）：5041-5043.

The Council of the European Communities，1980. Council Directives on the minimum safety and Health Requirements Regarding the protection of Workers from Risks Related to Exposure to Biological, Chemical and Physical Agents(Directive 80/1107/EEC[O.J.L 327]). Luxemboure：Off. J. European Communtiies.

Goodman JE，2009. Neurodevelopmental effects of decabromodiphenyl ether（BDE-209）and implications for the reference dose. Regulatory Toxicology and Pharmacology：RTP, 54（1）：91-104.

Sjödin A, Carlsson HA, Thuresson K, et al, 2001. Flame retardants in indoor air at an electronics recycling plant and at other work environments. Environmental Science & Technology, 35 (3): 448-454.

Watanabe W, Shimizu T, Hino A, et al, 2008. Effects of decabrominated diphenyl ether(DBDE) on developmental immunotoxicity in offspring mice. Toxicology Letters, 26 (3): 315.

第八章　二噁英类化合物

一、制定背景

（一）二噁英类化合物的理化性质

二噁英类化合物是一类结构和化学性质相似的卤代芳香族化合物的总称，包括 75 种氯代二苯并二噁英（polychlorinated dibenzo-p-dioxin，PCDD）和 135 种氯代二苯并呋喃（polychlorinated dibenzofuran，PCDF），二噁英又常表示为 PCDD/F，共计 210 种同类物。二噁英主要来源于工业生产过程中的副产物，在生产过程中产生且稳定存在于工作场所空气中。二噁英类化合物的毒性随氯原子位置和数目的不同存在差异，其中含有 4～8 个氯原子且 2，3，7，8 位置上有氯原子取代的二噁英类化合物存在毒性，包括 7 种 PCDD 和 10 种 PCDF。其中，以 2,3,7,8-四氯代二苯并二噁英（TCDD）的毒性最高，是氰化钾毒性的 130 倍，1997 年 IARC 将该类化合物的主要成分多氯代二苯并二噁英确定为 1 类致癌物。随氯原子数的增加，其毒性将会减弱，毒性的强弱决定了其与人体内分子结合能力的强弱。

二噁英类化合物均为固体，熔点和沸点较高，800℃以上开始分解，难溶于水，化学稳定性强，在环境中可长时间存在，并且随着氯化程度的增强，其溶解度和挥发性减小。二噁英类化合物极具亲脂性，可以溶于大部分有机溶剂，在食物链中可以通过脂质发生转移和生物积累而达到较高的浓度，易存在于脂肪和乳汁中。在空气中，二噁英类化合物以半挥发性化合物存在于气相和颗粒物中，主要吸附在气溶胶颗粒上。由于二噁英类化合物降解十分缓慢，可长期存在于环境中，因此进入人体的机会多。生产过程中，二噁英类化合物主要通过呼吸道吸入，少量可通过皮肤吸收，经消化道进入机体的机会少。进入人体内的二噁英类化合物可在人体内蓄积，主要存在于脂肪等组织，其半衰期为 1～10 年，平均为 7 年，属持久性有机污染物（POP）。

（二）生产过程中二噁英类化合物的产生和职业接触人群

二噁英类化合物主要来源于人类活动和工业生产过程中的副产物，二噁英类化合物的形成需要一定的条件，主要是高温含氯化合物的燃烧，如有机材料的不完全燃烧、痕量金属的催化作用。2010 年 10 月我国环境保护部联合外交部、国家发展和改革委员会、科学技术部、工业和信息化部、财政部、住房和城乡建设部、商务部和国家质量监督检验检疫总局九部委发布的《关于加强二噁英污染防治的指导意见》指出，我国 17 个主要行业的万余家企业存在二噁英类化合物的排放和劳动者二噁英类化合物职业接触。其中，铸造、废物焚烧、造纸、氯化等行业是二噁英类化合物排放高的行业，也是二噁英类化合物职业接触人群集中的行业。

（1）钢铁冶金行业：冶金行业是我国职业接触二噁英类化合物最多的行业之一，有报道说其二噁英类化合物排放占我国总排放量的 45%。冶金行业的二噁英类化合物产生主要集中在烧结工序，其次为电炉炼钢工序，其余的生产工序如炼焦、高炉炼铁、转炉炼钢、自备电厂等也有少量排放。

1）烧结过程的二噁英类化合物主要在烧结料层生成，其生成途径主要为从头合成。根据烧结烟气二噁英类化合物同族物质的分布情况分析，不论是质量浓度还是毒性当量均以 PCDF 占主导地位（质量浓度占 85%、毒性当量占 89%）；在 PCDF 中，又以 2,3,7,8-四氯 PCDF 为主。

2）作为电炉冶炼原料的废钢，一般都含有油脂、油漆涂料、塑料等有机物，废钢预热和装入电炉都会有二噁英类化合物生成；排放废气中的 PCDF 异构体较 PCDD 多，且含 4~6 个氯原子的 PCDF 和 PCDD 占主导地位。

3）根据二噁英类化合物的生成机制分析，高炉炼铁工序应有二噁英类化合物产生。

4）球团焙烧、炼焦工序、转炉炼钢也应有二噁英类化合物生成。既往研究提示，金属冶炼生产过程中，空气中二噁英类化合物浓度为 0.003~103.1ng WHO-TEQ/m^3。黑色金属生产过程中产生二噁英类化合物浓度为 0.04~7.96pgWHO-TEQ/m^3。本项目组在某铸造厂进行不同岗位工作场所空气中二噁英类化合物的连续采样和测定，其浓度为 0.286~2.938 pgWHO-TEQ/m^3。

（2）垃圾焚烧：垃圾焚烧中二噁英的形成主要在以下 3 个过程中产生。①作为燃料的原生垃圾中含有痕量的二噁英类化合物，在焚烧中未能完全破坏或分解，继续在固体残渣和烟气中存在。②在燃烧炉膛中生成的二噁英类化合物（即高温气相反应），生活垃圾中含有 20%~50%的有机物，此类有机物中还有聚氯乙烯氯苯、氯酚及其他有机氯，在垃圾焚烧过程中能够转化为二噁英类化合物。③燃烧后的区域内二噁英类化合物的再生成。浙江大学与清华大学都已对垃圾焚烧过程中产生二噁英类化合物的排放规律进行了研究。除了生活垃圾，医疗废弃物的焚烧过程也将产生大量二噁英类化合物。城市生活垃圾焚烧时，空气中二噁英类化合物浓度范围跨度较大，测定结果为 0.06～4.7pgI-TEQ/m^3。

（3）化工行业：许多有机氯化学品，如多氯联苯（PCB）、氯代苯醚类农药、苯氧乙酸类除草剂、五氯酚木材防腐剂、六氯苯和菌螨酚等，在生产过程中有可能形成二噁英类化合物，且浓度较高。本课题组与环境保护部华南环境科学研究所在天津某氯化工厂监测发现其作业点二噁英类化合物浓度可达54.3～125.0pgI-TEQ/m^3。

（三）二噁英类化合物的毒理学研究

二噁英类化合物可以经消化道、呼吸道、皮肤进入机体，其吸收的程度与化合物的种类、吸收途径及剂量有很大的关系。二噁英类化合物主要分布在肝脏、脂肪组织、皮肤等部位，其浓度与排出速度有剂量-反应关系，即浓度越高，排出速度越快，并随着机体构成的不同而变化，体脂量越大其在体内存留时间越长。二噁英类化合物主要在肝脏内解毒，较难代谢，且有显著的种属差异，其代谢产物是羟基化和甲氧基化 TCDD 衍生物，以葡糖醛酸和硫酸结合物的形式排出。

1. 一般毒性

（1）急性毒性：2,3,7,8-TCDD（PCDD 中毒性最强的一种）的 LD_{50} 有显著的种属差异。毒性为迟发型反应，通常在接触数周后死亡。最敏感的豚鼠（雄性）LD_{50} 为 600ng/kg，敏感性最低的仓鼠（雄性）LD_{50} 则高达 5 051 000ng/kg，相差8000 倍以上。毒性的出现有性别差异，雌性的敏感性有大于雄性的倾向。出现毒性反应的脏器主要有肝脏、胸腺、性腺、甲状腺、肾上腺等。除人以外的灵长类动物最显著的毒性反应为皮肤的病变，与发生于人的氯痤疮非常相似。

（2）慢性毒性：大白鼠终身经口给予 2,3,7,8-TCDD 时未观察到有害作用的最大剂量为 1ng/（kg·d），毒性反应为体重减少、肝功能损害等。瑞士小白鼠 1 年间经口给予 2,3,7,8-TCDD 时最低观察到有害作用的剂量为 1ng/（kg·d），毒性为皮肤淀粉样变性皮炎。

2. 致癌、致畸、致突变作用

动物实验表明，TCDD 和其类似物具有很强的致癌性。1997 年 IARC 确认 TCDD 为 1 类人类致癌物。目前发现，TCDD 主要可引起软组织、结缔组织、肺、肝、胃及淋巴部位的癌症，还可以导致染色体畸变率增加而产生致突变作用。也有文献报道，二噁英类化合物会引发出生缺陷，如腭裂、生殖器异常等，对后代的影响主要有神经、发育问题，并能降低生育率。

3. 其他毒性

二噁英类化合物毒性作用广泛，累及多系统和器官，且二噁英类化合物毒性的特点常表现为慢性和隐匿性，在出现明显症状之前有漫长的潜伏期。其他毒性表现在：①皮疹，包括罕见的、具有特异性的氯痤疮；②免疫缺陷，严重影响机体抵抗力，产生自身免疫性疾病；③中枢和外周神经系统病变；④内分泌紊乱，包括糖尿病和甲状腺类疾病；⑤对生殖系统的损害，表现为男性精子数减少、睾丸畸形、性功能降低、雄性激素水平改变等，女性激素水平改变、受孕率降低、流产率增加、月经周期改变及子宫内膜易位症等。

（四）二噁英类化合物的人群健康损害流行病学报告

迄今为止，较多研究结果支持二噁英类化合物接触导致全癌症死亡率增高的结论，但是二噁英类化合物接触导致特异性位点癌症死亡率的结论尚不一致，这可能与所选择队列的样本量大小和随访时间长短等产生的偏移有关。Collins 等对 1615 名三氯苯酚生产工人的血浆中二噁英类化合物浓度的检测结果显示，血浆二噁英类化合物浓度达到 15.9ng/g，白血病、非霍奇金淋巴瘤、糖尿病和缺血性心脏病的死亡率稍高于预期，二噁英类化合物接触导致软组织肉瘤死亡率显著增加。

对接触含 2,4,5-T 除草剂的工人进行的调查显示，32% 的工人出现氯痤疮，1/3 以上工人出现睡眠紊乱、头痛和神经痛等神经系统症状，血生化指标及 GGT、AST、ALT 等肝功能指标明显高于对照组。

耿广华等通过对五氯酚钠生产车间工人血浆中二噁英类化合物浓度的测定，表明该接触人群体内血浆中二噁英的 TEQ 高达 424～22 308pg/g，是对照组人员的 14 倍。职业性接触二噁英类化合物对工人血浆中氧化应激指标（如

MDA、GSH-Px 和 SOD 等）具有一定的干扰作用，但尚缺乏与之相对应的职业环境中二噁英类化合物的监测数据。汤乃军等也观察到天津某生产农业五氯酚的氯化工厂中一些作业岗位的工人出现氯痤疮，并发现随着居住地点距离氯化工厂的增加，女性居民血液中二噁英类化合物的水平逐渐下降，说明环境空气污染可导致体内二噁英类化合物水平升高。

本项目组通过对铸造、氯化工和垃圾焚烧行业生产环境和劳动者外周血二噁英类化合物进行测定，并分析其与健康的关系，研究结果显示：钢铁铸造、氯化工和垃圾焚烧行业的劳动者外周血清中二噁英类化合物水平明显高于周边居民和清洁区对照居民。同时，研究结果显示二噁英类化合物内外接触与体内的 DNA 氧化损伤和脂质氧化损伤存在明显的接触-效应关系，也与机体的全基因组甲基化存在接触-效应关系，较高二噁英类化合物接触者体内氧化损伤升高、全基因组甲基化水平升高，后者可能导致机体肿瘤等慢性疾病患病率升高。我们的研究还显示，随着与氯化工厂距离的增加，妇女血样中二噁英类化合物浓度下降。二噁英类化合物浓度与接触工人的肿瘤死亡存在剂量-反应关系，说明长期较高水平的二噁英类化合物接触可能与肿瘤发病有关。

（五）制定二噁英类化合物职业接触限值的意义

我国的二噁英类化合物企业有万余家，职业接触人群巨大，且二噁英主要来源于工业生产，为保护职业人群健康，应该制定二噁英类化合物的职业接触限值。该限值应结合我国的客观实际，既要有科学性，又要切实可行，在制定过程中尽量保证标准的可操作性。

（六）本标准制定过程

华中科技大学同济医学院公共卫生学院组织成立了标准制定小组，先后收集了国内外研究机构和组织推荐的二噁英类化合物的限值，开展了二噁英类化合物的毒理学和流行病学研究信息收集工作，初步提出二噁英类化合物的职业接触限值。在此基础上，对东风汽车公司某铸造厂、天津市某氯化工厂、湖北省的 2 个垃圾焚烧厂工作场所空气中二噁英类化合物进行了采样和检测，结合企业工人的健康监护资料，验证了职业接触限值的可行性。

二、国内外相关标准研究

一些国家制定了生产场所二噁英类化合物接触阈限值。奥地利的时间加权限值为 50pgTEQ/m³，德国和瑞士 1993 年制定的工作场所二噁英类化合物的时间加权平均浓度限值为 50pgTEQ/m³。1998 年德国将二噁英类化合物人日容许摄入量从 10pgTEQ/（kg·d）降为 1pgTEQ/（kg·d），目前正在进行职业卫生限值的修订。

除职业人群外，不少国际组织如 WHO 和部分国家制定了公众的二噁英类化合物人日容许摄入（耐受）量（tolerant daily intake，TDI）值，见表 8.1，我国目前尚未制定二噁英类化合物的 TDI 值。

表 8.1 国际组织与部分国家现行二噁英类化合物的人日容许摄入（耐受）量 [pg TEQ/（kg·d）]

国家或组织	实施时间（年）	二噁英类化合物 TDI
世界卫生组织	1998	1~4
美国环保局	—	0.006
英国	1997	2
法国	1998	1
荷兰	1998	1
德国	1998	1
日本	1999	4
加拿大	2001	2.3
澳大利亚	2001	2.3
瑞典	2000	5
丹麦	2000	5
芬兰	2000	5
瑞士	2000	10
意大利	1990	10
奥地利	1990	10
新西兰	1998	1
欧盟食品科学委员会	2001	2
联合国粮食及农业组织	2001	2.3

不少国家还制定了焚烧过程烟气中二噁英类化合物排放当量的限值标准，

各国标准不一致，限值为 0.1～1.0ngI-TEQ/m³。

三、技术指标的制定依据

以发生肿瘤作为限值制订的健康结局指标，参考 WHO 推荐的每日最高容许的摄入量 1～4pgTEQ/（kg·d）[平均 2.5pgTEQ/（kg·d）]，推导工作场所空气中二噁英类化合物的每日容许摄入量。按男性体重 70kg 计，每天通气量 20m³，实际工作 8h，通气量按 8m³ 计，体内残留量为肺通气量的 75%，推测工作场所空气中二噁英化合物浓度：$2.5 \times 70 \div （8 \times 75\%）= 29.17\text{pgTEQ/m}^3$。女性肺通气量低于男性，吸入量也略低于男性，考虑职业人群实际工作年限为 40 年左右，远低于 WHO 制定每日最高容许浓度时参考的平均寿命（60 岁），因此，不再重复增加安全系数，确定空气中二噁英类化合物的职业接触限值为 30pgTEQ/m³。限值的测定单位为国际通用单位，因为二噁英类化合物是多种物质的混合物，测定后需进行毒性当量的换算，这也是国际通用的算法。

本课题组先后调查了钢铁铸造、垃圾焚烧、氯化企业的作业岗位，多数企业工作岗位的二噁英类化合物水平能达到 30pgTEQ/m³ 的要求，仅氯化工的少数岗位如烧碱、电解等高于该水平，说明多数企业的工作岗位可以达到该接触限值，限值具备可行性，同时，在该限值之下，目前尚未见在此接触水平下引起肿瘤发生率升高的报道，说明该限值具有保护职业人群的作用。

四、正确使用标准说明

本限值为生产场所环境空气中二噁英类化合物的时间加权浓度限值，考虑到二噁英类化合物对环境特别是对食物中脂肪含量较高的肉、奶制品的污染，在环境二噁英类化合物污染水平较高的地区，使用本标准时应考虑食物等其他来源二噁英类化合物的摄入。

（陈卫红　张　庄）

参 考 文 献

徐旭，严建华，池涌，等，2003. 二噁英的理化特性及其分析方法. 能源工程，6：24-28.
赵明，史廷明，黄希骥，等，2015. 持久性有机污染物健康风险评价研究进展. 中国公共卫生，11：1509-1512.

Boers D，Portengen L，Buenodemesquita HB，et al，2010. Cause-specific mortality of Dutch chlorophenoxy herbicide manufacturing workers. Occup Environ Med，67（1）：24-31.

Chen HL，Shih TS，Huang PC，et al，2006. Exposure of arc-furnace-plant workers to polychlorinated dibenzo-p-dioxins and dibenzofurans（PCDD/Fs）. Chemosphere，64（4）：666-671.

Chen X，Chen JS，Zhang L，et al，2015. Levels of PCDDs，PCDFs and dl-PCBs in the blood of childbearing-aged women living in the vicinity of a chemical plant in Tianjin：a primary study. Chemosphere，118：1-4.

Fiedler H，2003. Dioxins and furans（PCDD/PCDF）. The Handbook of Environmental Chemistry，3：123-201.

IARC Working Group on the Evaluation of Carcinogenic Risks to Humans，1997. Polychlorinated Dibenzo-Para-Dioxins and Polychlorinated Dibenzofurans. IARC Monogr Eval Carcinog Risks Hum，69：1-631.

Lee CC，Shih TS，Chen HL，2009. Distribution of air and serum PCDD/F levels of electric arc furnaces and secondary aluminum and copper smelters. J Hazard Mater，172（2/3）：1351-1356.

Leng L，Li J，Luo X，et al，2016. Polychlorinated biphenyls and breast cancer：A congener-specific meta-analysis. Environment international，88：133-141.

Li J，Dong H，Sun J，et al，2016. Composition profiles and health risk of PCDD/F in outdoor air and fly ash from municipal solid waste incineration and adjacent villages in East China. Sci Total Environ，571：876-822.

Lin LF，Lee W J，Li HW，et al，2007. Characterization and inventory of PCDD/F emissions from coal-fired power plants and other sources in Taiwan. Chemosphere，68（9）：1642-1649.

Mitrou PI，Dimitriadis G，Raptis SA，2001. Toxic effects of 2，3，7，8-tetrachlorodibenzo-p-dioxin and related compounds. Eur J Intern Med，12（5）：406-411.

Panteleyev AA，Bickers DR，2006. Dioxin-induced chloracne-reconstructing the cellular and molecular mechanisms of a classic environmental disease. Exp Dermatol，15（9）：705-730.

Shih SI，Wang YF，Chang JE，et al，2006. Comparisons of levels of polychlorinated dibenzo-p-dioxins/dibenzofurans in the surrounding environment and workplace of two municipal solid waste incinerators. J Hazard Mater，137（3）：1817-1830.

Sweetman A，Keen C，Healy J，et al，2004. Occupational exposure to dioxins at UK worksites. Ann Occup Hyg，48（5）：425-437.

Wang L，Weng S，Wen S，et al，2013. Polychlorinated dibenzo-p-dioxins and dibenzofurans and their association with cancer mortality among workers in one automobile foundry factory. Sci Total Environ，443：104-111.

Xu MX，Yan JH，Lu SY，et al，2009. Concentrations，profiles，and sources of atmospheric PCDD/Fs near a municipal solid waste incinerator in Eastern China. Environ Sci Technol，43（4）：1023-1029.

第九章 四氢化硅

一、制定背景

四氢化硅（silicon tetrahydride，SiH_4）又名硅烷（silane）、甲硅烷（monosilane），是一种常见的工业原料，是提供硅组分的重要气体源，可用于制造高纯度多晶硅、单晶硅、微晶硅、非晶硅、氮化硅、氧化硅、异质硅等多种硅化物。四氢化硅在过渡温度 17K 和极高的压力（96GPa 和 120GPa）下可作为超导体使用。四氢化硅纯度高且能实现精细控制，因此其成为其他硅源无法取代的重要特种气体。因其具有使外延层形成均匀薄膜的特性，1983 年便被列为国家电子特种气体"六五"科技攻关项目，四氢化硅不仅是一种重要的特种气体，也是一个国家气体产业先进性的标志。

近年来，我国集成电路产业经过产业结构调整和重点项目建设，增长速度加快，大规模或超大规模集成电路在国内具有广阔的发展空间，四氢化硅的消费量日益增长。随着电子行业、平板显示行业和非晶硅薄膜太阳能电池行业的飞速发展，全球电子级四氢化硅的需求量迅速扩大，从 20 世纪 80 年代的几十吨上升到 2008 年的万吨以上。2012 年仅电子、平板显示和非晶硅薄膜太阳能电池三大行业用量就超过 25 000 吨，中国的年需求量达 3500 吨以上。在生产、使用过程中，作业人员均有接触四氢化硅的机会。

四氢化硅在一定条件下可以自燃和爆炸，造成人员身体伤害。皮肤、眼睛和呼吸道是在生产环境中易受到损害的器官。四氢化硅可引起上呼吸道的症状，如胸闷、气喘，甚至肺水肿。目前，我国尚无四氢化硅的职业接触限值。为保护劳动者健康，预防职业危害，制定工作场所空气中四氢化硅职业接触限值十分必要。

二、国内外相关标准研究

（一）国外四氢化硅限值情况

目前，多个国家和地区已经制定了四氢化硅的职业卫生标准，但不同国家制定的四氢化硅职业接触限值差距较大。

1972～1982 年，美国 ACGIH 将工作场所空气中四氢化硅的 8h-TLV-TWA 制定为 0.7mg/m³，许多国家采用了这一限值，并沿用至今。20 世纪 80 年代初期，ACGIH 又提出，由于四氢化硅的急性和亚急性毒性资料有限，且其主要症状是对皮肤、眼睛、黏膜和呼吸道的刺激作用，可与接触四氢化锗后产生的有害效应（溶血除外）进行类比，其 TLV 是基于它对啮齿动物的急性毒性和与氢化锗毒性的对比而制定的。一般认为，四氢化硅的急性毒性是氢化锗急性毒性的 1/10。基于这种类比并增加一定的安全边际系数，ACGIH 将之前推荐的四氢化硅的 8h-TLV-TWA 改为 5ppm（6.6mg/m³），该限值随即被美国 OSHA 采用，并作为国家标准公布。从新限值修改至今，未见关于四氢化硅对职业人群健康危害的报道。

澳大利亚、比利时、法国及中国台湾和香港的四氢化硅职业接触时间加权限值与 ACGIH 一致，均是 6.6mg/m³，但丹麦、芬兰、挪威、荷兰、英国和瑞士的职业接触时间加权限值仍是 0.7mg/m³，两者相差近 10 倍。美国等国家的职业接触限值是依据四氢化硅对皮肤、眼睛和呼吸道的刺激作用而提出；而荷兰等国家认为四氢化硅的毒理学资料匮乏，无法证实 6.6mg/m³ 是基于健康的职业接触限值，他们根据动物实验的急性和亚急性毒性结果，认为 6.6mg/m³ 太高。

除此以外，部分国家还制定了四氢化硅的 STEL 和 MAC，如芬兰和英国的 STEL 分别为 2.0mg/m³ 和 1.3mg/m³；日本的 MAC 为 130mg/m³。

世界各国及部分地区制定的四氢化硅职业接触限值见表 9.1。

表 9.1　世界多个国家或地区/机构制定的四氢化硅职业接触限值

序号	区域	国家/地区/机构	TWA（mg/m³）	STEL（mg/m³）	MAC（mg/m³）
1		OSHA	6.6	—	—
2		ACGIH	6.6	—	—
3		NIOSH	6.6	—	—
4	美洲	加拿大	6.6	—	—
5		墨西哥	6.6	—	—
6		阿根廷	6.6	—	—
7		哥伦比亚	6.6	—	—
8	大洋洲	澳大利亚	6.6	—	—
9		新西兰	6.6	—	—

序号	区域	国家或地区/机构	TWA（mg/m^3）	STEL（mg/m^3）	MAC（mg/m^3）
10		比利时	6.6	—	—
11		法国	6.6	—	—
12		保加利亚	6.6	—	—
13	欧洲	丹麦	0.7	—	—
14		芬兰	0.7	2	—
15		瑞士	0.7	—	—
16		英国	0.7	1.4	—
17		新加坡	6.6	—	—
18		中国香港	6.6	—	—
19		中国台湾	6.6	14	—
20	亚洲	马来西亚	6.6	—	—
21		韩国	6.6	—	—
22		越南	6.6	—	—
23		约旦	6.6	—	—
24		日本	6.6	—	130

注：—为无该限值。

（二）国外毒理学研究情况

1. 急性及亚急性毒性

四氢化硅属低毒类物质，急性毒性较低，LC$_{50}$为 12 672mg/m^3（9600 ppm，大鼠，4h 吸入）。

1972 年，MacEwen 和 Vernot 将雄性 CF1 大鼠分别暴露在 0.0mg/m^3、1400.0mg/m^3、5600.0mg/m^3 和 14 000.0mg/m^3 四种不同浓度的四氢化硅中 2h 和 4h，将 CF1 小鼠分别暴露在 0.0mg/m^3、8400.0mg/m^3 和 14 000.0mg/m^3 三种不同浓度的四氢化硅中 2h 和 4h。暴露在最高浓度组 14 000.0mg/m^3（4h）的小鼠在接触四氢化硅后 45h 有 4 只（共 10 只）死亡，14d 后其他组均未发现小鼠死亡，各组小鼠均未发现宏观病理学（如体重）变化。

1992 年，Omae 等在第一阶段将雄性 ICR 小鼠暴露在 1400.0mg/m^3 四氢化硅中的时间分别是 1h、2h、4h 和 8h，3d 后处死。尸检部位包括鼻腔、肺、肝、肾、脾、胸腺、骨髓、睾丸、角膜、气管、甲状腺、唾液腺和食管，尸检内容包括生化和血液指标，如碱性磷酸酶、谷丙转氨酶、谷草转氨酶、胆碱酯酶、血液尿素氮、红细胞和白细胞计数。没有发现小鼠死亡和器官变化。暴露时间为 8h 的小鼠红细胞计数增加，血液尿素氮降低；暴露时间为 1h 的小鼠血液尿素氮升高。在第二阶段的实验中，将雄性 ICR 小鼠暴露在 1400mg/m³ 四氢化硅中的时间分别是 1 天 6h、1 周 5d，为期 2 周和 4 周，每组 10 只。暴露时间为 4 周的小鼠中有 8 只发现少量的渗出液和轻微的刺激症状，有 6 只小鼠的鼻腔黏膜出现炎性细胞和坏死细胞。血液生化指标中，白细胞（淋巴细胞和中性粒细胞）计数显著增加。四氢化硅（1400mg/m³）对小鼠并未产生严重的急性、亚急性作用。

2. 亚慢性毒性和慢性毒性

暂未见亚慢性毒性及慢性毒性研究报道。

3. 肾脏毒性

1993 年，Takebayashi 等将雄性 ICR 小鼠暴露在 3500.0mg/m³、7000.0mg/m³、10 500.0mg/m³ 和 14 000.0mg/m³ 四种不同浓度的四氢化硅中，各组小鼠分别接触 0.5h、1h 和 4h。暴露在 14 000.0mg/m³、接触 4h 四氢化硅的小鼠有 9 只（共 12 只）在 24h 内死亡。在尸检中发现小鼠的肾重量相对增加，肾小管坏死，脾脏萎缩，胸腺和骨髓中的巨噬细胞有碎片出现，鼻腔黏膜有炎性改变。在 2 周后处死接触时间为 0.5h 和 1h 的小鼠，发现其肾脏有病变。在 2 周后处死暴露在 10 500.0mg/m³、接触时间为 0.5h 的小鼠，发现 50% 的小鼠有肾小管病变。2 周后处死暴露在 7000.0mg/m³、接触时间为 1h 的小鼠，发现 1 只（共 8 只）有肾小管间质性肾炎。2 周后处死暴露在 7000.0mg/m³、接触时间为 4h 的小鼠，有 2 只（共 8 只）有肾小管间质性肾炎。暴露在 3500.0mg/m³、接触时间为 4h 的小鼠有 1 只（共 4 只）出现急性肾小管坏死。结果表明：当小鼠接触四氢化硅时，小鼠发生急性肾小管坏死和肾小管间质性肾炎与四氢化硅有剂量-效应和时间-效应关系；在最低的暴露浓度（3500.0mg/m³）和最短的接触时间（0.5h）内，肾脏可受到损害，故四氢化硅的靶器官可能是肾脏。当四氢化硅的浓度在其爆炸限左右时，四氢化硅对小鼠具有刺激作用，而且这种刺激作用可能是可逆的。接触四氢化硅的小白鼠，其脾或骨髓的造血细胞和胸腺的淋巴细胞出现组织病理学损坏，故四氢化硅可能对造血细胞和淋巴细胞有直接毒性作用。

4. 致突变性及遗传毒性

不论有无代谢活化，四氢化硅均可致鼠伤寒沙门菌 TA$_{98}$、TA$_{100}$、TA$_{1535}$、TA$_{1537}$ 和大肠杆菌 WP2 突变。

5. 与四氢化锗毒性的比较

ACGIH 认为四氢化硅的急性毒性是四氢化锗急性毒性的 1/10，因此四氢化硅的 TLV 是基于它对啮齿动物的急性毒性与四氢化锗毒性的对比而制定的。

四氢化锗在常温常压下是有毒、可燃、无色气体，带有特殊的刺激性臭味，吸入后会引起头痛、恶心、胸部压迫感等症状；对眼睛、呼吸道、皮肤有刺激作用；严重者会导致溶血作用和肝肾功能障碍。四氢化锗的化学性质与四氢化硅相似，但活性比四氢化硅小，燃烧性比四氢化硅弱，在水解方面比四氢化硅稳定。四氢化锗的理化性质等参数见表 9.2。

四氢化锗的急性毒性：LD$_{50}$ 为 1250mg/kg（ 小鼠，经口）；LC$_{50}$ 为 1380mg/m^3（ 小鼠，吸入）。TLV-TWA 为 0.6mg/m^3（ 0.2 ppm ）。

表 9.2　四氢化锗的理化性质

中文名称	氢化锗，锗烷，单（甲）锗烷
英文名称	germane，germanium hydride，germanomethane
CAS 号	7782-65-2
分子式	GeH$_4$
分子量	76.63
熔点	−165.9℃
沸点	−88℃
液体密度（−185℃）	1360kg/m^3
气体密度（0℃，101.3kPa）	3.420kg/m^3
临界温度	34.8℃
临界压力	5553kPa
临界密度	598kg/m^3
空气中可燃范围	0.8%～98%

（三）美国 EPA 的四氢化硅急性暴露指导原则

由于四氢化硅对人及动物的毒性资料有限，美国 EPA 于 2007 年 12 月制定了它的急性暴露指导原则（AEGL）。此暴露指导原则主要是根据四氢化硅对实验动物产生毒害作用的数值转换而来。它共分为 3 个水平，适用于一般人群（包括易感人群），其中 AEGL1 指在此浓度以上明显感觉到不适，但并不致残，停止接触后可恢复；AEGL2 指在此浓度以上可导致不可逆转的或者持久的有害反应，或者失去逃生的能力；AEGL3 指在此浓度以上可危及生命（表 9.3）。

表 9.3　美国 EPA 的四氢化硅急性暴露防护指导原则

	10min	30min	60min	4h	8h
AEGL1（mg/m³）	140	140	140	NR[a]	NR[a]
AEGL2（mg/m³）	238	238	182	112	58.8
AEGL3（mg/m³）	420	420	378	238	112

a 由于数据不足不予推荐。

三、技术指标的制定依据

四氢化硅在一定条件下可以自燃和爆炸，也可对皮肤、眼睛和呼吸道产生刺激作用，对作业人员的健康造成危害。

（一）理化特性

四氢化硅，又名硅烷、甲硅烷，常温常压下为无色、有臭味、易燃的有毒气体，不溶于水，但在碱性条件下易水解；也不溶于乙醇、乙醚、苯、氯仿等有机溶剂。

在空气中，四氢化硅的可燃性范围为 1.37%～96%。当其浓度为 1.37%～4.5%时，有火源即可燃烧；当浓度高于 4.5%时，处于亚稳定状态，会发生自燃延迟期（self-ignition delay）现象而延迟自燃，浓度越高延迟时间越短，而且这种延迟自燃会导致爆燃。四氢化硅的理化性质等参数见表 9.4。

表 9.4　四氢化硅的理化性质

中文名称	四氢化硅，硅烷，甲硅烷
英文名称	silicon tetrahydride，monosilane，silicon hydride，silane
CAS 号	7803-62-5
分子式	SiH_4
分子量	32.12
熔点	−184.7℃
沸点	−112℃
液体密度（−185℃）	711kg/m³

续表

气体密度（0℃，101.3kPa）	1.44kg/m³
比容（21.1℃，101.3kPa）	0.7518m/kg
临界温度	−3.4℃
临界压力	4843kPa
临界密度	247kg/m³
爆炸界限	0.8%～98%

（二）接触机会、途径

四氢化硅广泛应用于电子工业、能源工业、玻璃工业、化学工业及高科技领域等，主要用于生产液晶 TFT（薄膜晶体管）、太阳能电池、半导体、感光体材料等。四氢化硅的人群接触主要在其生产和使用的工作场所，它可通过呼吸道进入体内，皮肤、眼睛和呼吸道是最易受四氢化硅伤害的部位。

（三）人群研究

目前，关于四氢化硅人群研究的资料非常有限。根据资料报道，四氢化硅可致眼睛和皮肤红肿疼痛；对呼吸道黏膜有剧烈的刺激作用，可引起胸闷、气喘、咳嗽和肺水肿；据报道，吸入四氢化硅及其燃烧产物引起的症状有头疼、眩晕、发热、恶心和出汗，严重者面色苍白、脉搏微弱、昏迷；目前认为四氢化硅中毒的靶器官是眼睛、皮肤、呼吸系统和中枢神经系统。

目前还尚无四氢化硅的生殖毒性、遗传毒性和致癌性的证据，也无证据表明长期接触低浓度的四氢化硅对健康有影响。

本标准课题选择湖北、江苏等地微电子、太阳能、半导体等 4 家生产企业进行现场调查，并对 1290 名工人的既往体检资料进行分析，所有接触四氢化硅的劳动者均未表现出靶器官的损伤，体检结果见表9.5。

武汉某微电子厂中，监测人员利用四氢化硅探测器，采用定点短时间监测、定点连续监测、个体监测 3 种监测方法相结合的方式，对保存、运输和使用四氢化硅的场所进行采样，共设 8 个采样点，其中 2 个采样点检测出低浓度的四氢化硅。CVD200 处浓度为 0.39mg/m³，成膜机处浓度为 0.84mg/m³，成膜机是四氢化硅与其他物质反应生成氮化硅的全自动装置。在硅烷站、CVD100 和 CVD300 等处未检测出四氢化硅。由于四氢化硅在一定条件下可以自燃和爆炸，该工厂在保存、运输和使用四氢化硅时是在完全密封的环境下进行的。采样地点的浓度监测结果说明了企业将四氢化硅的浓度限定在 6.6mg/m³ 以下是可行的、可以实现的，作业人员是安全的，但限定在 0.7mg/m³ 以下还有一定难度。

表 9.5　不同行业四氢化硅水平与接触人群的健康效应

企业类型	接触人数	性别		工作场所 SiH₄ 浓度（mg/m³）	接触工龄（年）	靶器官的损害情况			
		男	女			眼睛	皮肤	呼吸系统	尿常规（肾脏）
微电子企业	9	9	0	0～0.84	1.52±1.31	未见	未见	未见	未见
						异常	异常	异常	异常
太阳能企业	140	50	90	<6.6	2.09±2.03	未见	未见	未见	未见
						异常	异常	异常	异常
半导体企业A	973	388	585	<6.6	3.66±2.56	未见	未见	未见	未见
						异常	异常	异常	异常
半导体企业B	158	158	0	<6.6	5.25±5.05	未见	未见	未见	未见
						异常	异常	异常	异常

我国是四氢化硅使用大国。为保护广大劳动者的身体健康，迫切需求对生产环境中的四氢化硅制定相关的职业接触限值。

根据现有的毒理学和职业流行病学调查资料，结合我国企业的生产技术条件，本标准参考美国职业接触限值，建议四氢化硅的 8h PC-TWA 为 6.6mg/m³。

四、正确使用标准说明

（一）适用范围

本标准适用于工作场所卫生状况、劳动条件、劳动者接触化学因素的程度、生产装置泄露及防护措施效果的监测、评价、管理及职业卫生监督检查等；不适用于非职业性接触。

（二）正确合理使用限值

本职业接触限值仅对四氢化硅的 PC-TWA 做出了规定，对 PC-STEL、PC-MAC 暂无限值规定。

TWA 样品采集以个体采样、长时间采样为主，对于操作地点多变、流动性较大的劳动者，可选用个体采样；对于工作岗位比较固定的劳动者，可选用定点长时间采样；对于采样仪器不能满足全工作日连续一次性采样或劳动者工作岗位不固定时，可选用定点短时间采样。在计算 TWA 时，要严格区分采样持续时间和劳动者接触毒物时间。全工作日接触时间不到 8h 时，仍按 8h 计算 TWA。对于全工作日接触时间大于 8h 时，如周工作时间不超过 40h，按实际接触时间计算 TWA；如周工作时间超过 40h，接触时间以 8h 计算 TWA。

（三）四氢化硅应急处置方法

（1）泄漏应急处理：迅速撤离泄漏污染区人员至上风处，并隔离直至气体散尽，切断火源。建议应急处理人员戴自给式呼吸器，穿一般消防防护服。切断气源，喷洒雾状水稀释，抽排（室内）或强力通风（室外）。如有可能，将残余气或漏出气用排风机送至水洗塔或与塔相连的通风橱内。漏气容器不能再用，且要经过技术处理以清除可能剩下的气体。

（2）防护措施

1）呼吸系统防护：空气中浓度超标时，应该佩戴防毒口罩。必要时佩戴自给式呼吸器。

2）眼睛防护：一般不需要特殊防护，高浓度接触时可戴安全防护眼镜。

3）身体防护：穿工作服。

4）手防护：一般不需要特殊防护。

5）其他：工作现场严禁吸烟。进入罐或其他高浓度区作业，需有人监护。

（3）急救措施

1）吸入：脱离现场至空气新鲜处，保持呼吸道通畅，必要时进行人工呼吸，及时就医。

2）灭火方法：切断气源。若不能立即切断气源，则不允许熄灭正在燃烧的气体。喷水冷却容器，可能的话将容器从火场移至空旷处。

（史廷明　夏　颖）

参 考 文 献

化学工业出版社，2005. 电子特种气体，NK0018. 电子级硅烷／中国化工产品大全（下卷）.
　　第 3 版. 北京：化学工业出版社.
李涛，张敏，王丹，等，2009. 台湾工人作业环境空气中化学物质容许浓度标准.国外医学
　　（卫生学分册），36（6）：345-354.
李涛，张敏，王丹，等，2009.日本化学物质推荐性容许浓度（2007 年度）. 国外医学（卫
　　生学分册），36（6）：321-327.

李涛，张敏，王丹，等，2009. 香港化学物质职业接触限值及其应用. 国外医学（卫生学分册），36（6）：337-344.

孙福楠，2010. 2010：中国气体. 低温与特气，28（5）：1-4.

孙福楠，吴江红，冯庆祥，2008. 电子气体：一种亟待解决的关键微电子材料. 低温与特气，26（4）：1-5.

孙福楠，吴江红，于大秋，2009. 危机下的中国气体. 低温与特气，27（6）：1-6.

沃银花，王勇，姚奎鸿，2004. 硅烷的危险特性及安全操作. 中国安全科学学报，（12）：60-64.

佚名，1999. 硅烷生产开发及应用前景. 试剂与精细化学品，5：13-15.

佚名，2010. 低温与特气. 国外动态，28（5）：52.

余京松，沃银花，张金波，2009. 对国内硅烷生产的几点看法. 低温与特气，27（6）：7-11.

ACGIH, 2001. Documentation of the Threshold Limit Values and Biological Exposure Indices. 7th ed. American, Ohio: ACGIH.

Araki A, Noguchi T, Kato F, et al, 1994. Improved method for mutagenicity testing of gaseous compounds byusing a gas sampling bag. Mutat Res, 307: 335-344.

MacEwen JD, Haun CC, Haun CC, et al, 1977. Acute toxicity and Newborne PM, 1971. Toxicological evaution of silane gas in rats. Report No. E-18-661.

MacEwen JD, Vernot EH, 1972. Toxic hazards research unit annual technical report. Dayton: Sytemed Corporation.

Eremets MI, Trojan IA, Medvedev SA, et al, 2008. Superconductivity inHydrogen Dominant Materials: Silane. Science, 319（5869）: 1506-1509.

The National Institute for Occupational Safety and Health（NIOSH）, 2014. NIOSH pocket Guide to chemical Hazards. Silicon tetrahydride. [2019-03-19]. http://www.cdc.gov/niosh/npg/npgd0556.html.

Omae K, Sakai T, Sakurai H, et al, 1992. Acute and subacute inhalation toxicity of sliane 1000 ppm in mice. Archives of Toxicology, 66: 750-753.

Tsai HY, Wang SW, Wu SY, et al, 2010. Experimental studies on the ignition behavior of pure silane released into air. Loss Prevention in the Process Industries, 23: 170-177.

Vernot EH, MacEwen JD, Haun CC, et al. 1977. Acute toxicity and skin corrosion data for some organic and inorganic compounds and aqueous solutions. Toxicol. Appl. Pharmmacol, 42: 417-423.

Vernot EH, Takebayashi T, 1993. Acute inhalation toxicity of high concentrations of silane in male ICR mice, Archives of Toxicology, 67: 55-60.

Wald PH, Becker CE, 1986. Toxic gases used in the microeletronics industry. State-of-the-Art Rec, 1（1）: 109-110.

第十章 过氧化甲乙酮

一、制 定 背 景

（一）基本信息

1. 理化性质

过氧化甲乙酮（methyl ethyl ketone peroxide，MEKP），CAS 号 1338-23-4，分子式 $C_8H_{16}O_4$，分子量 176.24，无色透明液体，熔点 60.0℃，沸点 118℃，密度 1.12g/cm³（15℃）。

MEKP 纯净物属高敏感爆炸物，因此仅以溶于稀释剂的形式生产，约为 60% MKP 和 40%稀释剂，以减少爆炸的可能性。使用的稀释剂有邻苯二甲酸二甲酯（DMP）、过氧化环己酮或邻苯二甲酸二烯丙酯。

2. 主要用途

MEKP 作为丙烯酸树脂、不饱和聚酯和其他树脂聚合的引发剂应用于工业生产，可用作热固性聚酯树脂的固化剂，或在其他聚合物的生产中作为交联剂和催化剂，也可用于油漆、塑料和橡胶制造。在 2005 年，世界范围内 MEKP 产量达 7168 吨，其中 4265 吨产于美国。近年来，中国 MEKP 产业日渐成熟，MEKP 市场迅速发展，MEKP 的生产和使用量逐年增加，年使用量超过 3 万吨，职业和非职业接触人数不断增多。

3. 环境分布

由于生产和使用过程中采取了工程防护措施（密闭系统），MEKP 在环境中的释放是有限的。此外，通过环境控制措施，如废水处理系统处理 MEKP 残渣，在处理过程中设置一些循环利用装置，尽量减少残留 MEKP 释放。最终保证使用的产品（MEKP 作为聚合过程催化剂的产品）含有很少的 MEKP，任何残留的 MEKP 将结合在产品中不会被释放出来。

由于对环境中的紫外线缺乏吸收，所以 MEKP 不会直接光解。经济合作与发展组织（Organization for Economic Co-operation and Development，OECD）实验指南中的 OECD 301D 密闭瓶试验中，MEKP（3%的过氧化物，63%DMP，4%丁酮和水）28d 后的生物降解率高达 87%，MEKP 表现为易于生物降解。

4. 职业接触

MEKP 广泛用作不饱和聚酯、乙烯基酯树脂的高效引发剂及不饱和聚酯树脂室温固化剂。MEKP 是玻璃钢生产过程中的引发剂，引发过程主要是由其双氧链断裂释放氧自由基。

职业接触 MEKP 的主要情况如下：生产丙烯酸树脂、不饱和聚酯和乙烯基酯的工厂，生产玻璃钢、油漆、塑料的工厂，制造橡胶使用 MEKP 的工厂，生产以苯乙烯聚合物塑料制成的装修和结构家具零部件的工厂等。

接触途径是在生产过程中皮肤接触飞溅的 MEKP 液体或接触到喷雾器产生的雾化 MEKP，MEKP 一旦分解成自由基，即引发聚合或固化反应，有机过氧化物即不再存在。一些报道资料表明，工业原材料误用导致 MEKP 摄入，并引起严重后果。

（二）动物实验

1. 急性毒性

在动物实验中，过氧化甲乙酮的急性毒性作用通过口和吸入两种途径进行验证，研究结果表明 MEKP 急性吸入毒性多数表现为眼部和呼吸道刺激、流涎、皮肤红斑、肌动活动减低及呼吸系统充血等。7 种商用 MEKP 混合物的大鼠 4h LC_{50} 在 200mg/L 以上。未混合商用 MEKP 的 4h LC_{50} 为 15.4mg/L（雄鼠）至 53.6mg/L（雌鼠）。

MEKP 急性经口 LD_{50} 为 681.0mg/kg（42% MEKP 溶于 DMP）至 1017.0mg/kg（40%MEKP 溶于 DMP）。观察到的临床表现包括呼吸过缓、呼吸困难、活动减退、肌肉松弛、共济失调、镇静状态、体温过低、衰竭和死亡。

2. 刺激作用

动物实验研究证明 MEKP 具有皮肤和眼刺激作用。MEKP 被认为具有中等皮肤刺激作用，严重的眼刺激和腐蚀性，也是呼吸系统刺激物。MEKP 兔皮染毒的最大无刺激浓度是 1.5%，眼部的最大无刺激浓度是 0.6%。

大鼠经呼吸道染毒 MEKP（7 种商用 MEKP 混合物）200mg/（L·4h）。研究表明，急性吸入 MEKP 对呼吸道有刺激性。MEKP 最常见的急性吸入毒性表现为眼和呼吸道刺激、流涎、红斑、活动减少、呼吸不畅，在 4h 中，呼吸道刺激症状（咳嗽）一直存在。4h 吸入的其他 MEKP 呼吸道染毒研究也显示有呼吸道刺激作用。

3. 致敏作用

MEKP 标准皮肤致敏的豚鼠最大化试验（OECD TG 406）研究表明，MEKP 不是皮肤致敏物质。

OECD TG 406 实验研究在第 1 天对 10 只豚鼠进行多重皮下注射 MEKP（40% MEKP 溶于 DMP）染毒（0.1ml, 0.1% w/w），第 8 天局部注射（10% MEKP DMP）以诱导致敏状态来评价延迟性接触过敏症。在第 22 天，全部动物经皮染毒 5% MEKP，第 33 天染毒 1% MEKP，继续观察 24h，2/20（1% w/w 处理）有很轻微的红斑（1 级），均未发现明显的临床表现改变，豚鼠无死亡，无体重增加异常。研究表明 MEKP 不能引起豚鼠迟发型接触性超敏反应。

4. 反复染毒毒性实验

（1）经皮染毒动物实验：Hershberger 试验（OECD TG 411）研究显示，使用 45% MEKP（DMP）对 F344/N 大鼠进行为期 13 周，每周 5d 的皮肤染毒实验，雄性染毒剂量约为 0mg/（kg·d）、2.96mg/（kg·d）、9.88mg/（kg·d）、29.6mg/（kg·d）、98.8mg/（kg·d）、296mg/（kg·d），雌性约为 0.0mg/（kg·d）、5.27mg/（kg·d）、17.6mg/（kg·d）、52.7mg/（kg·d）、175.0mg/（kg·d）、527.0mg/（kg·d），设有 DMP 溶剂对照组。试验中观察到随着 MEKP 剂量的增加，大鼠平均体重减少，相对肝重量有增加趋势，在高剂量组 MEKP 染毒皮肤区域发现有增厚和硬化的病变，典型病理表现为表皮和真皮的广泛凝固性坏死，坏死皮肤通常形成表面结痂物，在溃疡（棘）区的边缘出现表皮增生、炎症，真皮深层和皮下组织纤维小管炎性增生。皮损程度随着染毒剂量的增加而加重。脾脏同样受累，观察到脾髓造血细胞异常增生和充血，骨髓细胞增生不良。实验未得到 MEKP 的 NOAEL，由于在最低剂量组大鼠[雄性大鼠 2.96mg/（kg·d），雌性大鼠 5.27mg/（kg·d）]中观察到角化过度，故该剂量被定义为 LOAEL。

使用 45% MEKP（DMP）对 B6C3F1 小鼠进行每周 5d，共 13 周的皮肤染毒实验，雄性染毒剂量约为 0.0mg/（kg·d）、10.6mg/（kg·d）、35.4mg/（kg·d）、106.3mg/（kg·d）、354.3mg/（kg·d）、1063.0mg/（kg·d），雌性约为 0.0mg/（kg·d）、12.6mg/（kg·d）、42.0mg/（kg·d）、126.1mg/（kg·d）、420.3mg/（kg·d）、1261.0mg/（kg·d），设有 DMP 溶剂对照组。研究得出 LOAEL，雄性小鼠为 10.6mg/（kg·d）；雌性小鼠为 12.6mg/（kg·d）。

皮肤反复染毒试验（OECD TG 410）研究表明，使用 45% MEKP（DMP）进行为期 2 周，每周 5 次的经皮染毒 Fischer 344 大鼠[剂量 0.0mg/（kg·d）、50.6mg/（kg·d）、101.3mg/（kg·d）、202.5mg/（kg·d）、405.0mg/（kg·d）、810mg/（kg·d）]和 B6C3F1 小鼠[剂量 0.0mg/（kg·d）、112.5mg/（kg·d）、225.0mg/（kg·d）、450.0mg/（kg·d）、900.0mg/（kg·d）、1800.0mg/（kg·d）]，获得的 LOAEL 分别是 50.6mg/kg（大鼠）和 112.5mg/kg（小鼠），多数出现染毒部位硬皮和增厚。

（2）经口反复染毒动物实验：经口染毒动物实验和经皮染毒动物实验主要的区别在于，经皮染毒研究根据局部作用确定 LOAEL，而经口染毒实验根据系统反应确定 NOAEL。经皮反复染毒可观察到的唯一明显的症状是皮肤损害。在最高剂量组中，大小鼠皮肤坏死严重，在最低剂量组发生基层增厚，未得到 NOAEL。研究未发现明显的脏器系数改变和系统损失表现，脾细胞增生和骨髓髓性增生被认为是继发于皮肤损伤。这些研究结论表明经皮染毒实验研究中显著剂量的 MEKP（溶于 DMP）不能引起系统性病变。

大鼠经腹腔注射和经口灌胃 MEKP（剂量分别为 13.0mg/kg 和 97.0mg/kg）每周 3 次连续 7 周的研究显示，腹腔注射组 5 只大鼠中 2 只死亡，经口灌胃组 5 只大鼠全部死亡，解剖发现肝脏偶有受损，包括肝小叶中央脂肪变性，肝门区卵圆细胞增多，肾曲小管腔内出现颗粒状沉淀物或脱落物，近曲小管表皮剥脱。

生殖/发育毒性筛选试验（OECD TG 421）研究表明，大鼠经口灌胃 MEKP 0.0mg/（kg·d）、25.0mg/（kg·d）、50.0mg/（kg·d）、100.0mg/（kg·d）或

75.0mg/（kg·d）。2d 之后，最高剂量组 1 只雄鼠和 2 只雌鼠死亡，随即最高剂量由 100mg/（kg·d）降低至 75mg/（kg·d），经口和经皮两种染毒途径的共同毒性作用是染毒部位的刺激反应，反复染毒毒性实验观察到严重皮肤反应。

5. 致突变作用

体内小鼠微核实验研究显示 MEKP 呈阴性，在有（无）多氯联苯（Arochlor1254）诱导的雄性 SD 大鼠肝脏微粒体酶 S9 存在的情况下溶解于二甲基亚砜的 MEKP 不会使鼠伤寒沙门菌株 TA100、TA1535、TA1537 或 TA98 突变。有研究表明 MEKP 对鼠伤寒沙门菌株（TA1535）产生弱致突变反应。OECD TG 473 体外哺乳动物研究显示，MEKP 细胞遗传学和致突变性为阳性。MEKP 被认为是具有基因诱导突变的物质。

6. 致癌性

经口和呼吸道 MEKP 染毒的致癌性研究没有报道。经皮染毒实验研究报道也未能表明 MEKP 是否对动物有致癌性。Lai 等 1996 年研究结构活性相关模型，提出了某些有机过氧化物致癌的可能性。

对裸鼠皮肤进行两阶段激发-促进染毒实验，研究结果显示 MEKP 有促进肿瘤作用。当使用中波红斑效应紫外线（UVB）作为肿瘤发生的引发剂时，MEKP 呈弱促进活性。MEKP 的肿瘤促进活性可被马来酸二乙酯加强，马来酸二乙酯消耗细胞内谷胱甘肽，表明脂质过氧化可能在肿瘤促进作用中发挥重要的作用。

然而，随后的一项小鼠经皮局部染毒 4 周的研究认为 MEKP 能增加肿瘤促进的生物标志物，包括持续表皮增生、皮肤炎症和氧化 DNA 损伤等。

一些实验研究结果显示 MEKP 不可能导致原癌基因突变，研究者认为，有机过氧化物不可能引起肿瘤发生或也不具备完整的致癌性。

7. 生殖毒性

OECD TG 421 实验研究对三组雌雄大鼠（每组每种性别 12 只）进行 25mg/（kg·d）、50mg/（kg·d）、100mg/（kg·d）MEKP（0.1% 吐温-80 为赋形剂，成分为 32.1% MEKP 溶于 20.0% DMP、42.5% 2,2,4-三甲基-1,3-戊二醇双异丁酸酯和 1.5% 2-甲基-2,4-戊二醇）灌胃染毒，在染毒 2d 后，高剂量组

出现 1 只雄鼠和 2 只雌鼠死亡，剂量水平降低到 75mg/（kg·d），在染毒第 14 天雌雄大鼠进行交配，整个染毒过程对雄鼠持续 28～29d，对雌鼠持续 39～45d（覆盖交配期、妊娠期、3d 的哺乳期）。实验设有赋形剂对照组（0.1% 吐温-80）和稀释剂对照组。各剂量组大鼠的交配指数、生育指数、妊娠指数和对照组相似，也未对妊娠期长短造成影响。稀释剂和赋形剂组未发现对生殖能力和子代造成影响。根据此次生殖/发育毒性筛选研究，亲代毒性在 100mg/（kg·d）和 75mg/（kg·d）剂量组观察到有死亡发生、体重降低和摄食量减少，在胃部有肉眼可见和微观病理性病变发生。亲代 NOAEL 为 50mg/（kg·d），生殖毒性的 NOAEL 为 75mg/（kg·d）。

实验研究显示（OECD TG 411），大鼠经皮染毒的生殖毒性 NOAEL 为 296mg/（kg·d），小鼠经皮染毒的生殖毒性 NOAEL 为 1063mg/（kg·d），与赋形剂组和对照组相比，精子活力没有影响，精子浓度和正常精子百分数与对照组相似。MEKP 对发情期及各阶段时间长短没有影响。

综上所述，根据 OECD TG 421 研究，MEKP 灌胃不影响雌雄大鼠繁殖、交配、生育和妊娠指数。对生殖毒性无毒性反应剂量为 75mg/（kg·d）。F1 代生长和存活没有受到亲代染毒的影响。100mg/（kg·d）和 75mg/（kg·d）染毒组 F1 代的平均体重比对照组低，F1 毒性的 NOAEL 为 50mg/（kg·d）。大鼠和小鼠皮肤染毒 13 周的研究，没有对生殖指数或雄雌性鼠生殖组织、器官产生相应效应。大鼠和小鼠生殖毒性 NOAEL 分别为 296mg/（kg·d）和 1063mg/（kg·d），没有观察到明显的生殖或发育毒性。

（三）人群资料

1. 急性毒性

急性中毒报道显示，口服 MEKP 强烈刺激消化道，引起腹痛、恶心、呕吐、头晕、呼吸困难、流涎和抑郁。吸入后可引起头痛、嗜睡、恶心、呕吐等。一位美国 47 岁男性误食溶于 DMP 的 MEKP 导致暂时的心搏骤停、胃肠道灼伤、严重的代谢性酸中毒、肝功能迅速衰竭、横纹肌溶解症和呼吸功能不全等一系列急性中毒症状。

2. 刺激作用

19 名人员眼部接触 MEKP 后，发生轻度损伤、中度损伤、严重损伤或迟发型角膜炎。MEKP 引起的迟发型角膜炎可持续超过 20 年，可能引起角膜疾病的急性加重，以及引起与最初接触 MEKP 相同的眼睑和球结膜充血症状。随着重复发作，可能会出现进一步血管翳，导致较差的预后。MEKP 对人眼睛有严重的刺激性。

（四）职业流行病学调查

1. 研究对象

选择某风能发电行业制造企业工作场所及作业人群作为调查对象。该生产制造企业为外商独资企业，规模较大，分别于 2001 年和 2009 年在天津市某经济技术开发区和秦皇岛经济技术开发区投资建厂，主要生产风力发电机组叶片。以该企业天津厂区和秦皇岛厂区接触 MEKP 的作业人群作为调查对象，并以同企业内无 MEKP 和职业病危害因素接触史的工人作为对照。

该企业叶片生产采用国外先进的真空导注技术，在模腔中铺放性能和结构要求设计好的增强材料预成型体，采用导注设备将专用低黏度树脂体系注入闭合真空模腔，浸润玻璃纤维，经黏结胶固化成型即为复合材料叶片构件。MEKP 作为固化剂中的主要成分，分别与胶衣、聚酯、连接胶混合应用于模具涂胶工序、胶衣喷涂工序、精加工刷胶工序，固化剂成分为 33.0% MEKP、63% DMP 和 1% 甲基乙基酮。

2. 现场检测

工作场所 MEKP 浓度的检测、现场采样和检测方法按照美国 NIOSH 分析方法手册第五版（NIOSH 3508）工作场所空气中 MEKP 的采样和检测方法进行。

采样原则依据《工作场所空气中有害物质监测的采样规范》（GBZ 159—2004）的规定执行；在工作地点选择能反映工人实际接触情况的有代表性的监测点，于有害物质浓度最高的时段在各监测点呼吸带区域用吸收液法采样，每次采样 15min，每个岗位设置 4 个采样点，每个采样点每天采集 3 个样品，连续 3d，采样流量为 0.5L/min，采样仪器为 TMP-1500 高流量采样器，各工作场所环境中 MEKP 检测结果详见表 10.1 和表 10.2。

表 10.1　天津厂区工作场所环境中 MEKP 检测结果

测定地点	接触时间（min）	样品数	测定浓度最大值（mg/m³）		
			第 1 天	第 2 天	第 3 天
模具涂胶操作位	20	36	2.0	1.9	2.0
胶衣喷涂操作位	30	36	1.4	1.2	1.2
精加工刷胶操作位	60	36	0.9	0.7	0.9

表 10.2　秦皇岛厂区工作场所环境中 MEKP 检测结果

测定地点	接触时间（min）	样品数	测定浓度最大值（mg/m³）		
			第 1 天	第 2 天	第 3 天
模具涂胶操作位	20	36	1.6	1.9	1.7
胶衣喷涂操作位	30	36	1.0	1.2	0.9
精加工刷胶操作位	60	36	0.8	0.9	0.9

3. 职业人群调查

（1）问卷调查：采用统一的劳动者健康调查表对天津厂区和秦皇岛厂区各工种劳动者进行调查，包括劳动者的基本资料、工作情况、职业史、既往史、自觉不适症状等。

对自觉不适症状进行分类汇总，结果显示：天津厂区各工种作业人员中，感觉一切正常无不适症状者 178 名，占全部人员的 69.5%，其余 30.5% 的劳动者有鼻咽喉刺激、皮肤刺痛瘙痒、眼部不适、疲劳、全身乏力、头痛、记忆力下降等不适症状，其中鼻咽喉刺激、皮肤刺痛瘙痒和眼部不适等急性刺激症状发生的人次最多，各工种刺激症状发生人数分别占各工种总人数的 24.1%、16.7%、11.1%、4.48%，经 Pearson 相关分析计算，各工种在急性刺激症状的分布不同，涂胶工的急性刺激症状发生高于其他各个工种，差异有统计学意义（$P<0.05$）。详见表 10.3。

秦皇岛厂区各工种作业人员中，感觉一切正常无不适症状者 369 名，占全部人员的 82.2%，其余不适症状以全身乏力、鼻咽喉刺激、嗜睡为主。各工种在急性刺激症状发生差别无统计学意义。详见表 10.4。

表 10.3　天津厂区作业人员自觉身体出现的不适状况汇总

工种	人数	正常无不适症状	鼻咽喉刺激	皮肤刺痛瘙痒	皮肤黏膜溃疡	眼部不适	头痛	嗜睡	记忆力下降	全身乏力
MEKP 接触工人										
刷胶操作工	54	35	2	4	0	3	0	2	2	6
喷涂操作工	108	72	8	12	0	6	0	4	0	7
涂胶操作工	27	17	0	2	0	1	0	2	3	3
其他作业操作工	67	54	0	1	0	2	2	1	3	5
合计	256	178	10	19	0	12	2	9	8	21

表 10.4　秦皇岛厂区作业人员自觉身体出现的不适状况汇总

工种	人数	正常无不适症状	鼻咽喉刺激	皮肤刺痛瘙痒	皮肤黏膜溃疡	眼部不适	头痛	嗜睡	记忆力下降	全身乏力
MEKP 接触工人										
涂胶操作工	108	92	4	3	0	1	0	3	0	5
喷涂操作工	162	135	3	2	0	2	4	4	2	10
刷胶操作工	81	67	4	2	0	1	0	2	3	3
其他作业操作工	98	75	3	1	0	2	2	3	0	9
合计	449	369	14	8	0	6	6	12	8	27

（2）职业健康检查：检查项目包括内科常规、血压、血常规、肝功能、心电图、尿常规、B 超、肺功能和胸片。

天津厂区低浓度环境中 MEKP 劳动者的刺激症状不明显，在高浓度作业岗位（涂胶操作位）部分工人主诉咳嗽、皮肤瘙痒等呼吸道或皮肤刺激症状，个别劳动者体检中发现慢性眼结膜炎。心电图、尿常规和 X 线胸片检查未见异常。

秦皇岛厂区接触 MEKP 劳动者刺激症状不明显，少部分工人主诉咳嗽、皮肤瘙痒等呼吸道或皮肤刺激症状，职业健康体检未发现明显异常。

二、国内外相关标准研究

美国 NIOSH 和 ACGIH 规定过氧化甲乙酮的 REL-C 和 TLV-C 均为 0.2 ppm（1.5mg/m³），即任何时间都不容许超过的浓度。OSHA 规定 PEL-C 为 0.7ppm（5mg/m³）。

三、技术指标的制定依据

（一）我国 MEKP 推荐值

工作场所中 MEKP 与不同稀释剂以不同浓度混合的液体形式存在，其 4h LC_{50} 为 15.4～53.6mg/L，LD_{50} 为 681～1017mg/（kg·bw），毒性低，属于 2 类轻度毒性，无蓄积，迄今未见职业中毒病例的报道。大量毒理学实验研究表明，MEKP 毒性作用以急性毒性为主，对皮肤具有中等刺激作用，对眼具有明显的刺激性和腐蚀性，无致敏作用，无致癌性，生殖发育毒性作用不明显。亚慢性实验中，大鼠经皮染毒实验获得 LOAEL 为 2.96～112.5mg/（kg·bw），反复染毒实验得到大鼠经口染毒获得的 NOAEL 为 50mg/（kg·d）。

为了最大限度地保护劳动者健康，避免急性毒性损害的发生，我们选择 MEKP 的 LOAEL 下限值 2.96mg/（kg·bw），安全系数（SF）为 12.0。确定这一值是根据荷兰学者 Zielhhuis 的建议，SF 一般取 10，考虑到以下因素：①获得 LOAEL 的实验时间较短，仅为 13 周；②观察阈作用指标为皮肤学指标，取中等大小 SF；③MEKP 无蓄积性；④动物染毒途径与人群接触途径相同，SF 可适当减小；⑤弱致突变反应；⑥致癌性尚不能确定；⑦缺少 MEKP 毒代动力学及代谢或分布资料，SF 又适当增大。因此，在充分考虑 MEKP 的毒理学资料和职业人群流行病学调查的基础上，我们确定 SF 为 12。由 LOAEL 推导 RfD，RfD=LOAEL/SF=2.96mg/（kg·bw）÷12=0.247mg/（kg·bw）。由 RfD 推算工作场所空气中 MEKP 的 MAC。MAC=RfD×BW÷CR=0.247mg/（kg·bw）×60kg÷10m³=1.48mg/m³。

根据毒理学资料和职业人群流行病学调查，考虑到劳动者在接触较高浓度 MEKP（2.0mg/m³）时出现咽喉刺激、皮肤瘙痒和眼部不适的主观感觉，根据我国现场劳动卫生情况，参照国外标准，建议工作场所空气中 MEKP 的 MAC 推荐值为 1.5mg/m³，该值是在上述各项毒理学实验基础上，为了防止急性中毒和刺激作用及有可能产生的慢性损害而提出的。

（二）标准的可行性

项目组现场共采集定点样品 216 个，其中 14 个超过 1.5mg/m³，均为模具涂胶工序，自觉症状调查数据显示模具涂胶工序操作工人暴露水平较高，因此，作业场所做好模具涂胶工序的通风排毒工作是降低暴露水平的有效途径，相信做好这一工作，场所空气中 MEKP 的浓度基本可达到标准要求。本项目组建议在模具涂胶工序工作的人员必须穿戴工作服、防护面罩和手套等防护用品。

四、正确使用标准说明

（1）工作场所空气中 MEKP 职业接触限值是用人单位监测工作场所环境污染情况、评价工作场所卫生状况和劳动条件及劳动者接触过氧化甲乙酮程度的重要技术依据，也可用于评估生产装置泄漏情况、评价防护措施效果等。工作场所空气中过氧化甲乙酮职业接触限值也是职业卫生监督管理部门实施职业卫生监督检查、职业卫生技术服务机构开展职业病危害评价的重要法规依据。

（2）在实施职业卫生监督检查、评价工作场所职业卫生状况或个人接触状况时，应正确运用最高容许浓度的职业接触限值，并按照有关标准的规定，进行空气采样、监测，以期正确地评价工作场所有害因素的污染状况和劳动者接触水平。

（3）MAC 的应用：MAC 主要是针对具有明显刺激、窒息或中枢神经系统抑制作用的，可导致严重急性损害的化学物质而制定的不应超过的最高容许接触限值，即任何情况都不容许超过的限值。最高浓度的检测应在了解生产工艺过程的基础上，根据工种和操作地点的不同，采集能够代表最高瞬间浓度的空气样品，然后再进行检测。

（4）本标准应由受过职业卫生专业训练的专业人员使用。本标准不适用于非职业性接触。

（赵淑岚　刘　静）

参 考 文 献

ACGZH, 2001. TLVS and Bels based on the documentation of the threshold limit values for chemical substamces and physical Agents. Methyl ethyl ketone peroxide. Cincinnati, OH: ACGZH

Bates N, Driver CP, Bianchi A, 2001. Methyl ethyl ketone peroxide ingestion: toxicity and outcome in a 6-year-old child. Pediatrics, 108（2）: 473-476.

Fraunfelder FT, Coster DJ, Drew R, 1990. Ocular injury induced by methyl ethyl ketone peroxide.

American Journal of Ophthalmology, 110（6）: 635-640.

Hanausek M, Walaszek Z, Viaje A, et al, 2004. Exposure of mouse skin to organic peroxides: subchronic effects related to carcinogenic potential. Epub, 25（3）: 431-437.

Karhunen PJ, Ojanpera I, Lalu K, et al, 1990. Peripheral zonal hepatic necrosis caused by accidental ingestion of methyl ethyl ketone peroxide. Human & Experimental Toxicology, 9（3）: 197-200.

Lai DY, Woo YT, Argus MF, et al, 1996. Carcinogenic potential of organic peroxides prediction based on structure-activity relationships（SAR）and mechanism-based short term tests. Journal of Environmental Science and Health. Part C: Environmental Carcinogenesis and Ecotoxicology Reviews, 14（1）: 63-80.

Logani MK, Sambuco CP, Forbes PD, et al, 1984. Skin-tumour promoting activity of methyl ethyl ketone peroxide-a potent lipid-peroxidizing agent. Food and Chemical Toxicology, 22（11）: 879-82.

Mittleman RE, Romig LA, Gressmann E, 1986. Suicide by ingestion of methyl ethyl ketone peroxide. Journal of Forensic Sciences, 31（1）: 312-320.

Mortelmans K, Haworth S, Lawlor T, et al, 1986. Salmonella mutagenicity tests: II. results from the testing of 270 chemicals. Environ. Mutagen, 8: 1-119.

Zeiger E, 1993. NTP technical report on the toxicity studies of methyl ethyl ketone peroxide（CAS No. 1338-23-4）in dimethyl phthalate（CAS No. 131-11-3）（45: 55）administered topically in F344/N rats and B6C3F1 mice. Toxic Rep Ser. 18: 1-C10.

第十一章 杀 鼠 灵

一、制定背景

毒鼠强等剧毒杀鼠剂已被国家明令禁止生产、使用,作为其取代产品的抗凝血类杀鼠剂(溴敌隆、溴鼠灵、杀鼠灵、敌鼠钠盐)具有控制鼠害时间长、高效、安全等特点,在我国正逐渐得到普及和推广,但其生产和使用中的中毒事件也呈上升的趋势。

杀鼠灵又名华法材,属4-羟基香豆素类广谱抗凝血杀鼠剂,具有慢性毒性高、对鼠类适口性好、高效、不产生"二次中毒"等特点。杀鼠灵是国家重点推荐的杀鼠剂品种之一,其生产和使用也较为广泛。目前,我国尚未制定相应的职业接触限值标准。

在整理杀鼠灵毒理学资料、职业流行病学现场调查资料、工厂现况调查结果、杀鼠灵生产车间空气样本检测数据的基础上,结合国外相关杀鼠灵职业卫生标准及制定方法,本研究建议我国工作场所空气中杀鼠灵职业接触限值为 $0.1mg/m^3$。

二、国内外相关标准研究

关于杀鼠灵,美国 OSHA 的 PEL-TWA、NIOSH 的 REL-TWA 和 ACGIH 的 TLV-TWA 均为 $0.1mg/m^3$;英国的 OEL 为 $0.1mg/m^3$;德国 DFG 的 MAK-TWA 为 $0.5mg/m^3$;美国 NIOSH 制定的 IDLH 为 $100mg/m^3$。

国外工作场所杀鼠灵职业接触限值的制订主要参考华法林的临床用药量,用临床用药量 10mg/d 除以体重,其中体重按成人标准 70kg 计,则 10mg/70kg=0.14mg/kg;若车间浓度按 $0.1mg/m^3$,8h成人(70kg)吸入空气约为 $10m^3$,则 $10m^3 \times 0.1mg/m^3 \div 70kg=0.014mg/kg$,这个换算的数值相当于临床用量(0.14mg/kg)的 1/10,其安全系数为 10。故国外制订的 TWA 浓度为 $0.1mg/m^3$,具有较高安全性,能更好地保护职业接触者健康。

三、技术指标的制定依据

1. 概况

杀鼠灵（warfarin）属于香豆素类化合物，是 20 世纪 50 年代合成的第一个抗凝血类杀鼠剂。CAS 号 81-81-2，RTECS 号 GN4550000，英文 3-（α-acetonylbenzyl）-4-hydroxycoumarin，分子式 $C_{19}H_{16}O_4$，分子量 308.3，化学结构见图 11.1。杀鼠灵纯品为无臭无味白色结晶粉末，工业结晶品略带粉色，熔点 161℃。杀鼠灵不溶于水、苯、环己烷，中度溶解于醇类（甲醇、乙醇、异丙醇），溶于丙酮和二氧六环。

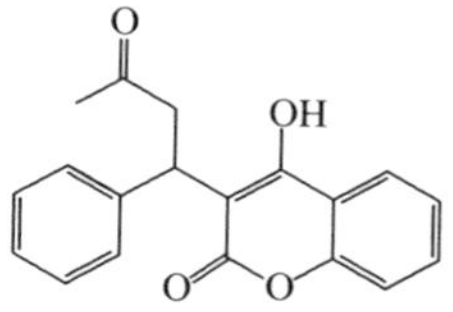

图 11.1　杀鼠灵化学结构

2. 用途

杀鼠灵具有高毒性，适口性较好，鼠类一般不拒食。制剂有 2.5%杀鼠灵母粉和 0.25%杀鼠灵毒饵等，广泛用于褐家鼠、黄胸鼠和小家鼠的防治。目前我国杀鼠灵原药生产规模保持在 8～10 吨/年。杀鼠灵是我国农业上用于灭鼠的专用名称，临床用其钠盐（苄丙酮香豆素钠）称华法林，用于治疗和预防血栓栓塞性疾病（如心肌梗死、血栓栓塞性静脉炎等），外科心脏人工瓣膜置换术、人工血管移植术等术后也需常规服用。国外华法林用药量在 2.0～10.0mg/d，国内推荐用药量一般在 2.0～8.0mg/d，负荷用药可达到 10.0mg/d 以上。

3. 毒理学资料

杀鼠灵大鼠急性经口 LD_{50} 为 1.6mg/kg，大鼠急性经皮 LD_{50} 为 1400mg/kg；试验显示经皮吸收杀鼠灵较为缓慢，经皮用药 3 次每次 50.0mg/kg 产生的主要药理反应与经口用药 3 次每次 0.6mg/kg 的药理反应相同；大鼠经腹腔注射的最低致死量为 420.0mg/kg，吸入 LC_{50} 为 320.0mg/m³；家兔于妊娠期第 8～28 天肌内注射杀鼠灵 10mg/kg，出现流产及后代发育异常的现象。杀鼠灵具有蓄积性，大剂量杀鼠灵可引起中毒，小剂量摄入 7d 后其毒性可达最强。实验动物染毒杀鼠灵的中毒表现为虚弱、怕冷、行动缓慢，鼻、爪、肛门、阴道出血，并有内出血发生，最后由于慢性出血不止而死亡。

4. 药（毒）代动力学

杀鼠灵通过肝脏代谢并经肾脏排泄，口服经肠道吸收迅速、完全，一般在2～4h 血液中浓度即达到高峰且持续时间长，吸收后杀鼠灵与血液中的白蛋白结合后转运至肝脏，只有约 2%以原型从尿中排出。研究表明，杀鼠灵在人体内代谢的半衰期为 15～55h，并在组织中以化合物形式沉积，接触 36～72h 后凝血时间延长并达高峰，可持续 4～5d。

5. 作用机制

杀鼠灵的作用机制为竞争性对抗维生素 K 的作用，抑制肝细胞中凝血因子的合成，还具有降低凝血酶诱导的血小板聚集反应的作用，因而具有抗凝和抗血小板聚集功能。

6. 临床资料

杀鼠灵中毒的临床表现为可引起不同部位不同程度的出血，特别是黏膜、消化道和泌尿系统，还包括皮肤瘀斑、皮炎，胸背部、肌肉、关节疼痛，腹泻、腹痛，恶心、呕吐等。已有临床报道，通过皮肤连续、大剂量接触杀鼠灵可引起全身毒性，包括血尿和血肿等。

7. 现场职业卫生学调查

在杀鼠灵生产厂家进行作业人员问卷调查、职业体检，并对工作场所空气中的杀鼠灵浓度进行监测。作业人员主要体检项目为反映短期接触杀鼠灵较为敏感的血液系统指标，包括凝血酶原时间（PT）、国际标准化比值（INR）、活化部分凝血活酶时间（APTT）、凝血酶时间（TT）和纤维蛋白原（FIB）。检查结果均在正常参考值范围内（表 11.1）。工作场所空气中杀鼠灵浓度监测的定点采样检测结果显示，离心洗料、烘干车间浓度较高，分别为 0.047mg/m^{3}和 0.037mg/m^3；个体采样检测结果（8h-TWA）显示，洗料、烘干包装工种浓度分别为 0.029mg/m^3 和 0.051mg/m^3，见表 11.2、表 11.3。

表 11.1 体检结果汇总（平均值±标准差，*n*=10）

检测项目	结果	参考范围	单位
凝血酶原时间（PT）	12.9±2.27	10.5～15.5	s
国际标准化比值（INR）	0.99±0.18	0.85～1.50	—
活化部分凝血活酶时间（APTT）	28.07±2.89	23.0～38.0	s
凝血酶时间（TT）	10.07±0.51	8.2～14.2	s
纤维蛋白原（FIB）	2.57±0.71	2.0～4.0	g/L

表 11.2 工作场所空气中杀鼠灵浓度定点检测结果

采样地点	定点采样（mg/m³）			
	1d	2d	3d	4d
反应釜投料口	ND	ND	ND	ND
反应釜出料口	ND	0.0045 0.0070	ND	ND
离心洗料	ND	ND	0.047	ND
烘干车间	ND	ND	ND	0.037
包装车间	ND	ND	ND	ND
生产调度室	ND	ND	ND	ND

注：ND 为未检出。

表 11.3 工作场所空气中杀鼠灵浓度个体采样检测结果

工种类别	个体采样（mg/m³，TWA）			
	1d	2d	3d	4d
投料	7.3×10⁻⁴ ND	0.0016 0.00086	0.0014 0.0012	0.0024 0.0024
出料	ND	0.0045 0.0070	ND	0.0043 0.0087
洗料	ND	0.0025	0.029	
烘干包装	—	0.0072	0.051	—
生产调度室	ND	ND	ND	ND

注：ND 为未检出。

8. 职业接触限值的计算

首先确定 NOEL 数值，由于没有直接的 NOEL 数值，所以根据 LOEL 除以安全因子和健康成人体重推算。我国推荐的华法林临床用药量一般在 2.0～8.0mg/d，负荷用药可达到 10.0mg/d 以上，将 10.0mg/d 作为 LOEL；因华法林可致血液、肝、肾毒性所以安全系数取 3，健康成人的平均体重为 70kg，则获得的 NOEL 数值为 0.048mg/（kg·d）。公式中（SF）$_n$ 为安全因子系数，其取值一般在 2～20，本标准计算时取 2。BR 为呼吸量，70kg 成年人呼吸速率为 10m^3/8h，同时考虑生物利用度的问题，已知华法林口服生物利用度为 70%。依据 OEL 公式计算得到数值 0.12mg/m^3。

参考国外工作场所杀鼠灵职业接触限值制定经验，结合我国杀鼠灵生产和使用实际，建议我国工作场所空气中杀鼠灵职业接触限值为 0.1mg/m^3。

9. 保护水平及可行性

本标准建议我国工作场所空气中杀鼠灵职业接触限值为 0.1mg/m^3，与临床实际用药量相比有较高的安全系数，因此不会对人体造成健康危害，具有安全性和可靠性。

对现场定点采样和个体采样进行实验室分析，结果均低于目前国外已知标准（0.1mg/m^3），说明现有职业病防护措施能够满足作业场所现场工作需要。杀鼠灵测定采用国外成熟检测方法，现场采样和实验室检测相关设备无特殊要求。企业在现有条件下未出现中毒事故，企业无须再投入过多资金即可达到相应要求及标准。因此本标准具有实际应用价值及可操作性。

四、正确使用本标准的说明

由于杀鼠灵的作用机制为竞争性对抗维生素 K 的作用，抑制肝细胞中凝血因子的合成，还具有降低凝血酶诱导的血小板聚集反应的作用，因而具有抗凝和抗血小板聚集功能。杀鼠灵中毒的临床表现为可引起不同部位不同程度的出血症状，健康关键效应为皮肤黏膜、消化道出血，还包括皮肤瘀斑、皮炎、胸背部、肌肉、关节疼痛，腹泻、腹痛，恶心、呕吐等。已有临床报道表明，通过皮肤连续、大剂量接触杀鼠灵可引起全身毒性，包括血尿和血肿，但杀鼠灵经皮吸收较慢且经皮毒性较低，因此暂未确定杀鼠灵的经皮阈限值。迄今为止，尚无足够的资料确定杀鼠灵的 SEN（皮肤接触潜在过敏性）、致癌阈值、PC-STEL。

鉴于目前我国杀鼠灵原药生产规模保持在 8～10 吨/年，使用广泛，建议本标准草案通过审查后作为强制性国家职业卫生标准发布。

（许建宁　付朝晖）

参 考 文 献

中华人民共和国卫生部，2008. 职业卫生标准制定指南 第 1 部分：工作场所化学物质职业接触限值：GBZ/T210.1. 北京：人民卫生出版社.

ACGIH，2001. TLVs and Bels based on the documentation of the threshold limit values for chemical substances and physical Agents，Warfarin. Cincinnati，Ohio：ACGIH.

Downie AC，Mackey DA，Vote BJ，2009. Isolated corneal opacification and microphthalmia：a suspected warfarin embryopathy. Clinical and Experimental Ophthalmology，37：624-636.

Kha AO，2007. Optic nerve dysfunction in a child following low-dose maternal warfarin exposure. Ophthalmic Genetics，28：83-184.

Lazarou J，Pomeranz B，Corey PN，1998. Incidence of adverse drug reactions in hospitalized patients：a meta-analysis of prospective studies. JAMA，279（15）：1200-1205.

Lewis RJ，Trager WF，1970. Warfarin metabolism in man：identification of metabolites in urine. J Clin Invest，49：907-913.

Merck & Co.，Inc，1996. Warfari// Budavari M，O'Neil AS，et al，The Merk Index，12th edition on CD-rom，version 12.1.s，New York：Chapman &Hall.

NIOSH，2013. NIOSH Manual of Analytical Methods. Method 5002，Fiveth Ed. [2019-3-19]. http://www. cdc. gov/niosh/nmam/default. html.

O'Reilly RA，Aggeler PM，1970. Comparative acute oral toxicity of sodium warfarin and microcrystalline warfarin in the sprague-dawley rat. Rev，22：35-96.

O'Reilly RA，Aggeler PM，Leong LS，1963. Studies on the coumarin anticoagulant drugs：the pharmacodynamics of warfarin in man. J Clin Invest，42：1542-1551.

Siest G，Jeannesson E，Berrahmoune H，et al，2004. Pharmacogenomics and drug response in cardiovascular disorders. Pharmacogenomics，5：779-802.

第十二章　三甲基氯化锡

一、制定背景

（一）三甲基氯化锡职业中毒事件频发

聚氯乙烯（PVC）塑料广泛应用于生产、生活各方面。PVC塑料的生产过程中必须添加稳定剂才能制成各种产品。含铅稳定剂是人们最早使用的塑料热稳定剂，但是随着各国环境保护的加强，含铅稳定剂逐渐退出市场，代之以无铅稳定剂，其中有机锡塑料热稳定剂因效果好、用量少、透明度高而被广泛使用。目前我国有机锡塑料热稳定剂的年产量已超过3万吨，年用量超过5万吨。

有机锡稳定剂的主要成分是二甲基氯化锡（DMT）和一甲基氯化锡（MMT）的衍生物，如硫醇甲基锡等，其毒性较低，但在其合成过程中会伴生一种杂质——三甲基氯化锡（trimethyltin chloride，TMT）。TMT属剧毒化合物，遇热易挥发，能经呼吸道、皮肤和消化道吸收，可引起严重中毒甚至死亡。近年来，全世界因TMT引起的中毒死亡事故连续发生，我国尤其严重。根据统计，自1974年比利时发生第一起TMT中毒事故以来，全球已发生TMT中毒事故67起（截至2008年12月31日），中毒近1849人，死亡23人，其中绝大部分的中毒事故（88%）、中毒病例（98%）和死亡病例（91%）发生在中国，且主要分布在经济快速发展的东南沿海地区及其毗邻省份，其中以广东和浙江发生的中毒事故数为多。自1998年5月在广东一家塑料加工厂发生TMT职业中毒死亡事故后，中国每年都有TMT中毒事故发生，2001年以后，每年至少发生3起，2006年发生了12起。中国的59起中毒事故，大部分属于职业中毒，占中毒起数的85%（50/59），主要分布在PVC塑料制品行业、有机锡稳定剂生产行业和塑料回收加工行业。职业中毒死亡11人，平均每年死亡1人。职业中毒的主要途径是经呼吸道，占99.5%（434/436），也有2例（0.5%）经破损的皮肤吸收引起中毒。

（二）三甲基氯化锡的生产和使用

TMT主要存在于使用甲基硫醇锡作为热稳定剂的PVC塑料制品生产企业

和生产甲基硫醇锡稳定剂的企业中。生产 PVC 塑料制品时需加入热稳定剂以防止塑料的热老化，常用的稳定剂为复合金属热稳定剂，但由于其可能会含有铅或镉等有毒金属，因此目前已逐渐被有机锡热稳定剂替代。有机锡稳定剂主要有甲基锡和丁基锡稳定剂，甲基硫醇锡稳定剂由于合成方法简单，在我国被广泛生产和使用。自 20 世纪 70 年代初问世以来，甲基硫醇锡热稳定剂生产工艺不断发展，其生产方法有格式法、武兹法、烷基铝法和直接法。直接法一步卤化得中间体，大大缩短了工艺路线，其生产工艺流程为金属锡和氯甲烷在催化剂作用下，于反应器中反应合成甲基氯化锡中间体，主要为 DMT 和 MMT，然后中间体再与硫代甘醇酸异辛酯发生缩合反应生成甲基硫醇锡。直接法生产甲基硫醇锡在反应合成的甲基氯化锡中间体中会含有 TMT，约占 1%。

甲基硫醇锡稳定剂广泛应用于 PVC 塑料制品企业。PVC 塑料制品的生产工艺流程：①制粒工艺，将 PVC 粉、甲基硫醇锡稳定剂和其他辅料混合后在制粒机加热到 120℃制成塑料粒；②押出工艺，将塑料粒投入押（挤）出机中，在 180℃下将塑料粒熔化押出成不同形状的半成品；③组装工艺，将半成品组装成门、窗等成品；④破碎工艺，生产过程中产生的不良半成品通过破碎机进行破碎变成塑料粒（粉），重新用于押出。由于在 PVC 塑料制品生产过程中需要加热，因此 TMT 会逸散到空气中，同时产生的塑料粉尘中也含有 TMT。

（三）三甲基氯化锡的健康损害

唐小江统计了在广东省职业病防治院就诊的 13 起中毒事故，共计 76 例 TMT 中毒病例，结果表明 13 起中毒均确定为急性或亚急性 TMT 中毒，其中 12 起为塑料加工引起的职业中毒，1 起为工人食用 TMT 污染猪油的食物中毒；TMT 中毒的潜伏期为 12h～26d，多数为 3～6d，平均住院时间为 22.3d。主要症状为乏力（81.6%）、头晕（47.4%）、食欲缺乏（39.5%）、胸闷（21.1%）、腹痛（13.2%）、发热（13.2%）、记忆力下降（11.8%）、恶心（11.8%）、肢体麻木（10.5%）和昏迷（7.9%）等。低钾血症发生率为 81.6%，多数可持续 1 周以上，血钾下降与尿碱化有相关性，关联系数为 0.526（$P<0.001$）。心肌酶指标如谷草转氨酶（AST）、肌酸激酶（CK）、肌酸激酶同工酶（CK-MB）、乳酸脱氢酶（LDH）、羟丁酸脱氢酶（HBDH）的升高率分别为 35.5%、32.9%、15.8%、28.9%和 30.3%；肝功能指标如谷丙转氨酶（ALT）、AST、总胆红素（TBIL）等约升高 30%。心电图主要表现为窦性心动过缓和窦性心律不齐，发生率分别达 48.7%和 51.3%，但仅部分病例见早期低血钾心电图表现，如出现

U 波、ST-T 段改变等。尿锡浓度为 0.168～927mmol/L，中毒程度与尿锡浓度没有相关性。2 人进行了血气分析，均表现为代谢性酸中毒。对 47 例中毒者进行了尿钾分析，尿钾浓度为 5～165mmol/L，尿钾浓度与血钾下降、中毒程度有高度相关性（$P<0.01$）。主要治疗方法是早期足量补钾，除了 1 例中毒昏迷 2d 后才送院治疗死亡外，其余 75 例均治愈。由上可见低钾血症是 TMT 中毒的主要临床表现之一，中毒较重的病例可出现小脑-边缘系统损伤症状；早期持续足量补钾，积极改善脑组织代谢是有效的治疗措施。

（四）制定三甲基氯化锡职业接触限值的必要性

从上述分析可见，我国三甲基氯化锡职业中毒死亡形势十分严峻，迫切需要采取有效的控制措施。但是，目前我国尚没有制定相应的职业接触限值，导致职业卫生现场监测缺乏评价依据，严重制约了职业中毒的预防和控制。三甲基氯化锡职业中毒的途径绝大部分为呼吸道，因此迫切需要制定作业场所空气中三甲基氯化锡的职业接触限值。

二、国内外相关标准研究

美国没有专门对三甲基氯化锡制定职业接触限值，只制定了一个总有机锡限值。美国 ACGIH 在 1963 年制定的总有机锡 TLV-TWA 限值为 $0.1mg/m^3$（可经皮，以 Sn 计），在 1976 年又增加了 TLV-STEL 限值，为 $0.2mg/m^3$（可经皮，以 Sn 计），1995 年将其致癌性定为 A4（证据不足的人致癌物），制定该限值的临界健康效应为眼和呼吸道刺激、恶心、中枢神经系统和免疫系统损害。

德国工作场所化学物质健康损害调查委员会（MAK 委员会）分别制定各种有机锡化合物的限值，目前共制定了四种甲基锡化合物的工作场所最高浓度（MAK），单甲基锡化合物为 $0.02mg/m^3$，二甲基锡化合物为 $0.05mg/m^3$，三甲基锡化合物为 $0.005mg/m^3$，四甲基锡为 $0.005mg/m^3$。

我国也分别制定了各种有机锡化合物的限值，已制定三乙基氯化锡的 PC-TWA 为 $0.05mg/m^3$，PC-STEL 为 $0.1mg/m^3$；双（巯基乙酸）二辛基锡的 PC-TWA 为 $0.1mg/m^3$，PC-STEL 为 $0.2mg/m^3$；二月桂酸二丁基锡的 PC-TWA 为 $0.1mg/m^3$，PC-STEL 为 $0.2mg/m^3$。

三、技术指标的制定依据

（一）理化性质

三甲基氯化锡(TMT)，CAS 号 1066-45-1，分子式 C_3H_9ClSn，分子量 199.27，熔点 38.5℃，沸点 148℃，闪点 207℃，常温下是一种无色有腐草气味的结晶，易挥发，在空气中以蒸气和雾状气溶胶存在，易溶于水和多种有机溶剂。

（二）毒理学资料

1. 急性毒性

TMT 是众多有机锡化合物中的一种，有机锡化合物有四种类型：单烷基锡化合物（ $RSnX_3$ ）、二烷基锡化合物（ R_2SnX_2 ）、三烷基锡化合物（ R_3SnX ）和四烷基锡（ R_4Sn ），其中 R 代表烷基类型，常见的烷基类型有甲基、乙基、丁基、辛基和苯基等，X 代表取代的元素种类，主要有氯和溴两种。在所有的有机锡化合物中以三烷基锡化合物的毒性最大，而在三烷基锡化合物中，碳原子数目越小，毒性越大，而有机锡的氯化物又比溴化物的毒性大，因此三甲基氯化锡是所有有机锡化合物中毒性最强的。

TMT 的急性毒性因动物种类、品质不同而有较大的差异。小鼠急性试验最小有作用剂量为 1.8～2.3mg/kg，最大耐受剂量为 2.7～3.0mg/kg。沙土鼠和狨的致死剂量为 3.0mg/kg，而大鼠 LD_{50} 大于 12.6mg/kg。TMT 中毒症状有体重减轻、过度兴奋、震颤、反应减低、阵发性惊厥、后肢轻瘫、死亡，也可导致动物截瘫、共济失调、激动、攻击行为和癫痫发作。

2. 慢性毒性

TMT 的慢性毒性资料迄今不多。Gozzo 用 TMT 对成年狨的慢性试验未见明显的中毒症状和行为改变，但有神经病理学改变。一项为期 2 周的大鼠毒性试验中，以神经系统损害为效应指标的 NOAEL 为 0.7mg/（kg·d）。

3. 代谢

目前国内外关于 TMT 的代谢研究甚少，只散见少量的有机锡研究文献。TMT 可通过呼吸道、消化道和皮肤吸收，其进入体内后，首先进入血液，可通过血脑屏障进入大脑。Doctor 等用 TMT 注射小鼠后，于不同时间取脏器测定 TMT 在小鼠各主要组织中的分布情况，证明 TMT 在血、肝、肾、肺、睾丸中 1h 达峰值,16h 后组织中浓度由大到小为肝＞睾丸＞肾＞肺＞脑＞骨骼肌＞脂肪＞血。Lipscomb 等用 ^{14}C 标记的 TMT 染毒妊娠大鼠，研究 TMT 在母鼠及子鼠血液、脑组织中的分布，说明 TMT 可通过乳汁传递给胎鼠，并且证实 TMT 可通过胎盘进入胎儿的血液、脑组织中，妊娠鼠孕龄会影响母鼠及子鼠 TMT 的吸收和排泄情况。

武昕对 TMT 的代谢进行了研究，主要结果如下所示。

（1）吸收：大鼠经腹腔注射 TMT 10mg/kg 染毒后，TMT 迅速进入血液，但在血浆中浓度很低。①TMT 在胃肠道吸收较快，全血的半吸收期为 0.16h；血浆的半吸收期为 0.21h。②TMT 在大鼠体内的清除很慢，全血清除率为 $1.77×10^{-4}$ L/（kg·h），表明每小时仅有 0.177ml 血中的 TMT 被清除；血浆的清除率为 0.03 L/（kg·h）。③TMT 进入血液后，仅有极少部分存在于血浆中，全血的曲线下面积（AUC）约为血浆 AUC 的 167 倍，提示 TMT 主要通过红细胞运输。④TMT 在血浆中消除速率较快，全血中 TMT 消除半衰期约为 15d，而血浆中 TMT 消除半衰期约为 10d。⑤TMT 可以引起大鼠血钾下降。

（2）分布：①TMT 在组织中吸收较快，10min 在组织中即可检测到 TMT 的存在，30min TMT 浓度已接近峰值，6h 达到最高，红细胞中 TMT 浓度远远大于各主要脏器中浓度，心、肝、脾、肾浓度次之，红细胞＞脾＞肝＞肾＞心，此结论与 Doctor 的研究基本一致；只有睾丸的差别较大，考虑可能与大小鼠动物种类的差异及给药途径不同（腹腔注射和灌胃）有关。另外，试验结果显示 TMT 在红细胞中浓度最高，而脏器中以脾脏最高，这与红细胞是 TMT 的主要富集部位，而红细胞又在脾脏内被破坏有关。②TMT 在组织中消除较慢，大都在 10d 左右，在红细胞中的半衰期最长，约为 16.53d，在脑中的半衰期次之。

（3）排泄：①TMT 经尿液排泄较缓慢且排泄量较为恒定，肌酐校正的尿 TMT 含量第 6 天最高，第 28 天约为高峰值的 1/8，第 90 天仍可检测到 TMT 的存在。②TMT 可以引起大鼠尿液 pH 升高。

（4）转化：TMT 大多以原型从尿排出，目前尚不清楚 TMT 是否在体内转化。

4. 神经毒性及机制

TMT 是神经毒物，重度中毒病例可出现头痛、记忆力下降、攻击行为等神经精神症状，头颅 MRI 和脑 CT 检查可见脱髓鞘改变。动物实验研究表明，TMT 可导致动物学习能力下降、记忆能力缺失。大鼠新生后即接触 TMT，成年后出现空间记忆缺失。TMT 对神经系统毒作用的靶器官在海马区、齿状回、尾状核和小脑、脑干等。

根据现有资料，其神经毒性的机制归纳如下：①TMT 可造成中枢神经系统传导过程中的神经递质。TMT 可使动物海马区和纹状体的 γ-氨基丁酸和多巴胺的水平下降，这可能与其过度兴奋等有关。TMT 会选择性地破坏海马和相关的嗅皮质区，造成学习和记忆缺失。TMT 也增加前脑 β-肾上腺素附着，从而减少去甲肾上腺素能的作用，使神经传导永久性破坏，引起认识能力缺失。TMT 可使小鼠大脑毒蕈碱胆碱能受体减少，使尾核、前皮质、海马的天冬氨酸、谷酰胺和甘氨酸增加。②TMT 可使神经细胞坏死。TMT 可引发大鼠大脑海马区、新皮层与皮层下相连接通道结构的破坏，使大脑皮层、小脑、海马、脊神经节细胞内高尔基复合体空泡下降。TMT 引发癫痫可能与其对海马粒细胞和锥状细胞的损坏有关。③自由基损伤。腹腔注射 TMT 后，小鼠海马和前皮质区过氧化物结构率升高，提示氧化性损伤是 TMT 的神经毒性机制之一。④膜电位改变。TMT 使神经细胞产生的早期变化是缓慢地使海马区神经蛋白膜去极化，降低膜电位保持时间和传导能力。⑤基因表达改变。通过分子克隆技术分离出来一种 2.9 千碱基的 cDNA，其蛋白为 88 个氨基酸的 stannin，该蛋白出现于对 TMT 敏感的细胞，在有机锡化合物选择性神经毒性中起一定的作用。

5. 低钾血症的机制研究

唐小江等的研究表明 TMT 致低钾血症的主要机制如下：TMT 可抑制肾近球小管、远曲小管和集合管润细胞腔膜面的氢钾 ATP 酶活性，导致钾的重吸收减少而氢排泄受阻，进而引起尿钾丢失致低钾血症；同时还会引起氢潴留致代谢性酸中毒，这可能也是 TMT 慢性中毒引起酸中毒性肾结石的原因。

6. 蓄积毒性

睢罡用剂量递增法测定 TMT 经口灌胃在 SD 大鼠和 KM 小鼠体内的蓄

积系数，并观察死亡大鼠主要靶器官的病理学变化。研究结果显示：大鼠和小鼠对 TMT 的蓄积系数分别为 1.7 和 3.8，蓄积性分级分别为明显蓄积和中等蓄积。虽然存在一定的种属差异，但 TMT 在动物体内的蓄积性都比较显著。其蓄积毒性病理性损伤主要是引起小脑皮质弥漫性的脂肪空泡形成，脑干神经元肿胀、坏死，脾脏弥漫性纤维化。

7. 生物半衰期

经腹腔注射 TMT 后，小鼠血液 TMT 高峰时间为 1h，半衰期为 1.5d，Friberg 等在连续给药（每周一次）4 周后，测得大鼠脑和全血中 TMT 清除半衰期约为 16d。Lipscomb 等用 ^{14}C 标记 TMT 染毒的妊娠大鼠，发现 TMT 在血液中的半衰期为 12～15d，Besser 报道的 6 例中毒病例中，其尿 TMT 峰值在接触后 4～10d，而尿 TMT 水平减半则在 14～16d。武昕研究表明 TMT 在红细胞中的半衰期最长，约为 16.53d，在脑中的半衰期次之，约为 14.13d。

8. 致突变作用

体外试验表明 TMT 可致人类外周血淋巴细胞染色体畸变率升高；体内试验也证明 TMT 对大鼠骨髓细胞染色体有致畸变作用。

（三）职业流行病学调查

1. 调查对象的选择

选择使用甲基硫醇锡作为热稳定剂的 PVC 塑料制品企业，在这些企业所用的热稳定剂和塑料制品中均能检出 TMT，含量见表 12.1。这些企业的生产工艺在行业中具有代表性，工人的工龄较长，适合作为研究对象。

表 12.1　各调查企业稳定剂和塑料制品中 TMT 的含量

调查企业	稳定剂中 TMT 含量（mg/kg）	塑料制品中 TMT 含量（mg/kg）
企业 1	545.4	96.7
企业 2	301.5	33.3
企业 3	114.5	14.5

2. 工人接触 TMT 水平调查

（1）工人外暴露水平浓度检测：为了了解工人的外暴露水平，对工作场所空气中 TMT 的浓度进行检测，采用三甲基氯化锡的溶剂解吸-气相色谱-质谱法进行检测，检测结果见表 12.2。

表 12.2　不同岗位空气中 TMT 水平检测结果

组别	采样数（个）	结果范围（mg/m³）	M（P_{25}，P_{75}）
接触组	60	0.000 21～0.047 37	0.012 73（0.090 70，0.020 04）
制粒岗位	24	0.010 84～0.047 37	0.017 96（0.013 69，0.024 14）
破碎岗位	8	0.007 07～0.039 41	0.016 60（0.009 28，0.024 46）
押出岗位	25	0.007 04～0.014 64	0.009 42（0.008 56，0.010 76）
组装岗位	3	0.000 21～0.000 79	0.000 50（0.000 36，0.000 64）
对照组	5	＜0.000 20	＜0.000 20

由表 12.2 可见，接触组的 4 个岗位均能检出 TMT，对照岗位空气中未检出 TMT（＜0.0002mg/m³）。接触组 4 个岗位空气中 TMT 水平比较，差异有统计学意义（H=66.208，P＜0.01）。其中，制粒与破碎岗位空气中 TMT 水平比较，差异无统计学意义（P＞0.05）；制粒和破碎岗位空气中 TMT 水平分别高于押出、组装岗位，差异均有统计学意义（P＜0.01）；押出岗位空气中 TMT 水平高于组装岗位，差异均有统计学意义（P＜0.01）。

（2）工人内暴露水平浓度检测

1）尿样检测结果：为了了解工人的内暴露水平，在对工人进行职业健康检查过程中，采集了部分工人的尿样和血液样品，使用生物材料中三甲基氯化锡的气相色谱-质谱测定方法对样本中 TMT 含量进行检测，尿样的检测结果见表 12.3。由表 12.3 可见，接触组工人尿中 TMT 水平高于对照组，差异有统计学意义（Z=-7.083，P＜0.01）。对接触组 4 个岗位工人尿中 TMT 水平进行比较，差异有统计学意义（H=78.696，P＜0.01）；其中，制粒岗位工人尿中 TMT 水平分别和破碎、押出岗位工人比较，差异均无统计学意义（P 值分别为 0.32、0.62）；破碎岗位工人尿中 TMT 水平高于押出岗位工人，差异有统计学意义（P＜0.01）；组装岗位工人尿中 TMT 水平分别低于其他 3 个岗位工人，差异均有统计学意义（P＜0.01）。接触组尿中 TMT 检出率高于对照组，差异有统计学意义（χ^2=81.64，P＜0.01）。接触组 32 名女性工人均为组装岗位工人，组装岗位男性、女性工人尿中 TMT 水平分别为 0.0020（0.0010，0.0058）mg/L、0.0032（0.0014，0.0051）mg/L，两者比较，差异无统计学意义（Z=-0.743，P=0.46）。接触组年龄＜37 岁（63 人）和年龄≥37 岁（61 人）人员的尿中 TMT

水平分别为 0.0078（0.0018，0.0401）mg/L、0.0042（0.0018，0.0211）mg/L，两者比较，差异无统计学意义（$Z=-1.228$，$P=0.22$）。对照组尿中检出 TMT 的 2 名工人，在日常工作中经常需要到生产车间收集生产数据，尿中 TMT 分别为 0.0008mg/L、0.0016mg/L。

表 12.3　不同岗位工人尿中 TMT 检测结果

组别	总人数	测定值（mg/L）		检出情况	
		范围	$M（P_{25}，P_{75}）$	检出人数	百分率（%）
接触组	124	<0.0005～0.2158	0.0059（0.0018，0.0306）	113	91.1
制粒岗位	23	0.0017～0.2158	0.0497（0.0219，0.0768）	23	100.0
破碎岗位	11	0.0115～0.1756	0.0678（0.0515，0.1055）	11	100.0
押出岗位	16	0.0059～0.1065	0.0239（0.0145，0.0329）	16	100.0
组装岗位	74	<0.0005～0.0167	0.0027（0.0012，0.0053）	63	85.1
对照组	25	<0.0005～0.0016	<0.0005	2	8.0

2）班前尿和班后尿检测结果：为了了解工人班前尿和班后尿中 TMT 水平是否存在差别，分别采集了部分工人的班前尿和班后尿检测 TMT 浓度，结果见表 12.4。由表 12.4 可见，制粒、破碎、押出岗位工人的班前尿和班后尿中均检出 TMT，检出率均为 100.0%。3 个岗位工人班前尿与班后尿 TMT 水平分别比较，差异均无统计学意义（$P>0.05$）；3 个岗位全部工人班前尿与班后尿 TMT 水平比较，差异均无统计学意义（$P>0.05$）。说明工人班前尿和班后尿中 TMT 水平没有差别，采集样品时可以采集工人的随机尿样进行 TMT 浓度检测。

表 12.4　不同岗位工人班前、班后尿中 TMT 水平比较

岗位	尿样种类	人数	浓度范围（mg/L）	$M（P_{25}，P_{75}）$	Z	P
制粒岗位	班前尿	23	0.0017～0.2158	0.0497（0.0219，0.0768）	-0.598	0.55
	班后尿	23	0.0039～0.2623	0.0497（0.0297，0.0862）		
破碎岗位	班前尿	11	0.0115～0.1756	0.0678（0.0515，0.1055）	-0.051	0.96
	班后尿	11	0.0125～0.1716	0.0678（0.0515，0.0952）		
押出岗位	班前尿	16	0.0059～0.1065	0.0239（0.0145，0.0329）	-1.189	0.23
	班后尿	16	0.0063～0.0899	0.0299（0.0191，0.0355）		
合计	班前尿	50	0.0017～0.2158	0.0423（0.0214，0.0681）	-1.038	0.30
	班后尿	50	0.0039～0.2623	0.0413（0.0263，0.0769）		

3）血样检测结果：见表 12.5，组装岗位工人及对照组血中均无检出 TMT。对破碎、制粒、押出 3 个岗位工人血中 TMT 水平进行比较，差异有统计学意义（F=25.470，$P<0.01$）；其中，制料与破碎岗位工人血中 TMT 水平比较，差异无统计学意义（P=0.42）；制粒、破碎岗位工人血中 TMT 水平均高于押出岗位工人，差异均有统计学意义（$P<0.01$）。

表 12.5　不同岗位工人血中 TMT 浓度检测结果

组别	总人数	测定值（mg/L）		检出情况	
		范围	M（P_{25}，P_{75}）	检出人数	百分率（%）
接触组	124	<0.0030～0.2638	0.0437（0.0175，0.0897）	46	37.1
制粒岗位	23	0.0143～0.2638	0.0592（0.0364，0.1033）	23	100.0
破碎岗位	11	0.0112～0.1263	0.0859（0.0534，0.1234）	11	100.0
押出岗位	16	<0.0030～0.0477	0.0145（0.0037，0.0212）	12	75.0
组装岗位	74	<0.0030	<0.0030	0	0.0
对照组	25	<0.0030	<0.0030	0	0.0

（3）内暴露水平指标的确定：尿中 TMT 检出率高于血中检出率，差异有统计学意义（χ^2=55.901，$P<0.01$），见表 12.4。提示 TMT 在尿中存在的时间比在血中更长，这与在动物实验中所得结果一致。结合低暴露组（组装岗位）工人血中 TMT 均未检出（表 12.6）但该岗位工人尿中 TMT 检出率达 85.1%（见表 12.3），说明采用尿中 TMT 作为生物监测指标反映工人的 TMT 接触情况更为敏感。同时根据工人班前尿和班后尿 TMT 水平差异无统计学意义（$P>0.05$）的调查结果，并且考虑到尿样的采集更为方便和检出限更低，因此，我们选择尿中 TMT 浓度作为内暴露指标。

表 12.6　接触组工人尿和血中检出 TMT 比较

尿	血		合计（例数）
	检出（例数）	未检出（例数）	
检出	42	67	109
未检出	4	11	15
合计	46	78	124

3. 职业健康检查

本次研究对象均来自塑料制品企业，这些企业主要生产 PVC 塑料窗帘，使用甲基硫醇锡作为热稳定剂。我们对 301 名工人进行了健康检查。根据现场职业卫生调查和工人接触 TMT 水平检测情况，研究对象分组情况如下，见表 12.7。

表 12.7　各组工人基本信息

组别	人数（n）	年龄（岁）	工龄（年）	性别	
			中位数	男（n）	女（n）
高暴露组（破碎岗位、制粒岗位）	106	35.5±6.8	3.4	80	1
中暴露组（押出岗位）	97	35.9±6.4	8.5	95	2
低暴露组（组装岗位）	73	36.5±6.7	10.0	79	64
对照组（办公室人员）	25	34.2±6.2	——	11	14

职业健康检查项目包括内科常规、B 超、心电图、五官科、肺功能、X 线片、肝功能、血常规、尿常规、血电解质、尿常规、尿电解质等。

4. 资料分析

（1）健康效应指标的确定：用 Fisher 确切概率法对四组人群的职业健康检查项目进行了分析，结果显示内科常规、B 超、五官科、肺功能、X 线片、血清 ALT、血常规、尿常规、尿电解质等指标未见明显的差异，但低钾血症和心电图异常均为高暴露组＞中暴露组＞低暴露组＞对照组，存在剂量-反应关系，见表 12.8。

表 12.8　四组工人低血钾发生情况比较

分组	人数（n）	低血钾人数（n）		发生率（%）
		有	无	
高暴露组	106	35	71	33.0
中暴露组	97	30	67	31.0
低暴露组	73	18	55	24.6
对照组	25	1	24	4.0

2005 年我们曾调查了两家使用甲基硫醇锡热稳定剂的企业，共计 186 名作业工人，低钾血症发生率达 38.17%。钱亚玲等的研究也认为低血钾可作为 TMT 早期监测指标。另外，TMT 中毒引起低钾血症已有大量报道，2007 年修订的

国家标准《职业性急性三烷基锡中毒诊断标准》已将低钾血症确定为 TMT 接触反应和轻度中毒的诊断指标。大量的动物实验也表明，低血钾表现是 TMT 接触的早期敏感效应指标。

临床上将血清钾浓度低于 3.5mmol/L 称为低钾血症，但血清钾浓度在 3.0～3.5mmol/L 时，一般没有明显的临床症状，也不需进行治疗，只有当血清钾浓度低于 3.0mmol/L 时（临床上称为中度低钾血症），才可能出现肌无力和心电图异常等健康损害症状，因此本项目组将血清钾浓度低于 3.0mmol/L 作为接触 TMT 的急性毒性损害的效应指标，并用于制订本限值。

（2）内暴露与外暴露指标的关系：将工人接触空气中 TMT 的浓度与尿 TMT 浓度进行相关性分析，得到的 Spearman 等级相关系数为 0.873，说明空气样本 TMT 浓度与尿中 TMT 浓度之间存在显著正相关。线性回归方程为 $y = 0.2617x + 0.0017$，式中，x 为尿中 TMT 浓度，y 为空气 TMT 浓度。

（3）内暴露限值的确定：在 276 名 TMT 接触工人中，未发生中度低钾血症的共计 267 人，工龄范围为半个月至 20.8 年，中位数为 5.0 年。考虑到工人的工龄构成不同，个体差异性较大，为减少工龄的影响，我们选取工龄为 2.2～11.5 年的工人为对象，共 205 人。采用 SPSS13.0 统计软件的描述性统计方法，得到接触 TMT 但未发生中度低血钾的工人尿 TMT 的 95%医学参考值范围浓度为 0.1263mg/L，90%参考值范围浓度为 0.0899mg/L。

（四）我国 TMT 限值的制定依据和推荐值

1. 制定 TMT 限值而不是总有机锡限值的必要性

美国 ACGIH 没有专门对 TMT 制定职业接触限值，而是只制定了总有机锡的限值。德国 MAK 委员会分别制定了单甲基锡化合物、二甲基锡化合物、三甲基锡化合物和四甲基锡的限值。由于不同有机锡的毒性差异很大，影响人体的健康效应也不一样，因此建议按不同有机锡的种类分别制定限值。

2. 制定何种类型限值

根据《职业卫生标准制定指南 第 1 部分：工作场所化学物质职业接触限值》（GBZ/T 210.1—2008）"职业接触限值制定原则"中的要求：具有明显刺激、窒息或中枢神经系统抑制作用，可导致严重急性损害的化学物质只需制定最高容许浓度（MAC）。《职业性急性三烷基锡中毒诊断标准》（GBZ 26—2007）

中写明：接触 TMT 会出现血清钾低于正常值或出现乏力、头晕、恶心等接触反应症状（部分接触者可出现眼、鼻、咽部刺激症状）。急性轻度中毒的诊断标准如下：接触后经数小时至数日潜伏期出现较明显的全身乏力、头痛、头晕、睡眠障碍、精神萎靡，可伴有恶心、呕吐、食欲缺乏等症状，并具有低钾血症、轻度情感障碍、单纯部分性癫痫发作情况之一者，可诊断为急性轻度中毒。这说明 TMT 具有明显刺激及中枢神经系统抑制作用，可导致严重急性损害，符合只需制定 MAC 的职业接触限值制定原则，因此本项目组将 TMT 职业接触限值定为 MAC。

3. 职业接触限值的制定依据

（1）由内暴露限值推算出的外暴露限值：根据"内暴露限值的确定"，按回归方程（$y = 0.2617x + 0.0017$），将 95%医学参考值及 90%医学参考值的尿 TMT 限值代入方程，得到不同保护水平的空气 TMT 职业接触限值，见表 12.9。按 90%医学参考值推算的工作场所空气职业接触限值为 0.025mg/m^3，按 95%医学参考值推算的空气限值为 0.035mg/m^3。按高保护水平的原则，推荐 TMT 职业接触限值为 0.025mg/m^3。

表 12.9　根据内暴露限值推算出外暴露（空气）限值

参考值范围	保护水平	尿 TMT 参考值（mg/L）	空气 TMT 限值（mg/m^3）
90%参考值	高（P_{90}）	0.0899	0.025
95%参考值	低（P_{95}）	0.1263	0.035

（2）由急性中毒人员的内暴露水平推算出的外暴露限值：本项目组对多起急性 TMT 中毒的共 35 名工人尿中 TMT 进行检测，浓度水平在 0.0987～0.7320mg/L，按上述方程（$y = 0.2617x + 0.0017$）推算出发生急性中毒的人员接触工作场所空气中 TMT 的最低浓度为 0.0275mg/m^3。

（3）我国 TMT 职业接触限值的拟推荐值：比较上述 2 种方式得到的职业接触限值，将限值定为 0.025mg/m^3 具有更高的保护水平，因此拟荐 TMT 的 MAC 为 0.025mg/m^3。TMT 既溶于水，又溶于脂，可经呼吸道和皮肤等途径吸收，因此本限值标注"皮"，提示 TMT 可经皮肤吸收，需采取特殊的预防措施以减少或避免皮肤的直接接触。

4. 拟推荐值的科学性

本项目组测定了广东省中山市、东莞市、清远市等多家塑料制品厂不同岗位空气中 TMT 浓度，结果见表 12.2。由表 12.2 可见破碎岗位和制粒岗位空气中 TMT 最高浓度分别为 $0.03941mg/m^3$ 和 $0.04737mg/m^3$，高于拟推荐的 $0.025mg/m^3$，而这两个岗位中都曾发生过 TMT 急性中毒事件。另外，我们对部分发生 TMT 中毒的工作岗位空气进行了检测，TMT 的浓度水平在 $0.0486\sim0.3943mg/m^3$。说明空气中 TMT 浓度高于 $0.025mg/m^3$ 时有较高的急性中毒风险。押出和组装岗位最高浓度为 $0.02642mg/m^3$，与拟推荐的 $0.025mg/m^3$ 接近，而这两个岗位从没有发生过 TMT 急性中毒事件。说明拟推荐的 $0.025mg/m^3$ 限值可以有效保护工人免于 TMT 急性中毒。

5. 拟推荐限值的可行性

本项目组曾对广东省中山市、东莞市、清远市等多家塑料窗帘制造工厂和浙江的多家甲基锡稳定剂企业进行了调查，未发生急性中毒的工厂，其车间空气 TMT 浓度范围为 $0.0002\sim0.0057mg/m^3$，均低于 $0.025mg/m^3$。这些企业在制粒和破碎等可能逸散 TMT 的岗位均设置了局部的除尘排毒设施，而发生中毒事故的企业破碎岗位没有除尘设备，制粒岗位的局部抽风装置设置不合理，抽风效果不好。说明企业通过工程控制可以将空气中 TMT 的浓度控制在低于 $0.025mg/m^3$ 的限值水平，因此 $0.025mg/m^3$ 的职业接触限值在企业是可以实现控制的，具有可行性。

6. 结论

综上所述，工作场所空气中 TMT 职业接触限值的推荐限值种类为 MAC，限值为 $0.025mg/m^3$（皮），既是安全的，也是可行的。该限值的实施有利于提高职业卫生防护水平，保护劳动者的健康。

四、正确使用标准说明

（1）本限值为最高容许浓度，旨在最大限度地防止急性中毒事故的发生，急性中毒的主要表现为低钾血症和乏力、头晕、恶心、中枢神经系统损伤。

（2）TMT 的接触途径主要为呼吸道吸入接触，但还可通过皮肤、黏膜和眼睛直接接触吸收引起全身效应，因此限值备注中标注"皮"，旨在提示劳动者可能通过皮肤接触而引起过量的接触，患有皮肤病或皮肤破损时可明显影响皮肤吸收，需采取特殊的预防措施以减少或避免皮肤的直接接触。

（3）TMT 主要存在于甲基硫醇锡稳定剂生产企业、使用甲基硫醇锡作为热稳定剂的 PVC 制品企业及一些 PVC 塑料制品回收企业，对于不使用甲基锡稳定剂的塑料制品企业，不需要进行 TMT 检测。

（4）美国 ACGIH 没有专门对 TMT 制定职业接触限值，而是只制定了总有机锡的限值。但德国 MAK 委员会分别制定了不同有机锡的限值。由于不同有机锡的毒性差异很大，影响人体的健康效应也不一样，因此我国也按不同有机锡的种类分别制定限值，在使用过程中需对现场应用的有机锡种类进行识别和检测，采用相应的有机锡限值进行评价。

（5）本 TMT 限值是按血清钾浓度低于 3.0mmol/L 作为接触 TMT 的急性毒性损害的效应而制出的限值，并非是临床上的低钾血症。

（6）本限值在国内是首次提出，研究资料特别是人群调查资料尚不是十分完善，有必要在限值实施过程中进一步进行调查研究，以便及时予以修订。

（吴邦华　戎伟丰）

参 考 文 献

陈朝东，唐小江，刘焕珍，等，2006. 三甲基氯化锡职业接触者血钾水平的调查. 中国热带医学，7：1287-1288.
何坚，马争，赖关朝，等，2008. 回收废旧聚氯乙烯塑料导致三甲基氯化锡中毒事故的调查. 中国职业医学，35：250，252.
刘振中，赖关朝，王海兰，等，2008. 三甲基氯化锡对大鼠、小鼠和兔急性毒性及血清离子的影响. 中国职业医学，3：197-199.
马家蔚，何坚，马争，等，2008. 一起职业性急性三甲基氯化锡中毒事故调查. 职业与健康，13：1232-1234.
钱亚玲，唐红芳，汪严华，等，2008. 三甲基氯化锡作业工人生物学监测指标的研究. 中华劳动卫生职业病杂志，8：461-464.
睢罡，武昕，罗巧，等，2010. 三甲基氯化锡的大鼠及小鼠蓄积毒性实验研究. 中国职业医学，37（3）：181-182，186.
孙道远，张巡森，陈嘉斌，等，2007. 急性三甲基锡中毒 52 例临床分析. 中国工业医学杂志，5：289-292.

唐小江，黄明，李斌，等，2010. 国内外三甲基氯化锡中毒事故分析，中国工业医学杂志，23（5）：352-356.

唐小江，夏丽华，陈嘉斌，等，2008. 13起三甲基氯化锡中毒事故76例临床研究. 中国职业医学，2：91-94.

唐小江，夏丽华，赖关朝，等，2004. 10起三甲基氯化锡中毒事故及56例患者的血钾分析. 中国职业医学，1：11-14.

汪涛锋，叶焙，江世履，等，2003. 三甲基氯化锡（TMT）的毒性及对甲基硫醇锡开发工作的几点建议. 塑料助剂，3：25-29.

武昕，杨子，赖关朝，等，2011. 二甲基氯化锡对大鼠、小鼠急性毒性和大鼠血钾影响. 中国职业医学，38（2）：106-108.

Ekauta JE，Hikal AH，Matthews JS，1998. Toxicokinetics of trimethyltin in four inbred strains of mice. Toxicol Lett，95：41.

Ganguly BB，1994. Bone marrow clastogencity of trimethyltin. Mut Res，312：9.

Gozzo S，Perretta G，Monaco V，et al，1993. The neuropathology of trimethyltin in the marmoset（callithrix jacchus）hippocampal formation. Ecotoxicol Environ Saf，26：293.

Harkins AB，Armstrong DL，1992. Trimethyltin alters membrane properties of CA1 hippocampal neurons. Neurotoxicology，13：569.

Messing RB，Devauges V，Sara SJ，1992. Limbic forebrain toxin trimethyltin reduceds behavioral suppression by clonidine. Pharmacol Biochem Behav，42：213.

Tang XJ，Lai GC，Huang JX，et al，2002. Studies on hypokalemia induced by trimethyltin chloride. Biomed Environ Sci，15：16-24.

Toggas SM，Krady JK，Billingsley ML，1992. Molecular neurotoxicology of trimethyltin：identification of stannin，a novel protein expressed in trimethyltin-sensitive cells. Mol Pharmacol，42：44.

Viviani B，Corsini E，Galli CL，et al，1998. Glia increase degenera of hippocampal neurons through release of tumor necrosis factor-alpha.Toxicol Appl Pharmacol，150：271.

第十三章　双　酚　A

一、制　定　背　景

（一）理化特性、环境分布及生物代谢

1. 理化性质

双酚 A（bisphenol A，BPA），CAS 号 80-05-7，分子式 $C_{15}H_{16}O_2$，分子量 228.29，室温下为白色颗粒，微带苯酚气味，密度 1.195g/cm^3（25℃），熔点 150～157℃，沸点 360.5℃（760mmHg），挥发性低，闪点 212.8～227℃，溶解度 120～300mg/L，碱性条件下溶解度较大，溶于乙醇、丙酮、乙醚及苯等有机溶剂，微溶于四氯化碳，光照、受热会分解。

2. 环境分布

自然水系中的 BPA 主要来自相关工厂中释放的废水，各种以 BPA 为原料的产品在使用过程都可能释放微量的 BPA 进入空气中。各种垃圾燃烧、掩埋等处理可致 BPA 进入水体和土壤。水体中的 BPA 易沉积、吸附在底泥或土壤基质中，而在水中保持较低浓度，因挥发而释放到空气中的量极低，故可以忽略不计。除生产使用 BPA 的特定职业环境外，BPA 进入空气的机会及量都远低于进入水体及土壤的机会及量。

各种途径导致在空气、水和土壤环境中都可能存在微量的 BPA。陆地水系中 BPA 平均半衰期为 3～5d，在海水中 BPA 半衰期可能长达 30d，在土壤中的半衰期小于 3d；空气中 BPA 光照氧化降解的半衰期为 0.74～7.4h。

3. 生物代谢

雄性 SD 大鼠一次性灌胃给予 300mg/kg 剂量的 BPA 后，在 0.5h、1h、2h、4h、6h、12h、24h、36h、60h、84h 时间点各采集一组大鼠血液，分离出血清，用高效液相色谱-荧光检测器测定血清中游离型和总 BPA 含量。结果发现，大

鼠一次性经口染毒后，1h 血清中总 BPA 浓度最高，2h 血清中 BPA 浓度急剧下降，24h 血清中总 BPA 浓度又有上升，84h 血清中 BPA 仍有 0.51μg/ml。游离型 BPA 含量较低，染毒 0.5h，血清中游离型 BPA 浓度为 0.57μg/ml。这些结果提示，一次性经口给予大鼠 BPA 后，血清中 BPA 主要以结合型存在。血清总 BPA 随染毒时间的延长出现双峰现象，与 BPA 代谢过程中肝肠循环有关。

无论是啮齿类还是灵长类（包括人类），经口摄入 BPA 时，85%以上的量都能快速有效地经胃肠道吸收，生物利用度 10%～20%。BPA 能透过皮肤进入机体，吸收效率约为 10%。虽然尚无吸入实验研究 BPA 吸收的报道，但理论上认为吸入的 BPA 吸收效率为 100%。经皮和经呼吸道摄入 BPA 因没有首过效应，生物利用度应远大于经口摄入。在啮齿类动物中，BPA 还存在于肝肠循环，但在人类未观察到此现象。

BPA 及代谢物可分布到肝脏、肾脏、骨髓、皮肤、睾丸、卵黄囊等，其中在肝脏及肾脏的分布较多，在睾丸、卵黄囊中分布量少。BPA 原型可能会进入体内脂肪组织，但并不会在子宫内膜与脂肪中蓄积。在妊娠大鼠母体与胎体的肝脏内都能发现 BPA，提示 BPA 能通过胎盘屏障，但通过比例很小。

双酚 A 葡萄糖苷酸盐是 BPA 的主要代谢产物，其次是少量的双酚 A 硫酸盐及其他微量的代谢物（图 13.1）。BPA 在肝脏由尿苷二磷酸葡萄糖醛酸基转移酶（UGT）催化代谢形成极高水溶性的双酚 A 葡萄糖苷酸盐，经血液循环到达肾脏而快速排出体外。实验显示人体内 BPA 代谢过程中，单位组织 UGT 的催化效率低于啮齿类，但总体催化能力大于啮齿类。双酚 A 硫酸盐在肝脏或乳腺由磺基转移酶（SULT1A1、ST1A3）催化形成。体外实验提示细胞色素

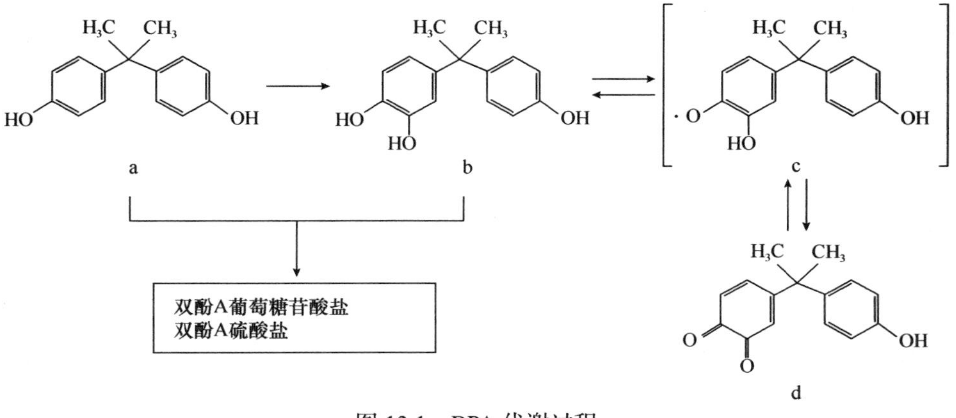

图 13.1 BPA 代谢过程

a. BPA 原型；b. 三羟基形式；c. 半醌形式；d. 醌类形式

P450 可以将 BPA 氧化成为双酚醌（bisphenol O-quinone），后者与 DNA 形成加合物，且具有比 BPA 更高的雌激素活性。人类实验发现的 BPA 代谢物有双酚 A 葡萄糖苷酸盐和双酚 A 硫酸盐，但尚未发现双酚醌。

啮齿类动物实验显示，BPA 经消化道摄入后，56%～82%的量以原型从粪便中排出，13%～28%的量以代谢物形式从尿中排出，存在肝肠循环，半衰期 10～24h；而哺乳类动物猕猴实验显示，BPA 大部分以代谢物形式从尿中排出，粪便中仅有 2%～3%；人体实验则显示 BPA 几乎全部以代谢物形式从尿中排出，半衰期小于 6h。

人经口摄入 5mg 氚标记的 BPA（d_{16}-BPA），大约 80min 后血中双酚 A 葡萄糖苷酸盐达到高峰，6h 后尿中代谢物快速减少，32～42h 后体内检测不到双酚 A 葡萄糖苷酸盐。摄入的 BPA 从尿样中被完全回收（118%±21%），半衰期小于 6h；在血、尿中只测到双酚 A 葡萄糖苷酸盐，而未检测到游离的 BPA 及其他代谢产物，其方法检测限为 6～10nmol/L。相似的实验摄入 25μg BPA，运用更灵敏的方法（检出限为 2.5pmol/ml）也得到了类似的结果。

（二）生产使用情况

1. 主要生产工艺

BPA 生产工艺有多种，常用的有硫酸法、氯化氢法、离子交换树脂法等。因为污染少、腐蚀性小、产品易分离等优点，现代工业主要以丙酮和苯酚为原料，采用离子交换树脂法合成 BPA。

2. 国内外产量和使用

BPA 是一种用途广泛的化工原料。2006 年全球 BPA 年生产能力达到 429.8 万吨，生产主要集中在亚洲、欧洲、美国。亚洲占 44%，欧洲占 29%，美国占 27%。2008 年 BPA 国际需求量达 440 万吨。中国需求增长更快，年均增长率在 20%左右，2011 年需求总量达 100 万吨。我国 BPA 生产相对集中。

国际上，BPA 主要用于生产聚碳酸酯与环氧树脂，70%用于生产聚碳酸酯，25%用于生产环氧树脂，约 5%用于生产其他各种产品，如酚醛树脂、不饱和聚酯树脂、聚氯乙烯生产工艺中的抗氧化剂及抑制剂，热敏纸生产中的添加剂乙氧基双酚 A、阻燃剂（四溴双酚 A）等。在我国，虽然聚碳酸酯的比例在不断增加，但 80%的 BPA 仍用于生产各类环氧树脂。

聚碳酸酯主要用于生产聚碳酸酯材质的容器（如婴儿奶瓶、水瓶）、光盘、玩具、窗玻璃、车前后灯罩、汽车电话与配电器的外罩、各种插座、保险开关及计算器元件等。环氧树脂主要用于环氧涂料、黏合剂、食品与饮料罐头内表面的保护涂层、汽车涂料等。两者都被用于工程塑料。因此，生活环境中以BPA 为原料的产品十分常见。

（三）生物学效应

1. 急性毒性

据现有实验资料发现，经口摄入 BPA：大鼠 LD_{50} 为 3200～5660mg/kg；小鼠 LD_{50} 为 1600～4100mg/kg；家兔 LD_{50} 为 2230～4000mg/kg。吸入 BPA：未有 LD_{50} 数据，F344 大鼠接触 150mg/m³ 的 BPA 粉尘（平均空气动力学直径 3.5μm）达 6h，观察期未见死亡。经皮吸收 BPA：家兔 LD_{50} 为 2230～3600mg/kg。

根据以上资料，按照《急性毒性试验》（GB 15193.3），BPA 的急性毒性级别为低毒到实际无毒。

2. 皮肤、眼、呼吸道刺激

BPA 对眼及呼吸道有刺激性。兔眼内滴入 1%、5% BPA 溶液或 BPA 粉末会出现中重度刺激，一次滴入 0.1g BPA，出现角膜散在混浊、虹膜刺激、结膜泛红。第 2～13 周龄的大鼠吸入 BPA，可出现上呼吸道的局部炎症反应。以上研究被欧盟委员会（European Commission）2003 年的报告所引用。

BPA 对皮肤没有腐蚀性，但反复接触可能引起皮肤刺激，实验结果不完全一致。例如，BPA 能增加皮肤的敏感性，引起皮肤光敏反应，但没有足够资料判断皮肤接触是否具有系统毒性。1961 年 Shumskaya 将含 10% BPA 的凡士林软膏涂于兔背部，单次染毒未发现异常，但多次染毒（37d 染毒 30 次）发现皮肤出现中度红肿，该现象从第 7 次染毒开始出现，持续了 12d，15d 后皮肤转黄出现黑色素沉淀。1962 年杜邦公司报道，将 BPA 干粉敷于兔皮肤两周，未发现刺激性反应，但用 10% BPA 水剂处理则发现有轻微刺激现象。1977 年 Thorgeirsson 和 Fregert 对豚鼠的 24h 经皮染毒实验也未发现刺激现象。2004 年 Vohr 等利用改良局部淋巴结试验（local lymph node assay，LLNA）和皮肤分化反应综合模型（the Integrated model for the differentiation of skin reactions，
IMDS）没有发现 BPA 对小鼠皮肤有刺激性。2010 年 Hulzebos 和 Gerner 利用
综合评估方案评估了 BPA 的皮肤刺激性，认为 BPA 对皮肤无明显刺激性。2003
年欧盟委员会引用如下资料：10%与 40% BPA 的二甲基亚砜溶液敷于兔皮肤
观察到中度毛细血管扩张；40% BPA 溶液作用于豚鼠有轻微刺激，两种商业用
BPA 干粉（纯度分别为 99.9%、97.4%）作用于豚鼠 10d 有轻中度刺激；500mg
经水湿润的 BPA 包扎于兔皮肤 4h，未观察到刺激现象。

　　动物实验 BPA 对皮肤的致敏性结果不一，改良的 Landsteiner 试样显示其
有微弱致敏性，但豚鼠最大激发实验（guinea pigs maximization test）结果呈阴
性。BALB/c 小鼠耳朵肿胀试验（ear-swelling assay）显示 BPA 可引起皮肤的
光敏反应。光敏反应组与致敏组耳侧剃光毛，接受 3d 0.05ml 20% BPA 溶液涂
抹处理，光敏反应组与光照组接受 UV-A 和 UV-B 照射，结果只有光敏反应组
呈现耳朵肿胀。机制调查发现，BPA 致皮肤光敏反应要同时受 UV-A 和 UV-B
照射，反应通过致敏的淋巴细胞介导。

　　人群调查病例资料表明，BPA 接触工人有皮肤的过敏反应即光敏反应。详
见人群调查部分。

3. 对动物体重及脏器的影响

　　大量实验经过不同染毒途径（主要是经口），对多种动物采用不同染毒时
间、多次染毒，发现 BPA 的主要不良健康结局包括盲肠扩张等胃肠道改变、
肝肾毒性（肝内出现多核巨大肝细胞、肾小管退变、肝肾重量改变）、体重增
加减缓、上呼吸道炎症及刺激反应。多种实验获得的不同效应的无可见有害作
用水平如下：体重增加减缓 NOAEL 为 5mg/（kg·d），上呼吸道炎症及刺激症
状 NOAEL 为 10mg/m³。生殖发育毒性 NOAEL 为 50mg/（kg·d）。

　　美国 NTP 就 BPA 毒性进行了一系列实验。BPA 混于饲料喂养 F344 大鼠
及 B6C3F1 小鼠 14d，80mg/（kg·d）以上剂量的雄性大鼠组出现体重减轻，
250mg/（kg·d）以上剂量的雌性大鼠组体重增加减缓；所有剂量小鼠组没有
死亡。BPA 混于饲料喂养 F344 大鼠 13 周[0mg/（kg·d）、25mg/（kg·d）、
50mg/（kg·d）、100mg/（kg·d）、200mg/（kg·d）、400mg/（kg·d）]，发
现所有染毒组进食量相当，100mg/（kg·d）及以上剂量组出现体重增加减缓。
BPA 混于饲料喂养 F344 大鼠 2 年[75mg/（kg·d）、150mg/（kg·d）]，所有
剂量组出现体重增加减缓，进食量减少。BPA 混于饲料喂养 B6C3F1 小鼠 2 年

[120~600mg/（kg·d）]，所有剂量组体重增加减缓，所有剂量组雄性大鼠出现多核巨大肝细胞，高剂量组雌性大鼠出现多核巨大肝细胞，得出多核巨大肝细胞相关NOAEL值为120mg/m³。BPA混于饲料喂养B6C3F1小鼠13周[600~3250mg/（kg·d）]，所有雄性剂量组肝内出现多核心巨大肝细胞，呈剂量-反应关系。

Til等用BPA混于饲料喂养Wistar大鼠13周[10mg/（kg·d）、40mg/（kg·d）、185mg/（kg·d）]，40mg/（kg·d）及以上剂量的大鼠组体重增加减缓。185mg/（kg·d）剂量的雌性大鼠出现盲肠扩张。盲肠扩张未发现有组织病理学的改变，脑及肾脏相对重量减轻，还出现空腹血糖降低、白细胞计算升高等，并得出相应NOAEL为10mg/（kg·d）。

用成年猎兔犬进行了14d喂食实验，每组1雄1雌，雄性剂量约为49mg/（kg·d）、88mg/（kg·d）、281mg/（kg·d）及293mg/（kg·d）、雌性剂量约为50mg/（kg·d）、137mg/（kg·d）、262mg/（kg·d）及278mg/（kg·d），每天检查记录临床症状及体重，最后处死尸检。结果发现，其体重与每日进食无变化，组织病理学检查显示胃肠道轻微出血。另外，将BPA混于饲料喂养猎兔犬[剂量约为0mg/（kg·d）、30mg/（kg·d）、80mg/（kg·d）、270mg/（kg·d）]90d，每组4雄4雌。组织病理学、血液、生化、尿样检查没有发现相关毒性表现；最高剂量组动物的肝脏组织在镜下未见异常，但肝脏相对重量增加。此实验的NOAEL为80mg/（kg·d）。

BPA皮肤染毒实验资料有限。1962年，杜邦公司报道无论是亚急性（21d或28d）、亚慢性（90d）及慢性（长于1年）的实验都没有发现BPA皮肤暴露可能造成的全身性系统毒性，但实验细节无法获得。

BPA吸入毒性实验资料同样有限。2003年，欧盟引用了1985年DOW化学公司未公开的BPA吸入毒性实验资料。大鼠接触BPA气溶胶2周，染毒剂量分别为10mg/m³、50mg/m³、150mg/m³，暴露方式每周5d，每天6h。发现在150mg/m³剂量组的雄性大鼠体重有所减轻；50mg/m³、150mg/m³剂量组大鼠鼻部出现淡红着色，镜检发现鼻腔前部有轻微炎症及嗅上皮细胞增生。之后以相同暴露方式进行了一个13周的大鼠生育发育毒性实验，发现同样现象，50mg/m³、150mg/m³剂量组鼻腔的症状没有明显加重，由此得出NOAEL为10mg/m³，观察终点是上呼吸道组织病理学的改变；此外实验还观察到会阴部污浊、盲肠膨大、肝肾重量减轻等现象；基于母体及子代体重减轻的情况，得出NOAEL为5mg/（kg·d）。

4. 致癌性

欧盟委员会 2003 年对 BPA 的危险度评估综合报告认为，没有人群资料可以说明 BPA 是否具有致癌性，也没有吸入或皮肤染毒的致癌实验资料。动物经口染毒可能使白血病、乳腺纤维瘤、淋巴瘤的发病率有所增加，但既无统计学意义，也无剂量-反应关系。现有动物实验资料表明 BPA 没有致癌性。

2001 年 Takashima 等将雌性 Wistar 大鼠在交配前 10 周直至哺乳期饲喂染毒 BPA[400～600mg/（kg·d）]，再将子代在 5～12 周龄染毒 BHP[N-nitrosobis（2-hydroxypropyl）amine]并于 25 周龄处死，未发现 BPA 对 BHP 导致的肿瘤有影响。

2003 年 Ichihara 等利用生殖器官致癌模型评估 F344 大鼠胚胎及哺乳期 BPA 暴露对子代前列腺癌发生的作用。实验中，将母体妊娠期及哺乳期暴露于 BPA[0mg/（kg·d）、0.05mg/（kg·d）、7.5mg/（kg·d）、30mg/（kg·d）、120mg/（kg·d）]，再将子代于 65 周处死，发现子代前列腺癌风险无显著增加。2006 年 Ho 等研究在新生儿期 SD 大鼠出生后第 1 天、第 3 天、第 5 天皮下注射 10μg/kg BPA，并于 28 周处死，实验也没有发现前列腺癌发生率有明显变化。

2004 年 Yoshida 等研究 Donryu 大鼠（易自发子宫肿瘤）母体 BPA 暴露对子代子宫肿瘤的影响。在妊娠期第 2 天到产后第 21 天母体灌胃染毒 BPA[0mg/（kg·d）、0.006mg/（kg·d）、6mg/（kg·d）]，未发现 BPA 暴露对子代大鼠子宫肿瘤发生、发展的影响。

2007 年 Durando 等研究胎儿期 BPA 暴露对甲基亚硝基脲（nitroso-N-methylurea，NMU）诱导的乳腺癌的影响。将妊娠期第 8 天到第 23 天 Wistar 大鼠皮下注射 0.025mg/（kg·d）BPA，子代在产后 50d 腹腔注射 NMU，并在产后 30d、50d、110d、180d 分批处死。结果显示 BPA 使 NMU 诱导的乳腺癌有所增加，虽然差别无统计学意义，但认为 BPA 增加了乳腺对 NMU 的敏感性。同年，Murray 等研究了胎儿期 BPA 暴露对乳腺原位癌的影响。实验中，将 Wistar-Furth 大鼠在妊娠期第 8 天到产后第 1 天皮下注射 BPA[0mg/（kg·d）、0.0025mg/（kg·d）、0.025mg/（kg·d）、0.250mg/（kg·d）、1.000mg/（kg·d）]，产后 50d、95d 将子代处死并检查。结果发现，0.250mg/（kg·d）、1mg/（kg·d）剂量组有乳腺筛状结构（原位癌前期表现），所以认为此剂量下 BPA 会引起乳腺原位癌的前期表现。

上述实验研究了不同时期 BPA 暴露对癌症不同阶段的影响。虽然有些实验有所发现，但这些实验在样本数量、统计学方法、观察终点上存在诸多问题，使研究的可靠性受到质疑。总体来说，BPA 对乳腺癌及其易感性的影响应受关注，但没有明确的证据显示 BPA 具有致癌性。

5. 生殖发育毒性

BPA 被认为具有内分泌干扰作用。离体细胞实验发现 BPA 可以与人体雌激素受体 ER_α 和 ER_β 结合，但其结合能力较弱。MCF-7 细胞系增殖实验发现 BPA 的雌激素活性为雌二醇的 1/100 000～1/1000，而在人类血清基质中活性并不增加。体外实验还发现 BPA 具有抗雄性激素作用。体外与活体实验均发现 BPA 能促进催乳素分泌。

诸多实验对 BPA 在生殖方面的影响进行了研究。2000 年 Tyl 等进行了多代 SD 大鼠实验，染毒剂量分别为 0mg/（kg·d）、0.001mg/（kg·d）、0.02mg/（kg·d）、0.3mg/（kg·d）、5mg/（kg·d）、50mg/（kg·d）、500mg/（kg·d），每组有 30 只雄鼠和 30 只雌鼠。F0 代小鼠从 7 周龄开始染毒，暴露时间覆盖交配前 10 周、2 周交配期、妊娠期及产后 21d。F1 及 F2 代同样染毒，F3 代从出生后 21d 染毒 10 周。结果发现，500mg/（kg·d）剂量组产仔数减少，子宫重量减轻，卵巢重量减轻，精子计数减少，阴道开口或包皮分离延迟等。该实验得到关于生殖发育毒性的 NOAEL 为 50mg/（kg·d）。

2007 年 Tyl 等进行了完整的 2 代 CD-1 小鼠实验，被欧盟委员会认为是研究 BPA 生殖发育毒性的典范。实验包括 2 个空白对照、1 个阳性对照[E2，0.080mg/（kg·d）]及 6 个 BPA 剂量组[0.003mg/（kg·d）、0.03mg/（kg·d）、0.3mg/（kg·d）、5mg/（kg·d）、50mg/（kg·d）、600mg/（kg·d）]，每组雄雌鼠各 28 只。选择 CD-1 小鼠是因为其对低剂量 BPA 敏感。F0 代小鼠暴露时间覆盖交配前 8 周、2 周交配期、妊娠期及产后 21d。然后选择 F1 代小鼠雌雄各 28 只，以同样方式染毒。又从 F1 代中每窝选 1 只雄鼠持续暴露 3 个月与之前选择的 F1 代一起处死，F1 代在子代断乳后处死。一般毒性结果如下：没有与 BPA 染毒相关的死亡。50mg/（kg·d）、600mg/（kg·d）剂量组观察到毒性，50mg/（kg·d）组只观察到肝小叶肥大，肝重量无增加。600mg/（kg·d）组，F1 代体重增加减缓，F0 代与 F1 代肾脏重量增加，有组织病理学改变。从中得出一般毒性的 NOAEL 为 5mg/（kg·d）。生殖发育毒性结果如下：所有剂量组生殖器官重量无改变，生殖道无改变；产仔数、活产数、哺乳都未受影响。600mg/（kg·d）剂量组 F1 代在出生后第 7 天、第 14 天、第 21 天体重明显减轻，包皮分离时间变长，妊娠期变长。F2 代生精小管发育不全，隐睾发生率有所增加。此实验可得出有关生殖发育毒性的 NOAEL 为 50mg/（kg·d）。

2003 年欧盟委员会报告暂定 BPA 生殖发育毒性的 NOAEL 为 50mg/（kg·d），然而，同时一些研究发现远低于此剂量的 BPA 也可能导致不良健康效应。但欧盟委员会报告认为这些实验存在诸多问题，且相似的研究结果却互相矛盾。因此，2010 年欧盟委员会明确并维持 50mg/（kg·d）的阈值。

6. 神经发育毒性

鉴于妊娠期及新生儿期 BPA 暴露对后代神经系统发育的影响受到广泛关注，许多实验评价了 BPA 暴露对动物后代的神经发育功能及形态学效应，包括运动探索能力、理毛行为、认知、社交行为、性行为、母性行为、对药物的反应、脑形态学、免疫组织学、受体/基因表达等。染毒途径主要是经口染毒，其次为皮下注射。一些实验得出阳性结论，但另一些相似实验又有阴性结果，致使 BPA 的神经发育毒性存在争议。

2010 年 Stump 发表的研究颇受关注。该实验研究依照欧洲 GLP 准则 OECD TG 426（Organization for Economic Cooperation and Development Test Guideline 426）与美国 EPA OPPTS Guideline 870.6300 设计，研究了妊娠期及哺乳期母体饮食 BPA 暴露对 F1 代的中枢神经系统功能及形态学的影响。实验将 BPA 混于饲料喂养雌性 SD 大鼠，每组 24 只，剂量分别为 0mg/（kg·d）、0.01mg/（kg·d）、0.1mg/（kg·d）、5mg/（kg·d）、50mg/（kg·d）、150mg/（kg·d）。F0 代从妊娠期到哺乳期第 21 天一直染毒。实验结果发现，F1 代没有出现与 BPA 暴露相关的神经行为学、神经病理学或脑形态学上的效应。

（四）人群调查

1. 环境接触水平

生活环境中可能存在的 BPA 可经呼吸道进入体内。在美国家庭及日托所室内空气中 BPA 浓度在 $0.1～29.0ng/m^3$，室外空气 BPA 浓度在 $0.1～4.72ng/m^3$，教室地板灰尘中的 BPA 浓度为 0.57～3.26μg/g，公寓及办公楼空气中 BPA 浓度为 $2～3ng/m^3$，灰尘中 BPA 浓度为 0.25～0.48μg/g。

长期低剂量经口通过饮水及饮食摄入 BPA，而不是经空气吸入、经皮肤吸收，是日常生活暴露 BPA 的主要途径，包装材料和容器中的 BPA 会溶出，进入水及食品中。另外，牙科就诊接触 BPA 基质的填充剂可造成短期 BPA 暴露。此外，在收银纸、打印纸、传真纸等热敏纸中也会存在 BPA，使用中会造成人体暴露。

美国 2003～2004 年的国家卫生与营养调查（National Health and Nutrition Examination Survey，NHANES）显示 92.6% 的大于 6 岁的人群尿中可检测到 BPA，提示了 BPA 暴露的普遍性。本课题组发现，我国非职业暴露人群的血、尿中 BPA 检出率分别为 50% 和 17%，提示我国人群 BPA 暴露水平可能较低。当然，方法的灵敏度直接影响检出率。

2. 职业接触水平

职业接触 BPA 的主要情况如下：生产 BPA、聚碳酸酯、环氧树脂的工厂，生产涂料、液体环氧颜料、油漆的工厂，使用 BPA 的聚氯乙烯生产企业，热敏纸工厂，食品罐内膜加工企业，生产阻燃剂 TBBA（四溴双酚）的工厂。此外，没有使用 BPA 但使用以 BPA 为原料的产品工厂工人也可能接触 BPA。例如，接触 BADGE（双酚 A 二环氧甘油醚，一种低分子环氧树脂）的男性工人尿中 BPA 含量明显高于未接触组。

职业接触途径以吸入和皮肤吸收为主。生产过程中，投放 BPA 原料时，会造成 BPA 进入空气形成气溶胶。尽管生产过程中有热处理，但未纯化的环氧树脂粉末中也会检测到 BPA，这提示虽然 BPA 会热降解，但在生产过程中还是有可能会释放进入空气中。包装、储存产品的过程中，BPA 可能通过空气皮肤接触进入人体。

2003 年欧盟委员会总结了各工厂空气中的 BPA 浓度。BPA 生产厂 8h-TWA 为 0～23.3mg/m³，短期接触很少超过 10mg/m³。聚碳酸酯生产工厂中 BPA 暴露很低，8h-TWA 一般在 0.1mg/m³ 以下，最糟糕的状况为 1mg/m³。环氧树脂厂短期接触水平为 0.32～17.5mg/m³，8h-TWA 最高至 1.2mg/m³。其他类型工厂（如热敏纸工厂、罐头电镀添加剂工厂、生产阻燃剂 TBBA 的工厂）短期接触最严重的情况可达 4mg/m³，8h-TWA 最高为 0.1mg/m³。

本课题组在某环氧树脂厂内开展的个体监测结果显示，空气中 BPA 的 8h-TWA 为 0～6270μg/m³，中位数为 2.2μg/m³。其中，从事投放 BPA 原料的工人接触水平最高，为 1.5～6270μg/m³，中位数为 3.9μg/m³。短时间的定点检测数据显示空气中 BPA 浓度为 0～3185μg/m³，中位数为 1.9μg/m³。其中，投料岗位的浓度最高，为 24～3185μg/m³，中位数为 74μg/m³。调查显示工作中投料工人在投放原料时存在短期内的 BPA 高暴露。

3. 健康状况调查

BPA 可引起接触者的过敏反应。2003 年欧盟委员会引用了 BPA 接触导致皮肤过敏的病例及相应的接触试验的资料。一位男性工人接触各种石蜡油发生皮炎，接触试验发现 BPA 为过敏原；另一个塑料凉鞋厂工人的接触试验表明，只有含有 BPA 的材料导致过敏；一位妇女因经常补牙出现口腔及舌头的过敏症状。另据报道，某厂 16 人发生皮炎，其中 5 人对 BPA 过敏；6 名环氧树脂厂工人出现接触性皮炎，其中 1 人对 BPA 过敏。对 99 名患有皮炎的工人接触实验发现，78 人对 BPA 原料的环氧树脂过敏，其中 13 人对 BPA 过敏。因此认为 BPA 会引起一些接触者的过敏反应。

血、尿中 BPA 水平与女性的健康状况相关，如肥胖、子宫内膜增生、习惯性流产、胎儿染色体组异常及多囊卵巢综合征（PCOS）。患有 PCOS 的女性血清 BPA 水平比不患该病的女性高，肥胖女性血清 BPA 水平较高。母体血清 BPA 水平较高者胎儿染色体组异常率较高。45 名发生 3 次以上妊娠 3 个月内流产的女性的血清 BPA 平均水平比 32 名没有生育问题女性的血清 BPA 平均水平高，但值得注意的是，只有个别女性 BPA 水平高，血清 BPA 水平呈严重偏态分布，虽然这两组女性血清 BPA 中位值水平是一致的。也有报道称成人尿中 BPA 水平与外围血中姐妹染色体互换率呈正相关。

BPA 可能影响人体激素水平，如环氧树脂厂女工血清 BPA 水平较高者卵泡刺激素（FSH）水平较低。本课题组参与的一项研究发现，BPA 暴露与男性功能障碍及精子质量有关。研究调查了 4 家 BPA 暴露的工厂工人及相同城市无 BPA 职业暴露人群的 BPA 暴露水平，利用标准的男性性功能调查问卷，并检查了其精子质量。结果发现，BPA 暴露与男性性功能障碍及精子质量下降呈剂量-反应关系。调查中工人 BPA 暴露水平 8h-TWA 中位数为 $4.57\mu g/m^3$，25%～75%区间范围为 $1.46\sim16.30\mu g/m^3$。

（五）现场调查

1. 调查对象

湖南省某树脂厂为国有大型企业，有多年 BPA 相关树脂生产历史。工厂内厂房布局见图 13.2。该厂主要使用 BPA 生产多种环氧树脂和特种树脂。除了使用 BPA 的车间，该厂还包括为树脂生产提供原辅料的氯碱车间和离子膜车间。可能使用 BPA 的车间主要有五个，分别标示为 A 厂房、B 厂房、C_1 厂房、C_2 厂房和固化剂。车间管理人员日常工作在管理办公楼（图 13.2）。

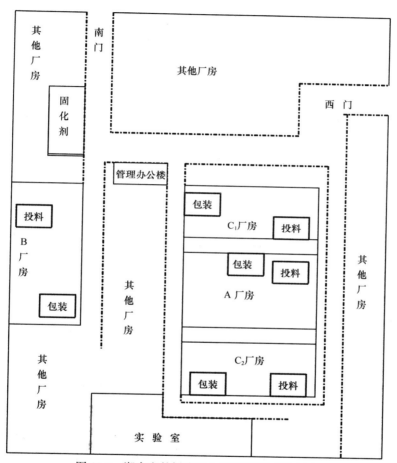

图 13.2　湖南省某树脂厂生产车间平面示意图

该厂环氧树脂的生产工艺如图 13.3。除投料点和包装点之外，整个生产过程基本在密闭状态下进行，投料间和成品的包装间是 BPA 的主要接触点。生产车间大多为开放式，自然通风尚可。投料间为半开放式，配有大型吸尘除尘设备。BPA 的投料和环氧树脂的包装均为半自动化操作，需要人力辅助。其他反应过程均在密闭状态下进行，每个车间都有一个相对独立封闭的监控间。车间均实行 5 班 3 轮转制，即设备全天候运行，24h 分为 3 班，工人分为 5 个班次，平均每个工人 30d 工作 18 个班次。各车间人员主要负责本厂房的生产。

管理人员则实行长白班制，每周 5d，每班 8h。

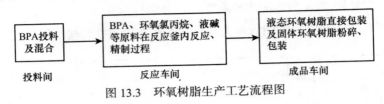

图 13.3　环氧树脂生产工艺流程图

2. 调查方法

通过访谈及初步查阅的资料了解该厂各厂房的建设、改建和扩建历史，各厂房名称的变化情况、生产能力及生产工艺的变化情况，各厂房的职业卫生防护（机械及个人防护）情况，各工种的工作时间、劳动强度等变化情况。

在生产现场，了解整个生产过程、BPA 的可能溢散点，各个车间、各个工段工人的操作及防护情况，各个厂房每个工作地点的职业卫生及通风除尘状况。

划分相似工作组：根据不同厂房的生产状况，将工人归为不同的接触亚组。根据工人的工种、工作任务，结合定点采样的结果将现场工人划分成多个相似工作组。划分相似工作组的先后顺序为厂房—工种—工作任务—定点采样结果。

定点采样方法：采样仪器为 AKFC-92A 型矿用粉尘采样器，采样膜为直径 37mm 的玻璃纤维滤膜（孔径 1.0μm）。根据 BPA 的主要溢散点、工人的主要工作地点和主要休息地点设采样点（图 13.2），每个点至少采样 2 次，2 次采样时间均在粉尘浓度较高的时段进行，采样流速为 20L/min。根据粉尘浓度的大小，每次采样时间为 15min 或 20min，采样头的高度为工人的呼吸带高度，采样头朝向粉尘逸散方向。采样头距离溢散点的距离为工人实际工作距离。

个体采样方法：采样泵为 Escort ELF 个体采样泵，配备 IOM 采样头，采样膜为直径 37mm 玻璃纤维滤膜（孔径 1.0μm）。采样前校准采样泵的流量，玻璃纤维滤膜于 80℃下洁净烘箱烘烤过夜，尽量去除玻璃纤维滤膜中可能存在的挥发性有机物。根据相似工作组的划分情况确定采样个体，同时考虑相似工作组的工人数，每个相似工作组中至少有一人采集一个以上样品。采样流速原则上设为 2L/min，若粉尘浓度过大，则暂停再换用一张玻璃纤维滤膜。采样时采样头置于工人的呼吸带高度（工人的领口附近），采样时间为一个工作班次。

采样前，向工人说明注意事项。采样过程中，不定时巡查各个工人所佩戴采样器的工作情况，以保证采样仪器正常工作。记录整个采样过程及采样时的气象参数。

样品的称量与 BPA 的定量：采集的样品用电子分析天平称量，测定粉尘的重量，再经乙腈解吸，用高效液相色谱-荧光检测器测定 BPA 的含量。样品处理：取含尘玻璃纤维滤膜溶解于 2ml 乙腈中，放于 4℃冰箱中过夜，1500r/min 离心 5min，然后直接进样。如果浓度过高，用 40%乙腈再稀释后进样。

健康资料收集：收集树脂厂工人 2010 年职业健康体检资料及职业史、身高、体重等数据。需要说明的是，从事投料作业的工人（实际接触水平最高的工种）都是外包工，他们没有接受系统的职业健康检查，所以此次分析的健康监护资料不包括他们的资料。

数据分析：由于数据变异较大，BPA 实验测定结果以浓度范围和中位数的形式表示。各组数据经对数转换后，使用单因素方差分析和协方差分析确定粉尘和 BPA 的浓度在不同亚组（工种、车间、厂房等）之间是否具有显著性差异。使用卡方检验比较不同接触水平组之间的健康状况。对于可疑的比较结果，采用非参数检验再次确认。

3. 调查结果

（1）车间生产情况：每个车间均为一栋独立的框架式楼房。各车间的生产能力及双酚 A 使用情况见表 13.1。B 厂房为国内自主设计，工人的休息控制间为生产厂房相隔 15m 外的相对封闭的几个房间；C_1 厂房引进了日本的生产设备及生产设计；A 厂房和 C_2 厂房为国内有关专家参照 C_1 厂房而设计建造的，这 3 个厂房的生产工艺及控制设备完全一致。

表 13.1 湖南省某环氧树脂厂各车间的生产能力及双酚 A 使用情况

车间	年生产能力（吨）	树脂类型	是否使用BPA	每年使用 BPA 时间（月）
A	30 000	液体环氧树脂	是	12
B	5000	固体环氧树脂	是	12
C_1	3000	特种树脂	是	5
C_2	500	特种树脂	否	—
固化剂	—	特种树脂	否	—

各车间投料点的布局具体见图 13.2。所有车间的投料间和成品包装间分别位于楼房的最上层和最下层。车间的投料间和成品包装间分布在车间的两端。

各车间的建立、生产和职业卫生防护的变化情况见表 13.2。该厂的主要生产车间基本为 1997 年之后建立，各主要车间具有完好的机械通风除尘设备。

表 13.2　湖南省某环氧树脂厂各车间厂房变化情况表

车间	建立日期（年）	生产及职业卫生布局是否改变	改变日期	改变后的影响
A 车间	2001	是	2010 年	产能从 1 万吨增长到 3 万吨
B 车间	1997	是	2004 年 7 月	投料间除尘器修复
			2005 年 1 月	除尘设备修复
C_1 车间	1987	否	—	—
C_2 车间	1998	否	—	—
固化剂	1969	是	1997 年	生产能力扩大一倍
			2004 年 12 月	停产，人员分流
			2006 年 1 月	改产特种树脂

（2）定点采样结果：在环氧树脂的生产流程中，投料间为 BPA 的主要溢出点。由于投料间为半开放式的结构，故整个生产厂房均可能有 BPA 的溢散。投料间为 BPA 粉尘最高的一点，设采样点一个；工人的控制间为工人主要工作地点，设采样点一个；包装间为包装工人的主要工作点，设一个采样点；工人主要巡检点设一个采样点。由于 C_1、C_2 及固化剂车间不使用原料 BPA，所以未在此布点。因此，采集的数据为 A 车间和 B 车间定点采样结果（表 13.3）。

表 13.3　湖南省某环氧树脂厂各车间不同岗位总尘和 BPA 浓度

分组		粉尘			双酚 A			双酚 A/粉尘（mg/g）
		样本数	浓度范围（mg/m³）	中位数（mg/m³）	样本数	浓度范围（μg/m³）	中位数（μg/m³）	
A 车间	投料	6	0.69～0.92	0.80	6	24.09～594.39	180.43	301.30
	包装	5	0.39～2.44	0.39	5	0.59～25.31	1.84	5.54
	控制	4	0.06～0.37	0.18[b]	4	0.71～8.76	1.82[b]	14.53
	巡检	6	0.19～0.33	0.26	6	0～5.18	0.92[b]	6.27
B 车间	投料	3	3.18～22.41	16.85[a]	1	3185.12	3185.12	1000.35
	包装	5	0.32～4.63	0.81[c]	3	1.71～5.61	4.07	5.84
	控制	4	0.04～0.32	0.22[c]	2	0.22～2.30	1.26	6.54
	巡检	4	0.82～1.50	1.05[c]	2	1.00～1.08	1.04	1.02

a 与 A 车间比较，$P<0.05$。b 与投料点比较，$P<0.05$。c 与投料点比较，$P<0.01$。

（3）个体采样结果：个体采样选择了每个车间中每个工种的工人。其中，化操工种主要在控制室做监控工作，定时去巡检点巡检。其中，由于 C_1、C_2 车间设置投料与包装为一个岗位，所以工种合并在一起。固化剂车间人员少，没有明确 BPA 污染源，合并为一个工种，办公室统一为一个工种。共有个体采样结果 113 份，具体结果见表 13.4～表 13.6。

表 13.4 湖南省某环氧树脂厂各车间及工种 BPA 个体采样结果

车间	工种/例数	8h-TWA 平均浓度（μg/m³）	8h-TWA 四分位数（μg/m³）
A	包装工/2	18.78[a]	7.89～29.68
	化操工/28	2.10	0.85～6.78
	投料工/10	117.11[a]	54.68～429.43
B	包装工/13	5.48	2.34～17.63
	化操工/14	2.06	0.75～14.53
	投料工/6	1227.58[a]	473.86～5749.60
C_1	包装投料工/4	0.57	0.11～57.91
	化操工/14	1.43	0.46～2.88
C_2	包装投料/4	10.00[b]	2.24～360.91
	化操工/8	0.73	0.14～5.62
固化剂	化操工/5	0.67	0.35～1.11
办公室	管理人员/5	0.25[b]	0.18～0.49

a 与同一车间其他工种相比，$P<0.05$。b 与车间化操工种相比，$P<0.05$。

表 13.5 湖南省某环氧树脂厂粉尘和 BPA 个体接触剂量分布（8h-TWA）

	剂量	样本数	比例（%）
粉尘（mg/m³）	<2.0	87	77.0
	2.0～5.0	17	15.0
	5.0～10.0	5	4.4
	>10.0	4	3.5
双酚 A（μg/m³）	<100.0	96	85.0
	100.0～500.0	8	7.1
	500.0～1000.0	3	2.7
	>1000.0	6	5.3

表 13.6 湖南省某环氧树脂厂个体采样结果粉尘中 BPA 浓度分布

BPA/粉尘（μg/g）	样本数	比例（%）
<50	76	67.3
50～500	26	20.3
500～1000	11	9.7

（4）接触水平分组：车间内涉及投料工作的工人 BPA 接触水平最高，包装工种接触水平次之，化操工接触水平在车间生产工人中最低，办公室人员的接触水平尤其低。由于工厂岗位设置，投料及包装的工作都外包给民工，这一部分工种的人群暴露时间不固定，且厂内职业体检人群也不包括这些外包人员，使这一部分高暴露人群没有包括到此次调查中。因此，以下接触水平分组及之后的健康状况分析都主要集中在化操工及办公室内的管理人员中。

车间 A、车间 B 全年使用 BPA 为原料生产；车间 C_1 每年有一半时间使用 BPA，剩余半年通常以酚醛树脂为原料。车间 C_1、车间 C_2 及固化剂车间现在不使用 BPA。因此，在总体上先将接触水平分成四类：第一类为 30 000t、5000t 车间；第二类为 3000t 车间；第三类为 500t、固化剂车间；第四类为办公室人员。工作场所空气监测资料基本支持以上分类。每类暴露组的 PC-TWA 中位值分别为 $2.06\mu g/m^3$、$1.43\mu g/m^3$、$0.70\mu g/m^3$、$0.25\mu g/m^3$。

按职业史累加接触组 PC-TWA 与相应工作年数，计算每个工人累积暴露程度水平，公式（13.1）如下

$$累积暴露水平 = \sum（TWA_{分类} \times 工作年数_{分类}）　　　（13.1）$$

（5）接触水平与健康状况分析：该树脂厂有体检资料 209 份，其中男性 140 人，占 67%，女性 69 人，占 33%；平均年龄为 32.4 岁（24～52 岁），平均工龄为 8.5 年（0.5～22 年）。

1）BMI 指数：男性 BMI 为 23.9±2.9，体重为（68.8±9.0）kg；女性 BMI 为 22.1±2.5，体重为（55.6±6.4）kg。不同接触水平及不同累积接触水平工人的 BMI、体重均无显著性差异（表 13.7）。

表 13.7　不同 BPA 接触水平下 BMI 指数及体重的分布

	工人数	体重（kg）	BMI
8h-TWA 接触水平分组（$\mu g/m^3$）			
0.25	59	64.5±10.1	23.0±2.9
0.70	39	64.8±10.5	23.1±2.9
1.43	35	63.8±8.7	22.8±2.4
2.06	75	64.6±11.2	23.6±3.1
累积暴露水平分组（$\mu g/m^3 \times$年）			
<4.0	54	63.9±10.5	22.8±2.9
4.0～9.0	47	65.2±9.6	23.0±2.8
9.0～20.0	43	63.8±10.5	23.8±2.8
>20.0	65	64.8±10.7	23.7±3.0

2）主诉症状：统计不同接触水平工人主诉症状的发生率，如头痛、头晕、失眠、嗜睡、多梦、记忆力减退、易激动、疲乏无力、低热、盗汗、多汗、全身酸痛、性欲减退、视物模糊、视力下降、眼痛、畏光、流泪、嗅觉减退、鼻干、鼻出血、流涕、耳鸣、耳聋、口渴、流涎、牙痛、牙齿松动、刷牙出血、口腔异味、口腔溃疡、咽痛、气短、胸闷、胸痛、咳嗽、咳痰、咯血、哮喘、心悸、心前区不适、食欲减退、消瘦、恶心、呕吐、腹胀、腹痛、肝区痛、腹泻、便秘、尿频、尿急、尿血、皮下出血、皮肤瘙痒、皮疹、水肿、脱发、关节痛、四肢麻木、动作不灵活、月经异常等，发现多数发生率在 5%以下，没有发现与暴露相关的变化。其中性欲减退只在高接触水平下出现 5 例，低接触水平没有病例，但差别无统计学意义，累积接触水平最高组的工人视力下降率显著高于其他各组。表 13.8 中列出一些发生率较高的症状。

表 13.8　BPA 接触工人的主诉症状发生率

	失眠	记忆力减退	性欲减退	视力下降[a]	咽痛	胸闷
8h-TWA 接触水平分组（μg/m³）						
0.25	20%	25%	0%	7%	13%	12%
0.70	5%	13%	0%	10%	5%	15%
1.43	20%	31%	6%	14%	6%	6%
2.06	16%	27%	4%	21%	17%	9%
累积暴露分组（μg/m³×年）						
<4.0	18%	24%	0%	6%	13%	9%
4.0~9.0	11%	15%	0%	9%	11%	9%
9.0~20.0	14%	26%	2%	9%	5%	16%
>20.0	19%	31%	6%	28%	17%	9%

a 卡方检验 $P<0.05$。

3）各系统检查：鼻腔及咽喉的检查发现，鼻炎、咽炎的患病率分别为 34.9%、63.2%，但与接触水平无显著相关（表 13.9）。腹部触诊、神经反射检查等均无其他明显异常出现。

表 13.9　BPA 接触工人的鼻炎、咽炎患病率

	工人数	鼻炎患病率（%）	咽炎患病率（%）
8h-TWA 接触水平分组（μg/m³）			
0.25	59	45.0	68.3
0.70	39	35.9	61.5

续表

	工人数	鼻炎患病率（%）	咽炎患病率（%）
1.43	35	17.1	60.0
2.06	75	34.7	61.3
累积暴露分组（μg/m³×年）			
<4.0	54	41.8	63.6
4.0～9.0	47	42.6	70.2
9.0～20.0	43	20.9	51.2
>20.0	65	32.8	65.6

4）实验室检查：结果见表 13.10。尿检结果显示无明显异常，尿蛋白、白蛋白、红细胞检出阳性率与暴露水平无明显相关。

表 13.10　不同 BPA 接触水平工人的实验室检查异常分析

	工人数	白细胞计数异常率（%）	三酰甘油异常率（%）	总胆固醇异常率（%）	ALT 异常率（%）	总胆红素异常率[a]（%）	心电图异常发生率（%）	脂肪肝患病率（%）
8h-TWA 接触水平分组（μg/m³）								
0.25	59	1.7	20.0	20.0	16.7	41.7	23.3	31.7
0.70	39	5.1	30.8	17.9	17.9	20.5	10.3	38.5
1.43	35	2.9	17.1	22.9	14.3	20.0	28.6	22.9
2.06	75	4.0	28.1	20.0	16.0	18.7	25.3	30.7
累积暴露分组（μg/m³×年）								
<4.0	54	0.0	12.7	18.2	10.9	40.0	21.8	23.6
4.0～9.0	47	4.3	27.7	25.5	17.0	25.5	21.3	31.9
9.0～20.0	43	2.3	25.6	23.4	18.6	27.9	23.3	37.2
>20.0	65	6.2	31.2	20.1	18.8	12.5	23.4	32.8

a 卡方检验 $P<0.05$。

血液检查结果显示，白细胞计数异常率 3.3%，与暴露水平无明显相关。红细胞、血小板计数、血糖水平未发现异常。三酰甘油、总胆固醇、ALT、总胆红素异常率分别为 22.4%、20.1%、16.3%、25.8%，其中总胆红素异常率与接触水平呈负相关。

心电图检查异常发生率为 22.5%，与暴露水平无明显相关。

B 超检查结果显示：男性脂肪肝患病率达 40.0%，女性为 11.8%。胆囊及肾脏 B 超检查异常率（分成正常与异常两种）与暴露无明显相关。其他脏器未见明显异常病变。

（6）总结：本次调查结果表明，体检资料中发现的异常在不同暴露水平分布没有显著差异。工人鼻炎、咽炎发病率较高，可能与其接触有机溶剂有关。血脂异常率及肝功能异常在 25%左右，心电图异常率为 22.5%，多数为心律失常，其他还有传导阻滞、心房肥大等。男性脂肪肝患病率较高，为 40%，女性为 11%。因此，该调查对象的主要特征为脂肪肝患病率较高，血脂及肝功能的异常应与其相关。研究当地体检资料发现人群脂肪肝普遍较高，提示 BPA 与脂肪肝关系可能不大，且无统计学相关性。

二、国内外相关标准研究

目前德国、芬兰、欧盟已先后制订 BPA 的职业接触限值，以呼吸性粉尘考虑来控制 BPA 的接触水平（表 13.11）。德国规定吸入性粉尘的职业卫生标准为 5mg/m^3（可吸入性粉尘，8h-TWA，1997 年），而芬兰规定呼吸性粉尘的标准为 5mg/m^3（呼吸性粉尘，8h-TWA，1999 年）。美国 OSHA 纳入粉尘管理，其限值为 15mg/m^3（总尘）和 5mg/m^3（呼吸性粉尘），美国 ACGIH 提出的 TLV 为 10mg/m^3（总尘）和 3mg/m^3（呼吸性粉尘）。2014 年欧盟推荐其限值为 2mg/m^3（可吸入性粉尘）。

表 13.11 国外有关工作场所 BPA 职业接触限值

国家或地区	职业接触限值（mg/m^3）	来源
德国	5（吸入性粉尘）	德国 MAK
荷兰	5（呼吸性粉尘）	荷兰国家 MAC
美国	5，以尘计	美国 AIHA 给出的 WEEL
美国	15（总尘），5（呼吸尘）	OSHA（纳入尘管理）
美国	10（总尘）3（呼吸尘）	美国 ACGIH 给出的 TLV
欧盟	2（吸入性粉尘）	欧盟职业接触限值科学委员会（2014）

三、技术指标的制定依据

基于本项目组调查的结果，现有工人暴露水平下没有发现明显与暴露相关的不良健康结局。本项目组从文献、国外职业接触限值资料和国内接触水平与健康关系为基础制定本标准，推荐我国工作场所空气 BPA 的 8h-PC-TWA 为 5mg/m³。国外关于 BPA 的职业接触限值基本集中在 5mg/m³ 左右。由于生产场所空气颗粒物中 BPA 的含量相差极大（0.1%～100%），因此，以 BPA 浓度而不是粉尘浓度为标准能更准确地反映车间空气中 BPA 的实际接触水平。

提出 5mg/m³ 是基于四点考虑：第一，接受美国、德国等国家制定职业接触限制的依据，以保护工人呼吸道刺激效应为目标，提出 BPA 5mg/m³ 为职业接触限值。但明确是双酚 A 量，而非呼吸性粉尘的重量。第二，基于现有吸入染毒毒性实验，可得 NOAL 为 10mg/m³，且高至 150mg/m³ 的剂量下，也未出现除呼吸道刺激效应外的明显毒性效应。第三，目前接触水平下工人常规健康监护指标没有发现异常，提示现有接触水平下 BPA 对工人健康有影响，其健康危险度并不十分明显。第四，在接触水平 5mg/m³ 下，虽有报告其对男性精液质量和生殖功能有影响，但这些研究尚未得到进一步验证，需要继续给予关注。未来应仔细研究其接触-反应关系，获得其阈值水平，并根据研究结果，适时对职业接触限制进行修订。

本标准采用车间空气中 BPA 浓度而不是粉尘浓度为测量指标，主要有三方面原因。①从本课题历次现场调查结果来看，工作场所空气中 BPA 主要以颗粒物的形式存在。但颗粒物中 BPA 的含量相差极大（0.1%～100%），因此，如果以粉尘浓度为标准，将不能准确反映车间空气中 BPA 的浓度。②国外多采用呼吸性或吸入性粉尘为测量指标，但我国大多数职业卫生检测机构未配备粉尘分级采样设备，所以呼吸性或吸入性粉尘检测不适用于我国大多数此类机构；相应地，我国大多此类机构配置有液相色谱仪，可以采用与此标准相配套的方法检测空气中 BPA 的浓度。③如果能确定某些工作场所空气中 BPA 的含量很低，则可以参考《工作场所空气中粉尘容许浓度》（GBZ 2—2010）中"其他粉尘"的标准对工作场所进行评判。

四、正确使用标准说明

国外多采用呼吸性或吸入性粉尘为测量指标，但我国大多数职业卫生检测机构未配备粉尘分级采样设备，因而呼吸性或吸入性粉尘检测并不适用于国内实际情况，而国内大多机构配备有液相色谱仪，可以采用与此标准相配套的方法检测空气中 BPA 的浓度。若能确定某些工作场所空气中 BPA 的含量很低，则可以参考《工作场所空气中粉尘容许浓度》（GBZ 2—2002）中"其他粉尘"

的标准对工作场所进行评判。

（周志俊 邬春华）

参 考 文 献

陈刚，黄春妍，仲齐庆，等，2010. 双酚 A 在染毒雄性大鼠血清中时间-浓度关系. 中华预防医学杂志，44（1）：30-33.

黄春妍，姚陈娟，鞠晶昀，等，2010. 大、小鼠吸收和代谢双酚 A 的差异. 中华预防医学杂志，44（8）：731-735.

焦凤茹，孙秀娟，庞振涛. 2018. 双酚 A 市场分析. 化学工业，9：21-23，33.

钱伯章，2010. 双酚 A 的国内市场分析（上）. 上海化工，35（4）：35-37.

钱伯章，2010. 双酚 A 的国内市场分析（下）. 上海化工，35（5）：30-32.

吴良义，周建民，2009. 双酚 A 及其下游产品市场发展趋势. 精细与专用化学品，17（15）：29-32.

肖国兵，石峻岭，何国华，等，2005. 环氧树脂生产工人血清双酚 A 与性激素水平的调查. 环境与职业医学，4：295-298.

肖国兵，王仁元，蔡耀章，等，2009. 双酚 A 对接触男工精液质量的影响. 中华劳动卫生职业病杂志，27（12）：741-743.

薛祖源，2006. 双酚 A 生产工艺技术现状及展望. 化工设计，16（2）：3-12.

朱小予，秦宏，周志俊，2009. 双酚 A 对男性职业接触工人生殖功能的影响. 职业与健康，25（20）：2129-2131.

Atkinson A，1995. In vitro conversion of environmental estrogenic chemical bisphenol A to DNA binding metabolite（s）. Biochem Biophysical Res Commun，210（2）：424-433.

Balakrishnan B，Henare K，Thorstensen EB，et al，2010. Transfer of bisphenol A across the human placenta. Am J Obst Gyn，202（4）：391-397.

Berkner S，2004. Development and validation of a method for determination of trace levels of alkylphenols and bisphenol A in atmospheric samples. Chemosphere，54（4）：575-584.

Calafat AM，Ye X，Wong LY，et al，2007. Exposure of the U. S. population to bisphenol A and 4-tertiary-octylphenol：2003–2004. Environl Health Persp，116（1）：39-44.

Clayton EMR，Todd M，Dowd JB，et al，2010. The impact of bisphenol A and triclosan on immune parameters in the U. S. population，NHANES 2003-2006. Environl Health Persp，119（3）：390-396.

Doerge DR，Twaddle NC，Woodling KA，et al，2010. Pharmacokinetics of bisphenol A in neonatal and adult rhesus monkeys. Toxicol Appl Pharm，248（1）：1-11.

Domoradzki JY，2003. Metabolism and pharmacokinetics of bisphenol A（BPA）and the embryo-fetal distribution of BPA and BPA-monoglucuronide in CD Sprague-Dawley rats at three gestational stages. Toxicol Sci，76（1）：21-34.

Domoradzki JY, 2004. Age and dose dependency of the pharmacokinetics and metabolism of bisphenol A in neonatal sprague-dawley rats following oral administration. Toxicol Sci, 77(2): 230-242.

Durando M, Kass L, Piva J, et al, 2006. Prenatal bisphenol A exposure induces preneoplastic lesions in the mammary gland in Wistar rats. Environ Health Persp, 115 (1): 80-86.

Elsby R, 2001. Comparison of the modulatory effects of human and rat liver microsomal metabolism on the estrogenicity of bisphenol a implications for extrapolation to humans. Am Soc Pharm Exp Therap, 297 (1): 103-113.

Eric Esswein, Clayton B'Hymer, Gregory A. Day, et al, 2011. National Institute for Occupational Safety skin notation (SK): Profile bisphenol A (BPA). [2019-03-19]. http : // www.cdc.gov/niosh/docs/ 2011-144/pdf.

Fent G, 2003. Fate of 14C-bisphenol A in soils. Chemosphere, 51 (8): 735-746.

Filho IDN, Muhlen CV, Schossler P, et al, 2003. Identification of some plasticizers compounds in landfill leachate. Chemosphere, 50 (5): 657-663.

Gerberick GF, Ryan CA, 1989. A predictive mouse ear-swelling model for investigating topical phototoxicity. Food Chem Toxicol, 27 (12): 813-819.

Haighton L, 2002. An evaluation of the possible carcinogenicity of bisphenol a to humans. Reg Toxic Pharm, 35 (2): 238-254.

Hanaoka T, Kawamura N, Hara K, et al, 2002. Urinary bisphenol A and plasma hormone concentrations in male workers exposed to bisphenol A diglycidyl ether and mixed organic solvents. Occup Environ Med, 59: 625-628.

He Y, 2009. Occupational exposure levels of bisphenol A among Chinese workers. J Occup Health, 51: 432-436.

He Y, Miao M, Herrinton LJ, et al, 2009. Bisphenol A levels in blood and urine in a Chinese population and the personal factors affecting the levels. Environ Res, 109 (5): 629-633.

Ho SM, 2006. Developmental exposure to estradiol and bisphenol A increases susceptibility to prostate carcinogenesis and epigenetically regulates Phosphodiesterase type 4 variant 4. Cancer Res, 66 (11): 5624-5632.

Hulzebos E, Gerner I, 2010. Weight factors in an integrated testing strategy using adjusted OECD principles for(Q)SARs and extended Klimisch codes to decide on skin irritation classification. Regul Toxicol Pharm, 58 (1): 131-144.

Ichihara TYH, Imai N, 2003. Lack of carcinogenic risk in the prostate with transplacental and lactational exposure to bisphenol A in rats. J Toxicol Sci, 28 (3): 165-171.

Kandaraki E, Chatzigeorgiou A, Livadas S, et al, 2010. Endocrine disruptors and polycystic ovary syndrome (PCOS): Elevated serum levels of bisphenol A in women with PCOS. J Clin Endoc Metab, 96 (3): E480-E484.

Kanerva L , 2000. Airborne occupational allergic contact dermatitis from triglycidyl-*p*-

aminophenol and tetraglycidyl-4,4'-methylene dianiline in preimpregnated epoxy products in the aircraft industry. Dermatology, 201: 29-33.

Kanerva L, 2002. Occupational contact urticaria from diglycidyl ether of bisphenol A epoxy resin. Allergy, 57: 1205-1207.

Kang J, Katayama Y, Kondo F, 2006. Biodegradation or metabolism of bisphenol A: From microorganisms to mammals. Toxicol, 217 (2/3): 81-90.

Kang JH, Kondo F, 2005. Bisphenol A degradation in seawater is different from that in river water. Chemosphere, 60 (9): 1288-1292.

Kawahata H, 2004. Endocrine disrupter nonylphenol and bisphenol A contamination in Okinawa and Ishigaki Islands, Japan—within coral reefs and adjacent river mouths. Chemosphere, 55 (11): 1519-1527.

Korner W, 2000. Input output balance of estrogenic active compounds in a major municipal sewage plant in Germany. Chemosphere, 40: 1131-1142.

Korner W, 2000. Interaction of estrogenic chemicals and phytoestrogens with estrogen receptor β. Chemosphere, 46: 1131-1142.

Kurebayashi H, 2002. Disposition of a low dose of bisphenol a in male and female cynomolgus monkeys. Toxicol Sci, 68: 32-42.

Kurebayashi H, Nagatsuka SI, Nemoto H, et al, 2004. Disposition of low doses of 14C-bisphenol A in male, female, pregnant, fetal, and neonatal rats. Arch Toxicol, 79 (5): 243-252.

Lang IA, Galloway TS, Scarlett A, et al, 2008. Association of urinary bisphenol A concentration with medical disorders and laboratory abnormalities in adults. JAMA, 300 (11): 1303-1310.

Li D, Zhou Z, Qing D, et al, 2009. Occupational exposure to bisphenol-A (BPA) and the risk of self-reported male sexual dysfunction. Human Reprod, 25 (2): 519-527.

Li DK, Zhou Z, Miao M, et al, 2011. Urine bisphenol-A (BPA) level in relation to semen quality. Fertil Steril, 95 (2): 624-630.

Marquet F, Payan JP, Beydon D, et al, 2011. In vivo and ex vivo percutaneous absorption of [^{14}C]-bisphenol A in rats: a possible extrapolation to human absorption? Arch Toxicol, 85 (9): 1035-1043.

Meeke RJD, Calafat A, Hauser R, 2010. Urinary bisphenol A concentrations in relation to serum thyroid and reproductive hormone levels in men from an infertility clinic. Environ Sci Technol, 44: 1458-1463.

Miyakoda H, 2000. Comparison of conjugative activity, conversion of bisphenol A to bisphenol A glucuronide, in foetal and mature male rat. J Health Science, 46 (4): 269-274.

Nagel SC, 1997. Relative binding affinity-serum modified access (RBA-SMA) assay predicts the relative in vivo bioactivity of the xenoestrogens bisphenol A and octylphenol. Environ Health Persp, 105 (1): 70-76.

Nishiyama T, 2002. Sulfation of environmental estrogens by cytosolic human sulfotransferases.

Drug Metabol Pharmacokin，17（3）：221-228.

Pottenger LH，2000. The relative bioavailability and metabolism of bisphenol a in rats is dependent upon the route of administration. Toxicol Sciences，54：3-18.

Rudel RA，2001. Identification of selected hormonally active agents and animal mammary carcinogens in commercial and residential air and dust samples. J Air Waste Manag Assoc，51：499-513.

Saal FSV，Timms BG，Montano MM，et al，1997. Prostate enlargement in mice due to fetal exposure to low doses of estradiol or diethylstilbestrol and opposite effects at high doses. Proc Natl Acad Sci，94：2056-2061.

Saal FV，1998. A physiologically based approach to the study of bisphenol a and other estrogenic chemicals on the size of reproductive organs，daily sperm production，and behavior. Toxicol Ind Health，14（1/2）：239-260.

Sakamoto H，2002. Excretion of bisphenol A-glucuronide into the small intestine and deconjugation in the cecum of the rat. Biochim Biophy Acta，1573：171-176.

Shimizu M，Ohta K，Matsumoto Y，et al，2002. Sulfation of bisphenol A abolished its estrogenicity based on proliferation and gene expression in human breast cancer MCF-7 cells. Toxicol Vitro，16：549-556.

Sidhu S，Gullett B，Striebich R，et al，2005. Endocrine disrupting chemical emissions from combustion sources：diesel particulate emissions and domestic waste open burn emissions. Atmosph Environ，39（5）：801-811.

Snyder R，2000. Metabolism and disposition of bisphenol a in female rats. Toxicol Appl Pharm，168（3）：225-234.

Sohoni P，1998. Several environmental oestrogens are also anti-androgens. J Endocrinology，158：327-339.

Staples CA，1998. A review of the environmental fate，effects，and exposures of bisphenol A. Chemosphere，36（10）：2149-2173.

Steinmtx R，1997. The environmental estrogen bisphenol A stimulates prolactin release in vitro and in vivo. Endoc Society，138（5）：1780-1786.

Stump DG，Beck MJ，Radovsky A，et al，2010. Developmental neurotoxicity study of dietary bisphenol A in Sprague-Dawley rats. Toxicol Sci，115（1）：167-182.

Sugiura-Ogasawara M，2005. Exposure to bisphenol A is associated with recurrent miscarriage. Human Reprod，20（8）：2325-2329.

Takahashi O，2000. Disposition of orally administered 2,2-Bis（4-hydroxyphenyl）propane（Bisphenol A）in pregnant rats and the placental transfer to fetuses. Environ Health Persp，108：931-935.

Takashima Y，Tsutsumi M，Sasaki Y，2001. Lack of effects of bisphenol a in maternal rats or treatment on response of their offspring to n-nitrosobis（2-hydroxypropyl）amine. J Toxicol

Pathol, 14: 87-98.

Takeuchi T, 2002. Serum bisphenol a concentrations showed gender differences, possibly linked to androgen levels. Biochem Biophy Res Comm, 291 (1): 76-78.

Takeuchi T, 2004. Positive relationship between androgen and the endocrine disruptor, bisphenol A, in normal women and women with ovarian dysfunction. Endoc J, 51 (2): 165-169.

Thorgeirsson A, Fregert S, 1977. Allergenicity of epoxy resins in the guinea pig. Acta Derm Venereol, 57 (3): 253-256.

Tominaga T, Negishi T, Hirooka H, et al, 2006. Toxicokinetics of bisphenol A in rats, monkeys and chimpanzees by the LC-MS/MS method. Toxicol, 226 (2/3): 208-217.

Tyl RW, Myers CB, Marr MC, et al, 2007. Two-generation reproductive toxicity study of dietary bisphenol A in CD-1 (Swiss) Mice. Toxicol Sci, 104 (2): 362-384.

Tyl RW, Myers CB, Marr MC, 2002. Three-generation reproductive toxicity study of dietary bisphenol a in cd sprague-dawley rats. Toxicol Sci, 121: 121-146.

Vandenberg LN, Chahoud I, Heindel JJ, et al, 2010. Urinary, circulating, and tissue biomonitoring studies indicate widespread exposure to bisphenol A. Environ Health Persp, 118 (8): 1055-1070.

Villaobos M, 1995. The E-screen assay: a comparison of different MCF7 cell stocks. Environ Health Persp, 103 (9): 844-850.

Volkel W, 2002. Metabolism and kinetics of bisphenol a in humans at low doses following oral administration. Chem Res Toxicol, 15: 1281-1287.

Volkel W, 2005. Quantitation of bisphenol A and bisphenol a glucuronide in biological samples by high performance liquid chromatography-tandem mass spectrometry. Drug Metabol Dispos, 33 (11): 1748-1757.

Wilson NK, 2001. Levels of persistent organic pollutants in several child day care centers. J Exposure Analysis Environ Epi, 11: 449-458.

Wilson NK, Chuang JC, Lyu C, et al, 2003. Aggregate exposures of nine preschool children to persistent organic pollutants at day care and at home. J Exp Analysis Environ Epi, 13 (3): 187-202.

Wong KO, Leo LW, Seah HL, 2005. Dietary exposure assessment of infants to bisphenol A from the use of polycarbonate baby milk bottles. Food Add Contam, 22 (3): 280-288.

Yamada H, 2002. Maternal serum and amniotic fluid bisphenol A concentrations in the early second trimester. Reprod Toxicol, 16: 735-739.

Yamamoto T, 2001. Bisphenol A in hazardous waste landfill leachates. Chemosphere, 42: 415-418.

Yang M, Kim SY, Chang SS, et al, 2006. Urinary concentrations of bisphenol A in relation to biomarkers of sensitivity and effect and endocrine-related health effects. Environ Mol Mutag, 47 (8): 571-578.

Yoshida M, Shimomoto T, Katashima S, 2004. Maternal exposure to low doses of bisphenol a has no effects on development of female reproductive tract and uterine carcinogenesis in Donryu rats. J Reprod Develop, 50（3）: 349-360.

Zalko D, Jacques C, Duplan H, et al, 2011. Viable skin efficiently absorbs and metabolizes bisphenol A. Chemosphere, 82（3）: 424-430.

Zhang B, Melzer D, Rice N E, et al, 2010. Association of urinary bisphenol A concentration with heart disease: Evidence from NHANES 2003/06. PLOS ONE, 5（1）: e8673.

第十四章 溴 鼠 灵

一、制 定 背 景

毒鼠强等剧毒杀鼠剂已被国家明令禁止生产、使用，作为其取代产品——抗凝血类杀鼠剂，特别是第二代抗凝血杀鼠剂溴鼠灵（brodifacoum），其具有控制鼠害时间长、高效、安全等特点（人体中毒可服用维生素 K 作为凝血因子拮抗剂）。溴鼠灵是我国生产使用及出口的主要杀鼠剂品种，每年出口原药数万吨，但其生产和使用中的中毒事件也呈上升的趋势。

目前，我国尚未制定抗凝血类杀鼠剂的职业卫生标准，溴鼠灵是目前我国生产使用最多的杀鼠剂品种之一，应优先制定其职业卫生标准，包括工作场所空气中溴鼠灵职业接触限值和检测方法。

《工作场所空气中溴鼠灵职业接触限值》卫生标准项目于 2011 年 5 月开始，陆续完成了溴鼠灵理化性质、生产工艺流程及相关流行病和毒理学基础数据资料的收集，空气中毒物浓度检测和模拟发生试验，溴鼠灵生产现场预采样、流行病学调查及相关资料的收集，并对天津某公司进行预调查和车间空气中溴鼠灵第一次采样，对预调查结果进行初步分析并完善现场采样程序及相关表格，完成该公司空气中溴鼠灵采集样品实验室检测分析，完成该公司溴鼠灵职业流行病学现场调查、职工体检和血液学指标检查、车间溴鼠灵现场空气样品采集，对收集的溴鼠灵职业流行病学现场调查资料、工厂现状调查资料进行统计分析、整理，完成车间空气中溴鼠灵空气样本的实验室检测，并在整理、总结、归纳溴鼠灵理化性质、生产工艺流程及相关流行病和毒理药理学基础数据资料基础上，撰写《工作场所空气中溴鼠灵职业接触限值》编制说明，征求了相关部门的意见。

在综合溴鼠灵毒理学资料、职业流行病学现场调查资料、工厂现况调查结果、溴鼠灵生产车间采集空气样本检测数据的基础上，结合国外相关溴鼠灵职业卫生标准及制定方法，本项目建议我国工作场所空气中溴鼠灵职业接触限值

PC-TWA 为 0.002mg/m³（皮）。

二、国内外相关标准研究

我国目前尚未制定溴鼠灵的职业接触限值，本标准为国内首次研究制定。

各国均未制定溴鼠灵职业接触限值标准，仅瑞士 Syngenta 公司和澳大利亚的 Selleys 公司制定了溴鼠灵的职业接触限值为 0.002mg/m³。

三、技术指标的制定依据

（一）溴鼠灵概况及其用途

1. 溴鼠灵概况

溴鼠灵又名大隆、溴联苯鼠隆，CAS 号 56073-10-0，EINECS 号 259-980-5，RTECS 号 GN4934750。溴鼠灵中文通用化学名称为 3-[3-（4-溴联苯基-4）-1，2,3,4- 四氢萘 -1- 基]-4- 羟基香豆素，英文同义通用名称为 3-[3-（4-bromobiphenyl-4-yl）-1,2,3,4-tetrahydro-1-naphthyl]-4-hydroxycoumarin。分子式 $C_{31}H_{23}O_3Br$，分子量 523.4，化学结构见图 14.1。

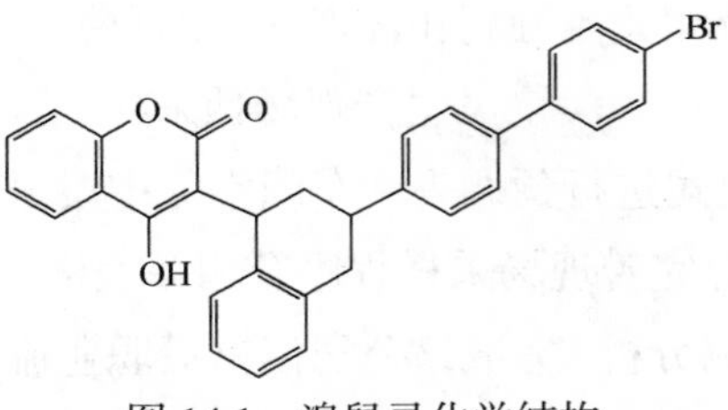

图 14.1　溴鼠灵化学结构

常用的抗凝血杀鼠剂可分为香豆素类和茚满二酮类，香豆素类杀鼠剂主要有杀鼠灵、溴敌隆、溴鼠灵、氯杀鼠灵等；茚满二酮类杀鼠剂主要有敌鼠、氯苯敌鼠、杀鼠酮、鼠完等。溴鼠灵属于四羟基香豆素类化合物，香豆素类化合物在农业上主要用作杀鼠剂。1944 年，林克在研究加拿大牛"甜苜蓿病"时，发现双香豆素有毒，后来合成香豆素类杀鼠剂"杀鼠灵"，为杀鼠剂开辟了一个新的领域，曾大量推广使用。第一代抗凝血杀鼠剂如杀鼠灵易引起鼠抗药性且属于慢性抗凝剂，对鼠毒力较低。1975 年英国合成开发出溴鼠灵，属第二代抗凝血杀鼠剂。溴鼠灵能有效杀灭抗性鼠，具有急、慢性毒性，对抗性鼠的效力是第一代抗凝杀鼠剂的 10～100 倍。

2. 溴鼠灵的抗凝机制

抗凝血杀鼠剂的杀鼠原理是基于香豆素类化合物对维生素 K 的拮抗作用和抗凝血作用。溴鼠灵作为目前最常用的缓效灭鼠剂之一，可通过竞争性抑制维生素 K_1 的作用，抑制肝脏产生凝血酶原及凝血因子，提高毛细血管通透性和脆性，导致老鼠出血而死。

3. 溴鼠灵的使用

第二代抗凝血杀鼠剂溴鼠灵，具有毒性高、适口性较好、鼠类一般不产生拒食和能有效杀灭抗性鼠等特点，被广泛用于大面积灭鼠及居家灭鼠。我国生产的溴鼠灵有溴鼠灵原药（＞95%）、溴鼠灵母液和溴鼠灵毒饵，常用的0.5%溴鼠灵母液需进行稀释并与粮食混合后风干使用，0.005%溴鼠灵毒饵可以直接使用。

我国溴鼠灵原药的生产规模保持在 8～10 吨/年，国内批准的主要原药生产厂家有天津某公司、江苏某厂等。我国的溴鼠灵原药除满足国内生产需要外，还出口亚洲、欧洲、美洲和非洲等地。

（二）溴鼠灵理化特性

溴鼠灵原药为灰白色固体粉末，分子量523.4，熔点228～232℃，蒸气压1.33×10^{-6}MPa（20℃）；当温度为 20℃、pH=7 时溴鼠灵在水中的溶解度非常低（＜10mg/L），微溶于苯，易溶于丙酮。溴鼠灵有同分异构体，顺式异构体是（$1R$，$3S$）和（$1S$，$3R$）的外消旋混合物，反式异构体是（$1R$，$3R$）和（$1S$，$3S$）的外消旋混合物。溴鼠灵为非高度易燃物，因此溴鼠灵在低于其熔点的温度下不会发生自燃现象。

（三）溴鼠灵毒理学资料

1. 毒性数据

溴鼠灵的大鼠急性经口 LD_{50} 为 0.27mg/kg，大鼠急性经皮 LD_{50} 为 0.25～0.63mg/kg，大鼠急性吸入 LC_{50} 为 5mg/m^3；家兔急性经口 LD_{50} 为 0.3mg/kg，豚鼠急性经口 LD_{50} 为 0.28mg/kg，猫急性经口 LD_{50} 为 0.25mg/kg，犬急性经口 LD_{50} 为 0.25～3.6mg/kg；鸟类对于溴鼠灵较易感，其急性经口 LD_{50} 为 1～

20mg/kg。溴鼠灵对家兔皮肤和眼具有轻微刺激性；小鼠 LLNA（局部淋巴结试验）试验结果为阴性，但对豚鼠皮肤具有致敏性。细菌回复突变试验（有/无 S9 体外代谢活化系统）及 *L5178Y* 细胞基因突变试验结果均为阴性，无致突变性；大鼠和家兔致畸试验结果为无胚胎毒性或致畸作用；大鼠亚急性（21d）经口毒性试验 NOEL 为 0.02mg/（kg·d）；大鼠亚慢性（90d）经口毒性试验剂量为 0.001～0.04mg/（kg·d），NOAEL 为 0.001mg/（kg·d）；家兔亚慢性经口毒性试验 NOAEL 为 0.002mg/（kg·d）。大鼠喂饲实验中，溴鼠灵产生的药物影响与体内抗凝血作用改变相关。

溴鼠灵对物种产生的毒作用可分为两种，一种为直接毒性，另一种为间接毒性（即通过食用中毒的啮齿类动物所致毒性）。以往有山羊和绵羊由于误食溴鼠灵导致其流产和大出血的报道；犬和猫通过食用经溴鼠灵毒死的大鼠和小鼠可引发中毒。

2. 病例报道

溴鼠灵轻微中毒症状包括皮肤青紫、鼻出血和牙龈出血、腹部和关节处疼痛、出现血尿和血便，还可出现皮肤瘀斑；严重中毒可引发体内多个器官出血导致休克。上述中毒症状在初始接触阶段并不明显，直到体内吸收后几天才可显现，但无证据显示其具有潜在神经毒性。

据溴鼠灵中毒病例文献报道，一妇女服用含有 75mg 溴鼠灵成分的鼠药中毒，经常规抗凝血方法治疗后痊愈；一名 17 岁男孩因严重出血性疾病入院，后发现他长期习惯性吸食大麻和溴鼠灵混合物，入院后使用维生素 K$_1$ 治疗数月后康复；一名成年人服用 1mg 溴鼠灵后诱发出血，症状持续 2 个月。

溴鼠灵中毒（几小时之内）一般采用反复清洗胃肠道或使用活性炭进行治疗，静脉血检测指标包括血红蛋白水平、凝血酶原时间、血型和交叉配血。出血症状严重的患者给予 25mg 维生素 K$_1$ 缓慢静脉注射，或进行血液透析、给予新鲜冰冻血浆，治疗中每 3h 检测凝血时间，若患者没有改善则反复给予维生素 K$_1$ 进行治疗，但应避免维生素 K$_1$ 使用过量。如有必要可在 8～10h 后检测凝血酶原时间并反复给予维生素 K$_1$；凝血酶原时间趋于稳定后，继续给予患者口服维生素 K$_1$ 治疗，每日 4 次，每次 10mg；出院患者继续采用口服维生素 K$_1$ 治疗，每日 2 次，每次 10mg 至 60d，期间密切检测凝血酶原时间。维生素 K$_1$ 为溴鼠灵的特效解毒剂。

3. 药（毒）代动力学

溴鼠灵可经胃肠道、皮肤和呼吸系统进入体内。其经口吸收后，通过粪便排出体外。大鼠单一剂量经口给药，溴鼠灵在肝脏达到较高浓度并可持续 96h。肝脏为其主要蓄积和储存器官，肝脏清除溴鼠灵的过程分为两个阶段，第一阶段为初始阶段，为给药后 2～8d；第二阶段为较慢的终止阶段，其清除半衰期为 130d。检测溴鼠灵中毒患者体内血液溴鼠灵浓度，其半衰期为 16～36d。

（四）生产企业现场调查

通过中国农药信息网查询，我国登记的溴鼠灵原药生产厂家分别是天津某公司、江苏某厂、河北某公司等。本标准课题现场调查企业为天津某公司，并对江苏某厂工人既往体检资料进行分析。

1. 天津某公司工厂现况调查资料

天津某公司于 1984 年建厂，主要产品为抗凝血类杀鼠剂原料药和制剂。1993 年开始溴鼠灵原药和制剂的生产，是我国目前最大的溴鼠灵原药生产企业。该公司目前在岗工人 80 人左右，生产旺季可达 120 人，生产线在岗职工 45 人，原药生产 6 人。该公司溴鼠灵生产具有明显的季节性，主要在春秋两季，夏季和冬季较少安排生产。目前使用的原药生产设备主要有反应釜 4 套、离心机 2 套、水冲泵 1 套、烘干机 2 套、包装机 1 台，均为 2007～2008 年新更换的设备，每年定期维护 2 次并有详细维护记录。相关设备使用有完整的标准操作规程，工人岗前和工作中有健全的培训记录，并对特殊设备进行单独培训。主要生产工艺流程见图 14.2。

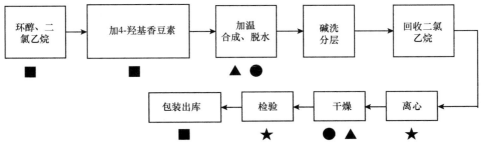

图 14.2 天津市天庆化工有限公司溴鼠灵生产工艺流程
■表示数量控制点；▲表示时间控制点；●表示温度控制点；★表示质量控制点

生产中，工人可能接触溴鼠灵的环节为投料、出料、离心、过滤、烘干、包装工序，工人可能接触溴鼠灵的主要途径为呼吸道吸入和皮肤接触，个体防护重点是防止呼吸道吸入和皮肤接触。生产中的主要防护措施包括防护口罩/面具、配备专用工作服，操作中还应佩戴防酸碱橡胶手套、防酸碱胶鞋和防酸碱围裙等。工作车间通风以机械排风（排风机）和自然通风为主。工厂有职业病防治的管理机构，定期开展职业健康监护、职业病危害因素检测，并建立了健全的职业健康档案，制订了化学中毒的应急救援预案，至今未出现过生产事故和作业人员中毒。

2. 体检资料

2011 年 11 月 22 日（溴鼠灵生产第 5 天），相关人员安排该公司作业人员体检，体检项目为反映接触溴鼠灵较为敏感的 PT、INR、APTT、TT 和 FIB 等指标。并对该公司 2011 年 2 月和江苏某厂 2010 年 12 月员工定期健康检查的结果进行分析，各项检查结果均在正常参考值范围内，见表 14.1～表 14.3。

表 14.1　天津某公司工人体检结果 [a]（平均值±标准差，n=7）

检测项目	结果	参考范围	单位
PT	11.24±0.99	9.0～11.4	s
INR	0.96±0.08	0.85～1.50	—
APTT	25.57±1.71	22.0～32.0	s
TT	18.73±1.10	14.0～21.0	s
FIB	2.20±0.27	2.0～4.0	g/L

a 以上参考范围由天津市咸水沽医院 2011 年 11 月 22 日提供。

表 14.2　天津某公司工人定期健康检查结果 [a]（平均值±标准差，n=29）

检测项目	结果	参考范围	单位
白细胞计数	5.21±1.38	4.0～10.0	10^9/L
红细胞计数	4.13±0.32	3.5～5.5	10^{12}/L
血红蛋白	123.43±18.14	110～165	g/L
血小板计数	202.29±45.61	100～300	10^9/L
总胆红素	11.71±5.28	0～25	μmol/L
谷丙转氨酶	17.29±6.34	0～40.0	U/L
球蛋白	29.86±3.53	20～40	g/L
白蛋白	45.29±0.95	35～55	g/L
白蛋白/球蛋白	1.54±0.16	1.1～2.5	—
总蛋白	75.14±4.06	60～85	g/L

a 以上参考范围由天津市津南区疾病预防控制中心 2011 年 2 月提供。

表 14.4　江苏某厂工人定期健康检查结果 ª（平均值±标准差，*n* =18）

检测项目	结果	参考范围	单位
白细胞计数	5.37±1.00	4.0～10.0	10^9/L
红细胞计数	4.63±0.58	3.5～5.5	10^{12}/L
血红蛋白	153.50±14.29	110～160	g/L
血小板计数	201.00±33.00	100～300	10^9/L

a 以上参考范围由泗阳县人民医院南京医科大学第二附属医院泗阳分院 2010 年 12 月 16 日提供。

3. 天津某公司现场流行病学调查资料

调查采用发放调查表的方式，调查表内容包括一般情况调查（姓名、性别、出生日期、籍贯、婚姻状况、教育程度、吸烟史、饮酒史）、职业史调查（抗凝血类杀鼠剂接触情况、生产车间情况和个人防护措施）、既往病史和用药史调查（健康状况、心血管系统病史、其他疾病、用药情况特别是维生素补充剂的使用）、体检情况（与溴鼠灵相关的临床症状）、生殖危害调查（妊娠前、妊娠期接触溴鼠灵情况，异常生殖结局）和配偶的职业史。

调查的 29 人中，直接接触溴鼠灵原药的有 7 人，工龄均超过 5 年，最长的达到 18 年。作业人员平均每天工作 8h，每月工作 26d，每年工作 9 个月。工作场所有良好的通风装置并运转正常，个体防护措施完备（防护口罩/面具、专用工作服、防酸碱橡胶手套、防酸碱胶鞋和防酸碱围裙等）。作业人员自我防护意识较强，有较好的生活、卫生习惯。

调查的 29 人目前健康状况良好，无心血管系统病史及消化系统、肾脏和肝脏疾病。29 人均无补充维生素历史，未出现过牙龈出血和皮肤瘀斑（点）等早期溴鼠灵中毒体征，调查对象均无异常生殖结局，包括新生儿畸形、流产、死产、早产和子代智力发育不全等。

4. 天津某公司工作场所空气中溴鼠灵浓度监测

在反应釜投料口、反应釜出料口、离心洗料、烘干车间、包装车间和生产调度室等 6 个岗位定点采样，对投料、出料、洗料、烘干包装及生产调度作业人员进行个体采样，用高效液相色谱/紫外检测器进行检测。溴鼠灵生产现场定点浓度检测结果表明，出料、烘干包装车间浓度较高，分别为 0.0057mg/m³（2h）和 0.017mg/m³（2h）；个体浓度检测结果（8h-TWA）表明出料、洗料岗位浓度较高，分别为 0.0016mg/m³ 和 0.0018mg/m³，毒饵制剂车间和生产调度室则未检出溴鼠灵。

（五）溴鼠灵职业接触限值的计算

第二代抗凝血类杀鼠剂溴鼠灵虽与第一代抗凝血杀鼠剂杀鼠灵同属香豆素类药物，但两者急性经口毒性（LD_{50}）相差甚大，溴鼠灵为剧毒类药物，故难以用杀鼠灵来推导溴鼠灵的职业接触限值。

由于至今尚无溴鼠灵慢性毒理学实验资料，故本标准根据文献中溴鼠灵大鼠亚慢性（90d）经口毒性试验的 NOAEL[0.001mg/（kg·d）]作为由实验动物外推到职业人群的依据。粗略估算，假设成人平均体重为 70kg，一个成人 8h 工作班的呼吸量为 10m³，经换算则 NOAEL 0.001mg/（kg·d）相当于空气中溴鼠灵的浓度为 0.007mg/m³（即 0.001mg/kg×70kg/10m³）。

溴鼠灵虽为剧毒类药物，但其毒性机制清楚、中毒的早期症状和体征明确易识，且有中毒治疗和预防的特效药物。据文献报道，成人一次误服 1mg 溴鼠灵引起出血等中毒症状，但经治疗后痊愈；溴鼠灵的生产具有明显的季节性，主要安排在春秋两季，而溴鼠灵在血液中的半衰期为 16～36d，故生产工人体内可能蓄积的溴鼠灵有机会在冬夏两季消除。我国溴鼠灵生产厂家的职业卫生学现况调查显示，虽然个别岗位的溴鼠灵定点检测浓度较高，但在原药和制剂生产工人中均未发现有溴鼠灵中毒症状和体征，血液学和血生化检验指标正常；此外，毒理学试验表明，不同动物种属之间急性经口毒性（LD_{50}）基本相似，种属差异很小。

鉴于上述理由，参考国外制定溴鼠灵行业标准的依据，在将实验动物毒性资料外推到职业人群中时采用较小的安全系数 3。建议我国工作场所溴鼠灵的职业接触限值 PC-TWA 为 0.002mg/m³（即 0.007mg/m³÷3≈0.002mg/m³）。

（六）保护水平及可行性

杀鼠灵是第一个抗凝血类杀鼠剂，大鼠急性吸入毒性（LC_{50}）为 320mg/m³，国内外制订的职业接触限值多为 0.1mg/m³，其数值约为急性吸入毒性的 1/3200（0.1/320）；溴鼠灵是在杀鼠灵基础上研制的第二代抗凝血类杀鼠药，大鼠急性吸入毒性（LC_{50}）为 5mg/kg，职业接触限值按 0.002mg/m³ 计算，其数值约为急性吸入毒性的 1/2500（0.002/5）。与杀鼠灵职业接触限值 0.1mg/m³ 相比，溴鼠灵职业接触限值定为 0.002mg/m³，其保护水平与杀鼠灵相近。

粗略估算，按照一般成人平均体重 70kg 计算，1mg/70kg=0.014mg/kg，本标准制定的接触限值（PC-TWA）为 0.002mg/m³，0.002mg/m³×10m³÷70kg = 0.0003mg/kg（10m³ 为成人 8h 工作班的呼吸量），则 0.014÷0.0003=46.7 倍。与上述病例报道的溴鼠灵接触相比，本标准制定的接触限值 0.002mg/m³ 远低于病例中患者的摄入量，因此该限值的制定能有效保护劳动者健康。

实验室检测结果显示，出料、烘干包装车间浓度较高，分别为 0.0057mg/m³ 和 0.017mg/m³；个体浓度监测结果（8h-TWA）表明，出料、洗料岗位浓度较高，分别为 0.0016mg/m³ 和 0.0018mg/m³，将工作场所空气中溴鼠灵职业接触限值定为 0.002mg/m³，与工厂个体采样结果相近。流行病学调查显示，溴鼠灵原药生产车间和制剂生产车间作业工人均未出现溴鼠灵中毒症状；工人体检项目（接触溴鼠灵较为敏感的指标）PT、INR、APTT、TT 和 FIB 等指标的检查结果都在正常值范围；对既往体检的血液、生化资料进行统计分析，未见与溴鼠灵接触有关的改变。显示目前生产状况下，生产车间溴鼠灵浓度未对作业工人产生机体损害，本标准制定的接触限值 0.002mg/m³ 能有效保护劳动者健康。

溴鼠灵测定采用高效液相色谱法，现场采样和实验室检测相关设备无特殊要求；企业在加强防护（工程、个人）管理和健康监护的条件下，可以达到相关标准要求，制定标准具有实际应用价值及可操作性。

溴鼠灵中毒早期症状主要表现为轻微的皮肤瘀斑、瘀点、牙龈出血、鼻出血等，经简单培训，作业工人接触溴鼠灵时即可进行自主观察，且维生素 K_1 为溴鼠灵中毒的临床特效解毒剂，作业工人早期使用可以进行溴鼠灵中毒的预防，出现溴鼠灵中毒症状后也可使用维生素 K_1 进行治疗。

四、正确使用标准说明

溴鼠灵毒作用机制为可通过竞争性地抑制维生素 K_1 的作用，抑制肝脏产生凝血酶原及凝血因子，提高毛细血管通透性和脆性，导致老鼠出血而死。溴鼠灵的大鼠急性经皮 LD_{50} 为 0.25～0.63mg/kg，具有明显的经皮吸收作用，故建议设"皮"标记。

鉴于目前我国溴鼠灵原药生产规模保持在 8～10 吨/年，使用广泛，建议本标准草案通过审查后作为强制性国家职业卫生标准发布。

（许建宁 王全凯）

参 考 文 献

European Union，2009. Directive 98/8/EC concerning the placing of biocidal products on the market. Inclusion of active substances in Annex I to Directive 98/8/EC. Assessment Report. Brodifacoum Product-type 14（Rodenticide）. [2019-4-10]. https：//circabc.europa.eu/sd/a/ d88b968d-e5b8-4b4e-84bb-79a8b41acc4b/2010%2001%2017%20Final%20combined%20AR %20Brodifacoum_rev%20_2_. pdf.

Lipton RA. Klass EM，1984. Human ingestion of a 'superwarfarin' rodenticide resulting in a prolonged anticoagulant effect. JAMA，252（21）：3004-3005.

Rosa FGL，Clarke SH，Lefkowitz JB，1997. Brodifacoum intoxication with marijuana smoking. Archives of Pathology & Laboratory Medicine，121（1）：67-69.

WHO，1995. IPCS International Programme On Chemical Safety. Health And Safety Guide No. 93：Brodifacoum Health And Safety Guide. [2019-4-10]. https：//apps. who. int/iris/ bitstream/ handle/10665/36901/9241510935_eng. pdf?sequence=1&isAllowed=y.

第十五章 人造矿物纤维绝热棉粉尘
（玻璃棉、矿渣棉、岩棉）

一、制 定 背 景

（一）研制意义

玻璃棉、岩棉和矿渣棉合称为人造矿物纤维绝热棉，是一组无机类、非晶体结构的纤维状、硅酸盐物质，由于其具有良好的保温和隔声性能，目前已作为石棉的主要代用品大量应用于工业、建筑、交通运输及农业等领域，主要用于工业设备管道及建筑物的保温、隔热、吸声、防火等。人造矿物纤维绝热棉是新兴的节能材料，在我国发展迅速、生产量大、应用广泛，对促进国民经济的发展具有重要的作用。

石棉具有良好的抗拉强度和良好的隔热性与防腐蚀性，广泛应用于建材、摩擦和密封领域。研究证实当人体吸入石棉后可导致肺部纤维化、肺癌、胸膜和腹膜的间皮瘤，国际癌症研究中心已将石棉列为肯定致癌物。截至2018年6月，世界上已经有65个国家和地区全面禁止使用石棉。既往的实验研究和流行病学研究认为人造矿物纤维绝热棉毒性较石棉低，但对人体健康仍有一定的负面影响。为了保护劳动者的健康，很多国家（地区）和组织都制定了相应的职业接触限值，我国也制定了人造矿物纤维绝热棉的总粉尘容许浓度。我国目前对人造矿物纤维绝热棉仍采用总粉尘容许浓度，且规定的限值较为严格，其问题是既不能全面、客观地反映人造矿物纤维绝热棉的健康损害特征，也不利于基于其健康损害特征制定相应的防控措施。因此，研制以纤维计数浓度表示的玻璃棉、岩棉和矿渣棉的职业接触限值并建立相应的检测方法，既符合我国职业病防治工作需要，又有利于保护劳动者的健康并促进该产业的健康发展，同时也有利于实现与国际标准相协调。

（二）生产使用状况和接触人群

目前我国人造矿物纤维绝热棉年产量 140 万吨左右，约为石棉产量的 4 倍，在工业和建筑业上用于设备管道及建筑物墙体的保温绝热、吸声隔声和防火，岩棉制品还可在农业上用于果蔬和花卉的种植与培养，在交通领域用于轨道防振等。

玻璃棉的商业化生产始于 20 世纪 30 年代末期，我国则是在 20 世纪 50 年代末开始研制，并在 20 世纪 60～70 年代开始生产，早期主要采用蒸汽立吹法和火焰喷吹法进行生产。改革开放以后，我国逐步采用离心法生产工艺和生产线。2007 年我国玻璃棉及其制品产量约 33 万吨，2009 年年产量约 40 万吨。目前生产和加工企业约有 100 家，接触人数约 1.5 万。生产品种主要有玻璃棉、粒状棉，制品有毡、半硬板、管壳、吸声制品、减振制品等，适于在 400℃以下使用。

离心法生产玻璃棉工艺是根据一定的配比将石英砂（或碎玻璃）、钠长石、石灰石（或方解石）、白云石、碳酸钠（纯碱）、硼砂等原料进行混合，投料进入池窑高温熔化，熔液流入纺丝机内，在高速旋转的离心器作用下形成玻璃棉纤维，将黏结剂喷吹在纤维上，使玻璃棉具有一定的黏结性，再由棉分布器均匀地铺在集棉机网带上，通过调节集棉机的速度生产出不同厚度、不同密度的玻璃棉，根据需要送入固化炉固化、干燥成一定厚度的玻璃棉制品，经纵切边、横切边制成不同规格的毡或板，进行打包或深加工（图 15.1）。玻璃棉生产企业产生和存在玻璃棉粉尘的工作场所有纺丝机旁、集棉系统入口、固化炉入口和出口、切边处、打包处。

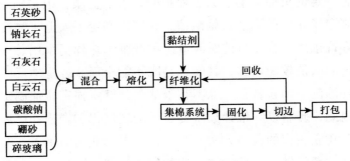

图 15.1　玻璃棉生产工艺流程

岩棉和矿渣棉发明于 1840 年英国的威尔士，1885 年后投入商业化生产，但在我国一直发展缓慢，直到 20 世纪 80 年代末期，岩棉和矿渣棉的产量才得到快速增长，目前主要采用离心法的生产工艺。2009 年我国的岩棉和矿渣产量已接近 100 万吨。现有生产和加工企业约 200 多家，接触人数约 3 万。品种主要有岩棉矿渣棉、粒状棉，制品有毡、半硬板、管壳、消声器等，可在 600～900℃使用。

岩棉纤维采用离心法生产工艺，将玄武岩、矿渣、焦炭等原料配比后投入冲天炉进行熔化，熔液在离心机作用下纺丝成岩棉纤维，施以酚醛树脂胶收集成团块状并经集棉机堆积成一定厚度后送入固化炉成型，通过切边机切成不同宽度和长度的岩棉制品，最后进行包装或深加工（图 15.2）。岩棉生产企业产生和存在岩棉粉尘的工作场所有纺丝机旁、集棉机旁、固化炉入口和出口、切边处、包装处、深加工处。

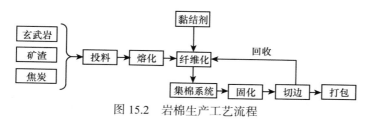

图 15.2 岩棉生产工艺流程

本标准研制所选择的岩棉生产企业也生产矿渣棉，两者的工艺相同，生产原料相似。矿渣棉的主要原料为矿渣，其余同岩棉。两者的差异在于产品的酸度系数不同，即（$SiO_2+Al_2O_3$）/（$CaO+MgO$）不同，岩棉的酸度系数 >1.5，矿渣棉的酸度系数 ≤1.3。因此，本标准所研究的岩棉实际上也包含了矿渣棉。尽管玻璃棉、岩棉和矿渣棉理化性质和生物学性质有一定的差别，但在同一个标准中均使用相同大小的限值。

（三）健康效应

本标准在研制过程中，对 7 家企业（玻璃棉生产企业 2 家、岩棉和矿渣棉生产企业 2 家，对照组企业 3 家）进行了现场职业卫生学调查，对劳动者接触人造矿物纤维绝热棉的水平、人体健康损害的流行病学特征进行了分析评估，探讨了职业接触人造矿物纤维绝热棉与健康效应之间的剂量-效应关系，并通过系统文献分析和国内外人造矿物纤维绝热棉职业接触限值比较，参考国内外公开发表的毒理学实验研究资料等，提出了我国玻璃棉、岩棉、矿渣棉纤维浓度限值的建议值和总粉尘浓度限值调整建议值。

接触人造矿物纤维绝热棉对呼吸系统具有负面影响，对皮肤和眼结膜具有短期的机械性刺激效应。因此，在制定人造矿物纤维绝热棉职业接触限值时依据的关键效应主要是对呼吸系统的影响、对皮肤及眼结膜的刺激作用。对呼吸系统的影响主要与直径<3μm，长度>5μm，且长径比>3：1 的纤维有关，而刺激作用则与直径>4μm 的粗直径纤维关系更为紧密。

考虑到人造矿物纤维绝热棉这类粗直径纤维的健康损害主要是对皮肤和眼结膜的机械性刺激作用，可将总粉尘质量浓度作为人造矿物纤维绝热棉职业接触限值的主要类型。由于结膜炎病例较少，无法探讨其与职业接触水平的剂量-效应关系；相对于皮肤瘙痒和眼痒症状，接触性刺激性皮炎受主观因素影响小，特异性相对较好，因此，在针对人造矿物纤维绝热棉机械刺激效应制定职业接触限值时，选择接触性刺激性皮炎作为确定人造矿物纤维绝热棉职业接触控制水平的依据。根据每周接触的总粉尘浓度水平，将接触人员划分为低接触组（每周接触量≤5mg/m^3）、中接触组（5mg/m^3<每周接触量≤10mg/m^3）和高接触组（每周接触量>10mg/m^3），结果高接触组的接触性刺激性皮炎效应明显，其中岩棉接触组接触性刺激性皮炎还与岩棉总粉尘浓度水平呈线性关系，两者具有接触剂量-效应关系，当总粉尘质量浓度控制在 5mg/m^3 以下时，其发病率可控制在 5%以内。据此，提出我国人造矿物纤维绝热棉总粉尘容许浓度的建议值为 5mg/m^3。

标准研制过程中收集到与岩棉和矿渣棉职业接触相关的尘肺病例 4 例，其中 2 例被诊断为矿岩棉尘肺，但在人群水平上职业接触绝热棉致尘肺和胸膜病变的证据尚不充分。限于目前发病的病例数较少，且致纤维化作用的科学证据尚不充分，因此未将致纤维化作用作为提出人造矿物纤维绝热棉职业接触控制水平的依据。标准研制过程中探讨了长期接触人造矿物纤维绝热棉对肺通气功能、呼吸系统症状及鼻、咽部的慢性健康影响。因呼吸系统症状（咳嗽、咳痰、周期性咳嗽和咳痰、喘息、呼吸困难、感冒所致胸部疾病）和鼻咽部症状（鼻干、鼻塞、流涕、咽喉疼痛）可能受到接触组与对照组教育程度不同及主观因素等的影响，而慢性鼻炎和慢性咽炎可能受到职业性有害因素和非职业性因素的影响，因此，这些效应指标的特异性不够理想。研究还发现，虽然限制性通气功能障碍特异性较好，但由于缺少既往详细的职业卫生监测资料和职业健康检查资料，无法获得出现肺通气功能障碍的准确观察终点，也无法估算劳动者的累积接触水平，且还存在劳动者流动性大等问题。因此，无法按照队列研究设计采用寿命表法、接尘量回归法等拟合人造矿物纤维绝热棉职业接触水平与限制性通气功能障碍的关系模型。此外，我国已就尘肺提出了明确的控制目标，即接尘工龄 30～35 年，发病概率控制在 1%或 0.5%以下，但若以肺通气功能损害作为指标，尚缺乏类似的控制目标。因此未将肺通气功能损害作为提出人造矿物纤维绝热棉职业接触控制水平的依据。考虑到人造矿物纤维绝热棉生产企业大多数岗位人造矿物纤维绝热棉的纤维计数浓度已经得到控制，结合大多数国家人造矿物纤维绝热棉职业接触限值普遍采纳 1f/ml，建议我国参考该标准作为我国人造矿物纤维绝热棉纤维计数浓度的容许值（表 15.1）。

表 15.1　人造矿物纤维绝热棉粉尘职业接触限值及关键健康效应

中文名	英文名	CAS 号	PC-TWA		备注	关键健康效应
			总粉尘质量浓度（mg/m³）	纤维浓度（f/ml）		
玻璃棉	glass wool	—	5	1	—	呼吸性纤维容许浓度：呼吸系统长期不良健康效应
岩棉	rock wool	—	5	1	—	
矿渣棉	slag wool	—	5	1		粉尘容许浓度：皮肤和眼刺激

二、国内外相关标准研究

20 世纪 60 年代，国际上就已经以纤维计数浓度限值作为纤维类物质限值的主流类型，并广泛采用计数法测定工作场所空气中石棉和其他纤维的接触水平。

收集 ILO、WHO、IARC、IPCS、EU、美国 ATSDR 等国际组织或权威组织对人造矿物纤维尤其是绝热棉纤维的研究报告，以及国内外职业接触限值及其编制说明等文献资料。对与限值相关的纤维定义及纤维浓度限值、粉尘分类及粉尘浓度限值、所依据的健康效应等进行分析。

研究表明，玻璃棉、岩棉和矿渣棉理化性质和生物学性质较为相似，虽存在一定的差别，但三者在同一国家（地区）或组织制定的标准中使用相同的限值。纤维计数浓度限值是目前国际上普遍采纳的人造矿物纤维绝热棉限值的主要类型，限值大小为 0.5～3f/ml，主要集中在 1f/ml。澳大利亚、新西兰、英国、美国均制定了粉尘浓度限值并作为重要补充，限值依据的关键效应是纤维对皮肤和黏膜的机械刺激作用（表 15.2）。

表 15.2　国内外玻璃棉、岩棉、矿渣棉职业接触限值

No.	国家（地区）或组织	纤维浓度限值（f/ml）	粉尘浓度限值（mg/m³）	说明
1	澳大利亚[a]	0.5（WHO 纤维[b]）	2（可吸入性粉尘）	①均为 8h-TWA；②纤维浓度限值是主体限值；③粉尘浓度限值是补充限值，适用于空气中几乎均为纤维状的气溶胶物质，依据非呼吸性纤维对上呼吸道的刺激效应制定
2	新西兰	1（长度＞5μm、≤100μm，宽度＜3μm，长径比＞3∶1 的纤维）	5（可吸入性粉尘）	①均为 8h-TWA；②纤维浓度限值制定依据为对眼、皮肤、鼻、呼吸道的刺激效应
3	英国[a]	2（WHO 纤维）	5（可吸入性粉尘）	均为 8h-TWA
4	德国	—		未制定限值与致癌性分类有关[e]
5	瑞典[a]	1（WHO 纤维）	—	为 8h-TWA，依据的关键效应是对呼吸道的刺激（持续咳嗽）
6	美国 OSHA	—	15（总尘），5（呼吸性粉尘） 15（总尘），5（呼吸性粉尘）	均为 8h-TWA
	美国 ACGIH	1（NIOSH "B" 纤维[c]） 1（NIOSH "A" 纤维[d]）	—	①均为 8h-TWA；②均为推荐性限值；③依据对皮肤和黏膜的刺激效应制定
	美国 NIOSH	3（直径≤3.5μm、长度≥10μm 纤维）	5（总尘）	①均为 10h-TWA；②均为推荐性限值；③纤维浓度限值用于控制小直径纤维对皮肤和呼吸道刺激及长期的不良健康效应；④粉尘浓度限值用于控制大直径纤维对皮肤、眼睛和呼吸道的刺激
7	加拿大阿尔伯塔省	1（WHO 纤维）	—	8h-TWA
	加拿大不列颠哥伦比亚省	1（NIOSH "A" 纤维）	—	8h-TWA，参考美国 ACGIH 的阈限值标准
	加拿大安大略省	1（NIOSH "A" 纤维）	—	8h-TWA，参考美国 ACGIH 的阈限值标准
8	日本	1（WHO 纤维）		8h-TWA，推荐性限值
9	马来西亚	1（WHO 纤维）		8h-TWA
10	中国	—	3（总尘，PC-TWA）	适用于玻璃棉、岩棉、矿渣棉
		—	3（总尘，PC-TWA） 5（总尘，PC-STEL）	适用于玻璃棉、岩棉、矿渣棉
		—	10（总尘，MAC） 5（总尘，PC-TWA）	适用于岩棉粉尘，依据对大鼠肺的致纤维化作用和现场劳动卫生调查制定

续表

No.	国家（地区）或组织	纤维浓度限值（f/ml）	粉尘浓度限值（mg/m³）	说明
		—	5（总尘，MAC）	适用于玻璃棉和矿渣棉粉尘
11	中国香港	1（WHO 纤维）	—	8h-TWA

a 澳大利亚、英国、瑞典等国及欧盟明确规定玻璃棉、岩棉、矿渣棉中碱金属和碱土金属氧化物的质量含量达 18% 以上。b WHO 纤维，即呼吸性纤维，指长度>5μm，直径<3μm，且长径比>3∶1 的纤维。c NIOSH"B"纤维指按照 NIOSH7400 方法中"B"规则计数，即长度>5μm，直径<3μm，且长径比≥5∶1 的纤维。d NIOSH"A"纤维指按照 NIOSH7400 方法中"A"规则计数，长度>5μm，长径比≥3∶1 的纤维。e 德国对致癌性分类为第 1 类、第 2 类的物质不指定 MAK（最大容许浓度，实质为 TWA 浓度），对物质本身或其代谢物不具有遗传毒性的第 3 类物质及第 4 类、第 5 类物质可指定 MAK。

　　不同国家（地区）或组织对纤维大小的定义存在差异，WHO 对呼吸性纤维的定义，即直径<3μm，长度>5μm，且长径比>3∶1 的纤维，美国 NIOSH 检测方法中的"A"规则将长度>5μm，长径比≥3∶1 的纤维纳入计数范围，"B"规则将直径<3μm，长度>5μm，且长径比≥5∶1 的纤维纳入计数范围。除了 NIOSH 采用 10h -TWA 进行计算外，其余均采用 8h - TWA。

三、技术指标的制定依据

（一）理化和生物学性质

　　玻璃棉、岩棉和矿渣棉化学组成较为相似，其碱金属和碱土金属的氧化物（氧化钠 Na_2O+氧化钾 K_2O+氧化钙 CaO+氧化镁 MgO+氧化钡 BaO）组分的质量含量大于 18%，但岩棉和矿渣棉中碱土金属氧化物（MgO 和 CaO）的含量高于玻璃棉，碱金属氧化物（Na_2O 和 K_2O）的含量低于玻璃棉（表 15.3）。

表 15.3　玻璃棉、岩棉和矿渣棉化学成分组成（%）

组分 a	玻璃棉	岩棉（玄武岩）	岩棉（玄武岩和其他矿物）	矿渣棉
SiO_2	55~70	45~48	41~53	38~52
Al_2O_3	0~7	12~13.5	6~14	5~15
B_2O_3	3~12	—	—	—

续表

组分 [a]	玻璃棉	岩棉（玄武岩）	岩棉（玄武岩和其他矿物）	矿渣棉
K_2O	0～2.5	0.8～2	0.5～2	0.3～2
Na_2O	13～18	2.5～3.3	1.1～3.5	0～1
MgO	0～5	8～10	6～16	4～14
CaO	5～13	10～12	10～25	20～43
TiO_2	0～0.5	2.5～3	0.9～3.5	0.3～1
Fe_2O_3	0.1～0.5	—	—	—
FeO	—	11～12	3～8	0～2
Li_2O	0～0.5	—	—	—
SO_3	0～0.5	—	—	—
S	—	0～0.2	0～0.2	0～2
F_2	—	0～1.5	—	—
BaO	—	0～3	—	—
ZrO_2	—	—	—	—
P_2O_5	—	—	0～0.5	—
Cr_2O_3	—	—	—	—
ZnO	—	—	—	—

a 组分大多以氧化物形式报道，纤维中实际并不存在这样的晶体物质。

　　玻璃棉的最高使用温度为 400℃，岩棉为 820～870℃，矿渣棉则为 600～650℃。岩棉、矿渣棉的密度（2.7～2.9g/cm³）较玻璃棉（2.40～2.55g/cm³）高，三者的公称直径为 1～10μm（大部分在 3μm 以上），岩棉的生物耐久性（半衰期为 5～60d）高于玻璃棉（2～35d）和矿渣棉（9d）。在外力作用下均横向断裂成与原纤维直径相同的短纤维，而不会沿着轴向开裂成更细的纤维，这与石棉纤维轴向开裂成更细的纤维有本质的区别。致癌性分类大致相同，IARC 将其归为第 3 组，ACGIH 将其归为 A3 组，德国科学基金会（DFG）将玻璃棉、岩棉归为第 2 组，将矿渣棉归为 3B 组（表 15.4）。

表 15.4　玻璃棉、岩棉和矿渣棉理化和生物学性质

性质	玻璃棉	岩棉	矿渣棉
理化性质			
最高使用温度（℃）	≤400	820～870	600～650
密度（g/cm³）	2.40～2.55	2.7～2.9	2.7～2.9
公称直径 [a]（μm）	1～10	1～10	1～10
折射率 [b]	1.51～1.54	1.6～1.8	1.6～1.8

续表

性质	玻璃棉	岩棉	矿渣棉
外力作用	横向断裂	横向断裂	横向断裂
耐久性（半衰期，d）	2～35	5～60	9
致癌性分类			
IARC[c]	3	3	3
ACGIH[d]	A3	A3	A3
DFG[e]	2	2	3B

a 公称直径（nominal diameter，即直径的中位数）。b 纤维对光的折射率与选择纤维计数测定的预处理方法有关。c IARC 致癌性分类，3=对人及动物致癌性证据不足。d ACGIH 致癌性分类，A3=确定的动物致癌物，但与人类的相关性未知。e DFG 对玻璃棉致癌性分类的依据是动物吸入（inhalation）实验、气管灌注（intratracheal instillation）实验、腹腔注射（intraperitoneal injection）实验及胸腔注射（intrapleural injection）实验均为阳性；对岩棉的分类依据为胸腔注射实验阳性；对矿渣棉的分类依据为缺乏数据。

（二）毒理学研究

1. 玻璃棉的动物和细胞实验

动物吸入实验：Bunn 等曾对玻璃棉的长期动物吸入实验进行综述，结果表明长期吸入玻璃棉不会增加肺纤维化或肺癌的风险。Hesterberg 等开展了为期 2 年、多剂量水平的玻璃棉长期吸入实验，将 140 只大鼠分为 3 组，经鼻吸入，每天 6h，每周 5d，剂量分别为 $3mg/m^3$、$16mg/m^3$、$30mg/m^3$，玻璃棉纤维平均直径为 $1\mu m$、平均长度为 $20\mu m$，与空白对照组相比，暴露组肺纤维化和肺癌未见明显增加。

动物气管内灌注实验：使用大剂量的气管内灌注实验可导致仓鼠和大鼠肺组织纤维化，但大部分未诱发肿瘤。德国的 2 项研究中虽有大鼠和仓鼠诱发肿瘤的报道，但该效应未在其他研究中得到重复。

胸腔和腹腔注射实验：虽有在胸腔和腹腔内直接注射玻璃棉后诱发肿瘤的结果报道，但这些研究被认为不足以证明通过吸入途径也能导致肿瘤。

细胞培养：玻璃棉在多种不同的细胞体系中培养的研究结果变异较大。一般说来，玻璃棉纤维的剂量较其化学组成与相应的生物学效应关联性大。

2. 岩棉和矿渣棉的动物和细胞实验

动物吸入实验：大鼠和仓鼠长期吸入实验均没有显示产生肿瘤的证据，仅部分研究显示高剂量组岩棉可能会在后期出现纤维化的效应。与玻璃棉类似，研究者也对岩棉和矿渣棉开展了为期 2 年、多剂量水平的岩棉长期吸入实验，将 140 只大鼠分为 3 组，经呼吸道吸入，每天 6h，每周 5d，剂量分别为 $3mg/m^3$、$16mg/m^3$、$30mg/m^3$，纤维平均直径为 $1\mu m$、平均长度为 $20\mu m$，与对照组相比，矿渣棉暴露组未见肺组织纤维化和肺癌的增加，而高剂量组岩棉在后期观察到轻微的纤维化效应。

胸腔和腹腔内注射实验：对大鼠胸腔和腹腔内注射岩棉和矿渣棉能诱导间皮瘤发生，但这些研究也被认为不足以证明经呼吸道吸入也能导致肿瘤发生。

（三）职业接触水平评定

选择具有一定生产历史、生产连续性较好的 2 家玻璃棉企业（A 和 B）、2 家岩棉和矿渣棉企业（C 和 D）作为研究现场并进行职业卫生学调查，测定劳动者的实际接触水平。A、B、C 企业连续测定 3 个班次，D 企业限于条件仅测定 1 个班次。

工作地点固定的岗位采用定点采样方式，流动性较大的岗位采用个体采样方式，分别测定纤维计数浓度和总粉尘质量浓度。纤维计数浓度测定：以 WHO 推荐的纤维计数浓度测定方法为基础，用混合纤维素酯滤膜采集工作场所空气中人造矿物纤维绝热棉纤维，用相差显微镜对纤维大小和数量进行观测，将长度 $>5\mu m$，直径 $<3\mu m$，长径比 $>3：1$ 的纤维纳入计数范围。用称重法对平行采集样品的总粉尘质量浓度进行测定。对纤维计数浓度和总粉尘质量浓度进行相关和回归分析。

根据劳动组织、作息制度和工时记录结果，分别以 8h 工作班和 40h 工作周为单位，估算不同岗位的日接触浓度（$C_{8h\text{-}TWA}$）和周接触浓度（$C_{40h\text{-}TWA}$）。

日接触浓度按公式（15.1）计算

$$C_{8h\text{-}TWA} = C_s \times \frac{t_s}{8} \qquad (15.1)$$

式中，$C_{8h\text{-}TWA}$ 为日接触浓度；C_s 为代表性样品的浓度；t_s 为每班实际接触时间。

周浓度按公式（15.2）计算

$$C_{40h\text{-}TWA} = C_s \times \frac{t_w}{40} \qquad (15.2)$$

式中，$C_{40h\text{-}TWA}$ 为周接触浓度；C_s 为代表性样品的浓度；t_w 为每周实际接触时间。

结果与国外玻璃棉的纤维浓度限值（1f/ml）比较，所有岗位日和周接触的纤维计数浓度水平均较低（＜1f/ml）；与我国总粉尘容许浓度（3mg/m³）相比，打包工岗位日和周接触的总粉尘质量浓度水平较高，均＞3mg/m³（表15.5）。

表15.5　接触玻璃棉的岗位分布及其总粉尘浓度和纤维浓度水平

岗位	班制	样品数	工作时间（h）		总尘浓度（mg/m³）		纤维浓度（f/ml）	
			每日	每周	日浓度	周浓度	日浓度	周浓度
A 企业								
成品仓管及搬运工	日班	2	8	40	1.40	1.40	0.003	0.003
打包工	三班二运转	4	12	56	7.20*	6.72*	0.080	0.074
电工	三班二运转	2	12	56	1.50	1.40	0.021	0.020
固化炉工	三班二运转	4	12	56	2.32	2.17	0.043	0.040
成品检验工	三班二运转	2	12	56	1.75	1.63	0.031	0.029
清扫工	日班	2	8	40	1.50	1.50	0.012	0.012
维修工	三班二运转	2	12	56	2.50	2.33	0.021	0.020
B 企业								
成品仓管及搬运工	日班	2	8	40	0.25	0.30	0.004	0.005
打包工（棉）	四班三运转	3	8	42	0.53	0.56	0.005	0.006
成纤工	四班三运转	2	8	42	0.83	0.88	0.008	0.009
打包工（毡）	四班三运转	6	8	42	3.00	3.15	0.020	0.021
成品检验工	日班	2	8	48	0.42	0.50	0.012	0.015
坑道捞棉工	四班三运转	4	4	21	0.56	0.58	0.017	0.017

*超出目前我国玻璃棉总粉尘容许浓度（3mg/m³）。

与国外岩棉的纤维浓度限值（1f/ml）相比（表15.6），仅D企业2#线翻板工日和周接触的纤维计数浓度水平较高（＞1f/ml），其余岗位均较低（＜1f/ml）。与我国总粉尘容许浓度（3mg/m³）相比，几乎所有的一线操作岗位日和周接触的总粉尘质量浓度水平均较高（均＞3mg/m³）。

表15.6　接触岩棉的岗位分布及其总粉尘浓度和纤维浓度水平

岗位	班制	样品数	工作时间（h）		总尘浓度（mg/m³）		纤维浓度（f/ml）	
			每日	每周	日浓度	周浓度	日浓度	周浓度
C 企业								
1#线操作工	三班二运转	2	12	56	10.68*	9.96*	0.078	0.072
1#线包装工	四班三运转	1	8	42	0.98	1.02	0.024	0.026
1#线中控	四班三运转	1	8	42	0.43	0.46	0.010	0.010
2#线操作工	三班二运转	3	12	56	8.32*	7.77*	0.053	0.050
2#线中控	四班三运转	1	8	42	0.63	0.66	0.007	0.007

续表

岗位	班制	样品数	工作时间（h）		总尘浓度（mg/m³）		纤维浓度（f/ml）	
			每日	每周	日浓度	周浓度	日浓度	周浓度
成品仓管	日班	1	8	40	2.38	2.38	0.011	0.011
电工	日班	3	8	40	4.42*	4.42*	0.484	0.484
维修工	日班	3	8	40	1.41	1.41	0.050	0.050
清扫工	日班	2	8	40	1.88	1.88	0.184	0.184
叉车工	日班	3	8	40	1.30	1.30	0.068	0.068
小线班缝毡工	日班	4	8	40	12.97*	12.97*	0.460	0.460
小线班开条工	日班	2	8	40	18.12*	18.12*	0.120	0.121
质检工	日班	1	8	40	1.02	1.02	0.088	0.088
D 企业								
1#线包装工	三班二运转	1	12	56	3.15*	2.94	0.335	0.313
1#线翻板工	三班二运转	2	12	56	4.64*	4.33*	0.562	0.524
1#线贴铝箔工	三班二运转	1	12	56	53.50*	49.93*	0.801	0.748
2#线包装工	三班二运转	2	12	56	8.60*	8.03*	0.973	0.908
2#线翻板工	三班二运转	2	12	56	12.85*	11.99*	1.157**	1.080*

*超出我国岩棉总粉尘容许浓度（3mg/m³）。
**超出国外主要的纤维浓度限值（1f/ml）。

　　玻璃棉、岩棉的总粉尘质量浓度与纤维计数浓度均呈正相关（$P<0.05$），分别拟合两种浓度之间的线性回归、对数曲线、多项式、幂函数和指数曲线模型，决定系数（R^2）均较低。玻璃棉决定系数最高的是指数曲线模型 $y = 0.0051e^{0.5659x}$（$R^2=0.4189$，图 15.3），岩棉决定系数最高的是幂函数模型 $y=0.0146x^{1.0237}$（$R^2=0.5069$，图 15.4）。

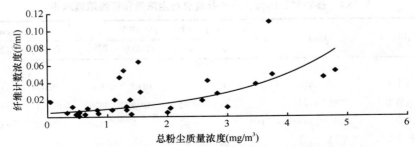

图 15.3　玻璃棉总粉尘浓度与纤维浓度的指数曲线图

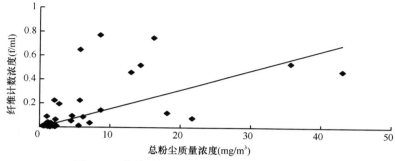

图 15.4 岩棉总粉尘浓度与纤维浓度的幂函数图

对不同岗位劳动者的职业接触水平进行测定和评估，2 家玻璃棉生产企业总体呈现纤维计数浓度低、总粉尘质量浓度也低的特点，而 2 家岩棉和矿渣棉生产企业总体呈现纤维计数浓度低、总粉尘质量浓度高的特点。综上，对于人造矿物纤维绝热棉这类粗直径的纤维，以直径<3μm，长度>5μm，长径比>3∶1 作为纳入条件所测得的纤维计数浓度水平均较低，但总粉尘质量浓度水平仍可能较高。玻璃棉、岩棉的纤维计数浓度虽与总粉尘质量浓度呈正相关，但两种浓度之间无固定的回归关系，两者的定量换算关系不明确；玻璃棉、岩棉的纤维计数与总粉尘质量浓度测定联合应用可更客观地反映人造矿物纤维绝热棉的实际接触水平。

（四）对职业人群的健康影响

1. 方法

回顾性地收集玻璃棉、岩棉和矿渣棉生产企业尘肺、肺癌、恶性间皮瘤和其他肿瘤的发病及既往体检资料，并追踪所有病例的发病情况。

探讨长期接触人造矿物纤维绝热棉对呼吸系统及鼻、咽部健康影响时，纳入接触组的对象为连续接触且工龄≥1 年的劳动者，并排除接触石棉和其他纤维、可能损害呼吸系统的粉尘和化学物质的工人，以及患有慢性支气管炎、肺气肿和哮喘、最近一周患有感冒的工人。以接触的职业性有害因素和工龄作为主要匹配因素选择外对照，对照组除不接触玻璃棉、岩棉和矿渣棉外，其余排除条件均与接触组相同。接触组按照接触工龄分为 1～5 年组、6～10 年组、>10 年组等亚组并进行分析。

探讨职业接触人造矿物纤维绝热棉对皮肤和眼睛的健康影响时，纳入接触组的对象为目前处于接触状态的劳动者，以接触的职业性有害因素和工龄作为主要匹配因素选择外对照。接触组按照每周接触的总粉尘质量浓度分为低接触组（每周接触≤5mg/m³）、中接触组（5mg/m³＜每周接触≤10mg/m³）、高接触组（每周接触＞10mg/m³），按照接触工龄分为≤1年组和＞1年组，然后进行亚组分析。

对所有研究对象进行问卷调查，内容包括人口学信息（性别、民族、婚姻状况、教育程度），职业史和职业病危害接触史，工作班制、工作内容和时间，个人使用的防护用品及佩戴情况，吸烟，既往史、家族史、现患疾病，以及呼吸系统、鼻咽部、皮肤和眼部的症状。调查采取一对一询问方式，问卷各项内容均由经过统一培训的调查员填写。

按照《职业健康监护技术规范》（GBZ 188—2007）的要求，进行鼻咽部、皮肤和眼科常规检查，以及肺通气功能测定，观察的效应指标和目标疾病主要有限制性通气功能障碍、慢性鼻炎、慢性咽炎、接触性刺激性皮炎、结膜炎和角膜炎等。肺通气功能测定指标有 FVC、FEV$_1$ 及 FEV$_1$/FVC，各项指标均以实测值占预计值的百分比表示并进行分析，以消除年龄、性别、身高和体重的影响，当FVC%＜80%时判定为限制性通气功能障碍，FEV$_1$%＜70%时判定为阻塞性通气功能障碍；FVC%＜80%和FEV$_1$%＜70%时判定为混合性通气功能障碍，其余指标参照《耳鼻咽喉头颈外科学》《职业性接触性皮炎诊断标准》（GBZ 20—2002）及《眼科学》进行判定。

调查结果用 EpiData 3.1 进行数据录入，用 SAS 9.1 软件进行统计学分析；定量资料的集中趋势和离散趋势分别采用均数（$\bar{x}$）和标准差（s）进行描述，组间均数比较采用 t 检验或方差分析；定性资料中的频率型指标采用构成比进行描述，组间比较采用 χ^2 检验，采用 Logistic 回归进行多因素分析，分组变量单向有序的资料采用 χ^2 趋势检验，指标变量单向有序的资料采用秩转换的非参数检验，其中两组间比较采用 Wilcoxon 秩和检验，多组比较时采用 Kruskal-Wallis H 检验。采用逐步法对自变量进行筛选时取 $\alpha=0.1$、$\beta=0.1$ 作为界值，其余均取 $\alpha=0.05$ 作为界值。

2. 结果

（1）致纤维化作用和致癌作用：收集到尘肺 5 例，由取得相应诊断资质的职业病诊断机构诊断，均为Ⅰ期，其中混合尘肺 2 例、石棉肺 1 例、矿岩棉尘肺 2 例，矿岩棉尘肺的发病工龄均在 10 年以上（表 15.7）。未收集到肺癌、恶性间皮瘤及其他肿瘤病例。

表 15.7　尘肺病例信息

病例	性别	年龄 [a]	职业危害接触史	诊断结论	诊断时间
病例 1	男	44	缝纫机厂车工 11 年 岩矿棉厂车工 3 年 岩矿棉厂机修 9 年	矿岩棉尘肺 I 期	2007 年 11 月
病例 2	男	55	机械厂车工 3 年 水泥厂司炉工 11 年 岩矿棉厂司炉工 5 年 岩矿棉厂机修工 16 年	混合尘肺 I 期	2007 年 09 月
病例 3	男	52	岩矿棉厂机修工 10 年 岩矿棉厂缝毡工 1 年 仓库保管员 6 年	矿岩棉尘肺 I 期	2007 年 11 月
病例 4	男	50	硅酸盐制品厂轧粒工 10 年 石棉制品厂翻瓦工 12 年 岩矿棉厂叠板工 9 年	混合尘肺 I 期	2007 年 10 月
病例 5	女	41	湿切工 4 年 石棉制品厂电焊工 6 年 岩矿棉厂电焊工 9 年	石棉肺 I 期	2006 年 08 月

a 被初次诊断时的年龄。

　　尽管玻璃棉、岩棉和矿渣棉尘肺未明确列入我国职业病名单，且对矿岩棉尘肺也无定论，但国内外新近均有关于绝热棉致肺纤维化的少量病例报道。本文收集到的 2 例矿岩棉尘肺病例胸片均表现为 p/s 小阴影，总体密集度 1 级，分布 3 个肺区，诊断机构对照尘肺诊断标准，经支气管肺活检组织病理检查，并排除其他肺部疾病后将其诊断为矿岩棉尘肺。由于玻璃棉、岩棉和矿渣棉在我国大规模商业化生产时间尚短，工人流动性大，接触工龄普遍较短，且缺乏职业健康检查资料或资料不全，因此，本项目无法采用队列研究的设计方式从人群水平上验证人造矿物纤维绝热棉职业接触与致纤维化作用之间的因果关系，国内也未见相应人群的职业流行病学研究报道。

　　国外已开展的一些流行病学调查由于存在未设对照、职业接触水平低或缺乏检测资料及受到协变量（如石棉）影响等设计缺陷；且数据大多来自胸片，而胸片被认为具有较低的灵敏度和特异度，因此，在人群水平上职业接触绝热棉致尘肺和胸膜病变的证据尚不充分，本次调查结果为进一步观察人造矿物纤维致纤维化作用提供了线索。

　　玻璃棉、岩棉和矿渣棉作为石棉的主要代用品，在形态、性能和用途等方面与石棉较为相似，其致癌作用曾一直是国际社会高度关注的热点，我国虽然对此研究和报道较少，但欧美国家均对此开展了大规模队列研究，结果提示人造矿物纤维绝热棉对人的致癌性证据不足。因此，IARC 虽在 1988 年曾将玻璃棉、岩棉和矿渣棉列为 2B 类（可疑人类致癌物），但在 2002 年又将其重新分类为 3 类（对人及动物致癌性证据不足）。

（2）对呼吸系统的影响：岩棉接触组 FVC%、FEV_1% 和 FEV_1/FVC% 的均数均低于对照组，且差异均具有统计学意义（$P<0.05$，表 15.8）。但接触组中 3 个不同接触工龄组 FVC%、FEV_1% 和 FEV_1/FVC% 均数比较，差异均无统计学意义（$P>0.05$，表 15.9）。

表 15.8　岩棉接触组与对照组肺通气功能实测值与预计值比值比较（$\bar{x} \pm s$）

组别	受检人数	FVC%	FEV_1%	FEV_1/FVC%
接触组	99	84.15±9.09[a]	89.75±11.57[a]	111.45±11.98[a]
对照组	141	91.75±10.86	95.74±12.28	127.40±9.67

a 经 t 检验，与对照组比较，$P<0.05$。

表 15.9　岩棉接触组不同工龄亚组肺通气功能实测值与预计值比值比较（$\bar{x} \pm s$）

接触工龄（年）	受检人数	FVC%	FEV_1%	FEV_1/FVC%
1～5	56	85.11±10.07	89.04±11.74	108.71±11.18
6～10	33	83.15±7.34	92.21±10.28	116.52±10.23
>10	10	82.10±8.60	85.60±13.97	110.10±16.84

岩棉接触组限制性通气功能障碍检出率为 28.3%，是岩棉致肺通气功能损害的主要类型（表 15.10），未显示与吸烟有关联性（$P>0.05$）、吸烟与岩棉未显示具有联合作用（$P>0.05$，表 15.11），与接触工龄呈线性趋势关系（$P<0.05$，表 15.12）。

表 15.10　岩棉接触组和对照组肺通气功能障碍检出率和吸烟率

组别	受检人数	吸烟[a]		限制性		阻塞性		混合性	
		人数	吸烟率（%）	异常人数	检出率（%）	异常人数	检出率（%）	异常人数	检出率（%）
接触组	99	55	55.6[b]	28	28.3[b]	4	4.0	4	4.0
对照组	141	59	41.8	14	9.9	3	2.1	3	2.1

a 指每天 1 支烟，至少 1 年以上，或者吸烟量已超过 20 包，下同。b 经 χ^2 检验，与对照组比较，$P<0.05$。

表 15.11　岩棉接触工人限制性肺通气功能障碍影响因素的非条件 Logistic 回归分析

变量	沃尔德（Wald）检验				似然比检验		
	b	S_b	Wald χ^2	P	χ^2	γ	P
变量未筛选的模型					17.1018	3	0.0007
常数项	−2.2246	0.3722	35.7289	<0.0001			
吸烟	0.0461	0.5692	0.0066	0.9355			
岩棉	0.8613	0.5027	2.9359	0.0866			
吸烟+岩棉	0.8182	0.7299	1.2567	0.2623			
变量筛选后的模型					13.4258	1	0.0002
常数项	−2.2051	0.2816	61.3169	<0.0001			
岩棉	1.2746[a]	0.3593	12.5848	0.0004			

a OR=3.577，95%CI=1.769～7.235。

表 15.12　限制性通气功能障碍与岩棉接触工龄的关系

接触工龄（年）	受检人数	检出人数	检出率（%）
0[a]	141	14	9.9
1～5	56	14	25.0[b]
6～10	33	9	27.3[b]
>10	10	5	50.0[b]

a 对照组接触工龄视为 0；b 经 χ^2 趋势检验，$P<0.05$。

　　岩棉接触组哮喘、呼吸困难、感冒引起的肺部疾病症状的发生率均高于对照组，差异具有统计学意义（$P<0.05$，表 15.13）。

表 15.13　岩棉接触组与对照组呼吸系统症状比较

组别	受检人数	咳嗽		咳痰		周期性咳嗽或咳痰	
		阳性人数	发生率（%）	阳性人数	发生率（%）	阳性人数	发生率（%）
接触组	99	9	9.1	10	10.1	3	3.0
对照组	141	9	6.4	8	5.7	2	1.4

组别	受检人数	喘息		呼吸困难		感冒致胸部疾病	
		阳性人数	发生率（%）	阳性人数	发生率（%）	阳性人数	发生率（%）
接触组	99	14	14.1[a]	25	25.2[a]	25	25.2[a]
对照组	141	2	1.4	19	13.5	19	13.5

a 经 χ^2 检验，与对照组比较，$P<0.05$。

　　岩棉接触组慢性鼻炎的检出率（7.1%）高于对照组（2.8%），但差异无统计学意义（$P>0.05$）；接触组慢性咽炎的检出率（31.3%）高于对照组（5.7%），差异具有统计学意义（$P<0.05$，表 15.14），除岩棉因素外，还可能受吸烟等其他因素影响（表 15.15）。

表 15.14　岩棉接触组与对照组慢性鼻炎和慢性咽炎检出率分析

组别	受检数	慢性鼻炎		慢性咽炎	
		检出数	检出率（%）	检出数	检出率（%）
接触组	99	7	7.1	31	31.3[a]
对照组	141	4	2.8	8	5.7

a 经 χ^2 检验，与对照组比较，$P<0.05$。

表 15.15　岩棉接触工人慢性咽炎影响因素的非条件 Logistic 回归

变量	Wald 检验				似然比检验		
	b	S_b	Wald χ^2	P	χ^2	γ	P
常数项	−3.6889	0.7159	26.5519	<0.0001	34.1760	3	<0.0001
吸烟	1.5103	0.8355	3.2680	0.0706			
岩棉	3.1583	0.7694	16.8514	<0.0001			
吸烟+岩棉	−2.1082	0.9475	4.9505	0.0261			

岩棉接触组鼻干、鼻塞症状的发生率均低于对照组，差异具有统计学意义（$P<0.05$，表 15.16）。

表 15.16　岩棉接触组与对照组鼻、咽部症状的组间分布

组别	受检数	鼻干			鼻塞			流涕			咽喉疼痛		
		没有	偶尔	经常	没有	偶尔	经常	没有	偶尔	经常	没有	偶尔	经常
接触组	99	96[a]	3[a]	0[a]	94[a]	5[a]	0[a]	87	11	1	76	20	3
对照组	141	124	4	13	116	22	3	123	15	3	112	27	2

a 接触组与对照组比较，经 Wilcoxon 秩和检验，$P<0.05$。

玻璃棉接触组 FVC%和 FEV_1%的均数均高于对照组，FEV_1/FVC%的均数低于对照组，差异均具有统计学意义（$P<0.05$，表 15.17）。接触组中 3 个不同接触工龄亚组 FVC%、FEV_1%均数比较，差异均无统计学意义（$P>0.05$）；1～5 年组 FEV_1/FVC%均数低于 6～10 年组和>10 年组，差异有统计学意义（$P<0.05$，表 15.18）。

表 15.17 玻璃棉接触组与对照组肺通气功能实测值与预计值比值比较（$\bar{x} \pm s$）

组别	受检人数	FVC%	FEV$_1$%	FEV$_1$/FVC%
接触组	98	99.43±17.78[a]	105.61±20.28[a]	115.06±8.87[a]
对照组	100	92.11±11.37	96.86±13.66	128.94±10.85

a 经 t 检验，与对照组比较，$P<0.05$。

表 15.18 玻璃棉接触组中不同工龄亚组肺通气功能实测值与预计值比值比较（$\bar{x} \pm s$）

接触工龄（年）	受检人数	FVC%	FEV$_1$%	FEV$_1$/FVC%
1～5	27	102.26±17.40	98.74±19.92	108.85±9.33
6～10	12	95.33±13.41	104.92±20.72	116.92±9.47[a]
>10	59	98.97±18.75	108.90±19.89	117.52±7.12[a]

a 经方差分析，与 1～5 年组比较，$P<0.05$。

接触组限制性通气功能障碍检出率为 14.3%（表 15.19），与玻璃棉、吸烟、玻璃棉与吸烟的交互项均无关联性（$P>0.05$，表 15.20），与接触工龄未呈线性趋势关系（$P>0.05$，表 15.21）。

表 15.19 玻璃棉接触组和对照组肺通气功能障碍检出率和吸烟率

组别	受检人数	吸烟 人数	吸烟率（%）	限制性 异常人数	检出率（%）	阻塞性 异常人数	检出率（%）	混合性 异常人数	检出率（%）
接触组	98	40	40.8	14	14.3	4	4.1	4	4.1
对照组	100	49	49.0	8	8.0	4	4.0	3	3.0

表 15.20 玻璃棉接触工人限制性通气功能障碍影响因素的非条件 Logistic 回归分析

变量	Wald 检验 b	S_b	Wald χ^2	P	似然比检验 χ^2	γ	P
变量未筛选的模型					3.9182	3	0.2704
常数项	-3.1987	0.7214	19.6606	<0.0001			
吸烟	1.2292	0.8428	2.1272	0.1447			
玻璃棉	1.2128	0.8264	2.1538	0.1422			
吸烟+玻璃棉	-0.7939	1.0227	0.6026	0.4376			
变量筛选后的模型							
常数项	-2.0794	0.2261	84.5597	<0.0001			

表 15.21　限制性通气功能障碍与玻璃棉接触工龄的关系

接触工龄（年）	受检人数	检出人数	检出率（%）
0[a]	100	8	8.0
1～5	27	3	11.1
6～10	12	2	16.7
>10	59	9	15.2

a 对照组接触工龄视为 0。

　　玻璃棉接触组喘息、呼吸困难、感冒致胸部疾病的检出率高于对照组，差异均具有统计学意义（$P<0.05$，表 15.22）。

表 15.22　玻璃棉接触组与对照组呼吸系统症状比较

组别	受检人数	咳嗽		咳痰		周期性咳嗽或咳痰	
		阳性人数	检出率（%）	阳性人数	检出率（%）	阳性人数	检出率（%）
接触组	98	9	9.2	15	15.3	3	3.1
对照组	100	7	7.0	7	7.0	1	1.0

组别	受检人数	喘息		呼吸困难		感冒致胸部疾病	
		阳性人数	检出率（%）	阳性人数	检出率（%）	阳性人数	检出率（%）
接触组	98	12	12.2[a]	44	44.9[a]	46	46.9[a]
对照组	100	2	2.0	19	19.0	19	19.0

a 经 χ^2 检验，与对照组比较，$P<0.05$。

　　玻璃棉接触组慢性鼻炎的检出率（7.1%）高于对照组（2.8%），组间差异无统计学意义（$P>0.05$，表 15.23）；接触组慢性咽炎的检出率（52.0%）高于对照组（5.8%），组间差异具有统计学意义（$P<0.05$，表 15.24），除玻璃棉因素外，还可能受吸烟等其他因素影响（表 15.24）。

表 15.23　玻璃棉接触组与对照组慢性鼻炎和慢性咽炎检出率分析

组别	受检人数	慢性鼻炎		慢性咽炎	
		检出数	检出率（%）	检出数	检出率（%）
接触组	98	7	7.1	51	52.0[a]
对照组	100	4	2.8	6	6.0

a 经 χ^2 检验，与对照组比较，$P<0.05$。

表 15.24　慢性咽炎影响因素的非条件 Logistic 回归

变量	Wald 检验				似然比检验		
	b	S_b	Wald χ^2	P	χ^2	γ	P
变量未筛选的模型					61.5864	3	<0.0001
常数项	−3.9117	1.0098	15.0060	0.0001			
吸烟	1.7370	1.1146	2.4283	0.1192			
玻璃棉	3.7736	1.0435	13.0761	0.0003			
吸烟+玻璃棉	−1.1933	1.1899	1.0058	0.3159			
变量筛选后的模型					60.3999	2	<0.0001
常数项	−3.1667	0.4887	41.9966	<0.0001			
吸烟	0.7294	0.3795	3.6938	0.0546			
玻璃棉	2.9547	0.4795	37.9795	<0.0001			

　　玻璃棉接触组鼻干、鼻塞、流涕、咽喉疼痛症状的发生率均高于对照组，但差异均无统计学意义（$P>0.05$，表 15.25）。

表 15.25　玻璃棉接触组与对照组鼻咽部症状的组间分布

组别	受检人数	鼻干			鼻塞			流涕			咽喉疼痛		
		没有	偶尔	经常	没有	偶尔	经常	没有	偶尔	经常	没有	偶尔	经常
接触组	98	85	7	6	79	14	5	83	12	3	71	18	9
对照组	100	90	9	1	83	14	3	89	8	3	80	19	1

　　综上，长期接触岩棉和矿渣棉对呼吸系统有一定影响，可导致肺通气功能损害，特征是限制性通气功能障碍；接触者可出现呼吸道症状，还可能具有一定的致纤维化作用。当纤维计数浓度低时，长期接触总粉尘质量浓度较高的岩棉可损害劳动者的肺通气功能，主要表现为限制性通气功能障碍，提示接触总粉尘浓度累积水平高的岩棉对肺通气功能损害的效应比接触累积水平低的玻璃棉更为明显。

　　（3）刺激作用：在岩棉接触组，接触性刺激性皮炎检出率为10.1%，与总粉尘接触水平呈线性趋势关系（$P<0.05$，表 15.26），与接触工龄无关联性（$P>0.05$，表 15.27）。

表 15.26　接触性刺激性皮炎与岩棉接触水平的线性趋势分析

接触水平	受检人数	检出数	检出率（%）
低接触组	40	2	5.0
中接触组	50	4	8.0[a]
高接触组	19	5	26.3[a]
合计	109	11	10.1

a 经 χ^2 趋势检验，$P<0.05$。

表 15.27　接触性刺激性皮炎与岩棉接触工龄的关联性

接触工龄（年）	受检人数	检出数	检出率（%）
≤1	31	2	6.4
>1	78	9	11.5

在岩棉接触组，皮肤瘙痒症状的发生率（54.1%）高于对照组（11.5%），组间差异具有统计学意义（$P<0.05$，表 15.28），但 3 个接触水平亚组和 2 个接触工龄亚组分别比较，组间分布的差异均无统计学意义（$P>0.05$，表 15.29）。

表 15.28　岩棉接触组与对照组皮肤瘙痒症状比较

组别	没有		偶尔		经常		合计	
	人数	构成比（%）	人数	构成比（%）	人数	构成比（%）	人数	构成比（%）
接触组	50[a]	45.9	31[a]	28.4	28[a]	25.7	109	100.0
对照组	92	88.5	9	8.6	3	2.9	104	100.0

a 接触组与对照组比较，经 Wilcoxon 秩和检验，$P<0.0001$。

表 15.29　岩棉接触组皮肤瘙痒症状的亚组分析

组别	没有		偶尔		经常		合计	
	人数	构成比（%）	人数	构成比（%）	人数	构成比（%）	人数	构成比（%）
接触水平亚组								
低接触组	19	47.5	10	25.0	11	27.5	40	100.0
中接触组	21	42.0	15	30.0	14	28.0	50	100.0
高接触组	10	52.6	6	31.6	3	15.8	19	100.0
接触工龄亚组								
≤1 年	16	51.6	8	25.8	7	22.6	31	100.0
>1 年	34	43.6	23	29.5	21	26.9	78	100.0

岩棉接触组的眼结膜炎检出率（12.8%）高于对照组（2.8%），差异具有统计学意义（$P<0.05$，表 15.30）。

表 15.30　岩棉接触组与对照组结膜炎和角膜炎检出率分析

组别	受检人数	结膜炎		角膜炎	
		检出数	检出率（%）	检出数	检出率（%）
接触组	109	14	12.8[a]	1	0.9
对照组	104	3	2.8	0	0

a 经 χ^2 检验，与对照组比较，$P<0.05$。

岩棉接触组眼痒的发生率（42.9%）高于对照组（26.5%），差异具有统计学意义（$P<0.05$，表15.31），但3个接触水平亚组和2个接触工龄亚组分别比较，差异均无统计学意义（$P>0.05$，表15.32）。

表 15.31　岩棉接触组与对照组眼痒症状比较

组别	没有		偶尔		经常		合计	
	人数	构成比（%）	人数	构成比（%）	人数	构成比（%）	人数	构成比（%）
接触组	61[b]	57.1	33[b]	30.8	13[b]	12.1	107[a]	100.0
对照组	75	73.5	20	19.6	7	6.9	102[a]	100.0

a 排除了沙眼和过敏性结膜炎等可能引起眼痒的病例。b 接触组与对照组比较，经 Wilcoxon 秩和检验，$P<0.05$。

表 15.32　岩棉接触组眼痒症状的亚组分析

组别	没有		偶尔		经常		合计	
	人数	构成比（%）	人数	构成比（%）	人数	构成比（%）	人数	构成比（%）
接触水平								
低接触组	18	47.4	15	39.5	5	13.2	38	100.0
中接触组	29	58.0	15	30.0	6	12.0	50	100.0
高接触组	14	73.7	4	21.0	1	5.3	19	100.0
接触工龄								
≤1 年	16	55.2	10	34.5	3	10.3	29	100.0
>1 年	44	56.4	23	29.5	11	14.1	78	100.0

在玻璃棉接触组，接触性刺激性皮炎检出率为 6.7%，与玻璃棉总粉尘接触水平无关联性（$P>0.05$，表15.33），与接触工龄也无关联性（$P>0.05$，表15.34）。

表 15.33　接触性刺激性皮炎与玻璃棉总粉尘接触水平的关联性

接触水平亚组	受检人数	检出数	检出率（%）
低接触组	81	4	4.9
中接触组	38	4	10.5
合计	119	8	6.7

表 15.34　接触性刺激性皮炎与玻璃棉接触工龄的关联性分析

接触工龄亚组	受检人数	检出数	检出率（%）
≤1 年	28	2	7.1
>1 年	91	6	6.6

玻璃棉接触组皮肤瘙痒症状的发生率（38.6%）高于对照组（6.7%），差异具有统计学意义（$P<0.05$，表 15.35），且中接触组（60.5%）高于低接触组（28.4%），差异具有统计学意义（$P<0.05$，表 15.36），但不同接触工龄组间的差异无统计学意义（$P>0.05$，表 15.36）。

表 15.35　玻璃棉接触组与对照组皮肤瘙痒症状比较

组别	没有		偶尔		经常		合计	
	人数	构成比（%）	人数	构成比（%）	人数	构成比（%）	人数	构成比（%）
接触组	73[a]	61.4	28[a]	23.5	18[a]	15.1	119	100.0
对照组	111	93.3	6	5.0	2	1.7	119	100.0

a 接触组与对照组比较，经 Wilcoxon 秩和检验，$P<0.0001$。

表 15.36　玻璃棉接触组皮肤瘙痒症状的亚组分析

组别	没有		偶尔		经常		合计	
	人数	构成比（%）	人数	构成比（%）	人数	构成比（%）	人数	构成比（%）
接触水平亚组								
低接触组	58	71.6	16	19.8	7	8.6	81	100.0
中接触组	15[a]	39.5	12[a]	31.6	11[a]	28.9	38	100.0
接触工龄亚组								
≤1 年	17	60.7	8	28.6	3	10.7	28	100.0
>1 年	56	61.5	20	22.0	15	16.5	91	100.0

a 低接触组与中接触组比较，经 Wilcoxon 秩和检验，$P<0.05$。

玻璃棉接触组的眼结膜炎检出率（5.0%）高于对照组（2.5%），但差异无统计学意义（$P>0.05$，表 15.37）。

表 15.37　玻璃棉接触组与对照组眼结膜炎检出率分析

组别	受检人数	检出数	检出率（%）
接触组	119	6	5.0
对照组	119	3	2.5

接触组眼痒的发生率（37.0%）高于对照组（21.8%），差异具有统计学意义（$P<0.05$，表 15.38），且中接触组发生率（55.3%）高于低接触组（28.4%），差异具有统计学意义（$P<0.05$，表 15.39），但不同接触工龄组间的差异无统计学意义（$P>0.05$，表 15.38）。

表 15.38　玻璃棉接触组与对照组眼痒症状比较

组别	没有		偶尔		经常		合计	
	人数	构成比（%）	人数	构成比（%）	人数	构成比（%）	人数	构成比（%）
接触组	75[a]	63.0	25[a]	21.0	19[a]	16.0	119	100.0
对照组	93	78.2	18	15.1	8	6.7	119	100.0

a 接触组与对照组比较，经 Wilcoxon 秩和检验，$P<0.05$。

表 15.39　玻璃棉接触组眼痒症状的亚组分析

组别	没有		偶尔		经常		合计	
	人数	构成比（%）	人数	构成比（%）	人数	构成比（%）	人数	构成比（%）
接触水平								
低接触组	58	71.6	15	18.5	8	9.9	81	100.0
中接触组	17[a]	44.7	10[a]	26.3	11[a]	28.9	38	100.0
接触工龄								
≤1 年	20	71.4	5	17.9	3	10.7	28	100.0
>1 年	45	55.5	20	24.7	16	19.8	91	100.0

a 低接触组与中接触组比较，经 Wilcoxon 秩和检验，$P<0.05$。

综上，接触人造矿物纤维绝热棉对皮肤和眼有机械性刺激效应，接触者可出现皮肤瘙痒和眼痒等症状，可引起接触性刺激性皮炎和眼结膜炎。接触低纤维计数浓度、高总粉尘质量浓度岩棉的劳动者，接触性刺激性皮炎和眼结膜炎的发病明显高于接触低纤维计数浓度、低总粉尘质量浓度玻璃棉的劳动者，提示接触总粉尘质量浓度高的岩棉对皮肤和眼结膜的刺激作用比接触总粉尘质量浓度低的玻璃棉的效应更为明显。

四、正确使用标准说明

关于人造矿物纤维绝热棉职业接触限值的大小，根据浓度表示单位的不同可分别予以考虑以下两点。

（1）鉴于粗直径人造矿物纤维绝热棉纤维的健康损害主要是对皮肤和眼结膜的机械性刺激作用，经过适当休息或脱离岗位可以得到恢复，结合大多数国家总粉尘质量浓度限值普遍比我国宽松的实际，建议将我国总粉尘质量浓度从原来的 $3mg/m^3$ 修改为 $5mg/m^3$，并将降低工作场所空气中的总粉尘质量浓度作为关键控制重点。

（2）考虑到人造矿物纤维绝热棉生产企业大多数岗位人造矿物纤维绝热棉的纤维计数浓度已经得到控制，结合大多数国家人造矿物纤维绝热棉职业接触限值普遍采纳 1f/ml 的情况，建议我国参考该标准作为我国人造矿物纤维绝热棉纤维计数浓度的容许值。

（李　涛　朱晓俊）

参 考 文 献

周韶炜，毛翎，施瑾，等，2009. 矿岩棉致肺纤维化病例的探讨. 环境与职业医学，26（5）：506-508.

朱晓俊，陈永青，李涛，2011. 人造矿物纤维绝热棉对人体健康效应的研究进展. 中华劳动卫生职业病杂志，29（7）：553-556.

朱晓俊，陈永青，李涛，2012. 人造矿物纤维绝热棉职业接触限值比较分析. 中华劳动卫生职业病杂志，30（2）：149-151.

朱晓俊，陈永青，李涛，2012. 职业接触岩棉对肺通气功能及呼吸系统症状的影响. 工业卫生与职业病，38（2）：68-72.

朱晓俊，陈永青，李涛，2013. 职业接触岩棉对工人机械性刺激作用的调查. 中华劳动卫生职业病杂志，31（1）：48-51.

朱晓俊，陈永青，李涛，2014. 人造矿物纤维绝热棉对作业工人呼吸系统的影响. 环境与职业医学，31（4）：262-266.

朱晓俊，陈永青，李涛，2014. 人造矿物纤维绝热棉对作业工人皮肤刺激作用的研究. 环境与职业医学，31（4）：267-271.

朱晓俊，陈永青，李涛，2014. 人造矿物纤维绝热棉纤维计数浓度与总粉尘质量浓度的关系. 工业卫生与职业病，40（2）：119-122.

朱晓俊，陈永青，李涛，2014. 人造矿物纤维绝热棉职业接触水平测定及其特征分析. 工业卫生与职业病，40（2）：114-118.

Aakhus AM, Ripel A, Clycoprotein IB, et al, 2001. Documentation of the threshold limit values and biological exposure indices. 7th ed. Cincinnati：American Conference of Governmental Industrial Hygienists.

Anderson A, Axten C, Bernstein DM, et al, 2002. IARC Monograpghs on the evaluation of carcinogenic risks to humans：Man-made Vitreous Fibers. Lyon：IARC-Press.

ATSDR, 2004. Toxicological profile for synthetic vitreous fibers. Atlanta：Agency for Toxic Substances and Disease Registry, 164-167.

Bernstein DM, 2007. Synthetic vitreous fibers: a review toxicology, epidemiology and regulations. Crit Rev Toxicol, 37（10）：839-886.

IARC, 1988. IARC Monograpghs on the evaluation of carcinogenic risks to humans：Man-made

Mineral Fibres and Radon. Volume 43. Lyon：IARC-Press.

IPCS，1988. Environmental Health Criteria 77- Man-Made Mineral Fibres. Geneva：International Programme on Chemical Safety，World Health Organization.

Marchant GE，Amen MA，Bullock CH，et al，2002. A synthetic vitreous fiber(SVF)occupational exposure database：implementing the SVF Health and Safety Partnership Program. Appl Occup Environ Hyg，17（4）：276-285.

National Institute for Working Life，2005. Scientific basis for Swedish Occupational Standards xxv（NR 2005：7）. Stockholm：44-66.

NIOSH，1997. Criteria for a recommended Standard：Occupational exposure to fibrous glass. Cincinnati：NIOSH-Press.

OSHA，2011. Exposure Limits for Synthetic Mineral Fibers. [2011-06-19]. http://www. osha. gov/SLTC/ syntheticmineralfibers/table. html.

The Japan Society for Occupational Health，2009. Recommendation of occupational exposure limits（2009–2010）. J Occup Health，51：454-470.

The National Occupational Health and Safety Commission，1990. National standard for synthetic mineral fibres. Canberra：AGPS Press.

The National Occupational Health and Safety Commission，1995. Guidance note on the interpretation of exposure standards for atmospheric contaminants in the occupational environment. 3rd ed. Canberra：AGPS Press.

Wedge R，Abt EN，Bakshi KS，et al，2000. Review of the U. S. navy's exposure standard for manufactured vitreous fibers. Washington D. C.：National Academy Press.

第十六章 二甲氧基甲烷

一、制 定 背 景

（一）理化性质

二甲氧基甲烷（dimethoxymethane，DMM），又名甲缩醛（methylal）、二甲醇缩甲醛、甲撑二甲醚。DMM 易溶于水，与乙醇、乙醚、丙酮等有机溶剂均能混溶；能溶解树脂和油类，溶解能力强于乙醚和丙酮，其与甲醇的共沸混合物能溶解含氮量高的硝化纤维素；在工业生产中，DMM 主要用作溶剂（表 16.1）。

表 16.1 DMM 主要理化参数

CAS 号	109-87-5
性状	无色澄清易挥发易燃液体，有氯仿气味和刺激性气味
分子式	$C_3H_8O_2$
结构简式	～O～O～
分子量	76.10
相对密度	0.8593（20℃）
熔点	−105℃
沸点	42.3℃
蒸气压	330 托（20℃）
闪点	−17℃（闭杯）；−32℃（开杯）
爆炸极限	下限，2.2%；上限，13.8%（空气中的体积）
溶解性	易溶于水（>32%）；溶于乙醇、乙醚及其他碳氢化合物
转化因子	25℃ 760 托条件下：1ppm=3.11mg/m³；1mg/m³=0.322ppm

注：托（Torr）为真空度的单位，1 托=133.322 帕（Pa）。

（二）生产工艺

目前，国内企业一般采用反应蒸馏法制备 DMM，其原理是在酸催化剂（主要是酸性分子筛和阳离子酸性树脂）作用下，甲醇和甲醛反应脱去一分子水生成 DMM，反应式为 $2CH_3OH+CH_2O \Longrightarrow CH_3O—CH_2—OCH_3+H_2O$。采用反应蒸馏法生产 DMM，每吨产品消耗甲醇约 1100kg，37%甲醛约 1300kg。产品中的杂质主要是甲醇和甲醛，当要求较高纯度时，可用碱性过氧化氢氧化除去甲醛，金属钠蒸馏除去甲醇（图 16.1）。

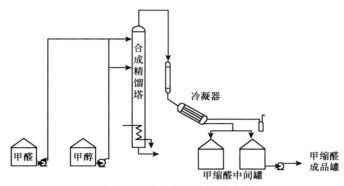

图 16.1　反应蒸馏法简易流程

近年来，生产企业通过优化蒸馏方式、选择高活性催化剂等途径，不断提高甲醛原料的转化率，从而提高 DMM 的纯度，如使用阳离子交换树脂和结晶硅酸铝等固体催化剂制备高纯度的 DMM。反应精馏是在简单蒸馏的基础上发展起来的高效能的多级蒸馏，与传统的反应蒸馏技术相比，具有设备投资少、操作费用低、控制简单等优点。由于此法 DMM 产品纯度高，废水生成量少，已逐步成为 DMM 合成的主要工业生产方法。顾正桂等以对甲苯磺酸为催化剂，采用改进的反应精馏装置合成 DMM，纯度可达 92%，进一步用丙三醇进行二级液液萃取，能将其提纯至 99.3%。

（三）供需情况

DMM 大部分产能集中在华东地区，总产能约 37.0 万吨，占全国总产能的 73.7%；其次是在华中地区，DMM 总产能约为 8.2 万吨，占全国总产能的 16.3%，主要集中在河南濮阳地区。该产品地区分布性较强，华南、西北、华北、西南几乎没有产能，地区发展呈现不平衡状态。目前，国内 DMM 装置产能都不大，平均产能在 3 万吨/年左右。相对于国内的需求情况，产能略显不足，进口货源还占有相当大的比例，进口贸易主要集中在江浙、上海及华南地区。

DMM 最初用作一种外科麻醉剂，但其麻醉作用起效较慢，麻醉时间相对短暂，之后作为涂料添加剂应用于造船业。随着对其特性研究的深入，DMM 逐渐应用在化妆品、药品、家庭用品、工业汽车用品、杀虫剂、皮革上光剂、清洁剂、橡胶工业等行业。近年来，随着 DMM 制法和应用技术的不断发展和完善，其用途得到了广泛拓展，也使得 DMM 产品越发受到学术界和工业界的重视，并有望在能源和环境两个领域发挥作用。随着社会对环保的要求越来越高，工业上对新型溶剂及低污染化学品的需求也越来越大，而 DMM 作为一种新型环保溶剂，对它的应用研究也越加活跃。特别是在石油资源不足、供求矛盾日益加剧的今天，DMM 作为煤化工的重要衍生品之一，在甲醇基燃料、柴油改性、添加剂方面及燃料电池的液体燃料等领域中的应用都已引起国内外的广泛关注。

2006 年以来，我国 DMM 产业发展迅速，迈洛国际经济信息中心综合统计数据显示，2011 年国内 DMM 产量和需求量分别约为 40 万吨和 58 万吨，预计 2013 年将分别达到 46 万吨和 65 万吨，2015 年将分别达到 52 万吨和 73 万吨。

（四）职业接触

1. 国外 DMM 的职业接触情况

随着 DMM 产业的快速发展，其接触人群也在不断增多。在生产和使用 DMM 的企业中工作的工人均有接触 DMM 的机会，包括以 DMM 作为胶水添加剂、油漆添加剂的企业，含有 DMM 成分的杀虫剂、清洗剂和上光剂的企业，以 DMM 为添加剂或助溶剂调配汽油和柴油的企业及以 DMM 为原料生产高纯度甲醛的企业。在生产和使用 DMM 的过程中，其挥发的蒸气可经工人呼吸道吸入。其蒸气对工人眼睛、呼吸道及皮肤会产生轻微的刺激作用。在生产和使用过程中操作、防护不当，手或身体各部位可能直接接触其溶液。其蒸气和溶液可直接经消化道和皮肤吸收。

美国国家职业接触调查（1981～1983 年）估计了全美存在 DMM 接触风险的工人数量。这次调查范围涵盖了全美 123 家企业的 156 806 名工人（男性工人 135 714 人，女性工人 21 092 人），他们分布于 70 个工种的 9104 个生产装置岗位中。男性职业接触者在所有工种中均有分布，女性职业接触者分布在其中 28 个工种；其中接触工人数量前 3 位的是机械工、清洁工和电气工，分别为 39 743 人、27 746 人和 11 115 人。但该项调查数据并不包含工人 DMM 接触的频次、水平、持续时间及 DMM 对作业工人健康影响等信息。

2. 国内 DMM 的职业接触情况

国内职业接触人群尚无确切数字。项目组在深圳市龙岗区调查的数据显示，龙岗区目前 DMM 使用量约为 70 吨/年，职业接触人群约为 450 人。2013 年全国 DMM 使用量约为 65 万吨/年，按照龙岗区每吨 DMM 接触人群的比例，全国 DMM 接触人群约为 400 万人。

（五）毒理学资料

1. 毒物代谢动力学

DMM 可经呼吸道、皮肤和消化道三种途径吸收，职业接触主要由呼吸道吸入，其中小部分被吸收入血，大部分以原型随呼出气体排出。大鼠吸入染毒试验显示大鼠血液中甲醇浓度与空气中 DMM 浓度成正比。DMM 也可通过皮肤吸收，Tomilina 和 Rotenberg 等在家兔和大鼠经皮染毒试验中发现，DMM 可通过完好的皮肤吸收引起麻醉症状。多次经口染毒试验证实 DMM 可经消化道吸收，并产生相应的毒效应。

进入体内的 DMM 主要分布在组织含水量较高的脏器，如肝、肾等，在眼玻璃体和视神经中的含量也相对较高，在脑、肌肉和脂肪组织中含量较低。DMM 在大鼠体内可代谢为等量的甲醇和甲醚，甲醇在人体中主要经肝脏代谢为甲醛，然后在甲醛脱氢酶作用下氧化成甲酸。Tomilina 和 Rotenberg 等通过给大鼠注射不同剂量的 DMM，观察在不同的时间周期血液中甲醇的含量，发现其甲醇含量均明显超过其背景值。Weaver 研究组通过动物试验发现，DMM 在中性和碱性介质中稳定，在体液 pH 环境下不会释放出甲醛。DMM 大部分随呼出气体经肺排出体外，小部分可经肝脏代谢为甲酸后在组织中氧化，或以甲酸的形式经肾脏随尿液排出。

2. 一般毒性

现阶段关于 DMM 的一般毒性研究主要为急性和亚急性毒性研究，主要染毒方式包括吸入染毒、静脉染毒和经口染毒。

在吸入染毒试验中，受试豚鼠在最高染毒浓度为 474 300mg/m^3 时，20min 内被麻醉，2h 内死亡，其中豚鼠表现出明显的刺激症状，如斜视、流泪、打喷嚏、流涕和眼刺激等。将 5 只豚鼠接触浓度为 270 630mg/m^3 的甲缩醛 2～8h 后，2 只死亡，剩余的豚鼠分别于接触后 16h、20h 和 74h 死亡。死亡动物的病理表现为广泛的支气管炎，肝肾中重度脂肪变性。在浓度为 88 000～122 000mg/m^3 时，小鼠可出现肝肾脂肪变性及肺水肿等损害。浓度降至 50 000～80 000mg/m^3 时，小鼠主要表现为麻醉和呼吸道刺激症状。Tomilina 和 Rotenberg 报道小鼠经呼吸道染毒 LC$_{50}$ 为 49 600mg/（m^3·12h）。Virtue 等研究发现小鼠吸入给药，当血液中 DMM 浓度达到 209 000mg/m^3 时，小鼠出现手术麻醉状态，达到 540 000mg/m^3 时，小鼠呼吸停止。

在静脉染毒试验中，Virtue 等对试验用犬静脉注射 25% 的 DMM 以观察其麻醉效应，剂量约为 5ml/kg，麻醉过程中血液 DMM 平均浓度是 1 941 000mg/m^3。当血液 DMM 浓度升高至 3 490 000mg/m^3 时，犬呼吸停止，若此时停止注射 DMM，1h 后 DMM 浓度降至 1 941 000mg/m^3。Virtue 发现在大鼠静脉染毒试验中，大鼠血液 DMM 浓度为 1 511 000mg/m^3 时出现手术麻醉状态，达到 3 472 000mg/m^3 时呼吸停止。

在经口染毒试验中，Lewis 研究发现兔子摄入 DMM 原液的 LD$_{50}$ 为 4.90mg/kg。Poon 对大鼠做经口染毒，观察到以 31mmol/（kg·d）剂量的 DMM 原液连续染毒 3d 后，大鼠出现短暂性运动失调和肝脏生物化学指标的变化，与对照组相比未见其他明显损害。

通过动物急性毒性试验，Tomilina 和 Rotenberg 认为，在经消化道和呼吸道途径进入机体的条件下，按照国际标准 GOST-12.1.007-1976-ENG，DMM 是危险等级为四级的低毒性化合物；在经腹膜进入机体的条件下，按照 K.K.希德罗夫的分类法（1973），DMM 可列为四级毒性物质；按照吸入中毒可能性系数（1979），DMM 可列为三级危险物质。

目前确定的 DMM 急性毒性数据见表 16.2。

表 16.2　DMM 的急性毒性数据

方式	物种	毒性值
经口	兔	LD$_{50}$ = 4.9g/kg
经皮	兔	LD$_{50}$ ≥ 5g/kg
皮下注射	豚鼠	LD$_{50}$ ≥ 5g/kg

续表

方式	物种	毒性值
吸入	小鼠	LC_{50}= 49 600mg/m^3（2h）
吸入	小鼠	LC_{50}=18 354ppm（7h）/LC_{50} =57 000mg/m^3（7h）
吸入	大鼠	LC_{50}= 47 400mg/m^3

在亚急性动物试验中，Weaver 的研究报告显示，将小鼠放在接触浓度为 35 030mg/m^3 的容器内，接触时间 13d，每天 7h，接触过程中小鼠仅出现轻微刺激反应，3～4d 后小鼠出现轻度协调减弱和轻微麻醉症状，脱离接触后 1h 内恢复，22d 内有 6 只小鼠死亡；浓度升高至 42 000mg/m^3，小鼠表现出更明显的刺激症状，麻醉症状的时间和程度也有升高；浓度升高至 58 000mg/m^3 时，45 只小鼠在接触第 2 天死亡已超过半数。Clayton 研究发现当 DMM 浓度降至 43 400mg/m^3 时，每周接触 5d，每天 7h，3 周后可见小鼠出现肺水肿、肾脏改变及明显刺激、麻醉症状。Gage 研究发现，大鼠处于 DMM 接触浓度为 12 640mg/m^3 的环境中，每天 6h，8d 后未发现中毒迹象，尸体解剖显示各器官均为正常。在 DMM 低浓度的接触环境中，Virtue 解剖经 DMM 麻醉 7～8 次的犬和小鼠，其肝脏、心脏、大脑和肾脏均未显示异常。

3. 皮肤刺激反应

Tomilina 和 Rotenberg 选择青紫蓝兔做皮肤刺激反应试验，试验表明，DMM 原液可通过兔的皮肤被良好吸收，经皮接触 0.5ml DMM，4h 后皮肤出现轻微红斑，并于 72h 内消失，可归类为轻微刺激物。

项目组选择新西兰白兔开展多次皮肤刺激试验，日接触剂量为每只 0.5ml，染毒时间 4h，每天 1 次，共 14d。试验结果显示，4 只家兔在 14d 的重复接触中受试均未出现皮肤水肿；第 2 天，个别家兔出现皮肤红斑；第 9 天，所有家兔均出现皮肤红斑，直至试验结束。结果显示每只家兔每天的皮肤刺激反应平均积分为 0.66，根据卫生部 2005 年发布的《化学品毒性鉴定技术规范》和国家食品药品监督管理总局 2015 年发布的《化妆品安全技术规范》，项目组认为 DMM 对皮肤的刺激属轻刺激性。

4. 眼刺激反应

Tomilina 和 Rotenberg 观察 DMM 原液对雄性大鼠视网膜和视神经的影响，

选择甲醇作为对照，分别以 3500mg/kg 和 1600mg/kg 的剂量对大鼠经腹腔染毒，在 3h～10d 分批次对动物实施切头术，摘除眼球，连同必要的组织一起提取完整视神经，置于 12%中性福尔马林液中，注入火棉液（火棉胶）。在低温恒温器中制作视神经的纵向和横向切片，将其浸渍在索科良斯基变性液中。采用苏木精和曙红为视网膜染色，将其浸渍在阿尔罕格里斯基变性液中。结果发现，从第 2 天开始，两个剂量组均出现大量髓磷脂小块状脱落，视神经结构逐渐瓦解，直至纤维组织完全分离，视神经分解成单个碎块，髓磷脂流失。视网膜改变发生较视神经提前，在接触的早期阶段，视网膜变得脆弱而易损。从第 5 天开始，大量视网膜开始分解，视网膜各层依次出现水肿和坏死，颗粒层损坏最为严重。DMM 和甲醇引发雄性大鼠的刺激、损伤程度及随时间变化的规律基本一致。布希运行研究中心（Bushy Run Research Center）选择青紫蓝兔做兔眼结膜刺激反应，双眼各滴入 0.1ml DMM 原液，可造成双眼角膜轻微损伤和虹膜炎，对眼结膜血管产生中度刺激。

项目组选择新西兰白兔开展眼结膜刺激试验，以滴眼的方式滴入 0.1ml DMM 原液，给药后立即轻轻闭合眼睑约 1s，防止 DMM 溢出。给药后 1h～7d 反复观察，1h 后试验眼出现轻微结膜红肿和分泌物增加，多在 24h 内消失，最迟 48h 后缓解。观察期内 4 只新西兰白兔均未出现角膜或虹膜损伤。试验显示染毒后 4d 内刺激积分的平均值为 5.5，根据卫生部 2005 年发布的《化学品毒性鉴定技术规范》，项目组认为 DMM 对眼属轻刺激性。

5. 致癌性和生殖毒性

截至 2013 年 11 月，项目组检索了 PubMed、Science Direct、Web of Knowledge、Ovid-Medline、中国知网等多个中英文数据库，详细回顾了美国 OSHA、NIOSH、AGGIH、EPA、CDC 和 IARC 等机构发布的 DMM 毒性相关数据，并仔细查阅了美国《化学文摘》（Chemical Abstracts，CA）、兰氏化学手册（Lange's Handbook of Chemistry）等相关毒理学手册，均未检索到关于 DMM 致癌性和生殖毒性的相关信息。

6. 流行病学资料

截至 2013 年 11 月，有关 DMM 的人群流行病学研究十分有限，仅 NIOSH 在美国国家职业接触调查（1981～1983 年）估计了全美存在 DMM 接触风险的工人数量。此外，个别文献报道涉及 DMM 的健康效应，临床上发现 DMM 类似乙醚的麻醉效应及类似醛类的刺激效应，吸入后可致呼吸道刺激症状，液体入眼后可致眼刺激症状，持续接触或遗留于皮肤表面时可致皮肤刺激症状。在我国，DMM 所致职业性病损尚未列入《职业病分类和目录》中，也未检索到有关 DMM 职业中毒或增加致癌风险的临床报告或相关研究。

二、国内外相关标准研究

截至 2008 年，有近 20 个国家制定了工作场所空气中 DMM 职业接触限值。1952 年 ACGIH 将 DMM 的 TLV-TWA 确定为 3100mg/m³，而未涉及 STEL。2013 年 ACGIH 在其发布的化学物质接触限值中，DMM 的 TLV-TWA 仍为 3100mg/m³。1978 年，美国 OSHA 提议将 DMM 的 8h-PEL-TWA 制定为 3100mg/m³，并于 1994 年将其 8h-PEL-TWA 制定为 3100mg/m³；美国 NIOSH 于 1992 年将其 10h-PEL-TWA 修订为 3100mg/m³。芬兰、丹麦、英国、韩国、澳大利亚等国家在 1999～2008 年也陆续制定了 DMM 职业接触限值（表 16.3）。

表 16.3 部分国家/机构制定的 DMM 职业接触限值

序号	国家/机构	职业接触限值（mg/m³）		制定时间（年）
		TWA	STEL	
1	美国/ACGIH	3100	—	1952
2	美国/OSHA	3100	—	1978
3	美国/NIOSH	3100	—	1991
4	芬兰	3100	3900	1999
5	丹麦	3100	—	2002
6	英国	3160	3900	2005
7	韩国	3100	—	2006
8	澳大利亚	3100	—	2008

注：本资料来源于美国 NIOSH 2009 年 5 月关于 DMM 的数据更新和 ACGIH 2013 年发布的化学物质接触限值。

项目组同时制定了 DMM 的测定方法，被收录在《工作场所空气有毒物质测定 脂肪族醛类化合物》（GBZ/T 300.100—2018）中，该方法于 2018 年 7 月发布，2019 年 7 月实施。方法为溶解解吸-气相色谱法，其原理为用活性炭管采集空气中气态二甲氧基甲烷，正己烷解吸后进样，经气相色谱柱分离，用氢焰离子化检测器检测，以保留时间定性，峰高或峰面积定量。

三、技术指标的制定依据

（一）DMM 生产企业的接触情况调查

项目组选择两家 DMM 生产企业分别于 2013 年 4 月和 10 月开展两次调查，两家企业工作制度均为一天 8h，三班制；生产规模相近，年产量合计约为 5 万吨，约占全国年总产量的 12%；生产工艺相同，均采用目前国内最常用的反应精馏法制备 DMM。调查对象分为接触组与对照组，以作业人群作为接触组，以同企业中无 DMM 和其他职业病危害因素接触史的员工和企业周边居民作为对照组。接触组与对照组的性别构成比、年龄和工龄的差异均无统计学意义。

1. 生产场所空气检测结果

采样方式为长时间个体采样，结果显示接触组的中控工、巡检工、品检工和灌装工在工作过程中均存在不同程度的 DMM 接触。其中，中控工绝大部分时间为室内操作，接触 DMM 机会较少，DMM 浓度较低，部分样品浓度甚至低于检出限，在 0～49mg/m³；巡检工每小时在厂区内巡检一次，每次巡检时间约为 15min，DMM 浓度在 102～155mg/m³；品检工将采集到的 DMM 成品带入检验室检验纯度，其接触浓度在 233～575mg/m³；灌装工 DMM 接触浓度在 376～4010mg/m³，最高浓度 4010mg/m³ 为灌装工，是在某小型货车后尾箱内工作时所采集到的，该灌装工操作方式为在货车后尾箱内进行 DMM 灌装，后尾箱为半密闭状态，缺少抽排风设施，空气流通较差，挥发出的 DMM 不断蓄积导致浓度升高（表 16.4）。对照组检测结果均在检出限以下。

表 16.4　接触组个体采样结果

序号	工位	样品数	C-TWA（mg/m³）
1	中控工	72	<3.0～49
2	巡检工	36	102～155
3	品检工	36	233～575
4	灌装工	21	376～4010

在 165 个长时间个体采样结果中，有 11 个超过 3100mg/m³，占样品总数的 6.67%（表 16.5）。

表16.5　接触组个体采样结果浓度分布

C-TWA（mg/m³）	工位/工种				合计（个）
	中控工	巡检工	品检工	灌装工	
<3.0～3100	72	36	36	10	154
≥3100	0	0	0	11	11
合计	72	36	36	21	165

2. 问卷调查

对接触组和对照组开展问卷调查，调查内容包括劳动者的基本资料、工作情况、职业接触史、既往史、饮酒史和自觉不适症状等，2013年4月和10月各开展一次调查。

10月份问卷调查结果显示（表16.6），在接触组30人的自觉不适症状的调查结果中，感觉一切正常无不适症状者有27人，占90%。此外，各有1名员工报告了咽痛、轻度皮肤瘙痒和嗜睡。用Fisher确切概率法比较不同接触组和对照组的症状发生数，各组间的不适症状发生率不全相同（$P<0.05$）。3100mg/m³以下的接触组与对照组相比在自觉症状上的差异无统计学意义，当接触浓度大于3100mg/m³时，接触组不适症状发生率与对照组相比增加，差异有统计学意义（$P<0.05$）。

表16.6　10月份不同DMM暴露浓度下的调查对象自觉不适症状结果统计

浓度（mg/m³）	受检人次	失眠多梦	嗜睡乏困	眼部不适	视力下降	鼻咽喉刺激	胸闷气短	皮肤刺激瘙痒	皮炎皮疹	皮肤黏膜溃疡	不适症状合计
<3.0～3100	27	0	1	0	0	0	0	0	0	0	1
3100～6310	3	0	0	0	0	1	0	1	0	0	2
对照组	23	1	0	0	0	0	0	0	0	0	1

4月份问卷调查结果显示（表16.7），在接触组30人的自觉不适症状的调查结果中，感觉一切正常无不适症状者有28人，占93.3%，另外2名员工报告了打喷嚏、咽痛的鼻咽喉刺激症状。用Fisher确切概率法比较不同接触组和对照组的症状发生数，各组间的不适症状发生率不全相同（$P<0.05$）。3100mg/m³以下的接触组与对照组相比在自觉症状上的差异无统计学意义，当接触浓度大于3100mg/m³时，接触组不适症状发生率与对照组相比增加，差异有统计学意义（$P<0.05$）。

表 16.7　不同 DMM 暴露浓度下的调查对象自觉不适症状结果统计（4 月份）

浓度 （mg/m³）	受检 人次	失眠 多梦	嗜睡 乏困	眼部 不适	视力 下降	鼻咽喉 刺激	胸闷 气短	皮肤 刺激 瘙痒	皮炎 皮疹	皮肤 黏膜 溃疡	不适 症状 合计
<3.0～3100	25	0	0	0	0	0	0	0	0	0	0
3100～6310	5	0	0	0	0	2	0	0	0	0	2
对照组	23	0	0	0	0	0	0	0	0	0	0

3. 职业健康检查

依据《职业健康监护技术规范》（GBZ 188—2007）开展职业健康检查。检查项目包括内科常规检查、神经系统常规检查、皮肤科常规检查、五官常规检查（眼、耳、鼻、咽喉、口腔）、血常规、尿常规、血清 ALT、心电图、肝脾 B 超、肺通气功能和 X 线胸部透视。体检工作由具有职业健康检查资质的体检机构承担，10 月份和 4 月份各开展一次。

10 月份健康检查结果显示（表 16.8）：当接触浓度小于 3100mg/m³ 时，1 名员工尿常规检查显示白细胞阳性，1 名员工体格检查发现轻微皮疹；当接触浓度大于 3100mg/m³ 时，1 名员工尿常规检查显示白细胞阳性。经 Fisher 确切概率法统计学分析，发现各接触组与对照组间的健康检查异常结果构成比均较类似，差异无统计学意义（$P>0.05$）。

表 16.8　不同 DMM 接触浓度下的调查对象健康检查结果汇总（10 月份）

浓度 （mg/m³）	受检 人次	神经 系统 常规 检查	皮肤科 常规 检查	五官 常规 检查	血 常规	尿 常规	血清 ALT	心电图	肝脾 B 超	肺通 气功能	X 线 胸片	异常数 合计
<3100	27	0	1	0	0	1	0	0	0	0	0	2
≥3100	3	0	0	0	0	1	0	0	0	0	0	1
对照组	23	0	1	0	1	0	0	0	0	0	0	2

4 月份健康检查结果显示（表 16.9）：当接触浓度小于 3100mg/m³ 时，1 名员工血常规检查显示白细胞偏高；当接触浓度大于 3100mg/m³ 时，1 名员工尿常规检查显示白细胞阳性。经 Fisher 确切概率法统计学分析，发现各接触组与对照组间的健康检查异常结果构成比均较类似，差异无统计学意义（$P>0.05$）。

表 16.9　不同 DMM 接触浓度下的调查对象健康检查结果汇总（4 月份）

浓度（mg/m³）	受检人次	检出异常情况										
		神经系统常规检查	皮肤科常规检查	五官常规检查	血常规	尿常规	血清ALT	心电图	肝脾B超	肺通气功能	X线胸片	异常数合计
<3100	25	0	0	0	1	0	0	0	0	0	0	1
≥3100	5	0	0	0	0	1	0	0	0	0	0	1
对照组	23	0	0	0	0	1	0	0	0	0	0	1

（二）DMM 使用企业的接触情况调查

项目组于 2007~2012 年对深圳市龙岗区 168 家企业送检的 725 份化工原料样品进行挥发性有机组分质谱分析，检出使用 DMM 的企业 24 家，检出含 DMM 有机溶剂 85 份，含量最高达 869mg/g。检出 DMM 的样品包括天那水、胶水、皮革表面处理剂、油漆、电子设备清洗剂、稀释剂、洗板水、开油水等，主要来自油漆与胶水生产及家具、箱包、皮具、制鞋、印刷、塑胶制品、包装制品、皮革加工、电子设备等制造行业（表 16.10）。

表 16.10　龙岗区部分企业 DMM 使用与检测结果

行业	使用品种	使用厂家数	总使用量 a（吨/年）	最高含量 b（mg/g）	总接触人数
油漆、胶水生产	稀释剂	4	30	869	50
电子电器	清洗剂、洗板水	4	10	616	80
皮革制造	天那水	7	16	515	150
五金塑胶	开油水、天那水	5	10	489	100
其他行业	稀释剂、压纹剂	4	6	680	70
合计	—	24	72	—	450

a 该行业使用含 DMM 的各种有机溶剂总量。b 各种有机溶剂样品中 DMM 的最高含量（mg/g）。

项目组在深圳市龙岗区的胶水生产、电子电器、鞋厂、五金塑胶和油墨印刷五个行业中各选取 1 家代表企业，开展了职业卫生学调查，对各企业与 DMM 使用相关的工艺流程、含 DMM 的原辅材料及使用量、DMM 主要接触岗位及接触人群、DMM 接触工人的作息时间等情况进行职业卫生学调查（表 16.11）。结果显示，DMM 在胶水生产行业中主要用作胶水稀释剂，投料和灌装岗位的工人接触机会较大；在电子电器行业中主要用作设备清洗剂，装配岗位的工人接触机会较大；在制鞋行业中主要用作皮革上光剂，负责上光工艺的工人 DMM

接触机会较大；在五金塑胶业中主要用作洗网水，装配岗位的工人接触机会较大；在油墨行业中，DMM 是油墨配方的重要成分，印刷岗位的工人有较多的接触机会。

表 16.11　龙岗区部分企业 DMM 的使用情况

企业类别	规模（人数）	使用品种	使用量（吨/年）	接触岗位	接触人数	劳动时间（h/d）	防护措施
胶水生产	32	胶水稀释剂	3.2	投料、灌装	10	8	防毒口罩
电子电器	80	电子设备清洗剂	1.0	装配	28	8	防毒口罩
制鞋	100	皮革上光剂	1.0	上光	24	8	防毒口罩
五金塑胶	60	洗网水	1.0	装配	18	8	防毒口罩
油墨印刷	24	油墨配方	0.5	印刷	6	8	防毒口罩

项目组对各企业工作场所空气中的 DMM 进行检测（同空气样品的采集和检测），共计检测 260 个作业点（表 16.12、表 16.13）。结果显示，胶水生产、电子电器、制鞋三个行业代表企业工作场所空气中的 DMM 浓度较高，最高浓度依次为 4102mg/m³、3345mg/m³、3285mg/m³，各有 6 个（10.7%）、4 个（5%）、和 2 个（4.5%）检测点的检测结果超过 3100mg/m³；五金塑胶和油墨印刷代表企业空气中的 DMM 浓度相对较低，最高浓度分别为 2566mg/m³ 和 1788mg/m³。所有检测点空气中的 DMM 均未超过 3100mg/m³。

项目组对 19 家 DMM 使用企业的 351 名 DMM 接触员工开展了职业健康检查，发现不同接触浓度环境下员工的健康检查结果构成比较类似，差异无统计学意义。这些使用 DMM 的企业极少采用高纯度 DMM 作为生产原料，而是使用含有 DMM 的混合原料，这些原料除了 DMM 外还同时含有其他有机溶剂，如苯系物、酮类、酯类、醇类等，它们和 DMM 对人体的健康效应相似，是较强的混杂因素，其对人体产生的健康效应会对 DMM 造成混杂效应。

表 16.12　使用企业 DMM 浓度的检测结果

企业类别	检测岗位	检测点数	C-TWA（mg/m³）
胶水生产	投料、灌装	56	1056～4102
电子电器	装配	80	586～3345
鞋厂	上光	44	846～3285
五金塑胶	清洗、装配	48	682～2566
油墨印刷	印刷	32	156～1788
合计	—	260	156～4102

表 16.13　使用企业 DMM 的浓度分布（TWA）

浓度（mg/m³）	企业类别					合计
	胶水生产	电子电器	鞋厂	五金塑胶	油墨印刷	
<3100	50	76	42	48	32	248
≥3100	6	4	2	0	0	12
合计	56	80	44	48	32	260

（三）我国 DMM 职业接触限值的推荐值及其理由

作业场所中的 DMM 挥发性强，易经呼吸道进入体内，可以确定经呼吸道吸入是作业工人 DMM 接触的主要途径，所以制定 DMM 在作业场所空气中的职业接触限值是十分必要的。

目前 DMM 的毒理学数据仅限于急性和亚急性动物试验的结果，现有研究表明 DMM 是一种主要以肺、肝、肾为靶器官，对眼和皮肤有轻度刺激作用的低毒化合物。鉴于 DMM 的刺激作用较轻，尚无导致人类慢性或不可逆性损伤的报道，也无证据支持 DMM 存在剂量-接触次数依赖关系的证据，并且仅在空气中 DMM 浓度极高时（50 000～80 000mg/m³）才具有麻醉作用等因素，结合《职业卫生标准制定指南　第 1 部分：工作场所化学物质职业接触限值》对制定 PC-STEL 和 MAC 的具体要求，项目组认为需要为 DMM 制定 PC-TWA，暂无证据支持为 DMM 制定 PC-STEL 和 MAC。

根据管理毒理学的规定，在判断毒物阈限值时，除了需要有毒理学动物试验证据外，人类流行病学研究结果也是公认的确定毒物阈限值最重要的依据。迄今为止，有关 DMM 接触和健康效应关系的研究资料十分有限，仅有的国外资料也局限于对美国 20 世纪 80 年代 DMM 作业工人数的报道，并未涉及 DMM 接触对作业工人健康的影响。为此，项目组针对 DMM 生产厂家开展了相应的职业卫生学调查，以寻找有关 DMM 接触对健康影响的确切证据，调查发现当作业工人接触 DMM 的 TWA 小于 3100mg/m³ 时，与对照组工人相比在不适自觉症状和健康检查结果构成上的差异均无统计学意义，在该浓度以下的接触不致引起眼、黏膜明显刺激作用及其他损害效应。可见，把工作场所中 DMM 的 8h-PC-TWA 设置为 3100mg/m³ 具有合适的安全性，可保证除个别敏感工人外，其余接触 DMM 的作业工人在整个工作周期内每天反复接触 DMM 8h，不致引起眼、黏膜明显刺激作用及其他损害效应。

结合国际经验，在美国、英国、丹麦、澳大利亚、比利时、芬兰、墨西哥、韩国等多个国家的职业卫生标准中，工作场所中 DMM 的 8h-TWA 值均设置为 3100mg/m³，其中美国执行该标准已有 35 年，多国的长期实践证明，将工作场所空气 DMM 的 8h-TWA 控制在 3100mg/m³ 以下能有效保护作业人员的健康。

综上所述，项目组建议参考美国 AGGIH 制定的 TLV-TWA（3100mg/m³）制定我国工作场所空气中 DMM 的 PC-TWA。

（四）本推荐值的可行性

在生产企业中，项目组共获得了 165 份长时间个体采样结果和 165 份短时间个体采样结果，其中 11 个长时间个体采样的 TWA 浓度超过 3100mg/m³，占全部样品的 6.67%。在使用企业中，项目组检测了 260 个作业点空气中的 DMM 含量，涉及胶水生产、电子电器、制鞋、五金塑胶和油墨印刷五个行业。结果发现，胶水生产、电子电器、鞋厂三个行业的代表企业工作场所空气中的 DMM 浓度较高，最高浓度依次为 4102mg/m³、3345mg/m³、3285mg/m³，各有 6 个（10.7%）、4 个（5.0%）和 2 个（4.5%）岗位的结果超过 3100mg/m³，共占全部岗位的 4.62%。

结合以上数据可知，在缺少 DMM 卫生标准和完善监管的情况下，在采用通用反应蒸馏法制备 DMM 的生产企业和 DMM 使用企业中，有 5.41% 的样品超过推荐值。可见基于现有的工艺水平，如果在一定程度上加强监管和防护力度，特别是做好 DMM 高浓度岗位的通风排毒和个人防护工作，应可使绝大多数的 DMM 作业工人的接触水平控制在 3100mg/m³ 以下，并能有效减少接触工人自觉不适症状的发生。项目组认为建议值（PC-TWA 为 3100mg/m³）符合毒理学和职业卫生学对标准安全性的要求，同时也较好地契合了我国现有的经济技术水平，具有较好的现实可行性。

建议用人单位参照《个体防护装备选用规范》（GB/T 11651—2008）和《呼吸防护用品的选择、使用与维护》（GB/T 18664—2002）为生产和使用 DMM 的作业工人配备有效的防毒呼吸器、防护服和防护手套等个人防护用品。

本限值标准配套的检测方法是用活性炭管采集样品，正己烷解吸，用气相色谱仪测定。测定方法结合我国的实际情况，如检测仪器设备、采样器材和试验条件适合基层单位普遍应用且易于推广。

四、正确使用标准说明

（1）工作场所空气中 DMM 职业接触限值（PC-TWA）是用人单位监测工作场所环境污染情况、评价工作场所卫生状况和劳动条件及劳动者接触 DMM 程度的重要技术依据，也可用于评估生产装置泄漏情况、评价防护措施效果等。工作场所空气中 DMM 职业接触限值也是职业卫生监督管理部门实施职业卫生监督检查、职业卫生技术服务机构开展职业病危害评价的重要技术法规依据。

（2）在开展工作场所空气中 DMM 的采样工作时，应特别注意采样量不要超过活性炭管的穿透容量。《工作场所空气有毒物质测定 第 100 部分：糠醛和二甲氧基甲烷》（GBZ/T 300.100—2018）中规定：采集工作场所空气中 DMM 所使用的活性炭管规格通常为 200mg/100mg，采样时间取决于 DMM 的浓度，现场空气中待测物的 DMM 浓度超过容许浓度 1 倍时，长时间采样不超过 2h；工作场所空气中 DMM 浓度较低时，可适当延长采样时间；也可采用 600mg/200mg 活性炭管，其可满足 2～8h 长时间采样。

（3）DMM 生产和使用企业的劳动者多为流动作业，为了准确评价这些劳动者的实际接触水平，同时避免采样量超过活性炭管穿透容量，对于 DMM TWA 的采样时间，优先采用对劳动者接触职业病危害因素的时间 100%覆盖；当采样方法无法满足 8h 采样时，可更换炭管，使采样时间尽可能达到 100%覆盖劳动者接触职业病危害因素的时间，至少应覆盖 70%～80%劳动者接触职业病危害因素的时间；当劳动者的接触职业病危害因素存在周期性时，样品采集时间应覆盖 2 个典型的周期性时间段。

（4）DMM 生产和使用企业的劳动者多为流动作业，所以在评价接触 DMM 劳动者的接触水平时，个体采样是测定其 TWA 比较理想的方法。定点检测也是测定 DMM TWA 的一种方法，其除了反映个体接触水平，也适用于评价工作场所环境的卫生状况。

（林 琳 陈 浩）

参 考 文 献

顾正桂，管小伟，周永兵，等，2008. 反应精馏和液液萃取结合合成二甲氧基甲烷. 化学工程，36（6）：5-7.

胡渝华，2003. 甲酸的毒理学. 现代预防医学，30（5）：697-699.

李正清，2006. 甲醇新一代衍生产品甲缩醛. 甲醇与甲醛，4：29-34.

刘渠，蔡志斌，张英，等，2013. 工作场所空气中二甲氧基甲烷测定的气相色谱法. 中华劳动卫生职业病杂志，31（4）：297-299.

徐春伟，2009. 甲缩醛在汽车护理及工业技术产品中的应用. 气雾剂通讯，1：15-17.

ACGIH，2001. TLVs and BELs based on the documentation of the threshold limit values for chemical substances and physical Asents, Methylal, 2001: 1-2. Cincinnati, ohio: ACGIH

Buchaly C, Kreis P, Gorak A, 2007. Hybrid separation processes-combination of reactive distillation with membrane separation. Chemical Engineering and Processing, 46: 790-799.

Drunsel J, Renner M, Hasse H, 2012. Experimental study and model of reaction kinetics of heterogeneously catalyzed methylal synthesis. Chemical Engineering Research & Design: Transactions of the Institution of Chemical Engineers Part A, 90（5）: 696-703.

Estrada-Villagrana AD, Quiroz-Sosa GB, Jimenez-Alarcon ML, et al, 2006. Comparison between a conventional process and reactive distillation for naphtha hydrodesulfurization. Chemical Engineering and Processing, 45: 1036-1040.

NIOSH, 2014. NIOSH Pocket Guide to chemical Hazard, Methylal. [2019-03-19]. http://www.cdc.gov/niosh/npg/ npgd0396.html.

Renard C, Van Tiggelen PJ, Vandooren J, 2002. Effect of dimethoxymethane addition on the experimental structure of a rich ethylene/oxygen/argon flame. Proceedings of the Combustion Institute, 29（1）: 1277-1284.

Shi GF, Chen YZ, Luo K, 2012. Preparation methods of methylal with high purity. Fine Chemicals, 29（2）: 178-181.

Shipyard Industry Standards, 2009. U. S Department of Labor, Occupational Safety and Health Administration, 2268-03R. [2013-10-5]. http://www.osha.gov/Publications/OSHA_shipyard_industry. pdf.

Zhang XM, Zhang SF, Jian CG, 2011. Synthesis of methylal by catalytic distillation. Chemical Engineering Research & Design: Transactions of the Institution of Chemical Engineers Part A, 80（6）: 573-580.

第十七章　2-丁氧基乙醇

一、制定背景

（一）该限值制定的背景、意义

2-丁氧基乙醇（2-butoxy ethanol，2-BE），又名乙二醇丁醚（ethylene glycol monobutyl ether）、羟乙基丁基醚、丁基溶纤剂，俗称防白水。该物质为无色易燃液体，具有中等程度醚味，嗅觉阈值为 0.1ppm。分子量 118.17，20℃时密度 0.9012g/cm³，沸点 171.2℃，可溶于水、乙醇、乙醚等多种有机溶剂。2-BE 因其分子内含醚基和羟基而性能优异，故被广泛用作溶剂、喷气燃料防冰剂、刹车液、涂料、印刷油墨、图章用印台油类、树脂溶剂、金属洗涤剂、脱漆剂、脱润滑油剂、汽车引擎洗涤剂、环氧树脂溶剂萃取剂、乳胶漆的稳定剂、飞机涂料的蒸发抑制剂，也可用于高温烘烤瓷漆的表面加工过程，职业接触机会较多。人可经呼吸道、皮肤、消化道或眼睛等方式接触该物质，出现眼睛、皮肤、鼻、喉刺激，溶血、尿血，中枢神经系统抑制，头痛，呕吐等症状。2-BE 作用的靶器官有眼睛、皮肤、呼吸系统、中枢神经系统、血液系统、肾、肝、淋巴系统等。

国外关于 2-BE 的职业接触和中毒事件也早有报道。

1983 年比利时对其北部地区 336 家工厂中含有涂料、印刷油墨、图章用印台油、金属洗涤等的 2654 个工作场所的空气样品进行了乙二醇醚类的检测，结果表明：虽然乙二醇醚类化合物常常作为原料中辅助成分，但其对环境的污染和对作业人员的危害不可忽视。

1993 年，美国曾发生 7 人 2-BE 中毒事件，最初患者出现眼、鼻、呼吸道刺激，随后出现咽干症状，几个月后出现手臂、躯干出血点等。2003 年美国还报道了 1 例 18 岁男子先后 2 次误食含有 22% 2-BE 的玻璃清洁剂后造成中枢神经抑制，尿酸、肝氨基转移酶升高等中毒事件，采取乙醇洗胃无效，后采用血透进行治疗，无后遗症。

2011 年，台湾报道了某自行车行业水标线贴花作业场所空气中 2-BE 的浓度监测和作业人员尿样中 2-BE 乙酸酯（2-BE 水解产物）的测定情况。结果证明，2-BE 主要为经皮吸收且危害较大，在体内有累积作用，建议在周末班后进行尿样的采集。

近年来，随着我国经济的快速发展，2-BE 的生产和使用量日益增多，其急性中毒事故也有报道。2006 年，广东某自行车有限公司总装车间水标线贴花过程中使用 2-BE 做溶胶剂，该岗位 14 名员工因接触 2-BE 出现不同程度的胸闷、头晕、皮疹和皮肤瘙痒等疑似中毒症状，集体前往医院就诊。严重者出现上肢麻痹和呼吸困难，其中 2 人依据《职业性急性化学物中毒诊断标准 总则》（GBZ 71—2002）、《职业性急性化学物中毒性呼吸系统疾病诊断标准》（GBZ 73—2002）和《职业性急性化学物中毒性神经系统疾病诊断标准》（GBZ 76—2002）诊断为职业性急性轻度 2-BE 中毒。经对症治疗后出院，无死亡病例。

近年来国外对 2-BE 进行了大量的毒理学研究，对其毒性和进入体内后的毒代动力学也进行了报道，为 2-BE 限值的制定提供充分的毒理学资料。

国外已制定了工作场所空气中 2-BE 的职业接触限值，NIOSH 制定的 REL-TWA 为 5ppm（24mg/m^3）（皮）；OSHA 制定的 PEL-TWA 为 50ppm（240mg/m^3）（皮）。ACGIH 制定的 TLV-TWA 为 20ppm（97mg/m^3）。我国尚未制定 2-BE 的职业接触限值，根据国内外职业接触及发病情况，急需制定 2-BE 的职业接触限值，以对其作业场所浓度进行控制。

（二）生产和使用情况

1. 生产方法

2-BE 由环氧乙烷与正丁醇加成而得。具体生产方法：将正丁醇在 20℃下加入三氟化硼的乙醚溶液中，在搅拌下通入环氧乙烷。随着反应的进行，温度自动上升，待温度下降后，放置 3d。用氢氧化钾甲醇溶液中和至 pH=8，即得粗品。向粗品中加少许对氨基酚后进行分馏，收集 166～170℃馏分，即得成品。工业生产可采用在高温高压（反应温度 180～250℃，压力为 2.1～4.6MPa）下非催化反应的方法，反应 6h,也可采用碱催化剂在近于常压和较低的温度下进行。

2. 使用

2-BE 分子结构中含有羟基和醚键，因而既亲水又亲油，能溶于水，同时能溶于甲醇、乙醇、乙醚、丙酮、苯、四氯化碳、庚烷等有机溶剂和矿物油。由于其低毒性和良好的溶解性，2-BE 已成为应用范围最广的乙二醇醚类产品。在其消费中有超过 70%的 2-BE 用作涂料、油墨、树脂、清洗剂等的溶剂，其非溶剂用途包括酯化反应合成刹车液、防冻剂及阻燃剂等。

近十年来，国内 2-BE 消费量呈显著递增趋势，2009 年消费量超过 11 万吨，2010 年消费量超过 13 万吨。据报道，国内 2-BE 的生产企业仅有 2 家民营企业，生产技术水平不高、开工率较低，且绝大部分产量自用于生产下游乙酸酯类产品，国内大部分需求主要依靠进口。

国内 2-BE 最主要消费行业为涂料领域，随着近年来涂料行业的蓬勃发展，以水基涂料替代油基涂料已成为必然趋势，这种趋势大大增加了 2-BE 的需求，预计未来几年我国 2-BE 需求将保持年均 10%以上的高速增长。

2-BE 曾一直被认为是安全的，但 2009 年 2 月欧盟发布新的欧盟指令 2009/6/EC，规定自 2009 年 11 月 5 日起，2-BE 在氧化性染发剂中的含量不得超过 4.0%、在非氧化性染发剂中不得超过 2.0%，2-BE 还禁止用于气雾剂/喷雾形式的染发产品。

2009 年 5 月，我国环保部发布的国家环境保护标准《环境标志产品技术要求 防水涂料》中明确规定，在防水涂料中不得人为添加乙二醇醚及其酯。

（三）环境分布和职业接触人群

1. 环境分布

生产和使用过程中可有少量的 2-BE 气体释放于环境大气中，在 2-BE 生产和使用过程中也会有一定量的 2-BE 溶液（设备洗刷、容器清洗等）排放到环境水体中。

2. 职业接触

在生产和使用过程中，其蒸气可经呼吸道吸入，生产、使用过程中若使用方法不当，手或身体各部位直接接触其溶液可直接经皮吸收。存在 2-BE 的职业病危害接触机会的行业有 2-BE 的生产和储运、涂料的生产、涂料的使用（汽车制造、自行车制造、电子产品制造及家具制造）等，接触人数和接触机会较多。

（四）健康效应

1. 2-BE 毒代动力学资料

Bartnik 等进行了 200g 体重大鼠皮肤染毒实验，25%～29%的 2-BE 在 48h 内吸收，在染毒 2h 后血液浓度达到峰值。体外实验对比不同种属间皮肤渗透性研究，结果为大鼠＞猪＞人类。Johanson 等的实验表明，豚鼠经皮吸收速率为 0.25μmol/（min·cm²）。Johanson 等在对人类志愿者的研究中发现，人一只手的四个手指浸入 2-BE 纯试剂中 2h，其吸收速率为 0.01～0.1μmol/（min·cm²）。

Johanson 等研究发现，人类吸入 2-BE 后可立即吸收，人类志愿者接触 97mg/m³ 的空气中 2-BE 浓度，吸入速率大概是 10.1μmol/min，或总量的 57%。其代谢过程已研究得十分清晰，如图 17.1 所示。

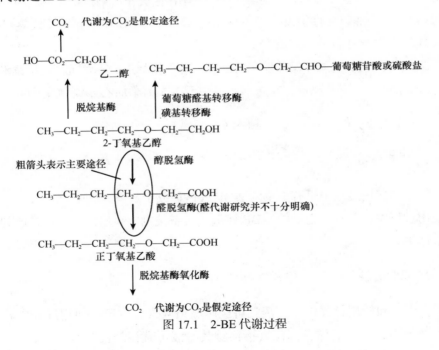

图 17.1　2-BE 代谢过程

Carpenter 之前的研究表明，2-BE 通过尿代谢，之后的研究确定了经口染毒以未结合的丁氧基乙酸（BAA）形式经尿排出。2-BE 的葡萄糖苷酸和硫酸盐的结合物在尿中含量很低。酸是由醇脱氢酶氧化产物产生醛代谢物而形成。约 10%经口染毒的 2-BE 以乙二醇的形式经尿排出。8%～18%经口染毒的 2-BE

很可能代谢为丁氧基乙酸和乙二醇并以 CO_2 的形式排出。一旦吸收，2-BE 及其代谢产物迅速排出体外。

Johanson 和 Corly 进行的 PB-PK 模型研究对 2-BE 引发的人类与大鼠红细胞溶血的差别进行了比较，模型验证了实验动物和人类药代动力学数据，对人类和大鼠的种属间药代动力学表现进行了精确的描述。此外，这个模型还对志愿者皮肤吸收 2-BE 蒸气比肺吸入多的研究现象给予了有利的解释，且发现 2-BE 的水溶液更有利于皮肤吸收。

Johanson 和 Boman 在人类志愿者经口呼吸 $240mg/m^3$ 的 2-BE 2h，之后 1h 不接触，继而变成经皮肤接触 2h（皮肤接触时佩戴呼吸面罩），刺破手指检测浓度，结论是皮肤吸收约 75%的蒸气。根据观察结果，说明佩戴面具并不能有效阻止其接触。根据 PB-PK 模型，Corly 利用手指刺破方法取样，发现手指取血过高估计了 BAA 在血液中的浓度。实验中 6 个人类志愿者其中一个胳膊暴露于 $240mg/m^3$ 2-BE 空气中 2h，之后对暴露的手臂进行手指刺破取血，未暴露手臂用导管进行静脉采血。结果显示手指取血的血样中 BAA 浓度是静脉取血的 1500 倍。对比皮肤吸收，呼吸吸入明显占主要地位。PB-PK 模型显示大鼠吸入 $970mg/m^3$ 和 $3840mg/m^3$ 2-BE 足以引发红细胞溶血，与之前的研究结果相符。此模型还显示，人类在饱和湿润空气中（蒸气约 $5568mg/m^3$）接触 2-BE 或者皮肤接触水溶液或纯物质，血液中丁氧基乙酸浓度不超过 2mmol。估计在不到 8mmol 浓度时可引起人类红细胞在体外发生轻微的准溶血现象。因此，职业暴露蒸气引发红细胞溶血的风险非常小。

2. 急性毒性作用

通过对不同种属动物经口、吸入、经皮和静脉注射等途径进行的 2-BE 急性毒性实验证明，受试动物表现为呼吸困难、身体虚弱，均出现肺脏和肾脏的出血、血红蛋白尿、肝脏充血等症状。表 17.1 列出不同种属不同途径的半数致死量。

表 17.1　2-BE 急性毒性数据表

物种	染毒方式	半数致死量数值	来源
大鼠	经口	LD_{50}: 2400mg/（kg·bw）（雄）；2500mg/（kg·bw）（雌）	DHHS No.90-118
大鼠	4h 吸入	LC_{50}: $2333mg/m^3$（雄）；$2160mg/m^3$（雌）	DHHS No.90-118
大鼠	静脉注射	LD_{50}: 380mg/（kg·bw）	DHHS No.90-118
兔	经口	LD_{50}: 320mg/（kg·bw）（雄）	DHHS No.90-118

续表

物种	染毒方式	半数致死量数值	来源
兔	静脉注射	LD_{50}: 500mg/（kg·bw）	DHHS No.90-118
兔	经皮	LD_{50}: 404～502mg/（kg·bw）（雄）	DHHS No.90-118
豚鼠	经口	LD_{50}: 1200mg/（kg·bw）	DHHS No.90-118
小鼠	经口	LD_{50}: 1200mg/（kg·bw）（雄）	DHHS No.90-118
小鼠	7h 吸入	LC_{50}: 3360mg/m^3	DHHS No.90-118
小鼠	静脉注射	LD_{50}: 1100mg/（kg·bw）	DHHS No.90-118

人类和大鼠红细胞的体外暴露实验表明，大鼠红细胞较人类更容易发生溶血。

3. 慢性毒性作用

Nagano 等对 ICR 小鼠连续 5 周经口 500～1000mg/kg 体重染毒实验表明，2-BE 显著减少血红细胞数量，对其他血液指标均无影响。另有研究显示，年龄较大的大鼠相对年龄较小的大鼠更容易受到影响：对 4～5 周大鼠和 9～13 周成年大鼠分别经口给予 125mg/（kg·bw）、500mg/（kg·bw）染毒，结果显示，在 125mg/（kg·bw）剂量下，4～5 周大鼠未观察到血液学指标的改变，而 9～13 周成年大鼠则在给药后 8h 即观察到红细胞数量、血红细胞和血细胞比容的改变；在 500mg/（kg·bw）剂量下，两组均发生上述血液学变化。在 125mg/（kg·bw）剂量下成年大鼠中（9～13 周、5～6 周龄、16 周龄）均观察到由溶血引发的血红蛋白尿症，而 4～5 周龄的发生率仅为 9%；在 250mg/（kg·bw）、500mg/（kg·bw）剂量下均可发生血红蛋白尿症。病理组织学检查发现不同年龄大鼠在给药后 24h 都有肝肾组织的改变，改变程度与剂量及年龄有关，但都在 48h 后恢复。上述结果可能与年龄大者降解排除 2-BE 的能力减弱、2-BE 在体内的半衰期较长有关。

为期 5 周的 648mg/m^3 和 1536mg/m^3 浓度下 Wistar 大鼠吸入实验表明，其血红蛋白和血红细胞数减少，网织红细胞数增加，但这些血液系统的改变并不严重，在停止接触后 3 周便恢复正常。犬接触 2-BE 蒸气后引起血红蛋白和红细胞数减少，或血红蛋白异常增加、多染色性细胞增生及小红细胞症等，但也在接触停止 5 周后恢复正常。对猴进行为期 90d 的 480mg/m^3 浓度吸入实验，发现血红细胞渗透脆性升高，但很快恢复正常水平。

在 NTP 对大鼠及小鼠日常饮水 13 周染毒的实验中观察到最小肝脏损伤（如

细胞质改变和细胞变性等）及造血系统影响，得到大鼠的 NOAEL 为 7200mg/m^3，小鼠的 NOAEL 为 28 800mg/m^3。表 17.2 为 2-BE 染毒实验数据结果。

表 17.2　2-BE 染毒实验数据表

物种	染毒方式	剂量	结果	负面效应	来源
小鼠（雄）经口		每日 500mg/（kg·bw），1000mg/（kg·bw），2000mg/（kg·bw），5 周	LOAEL：500mg/（kg·bw）	RBC 降低	Nagano et al，1989
大鼠（雄）经口		每日 500mg/（kg·bw），1000mg/（kg·bw），4d	LOAEL：500mg/（kg·bw）	RBC、WBC、Hb 降低；MCV 网织红细胞、MCHb 升高	Grant et al，1985
大鼠	7h 吸入	649 536mg/m^3，5 周	LOAEL：1536mg/m^3 NOAEL：648mg/m^3	成熟粒细胞升高，RBC、Hb、RBC 升高	Werner et al，1943a
大鼠	4h 吸入	297.6mg/m^3	LOAEL：297.6mg/m^3	红细胞渗透脆性升高	Carpenter et al，1956
大鼠	7h 吸入	514mg/m^3，974mg/m^3，1507mg/m^3，1642mg/m^3	LOAEL：514mg/m^3	红细胞渗透脆性升高	Carpenter et al，1956
大鼠	7h 吸入	259mg/m^3，30d	LOAEL：259mg/m^3	红细胞渗透脆性升高	Carpenter et al，1956
犬（雄）	6h 吸入	480mg/m^3，90d	LOAEL：480mg/m^3	短暂的 WBC 和 Hct 增高	Carpenter et al，1956
猴	6h 吸入	480mg/m^3，90d	LOAEL：480mg/m^3	短暂的 RBC 及红细胞渗透脆性升高	Carpenter et al，1956
大鼠（雌）6h 吸入		97mg/m^3，413mg/m^3，1176mg/m^3，9d	LOAEL：413mg/m^3 NOAEL：97mg/m^3	Hb、MCHb 降低；Hct、MCV 升高	Dodd et al，1983
大鼠（雄）6h 吸入		97mg/m^3，413mg/m^3，1176mg/m^3，9d	LOAEL：413mg/m^3 NOAEL：97mg/m^3	淋巴细胞数升高	Dodd et al，1983
大鼠（雌）7h 吸入		24mg/m^3，120mg/m^3，370mg/m^3，9d	LOAEL：370mg/m^3 AEL：120mg/m^3	RBC、Hb 降低；MCHb 升高	Dodd et al，1983
大鼠（雄）7h 吸入		24mg/m^3，120mg/m^3，370mg/m^3，9d	LOAEL：370mg/m^3 AEL：120mg/m^3	RBC 50%减少	Dodd et al，1983
大鼠	6h 吸入	妊娠 6～15d	LOAEL：480mg/m^3 NOAEL：240mg/m^3	RBC、MCHC 降低；MCV、MCHb 升高	Tyl et al，1984
兔	6h 吸入	妊娠 6～18d，120mg/m^3，240mg/m^3，480mg/m^3，960mg/m^3	NOAEL：960mg/m^3	—	Tyl et al，1984
大鼠	日常饮水	7200mg/m^3，13 周	NOAEL：7200mg/m^3	—	NTP
小鼠	日常饮水	28 800mg/m^3，13 周	NOAEL：28 800mg/m^3	—	NTP

注：MCHC，平均红细胞血红蛋白浓度。

4. 刺激作用

Carpenter 等进行的两名男性志愿者在密闭空间 2-BE 暴露实验表明，在

542mg/m³ 浓度下停留 4h 发生鼻、眼的刺激症状，偶有打嗝和轻微的流涕症状。之后的两名男性和一名女性，在 936mg/m³ 浓度下停留 4h 出现鼻、咽喉和眼的刺激症状，其他症状还包括味觉紊乱，女性志愿者出现头痛。但以上实验均未发生红细胞渗透脆性的改变。

5. 致敏作用

不同动物的经皮染毒实验和人类志愿者的暴露实验均未显示 2-BE 的致敏作用，但未见豚鼠最大值的相关实验。

6. 致癌性

美国国家毒理学规划处对 2-BE 的慢性毒性和致癌性进行了 F344/N 大鼠和 B6C3F11 小鼠吸入染毒的实验（每天 6h，每周 5d）。大鼠染毒浓度为 0.0mg/m³、150.0mg/m³、300.0mg/m³ 和 600.0mg/m³，小鼠染毒浓度为 0.0mg/m³、300.0mg/m³、600.0mg/m³ 和 1200mg/m³。大鼠、小鼠均染毒 3 个月、6 个月和 12 个月，详细进行血液学和骨髓分析，基于 600mg/m³ 组肾上腺嗜铬细胞瘤良性和恶性结合发生率没有明显增加趋势，雄性大鼠致癌性被描述为"无迹象"，雌性大鼠致肿瘤性描述为"不明"。结果发现嗅觉上皮玻璃质变性发生率增高（指标均为最小程度、相对可接受的负面效应），肝巨噬细胞铁黄素染色。大红细胞、正常色素红细胞可再生性溶血，在染毒 3 个月、6 个月、12 个月的雌雄大鼠都有发生。一些致癌性证据在雌雄小鼠发现，基于肝脏血管瘤（雄性，高剂量组），前胃鳞状细胞刺瘤（雄性，临界增高，1200mg/m³ 组），前胃鳞状细胞刺瘤和癌（雌性，主要是刺瘤，1200mg/m³ 组）。其他相关症状在雌雄小鼠都发生，包括肝巨噬细胞含铁血黄素增高和前胃溃疡和细胞增生。雌雄小鼠均报道发现了脾造血细胞增生和含铁血黄素增高。

美国环保局在《1996 年致癌风险评估推荐指导手册》对国家毒理学规划处 2-BE 动物致癌性研究的综述中，关于 2-BE 动物肿瘤和人相关性的意见是"目前还不能检测，但从啮齿类研究可以看出隐含的证据"，故 2-BE 被分类为"基于有限的实验动物证据及缺乏人类研究，可能致癌"。IARC 2006 年将 2-BE 分类为 G3 类。

7. 生殖毒性

研究显示，小鼠经口染毒 4000mg/（kg·bw）造成妊娠鼠 20% 的死亡率，幼仔 23%不能存活。SD 妊娠鼠进行 1200~2400mg/m³ 的 7h 吸入实验中，妊娠鼠死亡，在 960mg/m³ 浓度下，未见幼仔重量及畸形发生率的改变。对 Fischer344 大鼠的研究表明，在吸入浓度 120.0mg/m³、240.0mg/m³、480.0mg/m³ 和 960.0mg/m³ 的情况下，妊娠 6~15d 的大鼠妊娠率没有改变。960mg/m³ 浓度下发现妊娠鼠体重明显减少，胎儿植入率及存活率明显减少，胎儿外形、内脏、骨骼畸形或总畸形没有显著性增高，但在 480~960mg/m³ 浓度下可引起胎儿骨骼骨化迟缓，在 1 窝中至少有 1 个发生胎儿缺乏钙化的现象。在兔的实验中也发生相同现象。对妊娠 7~16d SD 大鼠进行的经皮暴露实验中，持续 4d 的 106mg/d 肩胛皮肤染毒没有造成妊娠鼠及胚胎的毒性及致畸作用。结果表明，2-BE 对男性生殖系统无影响。表 17.3 为不同种属动物不同途径 2-BE 染毒的生殖毒性实验结果。

表 17.3　2-BE 生殖毒性数据表

物种	染毒方式	剂量	负面效应	来源
小鼠（雄）	经口	每日 500mg/（kg·bw）、1000mg/（kg·bw）、2000mg/（kg·bw），5 周	无睾丸影响	Nagano et al, 1989
小鼠（雌）	经口	妊娠 7~14d，每日 4000mg/（kg·bw）	母鼠 20%死亡，幼仔 23%死亡	Schuler et al, 1984
小鼠（雄）	经口	每日 222mg/（kg·bw）、443mg/（kg·bw）、885mg/（kg·bw），6 周	无睾丸、骨髓、胸腺、白细胞影响	Krasavage, 1986
大鼠（雌）	6h 吸入	妊娠 6~15d，120mg/m³、240mg/m³、480mg/m³、960mg/m³	增加吸收胎数量、减少母体体重及体重增长、减少活胎数量、骨化迟缓 480~960mg/m³	Tyl et al, 1984
兔（雌）	6h 吸入	妊娠 6~18 d，120mg/m³、240mg/m³、480mg/m³、960mg/m³	减少母体体重及子宫重量、减少胎儿植入数、骨骼变异，960mg/m³	Tyl et al, 1984
大鼠（雌）	7h 吸入	妊娠 7~15d，720mg/m³、960mg/m³、1200mg/m³、2400mg/m³	血尿，960mg/m³ 死亡，1200mg/m³、2400mg/m³	Nelson et al, 1984
大鼠（雄）	3h 吸入	3840mg/m³	血尿，无睾丸影响	Doe，1984
大鼠（雌）	经皮	妊娠 7~16d，0.9mmol，4 次/天	后代无影响	Hardin et al, 1984
大鼠（雌）	经皮	妊娠 7~16d，2.7mmol，4 次/天	血尿，死亡	Truhaut et al, 1984

8. 致突变作用

实验证实 2-BE 不会诱变中国仓鼠卵巢细胞。鼠伤寒沙门菌突变实验中无论是否存在 S9，均为阴性结果。另外两项研究证实，2-BE 影响中国仓鼠 V79

细胞在体外的代谢。

二、国内外相关标准研究

目前，已有 30 多个国家及其组织制定了 2-BE 的职业接触限值。美国
NIOSH 规定 2-BE 的 REL-TWA 为 24mg/m³；美国 OSHA 规定 2-BE 的 PEL-TWA
为 240mg/m³；ACGIH 规定 2-BE 的 TLV-TWA 为 97mg/m³，这个值是基于人类
志愿者实验得出的。在此浓度下，2-BE 对职业接触人群的潜在刺激作用最低，
并有致癌性标注"A3"（动物致癌性，但对人类的致癌性缺乏足够证据）。

不同国家、地区及组织制定的工作场所空气中 2-BE 职业接触限值情况详
见表 17.4。

表 17.4　不同国家、地区及组织 2-BE 职业接触限值情况

国家、地区及组织	TWA（mg/m³）	STEL（mg/m³）	健康效应
OSHA	240	—	轻微刺激
ACGIH	97（A3）	—	眼鼻刺激
NIOSH	24	—	眼鼻刺激、头晕、恶心、血液系统疾病
加拿大	97	—	—
澳大利亚	97	240	—
比利时	97	240	—
巴西	188	—	—
捷克共和国	100	200	—
欧盟	97	240	—
芬兰	97	240	—
法国	9.7	145	—
德国	48	97	—
中国香港	97	—	—
爱尔兰	97	240	—
马来西亚	97	—	—
墨西哥	126	362	—
荷兰	97	193	—
新西兰	120	—	—
挪威	48	—	—
波兰	97	200	—
南非	120	—	—
西班牙	97	240	—

续表

国家、地区及组织	TWA（mg/m³）	STEL（mg/m³）	健康效应
瑞典	48	97	—
英国	120	240	—
奥地利	97	193	—
丹麦	97	—	—
希腊	120	—	—
意大利	97	—	—
葡萄牙	97	—	—
中国台湾	97	—	—

三、技术指标的制定依据

（一）职业接触限值种类的确定

我国职业接触限值的制定总原则是在保护劳动者健康的前提下，做到经济合理、技术可行。

我国职业接触限值是职业性有害因素的接触限制量值，其意义是指劳动者在职业活动过程中长期反复接触，对绝大多数接触者的健康不引起有害作用的容许接触水平。化学有害因素的职业接触限值包括时间加权平均容许浓度（PC-TWA）、短时间接触容许浓度（PC-STEL）和最高容许浓度（MAC）三类。

PC-TWA：以时间为权数规定的 8h 工作日、40h 工作周的平均容许接触浓度，是评价工作场所环境卫生状况和劳动者接触水平的主要指标，是工作场所有害因素职业接触限值的主体性限值。

PC-STEL：在遵守 PC-TWA 前提下容许短时间（15min）接触的浓度，它是对 PC-TWA 的补充，只用于短时间接触较高浓度可导致刺激、窒息、中枢神经抑制等急性作用及慢性不可逆性组织损伤的化学物质。

MAC：在一个工作日内、任何时间和任何工作地点有毒化学物质均不应超过的浓度。它主要是针对具有明显刺激、窒息或中枢神经系统抑制作用的可导致严重急性损害的化学物质而制定的。

据文献报道，大鼠 2-BE 经口 LD_{50} 为 560～3000mg/kg，可出现肺充血、出血、肾充血、肝脏改变及血红蛋白尿等。豚鼠 2-BE 经皮 LD_{50} 为 1200～4800mg/kg。大鼠吸入 4h 的 LC_{50} 为 2386.3mg/m³。志愿者暴露在 480mg/m³ 或 960mg/m³ 2-BE 蒸气中 8h，发现立即并持续的眼和鼻部刺激，在接触后的 7～

24h 出现恶心和头痛。观察对象暴露在 97mg/m³ 的 2-BE 中 2h，无不适症状，且该化学毒物没有不可逆的毒化学作用。

　　本项目组认为，该物质制定的职业接触限值种类应为 PC-TWA。此外，我国职业卫生标准规定：对未制定 PC-STEL 的化学有害因素，应采用超限倍数来控制其短时间浓度的过高波动。规定了在符合 PC-TWA 的情况下，任何一次短时间（15min）接触的浓度均不应超过 PC-TWA 的倍数值。因此对于 2-BE，在制定其 8h-PC-TWA 的同时，还要按照化学物质超限倍数与 PC-TWA 的关系，考虑其超限倍数。

（二）依据的毒理学资料

　　大量毒理学实验研究表明，2-BE 侵入途径有吸入和经皮吸收，吸入蒸气后导致呼吸道刺激及肝肾损害。蒸气对眼、皮肤有刺激性，尚无致敏作用及人类致癌性的证据，有一定的生殖发育毒作用。由慢性毒理学实验结果可知，大鼠 7h 吸入染毒实验获得血液系统影响的 LOAEL 为 261～1546mg/m³，NOAEL 为 121～652mg/m³。雄性犬和猴每天吸入浓度为 483mg/m³ 的 2-BE 蒸气 6h，连续染毒 90d 获得血液系统影响（短暂的白细胞和血细胞比容增高或短暂的红细胞及红细胞渗透脆性升高）的 LOAEL 均为 480mg/m³。

（三）职业卫生调查资料分析

　　我国某自行车企业总装车间水标生产线曾发生过 2-BE 职业中毒事故。2006 年 7 月广东省深圳市某自行车企业总装车间水标线贴花岗位由于在生产中使用 2-BE 作为溶胶剂，该岗位的 20 名作业人员中有 14 名因接触 2-BE 出现不同程度的胸闷、头晕、皮疹和皮肤瘙痒等疑似中毒症状，严重者出现上肢麻痹和呼吸困难，集体前往医院就诊。其中 2 人被诊断为职业性急性轻度 2-BE 中毒。经对症治疗后出院，无死亡病例。发生职业中毒时水标线 2-BE 每月使用量为 250L；无局部通风排毒设施；工人作业时的手套为胶手套，但有 8 名员工只戴一只手套，接触 2-BE 的手未戴胶手套，全部未佩戴活性炭防毒口罩。事故调查中，企业未出示该工作场所的职业危害检测报告；工人上岗前及在岗期间未进行过全面的职业健康检查，而且职业中毒前近 1 个月工人连续加班，每天平均上班时间达到 12h。职业卫生专业技术人员根据《工作场所空气中有害物质监测的采样规范》（GBZ 159）在水标线采集空气样品 2 个点，同时采集

2-BE 原液和稀释液样品共 5 瓶（每瓶 200ml）送检。根据我国职业卫生标准方法对空气样品进行了苯、甲苯、二甲苯、丙酮、丁酮、乙酸乙酯、乙酸丁酯、三氯乙烯和正己烷的检测，按照《工作场所有害因素职业接触限值 第 1 部分：化学有害因素》的短时间接触容许浓度（PC-STEL）进行了卫生学评价，检测项目浓度均低于 0.5mg/L，远低于国家标准，合格率 100%。实验室对送检的 2-BE 原液、稀释液进行了气相色谱-质谱（GC-MS）分析，结果发现主要挥发性有机组分均为 2-BE，组分峰丰度为 100%。文献中缺少职业中毒事故现场 2-BE 空气浓度的报道。

对上述职业中毒事故文献报道和本项目组调查的同类企业职业卫生学调查资料进行比较分析：中毒现场贴花液月用量为 250L，远高于本项目组调查的水标生产线贴花工序贴花液月用量（60 L），而且中毒事故现场作业工人长期加班，接触时间偏长，中毒又发生在南方夏季。因此，该职业中毒是在长时间、高浓度暴露、没有任何通风排毒设施的情况下引发的，和人类志愿者 2-BE 吸入毒理学试验结果一致。

2011 年中国台湾报道了某自行车行业水标线贴花工作场所空气中 2-BE 的浓度监测和作业人员尿样中 2-丁氧基乙酸（2-BE 水解产物）的测定情况。文献显示，31 个水标线贴花工接触的工作场所空气中 2-BE 的浓度平均值为 1.7mg/m^3，与本项目组现场测定结果（短时检测平均浓度为 7.67mg/m^3，长时间采样检测平均值为 5.17mg/m^3）在数量级上完全一致。

本项目组还对添加 2-BE 的涂料生产企业及使用涂料中含有 2-BE 的塑料加工企业进行了工作场所空气中 2-BE 的测定，结果显示，涂料生产企业工作场所空气中 2-BE 浓度均低于最低检出浓度，分析其原因，主要是因为加料过程密闭化程度高、加料时间短，加之该物质沸点较高，所以空气中的逸散量极低。而涂料使用企业在油漆的稀释调制过程中需要人工进行油漆、稀料的称重，然后泵入泵釜气动搅拌。此过程无法完全密闭，在一定的温度（25℃）下，油漆和稀料中的 2-BE 蒸气可逸散到空气中，调漆间调漆时的平均浓度为 3.55mg/m^3。按照 8h 工作制中接触时间为 2h 计算，其 8h-TWA 为 0.89mg/m^3。

（四）不同国家、地区及组织职业接触限值状况

本项目组收集了各国及组织（共 30 家）制定的 2-BE 职业接触限值，其中只制定 TWA 限值的有 15 家，其他的 15 家既制定 TWA 又制定 STEL。30 家的限值中 TWA 数值范围在 9.7～240mg/m^3，其中推荐为 960mg/m^3 的有 18 家，

占总数的 60%。大多数国家、地区及组织都将 2-BE 的 PC-TWA 确定为 97mg/m^3。美国 ACGIH 根据对 2-BE 的多年研究和不断认知情况，于 1946～2003 年对 2-BE 的阈限值进行了一系列的修订，2-BE 职业接触限值从 1946 年的 966mg/m^3 降至 2003 年的 97mg/m^3。其修订的年度大事记见表 17.5。

表 17.5　ACGIH 关于 2-BE 阈限值的修订大事记

年份	限值种类	限值(mg/m^3)	备注	修订内容
1946～1947	MAC-TWA	966	—	—
1948～1956	TLV-TWA	966	—	限值种类变化
1957～1980	TLV-TWA	966	—	限值数值降低
1964～2001	TLV-TWA	966	"皮"	标注皮肤吸收
1976～1980	TLV-TWA，TLV-STEL	240 720	"皮"	增加短时间接触阈限值
1979	—	—	—	建议降低限值标准
1981～1998	TLV-TWA，TLV-STEL	120 720	"皮"	将 TLV-TWA 数值降低
1981～1986	TLV-TWA，TLV-STEL	120 360	"皮"	将 TLV-STEL 数值降低
1985	建议取消 TLV-STEL	—	—	—
1987	取消了 TLV-STEL	—	—	—
1998	建议将 TLV-TWA 改 为 97mg/m^3	—	—	—
1999	TLV-TWA	97	"皮"	—
2000	建议取消皮肤标注	—	—	—
2002	取消了皮肤标注，建议 标注致癌性 A3	—	—	—
2003	97mg/m^3，标注了 A3	—	—	—

注：TLV-TWA，时间加权平均阈限值；MAC，最高容许浓度；TLV-STEL，时间加权平均短时间接触阈限值。

　　ACGIH 基于直接的人类志愿者实验，推荐 2-BE 的阈限值为 97mg/m^3，他们认为这个值可将职业接触 2-BE 潜在刺激效应降到最低。不推荐注释皮肤吸收，也是基于药代动力学模型的生理学评估，药代动力学所得的实例表明 2-BE 吸收不足以导致人类红细胞溶血。致癌性 A3（确认动物致癌，不能确定是否与人类相关）是基于大鼠、小鼠吸入染毒实验发现的有限的癌变迹象，缺少体内、体外全面的遗传毒性研究。人类志愿者的皮肤敏感性试验结果是阴性的，因此致敏的注释也无须提及，ACGIH 认为没有足够的数据推荐制定 TLV-STEL。

（五）2-BE 职业接触限值建议值

2-BE 职业接触限值建议值 8h 时间加权平均容许浓度（PC-TWA）为 97mg/m³。这个值是根据该物质的理化性质、毒理学资料、职业病危害因素检测、职业流行病学调查及劳动者健康损害等资料，并参考不同国家、地区及组织制定的 2-BE 职业接触限值类推得出的。

该职业接触限值对应的关键健康效应是潜在刺激作用，保护水平近乎全部劳动者。

四、正确使用标准说明

（一）使用范围

本标准适用于工业企业生产或使用 2-BE 的各类工作场所，适用于工作场所卫生状况、劳动条件、劳动者接触化学因素的程度、生产装置泄漏，以及防护措施效果的监测、评价、管理，以及职业卫生监督检查等，不适用于非职业性接触。

（二）限值制定的依据

根据 2-BE 的理化性质、毒理学资料、工作场所空气中 2-BE 的检测结果、职业流行病学调查资料及我国 2-BE 生产和使用现状；参照多数国家或地区现有的 2-BE 职业接触限值，将我国工作场所空气中 2-BE 的 PC-TWA 建议值定为 97mg/m³，其对应的 PC-STEL 值定为其 PC-TWA 的 2 倍，即其最大超限倍数为 2。

（三）限值的正确使用

（1）PC-TWA 是以时间为权数规定的 8h 工作日或 40h 工作周的平均容许接触浓度，是评价工作场所环境卫生状况和劳动者接触水平的主要指标。当工作场所环境和劳动者接触 2-BE 的水平≤PC-TWA（97mg/m³）时，为了控制短时间接触水平的过高波动，还要求任何一次短时间（15min）接触的浓度均不应超过其 PC-TWA 的 2 倍，即 194mg/m³。

（2）本标准应由受过职业卫生专业训练的专业人员使用。

（赵淑岚　张万超）

参 考 文 献

刘志清，张伟，钟逶迤，等，2007. 一起防白水急性中毒事故调查，现代预防医学，16：3183，
　　3185.

夏丽华，曾子芳，刘文娟，等，2007. 急性轻度 2-丁氧基乙醇中毒 2 例报告. 中国工业医学
　　杂志，3：169-170.

张月丽，2010. 乙二醇丁醚国内市场调查. 化学工业，28（12）：19-25.

Corly RA，1996. Assessing the risk of hemolysis in humans exposed to 2-butoxyethanol using a
　　physiologically based-pharmacokinetic model. Occup Hyg，2：45-55.

Corly RA，Bormett GA，Ghanayem BI，1994. Physiologically based pharmacokinetics of
　　2-butoxyethanol and its major metabolite，2-butoxyacetic acid，in rats and humans. Toxicol
　　Appl Pharmacol，129：61-79.

Gingell R，Boatman RJ，Bus JS，et al，1994. Glycol ethers and other selected glycol derivatives//
　　Clayton GD，Clayton FE. Patty's Industrial Hygiene and Toxicology，4th ed. Vol. II，Part D，
　　Toxicology，New York：John Wiley & Sons.

Gualideri JF，DeBoer L，Harris CR，et al，2003. Repeated ingestion of 2-butoxyethanol：case
　　report and literature review. J. Toxicol. Clin. Toxicol，41（1）：57-62.

Hung PC，Cheng SF，Liou SH，et al，2011. Biological monitoring of low-level 2-butoxyethanol
　　exposure in decal transfer workers in bicycle manufacturing factories. Occup Environ Med，
　　68（10）：777-782.

IARC，2006. Monographs on the Evaluation of Carcinogentic Risks to Humans，volume 88
　　Formaldehype，2-Butoxyethanol and 1-tert-Butoxypropcm-2-ol LYON，France. [2019-03-19].
　　Http：// monographs.iarc.fr/wp-content/uploads/2018/06/mono88.PDF.

Johanson G，1988. Aspects of biological monitoring of exposure to glycol ethers. Toxicol Lett，
　　43：5-21.

Johanson G，Boman A，1991. Percutaneous absorption of 2-butoxyethanol vapour in human
　　subjects. Br J Ind Med，48（11）：788-792.

Mcgregor DB，1984. The genotoxicity of glycol ethers. Environ Health Perspect，57：98-103.

Medinsky MA，Singh G，Bechtold WE，et al，1990. Disposition of three glycol ethers
　　administered in drinking water to male F344/N rats. Toxicol Appl Pharmacol，102（3）：443-455.

Nagano K，Nakayama E，Koyano M，et al，1989. Mouse testicular atrophy induced by ethylene
　　glycol monoalkyl ethers. Jpn J Ind Health，21：21-35.

National Center for Environmental Assessment，1997. U.S. Environmental Protection Agency：
　　Exposure Factors Handbook. Washington，DC：office of Research and Development.

[2006-5-2]. http: //cfpub.epa.gov/ncea/cfm/exposfac.cfm? ActType=defeat.

National Toxicology Program, 2000. NTP toxicology and carcinogenesis studies: 2-butoxyethanol (CAS No. 111-76-2) in F344/N rats and B6C3F1mice (inhalation studies). Natl Toxicol Program Tech Rep Ser, 484: 1-290.

NIOSH, 2014. NIOSH Pocket Guide to chemical Hazards, 2-Butoxyethanol. [2019-3-19]. http: //www.cdc.gov/niosh/npg/npgd0070.html.

NOISH, 2003. Manual of Analytical Methods (NMAM) 1403. [2003-03-15]. http: //www.cdc.gov/niosh/nmam/.

Raymond LW, Williford LS, Burke WA, 1998. Eruptive cherry angiomas and irritant symptoms after one acute exposure to the glycol ether solvent 2-butoxyethanol. J Occup Environ Med, 40 (12): 1059-1064.

Welsh F, Stedman DB, 1984. Inhibition of metabolic cooperation between Chinese hamster V79 cells by structurally diverse teratogens. Teratogenesis Carcinog Mutagen, 4: 285-301.

第十八章　甲基叔丁基醚

一、制定背景

（一）甲基叔丁基醚职业接触

甲基叔丁基醚（MTBE）主要供炼油厂做高辛烷值汽油的调合剂，生产和使用汽油的行业均能接触到 MTBE，如炼油行业、加油站和油库等，另外 MTBE 也可以裂解成异丁烯用于合成丁基橡胶。在 MTBE 的生产和使用过程中，其蒸气会挥发到空气中，可经工人呼吸道吸入，接触高浓度蒸气或直接接触液体时可经皮肤吸收。

（二）甲基叔丁基醚的生产和使用

MTBE 合成的工艺是以异丁烯和甲醇为原料，以大孔强酸性阳离子交换树脂作为催化剂反应合成，工艺流程见图 18.1。

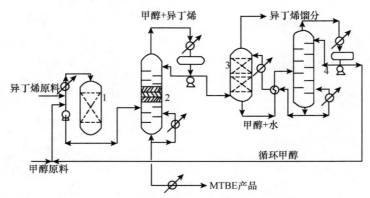

图 18.1　MTBE 合成工艺流程图

1. 预反应器；2. 催化精馏塔；3. 水洗塔；4. 甲醇回收塔

MTBE 具有优良的抗爆性，95% 的 MTBE 作为汽油添加剂使用能改善汽油的冷启动特性和加速性能，对气阻没有不良影响。行车试验证明使用含 10%

MTBE 的汽油能使燃料消耗下降 7%，并使废气中含铅量、CO 量特别是致癌多环芳烃的排放物明显降低。5% 的 MTBE 可作为有机合成的原料和溶剂等。MTBE 可裂解成高纯度的异丁烯，用于生产丁基橡胶，还可用于生产 2-甲基丙烯醛、甲基丙烯酸及异戊二烯等。另外，MTBE 还可用作分析溶剂、萃取剂。

（三）甲基叔丁基醚的健康损害

接触 MTBE 会出现与暴露相关的不适症状，如头痛、疲劳、眼睛和鼻腔烧灼感等。White 等选择美国康涅狄格州的 14 名每天上下班乘车者和 30 名加油站工作人员进行观察，评价两组人群外周血中 MTBE 的水平。结果表明，加油站工作人员外周血中 MTBE 水平较高，乘车者血中 MTBE 水平较低。加油站工作人员中与 MTBE 暴露相关的不适症状发生的 OR 值显著升高。Vojdani 等选择 24 名工龄 2 年以上的加油站员工（18 名男性，6 名女性）作为研究对象，选择 12 名无汽油暴露史（除了每周加油一次外）的健康人群作为对照研究，采用 MTBE 抗体实验方法（IgG 和 IgM）来检测 MTBE 水平。结果显示暴露组人群体内的抗体水平显著高于对照组（$P<0.001$），暴露组出现与 MTBE 暴露相关的不适症状也明显增多。另有研究发现，美国新泽西州 235 名使用含 MTBE 汽油的顾客出现了神经毒性、呼吸和过敏等症状，其中头痛占 74.5%、头晕占 53.6%、鼻窦疾病占 68.1%、耳鼻喉不适占 68.9%、呼吸疾病占 49.4%。

（四）制定甲基叔丁基醚职业接触限值的必要性

MTBE 在我国的用量较大，但我国尚没有制定 MTBE 的职业接触限值，导致职业卫生现场监测缺乏评价依据，因此迫切需要制定作业场所空气中 MTBE 职业接触限值。

二、国内外相关标准研究

美国 AIHA 在 1992 年已制定了 MTBE 的 WEEL-TWA 为 100ppm，在 2013 年更改为 50ppm。美国 ACGIH 在 1993 年制定的 TLV-TWA 为 40ppm，1994 年增加了对动物有致癌作用（A3），但不能确定对人体有致癌作用；2000 年将 TLV-TWA 改为 50ppm，ACGIH 没制定 MTBE 的 TLV-STEL。英国 HSE 制定的 WEL-TWA 为 50ppm，同时制定 STEL 为 100ppm。德国 DFG 制定的 MAK

最高工作场所浓度为 180mg/m^3。

三、技术指标的制定依据

（一）理化性质

甲基叔丁基醚（methyl tert-butyl ether，MTBE），别名叔丁基甲醚，CAS 号 1634-04-4，分子式 $C_5H_{12}O$，分子量 88.15，熔点 -108.6℃，沸点 55.2℃，闪点 -10℃，相对密度 0.7405，临界压力 3430kPa。MTBE 无色透明，易挥发，具有醚类特殊气味，在空气中以气态存在。

（二）毒理学资料

1. 急性毒性

MTBE 的急性毒性作用研究主要通过对不同物种的动物经口、经呼吸道、经皮等途径进行染毒试验，受试动物表现为呼吸困难、身体虚弱等症状，而动物接触高浓度 MTBE 后出现的症状包括麻醉、共济失调、震颤等。据文献报道，大鼠急性经口染毒 LD_{50} 为 3.9g/kg；急性皮下注射 MTBE，大鼠 LD_{50}＞5.0g/kg，兔 LD_{50}＞10.0g/kg；4h 吸入染毒，兔 LC_{50} 为 120g/m^3，大鼠 LC_{50} 为 85g/m^3，小鼠 LC_{50} 为 80g/m^3。国内研究学者用家兔进行急性经皮试验，表明 MTBE 有脱脂作用，但未见对染毒皮肤有致炎或致敏作用，染毒剂量大于 5.0g/kg，也未见动物有中毒表现或死亡。

2. 慢性毒性

Chun 和 Kintigh 使大鼠和小鼠接触浓度＜8000ppm 的 MTBE，每天接触 6h，每周接触 5d，持续 4～5 周，大鼠和小鼠均未观察到死亡。Chun 的一项为期 24 个月的慢性吸入染毒实验表明，雄性大鼠反复吸入（每天 6h，每周 5d，24 个月）浓度为 3000ppm 和 8000ppm 的 MTBE，动物会出现死亡率上升、平均存活时间减少的情况。雄性大鼠吸入 400ppm 的 MTBE，也出现死亡率轻度上升、平均存活时间显著减少的情况。慢性渐进性肾病是主要死亡原因，尽管雌性大鼠死于慢性渐进性肾病的数目略多于雄性，但上升率不具有统计学意义。在接触低浓度 MTBE 条件下，雌性大鼠慢性渐进性肾病发病率偏高和偏严重情况可能是由于 α_2-微球蛋白或其他雌性大鼠体内特有蛋白质的积聚加剧了症状。Andlews 也进行了类似的 MTBE 吸入实验,结果表明 CD-1 小鼠和 F344 大鼠均出现了死亡率增高、体重下降、共济失调等症状, 实验结果也提示 8000ppm 可能超过了动物的最大耐受剂量。组织学检查发现肾小管钙化、扩张及蛋白管型发生率均有所增加;而雌性小鼠在中高剂量组出现慢性进行性肾病加重;CD-1 小鼠中仅有雌性小鼠在高剂量组中出现了肝重量增加和肝脏肥大;雌性小鼠伴有囊状和息肉状子宫内膜增生的发生率下降, 提示 MTBE 可能存在拮抗雌激素的作用。

Belpoggi 在为期 104 周的经口大鼠实验中, 给予雄雌大鼠以一周 4d, 每天 250mg/kg 和 1000mg/kg 的 MTBE, 在第 16 周时, 在雌鼠中观察到与剂量相关的死亡率增加。Robinson 给大鼠每日口服剂量 357.0mg/kg、714.0mg/kg、1071.0mg/kg 和 1428.0mg/kg 的 MTBE 14d, 各剂量下雌鼠肺的绝对重量和相对重量均减轻, 但雄鼠只有在每天给毒剂量为 714mg/kg 的情况下才出现上述症状, 对肺、鼻腔、咽、喉、气管进行组织学检查, 并未发现任何与染毒相关的病变。动物吸入染毒试验所得 NOAEL 在 300～8000ppm, 经口染毒 NOAEL 在 900～1200mg/（kg·d）。

3. 代谢

MTBE 可以通过呼吸道、消化道和皮肤进入人体,不论接触途径如何, 大部分的 MTBE 将不经任何变化被人体呼出,未被呼出的 MTBE 进入到血液中, 在体内转变为丁醇、甲醇、甲醛、甲酸、二氧化碳等, 而这些代谢后的物质也会快速被人体呼出或经尿液排出。对大鼠的研究显示, MTBE 的生物半衰期为 0.32h, 在体内主要分布于血、脑及脂肪组织,其主要分布的靶器官为上呼吸道、中枢神经系统和肝脏。

目前关于 MTBE 在人体中分布、代谢及排泄的研究信息十分有限, 研究资料主要取自于对囊腔注射 MTBE 进行胆结石溶解治疗患者的研究。研究发现, 患者的血液、腹壁脂肪和母乳中均可检测到 MTBE 及其代谢物叔丁醇的存在。此外在患者尿液中也会检测到甲醇的存在。患者治疗后 12～18h 几乎可以通过尿液将 MTBE 完全代谢, 但叔丁醇经由尿液的排泄量很少。Johanson 等将 10 名健康男性志愿人员在轻体力活动情况下接触 MTBE 蒸气, 接触浓度分别为 5ppm、25ppm、50ppm, 接触时间为 2h。通过测定呼出气、血、尿中的 MTBE 及其代谢物叔丁醇的浓度, 结果发现 MTBE 在体内代谢较缓慢, 表现为低吸收（占吸入量的 32%～41%）、高呼出（占吸入总量的 18%～34%）、血液清除率低、尿中叔丁醇重吸收率低（低于吸收量的 1%），但未见剂量-效应关系。

MTBE 在体内的代谢通路与接触途径无关。呼出气中大部分组分是原型 MTBE，叔丁醇所占的比例较少，还有极少量 MTBE 代谢生成的二氧化碳。尿液代谢成分包括 2-甲基-1,2-丙二醇、羟基异丁酸、甲醛、甲醇和甲酸。血中 MTBE 主要通过肝细胞色素 P450 的氧化去甲基作用，代谢生成叔丁醇和甲醛。因此在评价 MTBE 的毒性时，需要考虑到叔丁醇和甲醛的作用。

4. 致突变作用

目前关于 MTBE 致突变作用的研究认为，即便 MTBE 对机体具有致突变作用，这种致突变作用也相对较小。国外学者分别从体内和体外试验的不同遗传学终点检测了 MTBE 的致突变作用，如果蝇伴性染色体隐性致死性试验、染色体畸变试验、微核试验、Ames 试验、姐妹染色单体交换试验、大鼠骨髓细胞遗传学试验，结果均为阴性。而 Mackerer 研究组在小鼠淋巴瘤细胞体外基因致突变实验中发现，在代谢活化系统 S9 存在的情况下，MTBE 表现出致突变性，这是由 MTBE 被 S9 代谢为甲醛所致。此外，构效关系专家对 NTP 已有的啮齿动物致癌性、沙门菌致突变实验、姐妹染色单体交换诱导、染色体畸变、遗传毒性结构变化的研究结果进行深入分析后，认为 MTBE 是非致突变作用物质。以上这些强有力的证据提示 MTBE 具有较小或几乎没有致突变作用。

5. 致癌作用

Burleigh 等对 50 只 CD-1 小鼠进行 MTBE 的吸入试验，染毒浓度为 400ppm、3000ppm 及 8000ppm，染毒时间为每天 6h，每周 5d，共 18 个月。结果发现高剂量组中雌性小鼠肝细胞腺瘤与雄性小鼠肝细胞腺瘤和癌症的发病率均显著增加。Chun 等对 F344 大鼠进行了类似的试验研究，但染毒时间更长，结果发现 3000ppm、8000ppm 的 MTBE 可以引起雄性大鼠肾小管腺瘤和肾脏肿瘤的显著性增加，且呈现明显的剂量-效应关系。Andlews 也进行了类似试验，结果显示雄性大鼠在中高剂量组出现了肾脏疾病和肾小管肿瘤发生率增加。Belpoggi 等用 8 周龄 SD 大鼠进行 MTBE 经口染毒试验，染毒浓度为 0mg/（kg·bw）、250mg/（kg·bw）、1000mg/（kg·bw），染毒时间为每天

1次，每周4d，共104周。研究结果发现大鼠在中高剂量组、雄性大鼠在高剂量组均出现肿瘤发生率的增加，表现为雄性大鼠出现睾丸间质细胞肿瘤发生率增加，雌性大鼠淋巴瘤和白血病的发生率增加。

此外，Cirvello等的一项关于MTBE主要代谢产物叔丁醇的致癌性研究表明，给予大鼠和小鼠饮水暴露叔丁醇2年后，雄性和雌性大鼠中均发现肾脏移行上皮增生，而雄性大鼠中肾小管腺瘤和其他癌症发生率增加；雌性和雄性小鼠中均发现滤泡细胞增生及膀胱炎症和增生发生率增加，而雌性小鼠中甲状腺滤泡细胞腺瘤发生率增加，提示可能与叔丁醇暴露有关。结合上述的研究结果，并考虑到Chun等发现吸入暴露MTBE后引起雄性大鼠的肾小管腺瘤和肾小管癌发生率增加的现象，目前认为MTBE的代谢物叔丁醇也可能在大鼠经呼吸道染毒MTBE引起肾脏肿瘤的发生过程中起一定作用。

国内外的动物致癌试验结果提示MTBE可引起不同物种、不同品系大鼠、不同部位肿瘤的发生，因此MTBE对人类的致癌效应越来越受到各国学者的关注。虽然MTBE可能具有潜在人类致癌性，但是目前美国NTP和EPA等机构尚未将其列入人类确定致癌物。IARC将其致癌性归为第三类，即对人体致癌性尚未归类的物质或混合物，对人体致癌性的证据不充分，对动物致癌性证据不充分或有限。

6. 发育毒性与致畸作用

急性毒性试验研究结果表明MTBE在实验动物中不具有生殖毒性。Biles等进行的慢性毒性试验研究发现，长期（16~28周）吸入250~2500ppm的MTBE后，雌雄大鼠的生殖系统和其后代发育情况均正常，表明MTBE对雌雄大鼠的生殖系统和繁殖能力均无组织结构性影响。Chun和Burleigh-Flayer分别对间断接触400ppm、3000ppm和8000ppm MTBE的雄性和雌性大鼠及小鼠进行慢性染毒试验，大体组织病理学检查结果未见生殖器官（包括睾丸、附睾、前列腺、精囊、卵巢、阴道、子宫、输卵管、乳腺等）出现相关损伤改变。

Bevan在吸入400.0mg/m³、3000.0mg/m³和8000.0mg/m³ MTBE气体的二代繁殖实验中发现：3000.0mg/m³组的第一代雌雄仔鼠体重比对照组下降，3000.0mg/m³和8000.0mg/m³组肝脏重量增加，组织病理学检查未见明显改变。仔鼠的最大无作用剂量为400.0mg/m³。在其他生殖毒性试验中观察发现：小鼠染毒剂量达11 880.0mg/m³，家兔最大剂量达28 807.08mg/m³时均未发现明显影响。Robinson研究发现大鼠喂饲染毒357~1428mg/kg的MTBE 14d，对睾丸和卵巢的重量无明显影响，没有引起组织病理学损伤。Ward 的研究表明，小鼠灌胃染毒≤1000mg/kg 的 MTBE 3 周后，对睾丸和卵巢中生殖细胞的分裂频率无明显影响。Belpoggi 等给予雌性和雄性大鼠灌胃染毒，每周 4d，每天给予 250mg/kg 和 1000mg/kg MTBE，组织学检查未发现前列腺、子宫和性腺出现 MTBE 染毒处理引起的病变。

7. 对人体健康的损害

（1）医疗应用：大多数的 MTBE 人群效应研究包括病例报道和病例分析，通常来自 MTBE 经肝穿刺灌注胆囊溶解胆固醇结石（能被 X 线穿透的结石）的临床治疗资料。近年很多医学文献就此类介入治疗术进行了较为详尽的报道。MTBE 持续不断地输注和排出胆囊（通过经皮肝穿刺导管），以使胆囊充盈（1～15ml），6h/d，维持 1～3d。有 10%～100%的患者在治疗过程中会出现副作用。这些副作用包括恶心、眩晕、呕吐和腹部不适等，一般通过降低灌注速率、尽可能减少灌注量或中止治疗均可使这些不适症状得以有效控制。罕见病例则会出现短暂性高血压和心绞痛，这种症状通常会随着治疗的停止而消失。曾有研究报道 MTBE 灌注治疗胆囊结石过程中会出现肝氨基转移酶一过性的轻微增高，这种情况一般在几天内即可恢复正常。患者在术后会出现胆管炎或局部腹膜炎，多表现为白细胞增多、发热和腹痛等临床症状，可给予抗生素注射治疗。

（2）经呼吸道接触：Cain 等对混合接触 1.7ppm MTBE 和 7.1ppm 挥发性有机物（VOC）的 43 名研究对象进行了双盲实验。按照临床症状、情绪、环境参数等将研究对象分级后进行计算机神经行为能力测试，并在接触前后分别检查眼刺激（泪膜破裂时间、红色程度）和鼻腔炎症（多形核中性粒细胞）情况。除了 VOC 接触（特别是在接触 24h 后）引起的鼻腔炎症人数有所增加外，两组人群之间无差异。Johanson 等观察 10 名健康男性志愿者分别在浓度为 5ppm、25ppm、50ppm MTBE 的室内做轻微运动 2h，并对 MTBE 及类似的燃油添加剂的毒物动力学进行评价，对出现的一系列急性症状进行报道。观察结果显示，当研究对象刚进入房间时，对溶剂气味的主观评分显著增加，但是主观评分会随着接触时间的延长而逐渐降低；而溶剂气味主观评分随着溶剂接触量的增加而增加。随着接触时间增加，Blocking 指数（鼻黏膜肿胀指数）显著升高（$P=0.03$），但无剂量-反应关系且没有经过鼻声反射实验证实。该研究并未发现其他效应，并且不适感的主观评分（包括眼、鼻刺激效应）也不存在剂量-

反应关系。

其他的相关研究报道选择了 37 名 18～35 岁的健康非吸烟人群（包括 19 名女性），使他们分别在不同的时间接触新鲜空气或处于 1.39ppm MTBE 的室内（75°F 温度，40%湿度）1h。在接触前后分别进行临床症状的问卷调查、认知测试、眼及鼻刺激症状的客观检查，结果发现两组间唯一显著性差异就是女性研究对象认为新鲜空气质量优于含 MTBE 的空气。参与者中有 76%的人在 MTBE 浓度为 0.24μl/L 时能够识别该气味。此外，MTBE 接触也没有引起研究对象眼或鼻的刺激症状。

欧洲委员会在 2010 年进行了一项 MTBE 对人急性神经系统影响的评价研究，研究使 13 名健康男性志愿者（平均年龄 23.2 岁）分别接触动态浓度为 0ppm、25ppm 或 75ppm 的 MTBE，每周间隔进行接触。客观测量志愿者的反应时间和身体姿势并通过问卷调查志愿者的自觉症状。接触 MTBE 的志愿者主要报告的自觉症状包括头部沉重感和轻度的黏膜刺激。研究表明，接触 75ppm 浓度 3h 后，自觉症状出现的频率显著性增高。其中大多数症状在接触 1h 后消失。6/13 人出现了与 MTBE 接触相关的症状，但没有测量到由于接触 MTBE 引起的反应时间或身体姿势的改变。

（三）职业流行病学调查

1. MTBE 生产企业职业卫生学调查

（1）研究对象：在前期广泛调查的基础上选择了某炼油化工企业作为调查现场，该企业采用炼油过程中产生的异丁烯馏分与甲醇反应合成 MTBE，生产出的 MTBE 作为汽油添加剂添加到生产出的汽油中，同时也作为化工产品销售，在石油化工行业中具有代表性。以该企业 MTBE 反应装置的作业人群作为调查对象，以同企业非 MTBE 接触的动力装置人员作为对照组。接触组与对照组在文化程度、婚姻状况及经济收入等方面差别无显著性。

（2）现场调查情况：该企业为大型国有炼油企业，主要生产汽车燃料油。MTBE 的生产工艺为自动化生产，采用炼油过程中产生的异丁烯馏分和甲醇在反应釜中反应合成 MTBE，合成后的 MTBE 通过管道输送到贮罐中，然后再通过管道按比例添加到燃料油中。整个反应和添加过程均在密闭的反应器和管道中完成。

通过现场调查确认，工人为巡检作业，每班工作时间为 8h，其中在装置巡检的时间约为 2h。可能接触 MTBE 的装置有控制室、反应器、泵区和贮罐区，除控制室为室内作业外，反应器、泵区和贮罐均为露天作业。企业为工人配备了防毒口罩、橡胶手套等个人防护用品，但现场调查发现，工人在实际巡检工作中未佩戴个人防护用品。

（3）工人接触 MTBE 情况：采用个体 8h 采样，检测巡检作业工人个体接触 MTBE 的时间加权平均浓度（C_{TWA}），同时采用长时间定点采样检测控制室、反应器、泵区、贮罐区等场所环境空气浓度，检测方法采用与本标准配套的工作场所空气中 MTBE 的溶剂解吸-气相色谱测定方法进行检测，检测结果见表 18.1，检测数据来源于某石化厂定期检测结果。

表 18.1　个体接触 C_{TWA} 检测结果

装置	检测对象/地点	样品数	C_{TWA}（mg/m³）	C_{STEL}（mg/m³）
MTBE 装置	巡检操作工	15	0.12～2.3	—
MTBE 装置	MTBE 泵房	10	—	0.12～2.6
MTBE 装置	MTBE 反应器	10	—	0.10～2.9
MTBE 装置	MTBE 罐区	10	—	<0.06～0.91

（4）职业人群健康状况调查：采用健康状况调查表对接触组和对照组进行问卷调查，调查的内容包括劳动者的基本资料、工作情况、职业史、既往病史、自觉不适症状等。调查显示工人自觉的不适症状主要有鼻咽喉刺激和嗜睡困乏，通过统计学分析接触组和对照组不适症状差异，没有统计学意义。

依据《职业健康监护技术规范》（GBZ 188）开展职业健康检查，检测项目包括五官、内科常规、尿常规、血常规、肝功能、肾功能、B 超检查、血糖、胆固醇、三酰甘油、心电图、X 线胸片。体检结果显示，接触工人咽炎和鼻炎的检出率较高，但通过统计学分析接触组和对照组各项体检指标异常率的差异，没有统计学意义。

2. 裂解 MTBE 生产丁基橡胶的职业卫生学调查

（1）研究对象：MTBE 可用作裂解生产丁基橡胶，本次选择采用 MTBE 作为原料裂解成异丁烯生产丁基橡胶的某新材料有限公司进行职业卫生学调查。

（2）现场调查情况：该公司是将外购的 MTBE 进行再精制，然后将精制过的 MTBE 进行热裂解，生成高纯度的异丁烯和甲醇，经水洗除去甲醇，异丁烯通过聚合生产丁基橡胶。整个反应均在密闭的反应器和管道中完成。

通过现场调查确认，该企业工人为巡检作业，每班工作时间为 8h，其中在装置巡检的时间为 2~4h。接触 MTBE 的场所有 MTBE 进料口、精制 MTBE 取样口、MTBE 裂解炉、外操工休息室、内操工控制室、废 MTBE 装车台、MTBE 罐区操作室。

（3）工人接触 MTBE 情况：采用个体采样，检测工人个体接触 MTBE 的 C_{TWA}，在 MTBE 进料口、精制 MTBE 取样口、MTBE 裂解炉、外操工休息室、内操工控制室、废 MTBE 装车台、MTBE 罐区操作室进行短时间采样并测定短时间接触浓度（C_{STEL}），采用本标准配套研制的工作场所空气中 MTBE 的溶剂解吸-气相色谱测定方法进行检测，检测结果见表 18.2，检测数据来源于某 50 万吨合成橡胶项目的控制效果评价。

表 18.2　个体接触 C_{TWA} 的检测结果

装置	检测对象或地点	样品数	C_{TWA}（mg/m³）	C_{STEL}（mg/m³）
MTBE 精制裂解	操作工	3	<0.1~0.8	—
MTBE 精制裂解	MTBE 进料口	12	—	<0.1~1.7
MTBE 精制裂解	精制 MTBE 取样口	12	—	0.6~1.2
MTBE 精制裂解	MTBE 裂解炉（一层）	12	—	<0.1~1.3
MTBE 精制裂解	MTBE 裂解炉（二层）	12	—	1.2~1.3
公用工程	巡检工	3	<0.1~4.9	—
公用工程	废 MTBE 装车台装料时	3	—	3.4~4.5
公用工程	MTBE 罐区操作室	1	—	0.8

（4）职业健康检查：体检资料表明接触工人的健康损害指标与非接触人员的差异没有统计学意义。

3. 油库和加油站的职业卫生学调查

（1）研究对象：炼油厂生产出的汽油中含有 MTBE，因此在油库和加油站工作的人员也会接触到 MTBE，本次选择具有代表性的 3 个不同炼油公司的油库和 2 个加油站进行职业卫生学调查。

（2）现场调查情况：炼油公司生产出的汽油通过油轮等运输工具运到油库，主要装置有装卸油品、罐区、管道泵房、发油台等。油库中的汽油通过汽车运送到加油站，再通过加油机加到汽车中，主要有罐区、加油机、化验室等。

（3）工人接触 MTBE 情况：发油台和质检室是油库工人固定工作地点，

加油机岗位也是加油站工人相对固定的工作区域，因此采用定点长时间采样方式测定岗位的 C_{TWA}。同时采用定点采样测定工人巡检区域的浓度，采用短时间采样测定加油、卸油等浓度波动时段的 C_{STEL}。检测方法采用本标准配套研制的工作场所空气中 MTBE 的溶剂解吸-气相色谱测定方法，计算方法按 GBZ 159 相关公式计算，检测结果见表 18.3 和表 18.4。由检测结果可知，正常情况下工人接触较低浓度水平的 MTBE，但在油气回收装置关闭时，汽油会逸散到空气中，工人会接触较高浓度水平的 MTBE。

表 18.3　工人接触 MTBE 浓度

油库/加油站	检测对象或地点	样品数	C_{TWA}（mg/m³）	C_{STEL}（mg/m³）
油库	发油工	1	<0.06	—
油库	化验室	1	0.66	—
加油站	加油操作工	4	0.81～4.01	—
加油站	加油或卸油时	3	—	2.87～14.28

表 18.4　工作场所环境中 MTBE 浓度

油库/加油站	检测地点	样品数	C_{TWA}（mg/m³）
油库	发油区（关闭油气回收装置时）	1	83.66
油库	趸船接卸油区	1	<0.06
油库	管道泵房	1	0.12
油库	转运泵房	1	0.71
油库	趸船	1	0.09
加油站	汽油罐区	1	2.94
加油站	柴油罐区	1	1.68

（4）职业健康检查：体检资料表明接触工人的健康损害指标与非接触人员的差异没有统计学意义。

（四）我国 TMT 限值的制定依据和推荐值

1. 是否需制定 MAC

毒理学资料表示 MTBE 没有明显的刺激、窒息或中枢神经系统抑制作用，不符合制定 MAC 的要求。

2. 制定 PC-TWA 的依据

根据毒理学的规定，在制定毒物接触限值时，除了需要有毒理学动物实验证据外，人类流行病学研究结果是公认的确定毒物限值最重要的依据。尽管 MTBE 作为汽油添加剂使用已经有 40 年历史，但有关人群 MTBE 长期暴露和健康效应关系的证据十分有限。美国 EPA 研究认为 MTBE 的嗅阈浓度为 $0.18mg/m^3$。Cain 和 Prah 进行的志愿者接触浓度为 1.7ppm 或 1.39ppm 空气 1h 的急性吸入实验表明人体未出现不良反应。欧洲委员会在 2010 年进行的一项 MTBE 对人急性神经系统影响的评价研究发现，志愿者接触浓度 75ppm MTBE 时，会出现急性的头部沉重感和黏膜刺激，这些急性症状在脱离接触后 1h 消失。这些人体试验都是短时间的急性试验，不能反映人体长期接触情况。Moolenaar 曾报道阿拉斯加州有 150 人主诉因接触 MTBE 引起头痛、眩晕、恶心，但该人群上呼吸道疾病、支气管炎、头痛及哮喘等疾病的 OR 值与未接触 MTBE 之前相比，没有显著性差异。其他一些相关的人群调查研究也未发现健康损害效应。本项目组对 MTBE 生产、油库、加油站及 MTBE 裂解生产丁基橡胶企业的职业流行病学调查也显示，MTBE 的生产和使用基本上是在密封的条件下进行，工作场所空气中 MTBE 浓度较低，接触工人均未发现因接触 MTBE 造成的明显健康损害，因此目前尚没有充足的人群资料用于制定 MTBE 的 PC-TWA。

　　按毒理学方法，可以由动物试验得到的 NOAEL 外推到人的安全限值。由动物外推到人的安全限值的方法有三种：①利用安全系数外推；②利用毒物代谢动力学外推；③利用构效数学模型外推。各种推算方法有各自的优点和适用范围，最常用的是利用安全系数外推。有大量关于 MTBE 的动物毒理学资料的实验结果显示，不同动物试验，由于所采用的毒性终点不同，所得到 MTBE 的 NOAEL 也不同。美国卫生与人类服务部毒物与疾病登记署于 1996 年 8 月制定的 MTBE 毒理学简介资料中 MTBE 的 NOAEL 在 300～8000ppm。本限值采用为期 2 年的慢性吸入试验，以肾损伤、肝损伤、内分泌系统损伤和神经系统损伤作为观察指标所得到的 NOAEL（400ppm）作为推算起点。

　　《职业卫生标准制定指南 第 1 部分：工作场所化学毒物职业接触限值》（GBZ/T 210.1—2008）中规定以 NOAEL 为起点推算职业接触限值时，要根据该化合物的理化性质、毒性大小、代谢特点、接触人群范围和可能剂量等因素，并参考国外的职业接触限值，综合考虑增大和缩小 SF，SF 一般是 2～20。而根据荷兰学者 Zielhhuis 的建议，SF 一般以 10 为起点，本次制定 MTBE 的限值确定 SF 为 8，主要是综合考虑了以下可以适当下调 SF 的因素：①获得 NOAEL 来自慢性染毒试验，实验时间较长；②动物染毒途径与人群接触途径相同，都是通过呼吸道吸入；③推导使用的是 NOAEL，而不是 LOAEL；④毒物毒性轻微，无蓄积性；⑤尚未发现对人体有致癌、致畸和致突变作用；⑥MTBE 的毒代动力学、代谢或分布资料较明确。因此由 NOAEL 推导出的参考浓度为 RfC=NOAEL/SF=400ppm÷8=50ppm。工作场所空气 8h-PC-TWA 参考 RfC 值为 50ppm，即 180mg/m³（按 1ppm=3.6mg/m³ 计算）。

3. 制定 PC-STEL 的依据

根据 GBZ/T 210.1—2008 的要求，短时间内连续接触可引起刺激作用时还需要制定 PC-STEL 作为 PC-TWA 的补充。欧洲委员会在 2010 年进行了一项 MTBE 对人急性神经系统影响的评价研究，将 13 名健康男性志愿者暴露于动态浓度为 0ppm、25ppm 或 75ppm 的暴露室中。研究的内容为客观测量志愿者的反应时间和身体姿势，同时通过问卷调查志愿者的自觉症状。研究表明，接触 75ppm 浓度的 MTBE 3h 后，志愿者自觉头部沉重感和轻度黏膜刺激症状出现的频率显著增高。其中大多数症状在脱离暴露 1h 后消失，但没有测量到接触者反应时间或身体姿势改变。由上述研究资料可见，人体暴露在 MTBE 浓度为 75ppm 时会出现急性的头部沉重感和黏膜刺激症状，这些急性症状在脱离接触 1h 后消失，因此 MTBE 的 PC-STEL 可推荐为 75ppm，即 270mg/m³。

4. 是否需标志经皮、致敏和致癌标识

尽管在高浓度的场所中 MTBE 可以通过完整皮肤、黏膜和眼睛吸收，但相对于吸入吸收所占的比例非常低。国内研究学者用家兔进行急性经皮染毒试验表明，MTBE 有脱脂作用，但未见对染毒皮肤有致炎或致敏作用，染毒剂量大于 5.0g/kg，也未见动物有中毒表现或死亡。目前还没有查到因皮肤吸收而引起全身效应的报道，因此尚无证据支持 MTBE 可以通过皮肤吸收引起人体健康损害，本限值未建议经皮标识的应用。动物试验和流行病学调查显示 MTBE 不是致敏性化合物，本限值未建议致敏性物质的标识及其应用。根据动物试验资料，虽然 MTBE 可能具有潜在的人类致癌性，但是目前包括美国 NTP 和 EPA 等机构均尚未确认其对人类具有致癌作用，IARC 认为其致癌性暂不能分类。故限值未建议致癌性参考分类、标识及其应用。

5. 建议限值的可行性

项目组对 MTBE 生产、MTBE 裂解生产丁基橡胶、油库和加油站等工作

场所空气进行检测，共检测个体长时间采样样品 21 个，测定工人个体接触浓度在＜0.1～4.9mg/m³。检测定点长时间采样样品 56 个，测定工作场所环境空气浓度在＜0.1～83.7mg/m³，检测了部分岗位短时间采样样品 58 个，测定短时间接触浓度在＜0.1～4.5mg/m³。本项目进行的职业卫生流行病调查所得到的工作场所空气中 MTBE 的浓度与美国在 20 世纪 90 年代开展的职业流行病学调查所得的工作场所空气浓度基本相同。职业流行病学调查结果显示，在目前现有的生产和防护水平上不需要进行整改，工作场所空气中 MTBE 的浓度可满足建议的限值要求。

6. 结论

综上所述，同时参考美国、德国、英国的接触限值，为了防止 MTBE 引起的慢性肾脏、肝脏损害，将我国工作场所空气中 MTBE 的 PC-TWA 推荐为 180mg/m³。同时作为 PC-TWA 的补充，防止 MTBE 引起急性的头部沉重感和黏膜刺激症状，建议 PC-STEL 推荐为 270mg/m³。

四、正确使用标准说明

（1）本限值为时间加权平均容许浓度和短时间接触容许浓度，旨在防止 MTBE 引起的慢性肾脏、肝脏损害和急性的黏膜刺激症状。

（2）MTBE 的接触途径主要为呼吸道吸入接触，高浓度时也可通过皮肤、黏膜和眼睛直接接触吸收，但相对于呼吸道经皮吸收所占比例非常低，在应用时可只需关注呼吸道吸入情况。

（3）汽油中一般添加约 10%的 MTBE，在生产和使用汽油的工作场所需进行 MTBE 检测与评价。

（吴邦华　吴诗华）

参 考 文 献

松文，2011. 甲基叔丁基醚生产与发展趋势. 精细化工原料及中间体，2：33-38.

唐国慧，1997. 汽油添加剂甲基叔丁醚毒性和健康效应研究进展. 国外医学（卫生学分册），3：147-150.

吴邦华，张子群，陈利平，等，2005. 工作场所空气中甲基叔丁基醚的气相色谱测定. 中国职业医学，2：56-57.

杨志毅，吴育爱，2010. 甲基叔丁基醚裂解制异丁烯技术进展. 广东化工，12：69-71.

赵进顺，黄关麟，田世兰，等，1999. 甲基叔丁基醚的急性毒性研究. 中国公共卫生，3：264-265.

周伟，叶舜华，1998. 甲基叔丁基醚遗传毒性研究. 卫生研究，5：309-311.

周伟，叶舜华，朱惠刚，1998. 甲基叔丁基醚毒性研究综述. 上海环境科学，1：43-45.

Belpoggi F，Soffritti M，Maltoni C，1995. Methyl-tertiary-butyl ether（MTBE），a gasoline additive，causes testicular and lymphohaematopoietic cancers in rats. Toxicol Ind Health，11：119-149.

Biles RW，Schroeder RE，Holdsworth CE，1987. Methyl tertiary butyl ether inhalation in rats：A single generation reproduction study. Toxicol Ind Health，3：519-534.

Cirvello JD，Radovshy A，Health JE，et al，1995. Toxicity and carcinogenicity of t-butyl alcohol in rats and mice following chronic exposure in drinking water. Toxicol Ind Health，11：151-165.

Hutcheon DE，1996. Disposition，metabolism，and toxicity of methyl tertiary butyl ether，an oxygenate for reformulated gasoline. J Toxicol Environ Health，47（5）：453.

Johanson G，Nihlen A，Lof A，1995. Toxicokinetics and acute effects of inhaled MTBE and ETBE in male volunteers. Toxicol lett，82-83：713-718.

Mackerer CR，Angelosanto FA，Blackburn GR，et al，1996. Identification of formaldehyde as the metabolite responsible for the mutagenicity of methyl tertiary-butyl ether in the activated mouse lymphoma assay. Proc Soc ExP Biol Med，212：338.

Mohr SN，Fiedler N，Weisel C，et al，1994. Health effects of MTBE among New Jersey garage workers. Inhalation Toxicology，6：553-562.

Moolenaar RL，Heffin BJ，Ashley DL，et al，1994. MTBE in human blood after exposure to oxygenated fuel in Fairbanks，Alaska. Arch Environ Health，49（5）：402-409.

Prah JD，Goldstein GM，Devlin R，et al，1994. Sensory symptomatic，inflammatory，and ocular responses to and the metabolism of methyl tertiary butyl ether in a controlled human exposure experiment. Inhalation Toxicology，6：521-538.

第十九章 1-溴丙烷

一、制定背景

（一）理化特性及体内过程

1. 理化性质

1-溴丙烷（1-bromopropane，1-BP），又名正-溴丙烷（n-bromopropane，n-propyl bromide，n-PB），CAS 号 106-94-5，无色有刺激性液体，分子式 C_3H_7Br，分子量 123.0，相对密度 1.35g/ml，微溶于水，20℃条件下水中溶解度 2.5g/L，溶于丙酮、氯仿等有机溶剂，熔点–110℃，沸点 71℃，闪点 21℃。1-BP 具有易挥发、不易燃、在大气中半衰期短、不破坏大气臭氧层等特点。

2. 体内过程

1-BP 在人体内的代谢过程较为复杂，可通过多种途径排出体外，包括以原型方式排出、脱溴、经细胞色素 P450 氧化及与谷胱甘肽结合等。图 19.1 显示了 1-BP 在人体内可能的代谢途径。

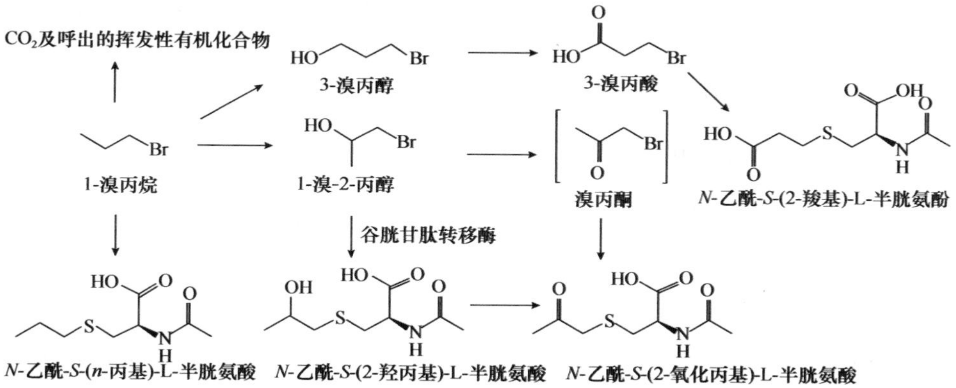

图 19.1　1-BP 在人体内可能的代谢途径

　　动物实验发现，1-BP 进入机体后，主要经细胞色素 P450 氧化，羟化作用产生 1-溴-2-丙醇，再与谷胱甘肽、葡萄糖醛酸结合，经尿排出，部分 1-溴-2-丙醇可进一步氧化成酮。对接触 1-BP 的工人的尿液进行分析，显示尿中除含有 1-BP 原型外，还含有多种 1-BP 的代谢产物，包括 N-乙酰基-S-正丙基-L-半胱氨酸（N-acetyl-S-n-propyl-L-crysteine，AcPrCys）及 AcPrCys 的多种氧化产物。溴主要通过肾脏排出体外，其代谢半衰期为 10.5～14.0d。有研究发现，1-BP 职业接触的工人，尿中溴离子浓度在 1-BP 接触的 1～2 周后才逐渐增加超过正常水平（＞10mg/L）。

（二）生产使用情况

　　由于氟氯烃类物质（chlorofluorocarbons，CFCs）对臭氧层具有破坏作用，1985 年包括中国在内的多个国家签署了《保护臭氧层维也纳国际公约》，在全球范围内限制对大气臭氧层有破坏作用的氟氯化碳、哈龙等氟氯烃类物质的生产和使用。1987 年《关于消耗臭氧层物质的蒙特利尔协定书》提出了削减使用特定化学物的计划时间表。1-BP 作为氟氯烃化合物的替代品，其生产和使用范围逐渐扩大。1-BP 主要用于生产喷雾黏合剂，精密仪器的清洗剂和脱脂剂，制药业、杀虫剂和季胺类化合物合成的中间体，同时也用作脂类、蜡和酯的溶剂。据 UNEP 估计，2000 年全球消耗 1-BP 达 5000～10 000t，2010 年全球 1-BP 年消耗量估计为 20 000～60 000t。

　　1-BP 的生产工艺流程较为简单，目前国内企业主要采用正丙醇和氢溴酸作为原料，在高温加热条件下以浓硫酸为催化剂合成 1-BP。根据中国化工网的统计，目前中国从事生产和销售 1-BP 的企业有 50～60 家，主要分布在江苏和山东两省，产品主要用于出口日本、韩国等地。目前尚无从事生产和销售 1-BP 的工人确切数字，但根据国际市场对 1-BP 的需求和国内 1-BP 产量推论，我国从事 1-BP 生产和使用的工人数量在逐年增加。

（三）生物学效应

1. 一般毒性

　　1-BP 的急性毒性较低，对大鼠的急性致死剂量大于 30 195.09mg/m^3（6003ppm），染毒 4h 出现肝脏中央静脉周围肝细胞空泡变性、肺水肿及动物死亡。雄性大鼠肝脏毒性表现为轻度、可逆性小叶中央肝细胞空泡化。Wistar 大鼠吸入染毒

4h 的 LC_{50} 为 35 210.00mg/m³（7000ppm），95% CI 为 34 204～36 216mg/m³（6800～7200ppm），SD 大鼠吸入染毒的 LC_{50} 为 72 301.22mg/m³（14 374ppm），95% CI 为 68 528.72～78 447.88mg/m³（13 624～15 596ppm），最小致死剂量（LD_{10}）<59 519.99mg/m³（11 833ppm），95% CI 为 39 379.87～65 555.99mg/m³（7829～13 033ppm），100%致死剂量（LD_{100}）>91 475.58mg/m³（18 186ppm），95% CI 为 83 578.48～133 958.96mg/m³（16 616～26 632ppm）。每天 6h，每周 5d，暴露 28d 的 SD 大鼠亚慢性吸入染毒实验显示，在 1600ppm 的高染毒组可造成严重致死性(8/10)，其他的症状包括红细胞和血生化指标的变化，肝脏和肾脏重量增加，中枢神经系统、泌尿系统、淋巴组织等出现病理性变化。

2. 神经毒性

神经毒性是 1-BP 最明显也是受到特别关注的毒性作用，其动物实验研究报告最早见于 1998 年。Yu 等给 Wistar 雄性大鼠吸入 5030.00mg/m³（1000ppm）的 1-BP（染毒时间每天 8h、连续 7 周），发现 4 周后大鼠出现神经电生理的改变，运动神经传导速度（MCV）明显下降，远端潜伏期（DL）明显延长；5 周后开始出现步态变化（呈鸭步状）、后肢瘫痪、肌酸激酶活性降低，病理观察显示髓鞘和周围神经变性，轴索的脊髓薄束核肿胀。Ichihara 等给 Wistar 雄性大鼠全身性吸入 1006.0mg/m³、2012.0mg/m³ 和 4024mg/m³（200ppm、400ppm 及 800ppm）的 1-BP（染毒时间每天 8h、连续 12 周），发现大鼠出现剂量依赖反应，尤其是 4024mg/m³ 组胫后神经肌肉处分支出现卵形或泡沫状髓鞘碎片。有研究表明，1-BP 会使大鼠脑、脊髓空泡化，影响大脑神经特异性肌酸激酶活力、谷胱甘肽和非蛋白巯基水平，并呈剂量依赖性下降。雄性 F344 大鼠经每天 8h、连续 3 周吸入 50.3mg/m³、251.5mg/m³、1006.0mg/m³ 及 5030.0mg/m³（10ppm、50ppm、200ppm 及 1000ppm）的 1-BP 后，对大鼠行为改变进行评价，发现 1-BP 不影响记忆功能，但会使自发运动和开阔场实验（open field test）行为增强且呈剂量依赖关系，表明 1-BP 对雄性 F344 大鼠的中枢神经系统有兴奋作用。高浓度的 1-BP 接触还会引起大鼠大脑出现氧化应激反应，同时引起蛋白质羰基化和产生活性氧，进而造成大鼠神经系统损伤。

除动物实验提示有神经毒性外，人群调查也显示在长期接触高浓度 1-BP 作业环境的工人中出现中枢和周围神经功能的改变。1997 年以来，由接触高浓度 1-BP 引起中毒的病例报告相继出现，其症状往往表现为肢体远端感觉缺失、肢体运动能力下降或偏瘫等外周神经受损症状,临床检查发现 MCV 明显减慢,DL 明显延长。

3. 生殖发育毒性

目前，关于 1-BP 生殖发育毒性的证据主要来自动物实验。Ichihara 等给 Wistar 雄性大鼠每天 8h、连续 12 周吸入染毒，发现在 1006mg/m³ 1-BP 下出现生殖毒性，绝对和相对精囊重量下降；2012mg/m³ 1-BP 下精子计数减少，活动力下降，无尾精子数增加，绝对附睾和垂体重量下降；4024mg/m³ 1-BP 下退变的精母细胞和异常精子数增加，部分大鼠出现生精小管上皮空泡化，附睾、前列腺、精囊病变，睾酮水平下降。大鼠两代经每天 6h、连续 10 周的交配前及妊娠期、哺乳期全身吸入染毒，实验结果显示，1257.5mg/m³ 1-BP 下雄性大鼠前列腺重量下降；2515mg/m³ 1-BP 下精囊重量和精子质量下降，雌鼠生育率、着床数量和每窝产仔数下降，交配间隔延长；3772.5mg/m³ 1-BP 下雌鼠卵巢滤泡囊肿增加，发情周期延长，研究还提示 1-BP 的生殖毒性无作用水平可能为 503mg/m³。在 CD（SD）IGSBR 大鼠中的研究发现，在妊娠第 6～19 天（6h/d）吸入染毒，雌鼠吸入≥518.09mg/m³1-BP 时，胎鼠出现体重下降和仔鼠颅骨骨化减慢等发育毒性，该研究通过选取体重作为效应指标，发现胎鼠 5%体重异常反应的基准剂量值（BMD）为 2821mg/m³（561ppm），基准计量下限值（BMDL）为 1534.15mg/m³（305ppm）。

4. 血液毒性

大鼠吸入 1006mg/m³、2012mg/m³ 和 4024mg/m³（200ppm、400ppm 和 800ppm），8h/d，7d/w，染毒 1-BP 12 周后，未见血液毒性。另有几项实验研究表明，在较高的暴露水平下，1-BP 可能具有血液毒性。大鼠吸入 2001.94mg/m³、4994.79mg/m³ 及 7997.70mg/m³（398ppm、993ppm 及 1590ppm），6h/d，5d/w，染毒 1-BP 4 周后，7997.7mg/m³（1590ppm）组雌性大鼠显示了红细胞计数、血红蛋白浓度和血细胞比容下降；4994.79mg/m³ 组雄性和雌性大鼠均显示了红细胞计数、血红蛋白浓度的下降。在发育毒性实验研究中发现，3007.94～5009.88mg/m³（598～996ppm）组雌性仔鼠的血小板计数减少，5009.88mg/m³（996ppm）组雌性仔鼠的血小板计数减少。

职业人群研究发现，一家 1-BP 工厂的 24 名女工中有 9 人，13 名男工中有 4 人的血红蛋白或血细胞比容低于参考值下限，但这项研究不能排除缺铁、吸烟和 2-BP 既往接触史等混杂因素的影响。

5. 致癌性

美国 NTP 报道了 1-BP 致癌性的动物实验结果。该研究分别用 F344/N 大鼠（6h/d，5d/w 吸入 628.78mg/m³、1257.50mg/m³ 和 2515.00mg/m³ 的 1-BP）和 B6C3F1 小鼠（6h/d，5d/w 吸入 314.38mg/m³、628.78mg/m³ 及 1257.50mg/m³ 的 1-BP）进行为期 2 年的吸入染毒实验。结果显示，有一些证据表明 1-BP 对 F344/N 雄鼠具有致癌性，表现为大肠罕见腺瘤的发生、皮肤肿瘤发病率的增加、恶性间皮瘤和胰岛腺瘤发病率的增加等，而对于 B6C3F1 雄鼠则无证据显示其具有致癌性；有明确的证据表明 1-BP 对 F344/N 雌鼠具有致癌性，表现为大肠罕见腺瘤的发生、皮肤肿瘤发病率的增加，同时也有明确的证据表明其对 B6C3F1 雌鼠具有致癌性，表现为肺泡/支气管肿瘤的发病率增加。研究提示雌鼠对 1-BP 的致癌性较雄鼠敏感。

虽然有致癌实验阳性报告，但尚未发现有人群案例报告。IARC 尚未对其致癌性进行评价。

（四）人群调查

1. 人群接触水平

由于 1-BP 具有易挥发的特点，因此从事生产和使用 1-BP 的作业场所都会接触到 1-BP。Sclar 等曾于 1999 年报道了一名工人可能因接触含有 1-BP 的工业溶剂而出现神经系统病变；其后，又相继有多起病例报告，提及可能是由于 1-BP 职业接触而出现健康危害。国内外都曾对 1-BP 接触工人开展过职业流行病学研究。Kawai 等在一家使用含有 1-BP 溶剂作为清洗剂和涂料的日本企业开展职业流行病学研究，估计 33 名参与调查的工人平均 1-BP 暴露的时间加权平均浓度（几何均数，GM）为 7.14mg/m³，最大接触水平达到 139.83mg/m³，现场所有样本均能检测到 1-BP 的存在。Hanley 等在 2 家位于美国的使用 1-BP 的家具厂开展了职业流行病学研究，调查了 30 名工人的 1-BP 接触情况。所有工人，不论其从事何种工作，均检测到接触 1-BP，测定的 TWA 最小浓度为 3.01mg/m³，最高达 1006.00mg/m³。本项目组曾在国内生产 1-BP 的工厂也开展过相关职业流行病学研究，检测结果显示，参与调查的 3 家工厂工人接触 1-BP

TWA 为 0.35～535.19mg/m^3。

2. 健康状况调查

首例可能由于 1-BP 暴露而出现中毒的病例报告是在 1999 年，一名男性工人由于接触工业溶剂而出现神经系统病变，首先出现外周神经系统病变体征，后期出现中枢神经系统的白质和脊髓的病理特征，从开始的近端下肢轻度麻木，到后期不能自主站立，还出现包括吞咽困难、小便失禁等症状。Ichihara 报道了 3 名女性工人由于接触 1-BP 而出现神经系统症状，包括头痛、吞咽困难、尿失禁、手臂麻木、腿部灼热感等症状，这些症状提示 1-BP 可能对人体外周神经系统产生影响。Majersik 等报道了 6 例可能由接触 1-BP 引起工人出现严重神经系统症状的案例，工人出现的症状包括远端双侧下肢疼痛、感觉异常、感觉丧失、痉挛性截瘫等。Raymond 等报道了 4 名工人出现神经系统症状的案例。2007 年和 2008 年，美国的宾夕法尼亚州和新泽西州分别报道了一例 50 岁和一例 43 岁男性工人接触 1-BP 引起神经系统病变的病例。Ichihara 等报道的在 1-BP 生产工厂进行的调查显示，接触 1-BP 可能会引起工人出现红细胞、白细胞和血红蛋白下降的现象，被调查的 37 名工人中，有 10 名女性工人和 4 名男性工人的血象出现异常，提示 1-BP 可能会对人体血液系统产生影响。本项目组曾经开展的调查再次发现高暴露组的工人出现红细胞、白细胞和血小板的异常，不仅如此，该研究还发现高暴露组工人出现了感觉神经传导速度降低和末端潜伏期延长等外周神经系统症状。

（五）现场调查

1. 调查对象

选取江苏省宜兴市某 1-BP 生产企业的工人作为研究对象，该工厂从事生产 1-BP 已经超过 10 年，产品主要销往日本。2012 年，该厂从事 1-BP 生产的工人中有 20 人参与了本次调查工作，包括投料工、产品接收工、精馏工、包装工、维修工 5 个工种，其中女性职工 16 人，男性职工 4 人。

本项目组 2010 年曾对江苏和山东两省的 4 家 1-BP 生产企业进行了调查，选取 71 名生产 1-BP 的女工为接触组，入选条件为在 1-BP 生产线连续工作 12 个月以上，年龄 20～50 岁，无糖尿病等影响神经系统的疾病史。同时选取当地食品厂、钢铁厂或冷冻设备厂女工 71 名作为对照组，对照组年龄与接触组相匹配，不接触有机溶剂。

2. 现场调查方法

（1）主要仪器和试剂：2012 年，项目组采用主动式个体采样仪进行个体采样和环境监测，仪器型号为 GilAir-3 个体采样仪。Trace GC Ultra 气相色谱仪用于样品分析，配有 Auto injector AI3000 自动进样器；氢气发生器，低噪音空气泵，微量注射器，自动进样小瓶，溶剂解吸型活性炭管（100mg/50mg）。二硫化碳（CS_2，纯度≥99.9%），1-BP、2-BP 均为色谱纯。

2010 年进行的调查采用被动式 1-BP 捕集个体采样器估测工人个体接触水平，采用直读式检气管测定环境中 1-BP 浓度。

（2）调查方法：本次现场调查可分为人群基本信息收集、定点采样和个体采样、健康监护资料收集三个部分。首先了解工厂 1-BP 生产的工艺流程和生产布局，同时获取不同岗位工人的数量、工作特点及工作时间安排。根据以上资料，按照工作场所空气中有害物质监测的采样规范，进行定点和个体采样。

（3）定点采样：采用 GilAir-3 空气采样仪，采样端连接有溶剂解吸型活性炭管（100mg/50mg），分别在反应釜、接收釜、精馏塔、储存罐、产品分析室和非 1-BP 生产区各设置 1 个采样点。每个点最少采样 3 次，每次 15min，选择工人作业时间点进行采样。采样器流量设置为 120ml/min，采样头的高度为工人的呼吸带高度，采样头朝向 1-BP 逸散方向，采样头位置尽可能模拟工人实际工作位点。

（4）个体采样：在告知工厂员工本项目主要内容并取得知情同意后，共有 20 名职工同意加入本次个体采样。采样对象包括从事投料和初产品接收的全部 10 名工人，从事精馏的全部 4 名工人和岗位流动的作业工人 6 名，主要从事仪器维护、产品包装、岗位巡查等工作。采用 GilAir-3 空气采样器，采样端连接有溶剂解吸型活性炭管，工人于上班时开始佩戴采样器，采样头置于工人呼吸带，并尽可能减少对工人工作的影响，保证工人正常作业，从而减小因佩戴仪器而造成的偏倚；同时本次调查人员还在采样间期巡查工人佩戴仪器的依从性，避免出现工人中途拒绝佩戴的现象，保证采样质量。本次个体采样设置总采样时间 8h，以 50ml/min 流量采集空气，于采样 4h 时更换一次活性炭管，采样结束后，将活性炭管装于密封袋内。

3. 健康检查

2010 年，在开展健康检查的过程中，对工人解释了研究目的和检查中可能出现的各种情况，并获得了工人签字的知情同意书。问卷调查包括年龄、吸烟、饮酒、教育程度、收入、疾病史、工作时间、既往化学品接触史等个人信息。神经内科体检包括颅神经、运动神经、感觉神经、生理/病理反射、振动觉、握力、协调性检查等。血液及生化学检查包括：①血常规：红细胞计数（RBC），血红蛋白（Hb），血细胞比容（HCT），白细胞计数（WBC），血小板计数（PLT）；②血液生化：总蛋白（TP，双缩脲法），总胆固醇（T-Chol，酶法），肌酸磷酸激酶（CK，紫外线 N-乙酰半胱氨酸法），谷草转氨酶（AST，UV 法），谷丙转氨酶（ALT，UV 法），γ-谷氨酰转移酶（GGT，1-γ-谷氨酰-3-羧基-4-硝基苯胺底物法），乳酸脱氢酶（LDH，Wroblewski-LaDue 法），碱性磷酸酶（ALP，对硝基酚底物法），血清肌酐（Cr，碱性苦味酸法）；③血清激素水平测定：促甲状腺素（TSH），黄体生成素（LH），卵泡刺激素（FSH），雌二醇（E_2），均用放射免疫分析（RIA）法。

（1）神经传导速度测定：房间恒温于 25℃左右，检查前工人需在室温下适应约 30min。操作者同受试者说明测试目的、方法、需要对方配合的事项等，取得受试者的合作。受试者除去厚重衣物，暴露出下肢。检查项目包括 MCV、DL、感觉神经传导速度（sensory nerve conduction velocity，SCV）、F 波传导速度（F-wave conduction velocity，FCV），用肌电图/诱发电位仪进行测定。

1）MCV 和 DL 测定：采用一次性电极，连接电极处皮肤用乙醇擦净脱脂。记录电极置于趾短伸肌上，其中阴极置于靠近脚踝处，阳极置于靠近脚趾端。将刺激电极置于腓神经腘窝处，阳极靠近躯体端，阴极远离躯体端。记录电极和刺激电极之间安放一电极接地。将刺激电极与脉冲刺激器连接，逐步增加刺激强度，至受试者趾短伸肌做出反应为止，记录从脉冲波刺激开始至动作电位（M 波）之间的潜伏期。再将刺激电极置于腓骨小头处，电极方向同前，重复前次过程，记录潜伏期。

刺激电极从腓骨小头处发出脉冲波刺激开始至出现动作电位 M 波之间的时间即为末端潜伏期。

用尺测量腘窝和腓骨小头间的距离，得到运动神经传导的距离，而两次潜伏期的差值为运动神经传导的时间，从而可以计算出运动神经传导的速度。

2）感觉神经传导速度测定：采用逆行性法，即刺激电极到记录电极的方向和感觉神经的传导方向相反。采用一次性电极，连接电极处皮肤用乙醇擦净脱脂。记录电极置于脚背外侧，其中阴极置于靠近脚踝处，阳极置于靠近脚趾处。将刺激电极置于小腿背部脚踝上方 10～15cm 处，记录电极和刺激电极之间安放一电极，接地。将刺激电极与脉冲刺激器连接，记录从刺激电极脉冲发生到纪录电极接收到脉冲的时间，再用直尺测量出两电极间的距离，计算出感觉神经传导速度。

3）F 波传导速度的测定：电极位置的设定与运动神经传导速度测定时相同。记录电极置于趾短伸肌上，其中阴极置于靠近脚踝处，阳极置于靠近脚趾处。将刺激电极置于腓神经腘窝与踝骨之间，阳极靠近躯体端，阴极远离躯体端。将刺激电极与脉冲刺激器连接，逐步增加刺激强度，至受试者趾短伸肌做出反应，且电生理测定仪上显示的 F 波累积约 20 次为止。

记录从脉冲波刺激开始至记录到动作电位的时间（t），并测量受试者从胸骨剑突处至踇趾之间的距离（d）。F 波传导速度为脉冲刺激传入胸椎脊髓后返回的距离（$2d$）除以脉冲波刺激开始至记录到动作电位的时间，即 $2d/t$。

（2）神经行为学检查：采用 WHO 推荐的神经行为学测试组合（neurobehavioral core test battery，NCTB）进行测试。包括 7 个分测验：情绪状态测试（profile of mood scale，POMS）、简单反应时（simple reaction time）、手提转捷度测试（Santa Ana）、数字译码（digit symbol）、视觉保留时间（benton visual retention）、数字广度（digit span）和目标追踪测试（aiming）。

1）情绪状态测试以问卷形式进行，表上列出 65 个形容词，分别描述紧张、焦虑、忧郁、愤怒、疲劳和困惑 6 个方面的情感。每一情感状态附有 5 档评分（分别为 0 分、1 分、2 分、3 分、4 分），分别表示情感状态的程度（一点没有、略有一点、中等程度、相当明显、极明显）。问卷结束后用 6 张评分框图计算出各情感状态的得分。

2）手提转捷度测试器材为横列 12 方孔、纵列 4 方孔，共计 48 方孔的有机玻璃板，每孔中嵌一方底圆面的小栓，栓面半黑半白。让受试者用利手（如右手）和非利手（如左手）分别在 30s 内以尽可能快的速度从孔中取出栓子并将其水平提转 180°，再插入孔中。分别记录利手和非利手两次正确提转数之和，作为评价依据。

3）目标追踪测试的工具为一张测试图，图上有 400 个直径 1mm 的圆圈。让受试者用铅笔在 1min 内尽可能快速地在圆圈内打点，但打点不能触及圆圈的边缘，共测试两次。计算两次正确和错误的打点数及两次之和，作为评价依据。

4）简单反应时测试使用 Terry-84 简单反应仪测定，受试者看到仪器上红色信号灯亮起时，以尽可能快的速度按下开关熄灯。在规定的时候内（约 6min）信号不定时重复，测试结束仪器自动得出结果，包括正确反应次数、错误与漏失反应次数、平均反应时间与标准差、最快反应速度等。

5）数字译码采用测试表进行，表上列有数字及与之联系的符号。测试时，先向受试者展示 1～9 数字及与之相联系的译码 20s，然后试填 20s，继而在表内译码下依次填写其对应的数字，全部测试 90s，每对一格得 1 分。

6）视觉保留时间测试使用测试图进行，向受试者展示一几何图形 10s，然后展示略有不同的 4 张图形（其中有一张与原先展示的完全相同），要求受试者在 10s 内确认出与原图相同的一张，每确认正确一张得 1 分。

7）数字广度测试由测试者向受试者口述一组数字，数字长度为 2～8 个数字，让受试者分别顺序复述和倒序复述，每正确一次得 1 分。

（3）振动觉检查

1）音叉法振动觉检查：由经验丰富的神经内科医师执行。检查时将振动音叉（128Hz）振动后置于蹈趾（趾骨）或拇指（腕骨）掌指关节的突起部位，并让受试者报告有无振动。在受试者报告振动消失后立即将音叉置于检查者的相同部位，并记录检查者感觉到的振动的持续时间，以秒（s）表示。用此持续时间来评价受试者的振动觉，振动时间越长，说明振动觉越差。

2）振动觉阈值测定：用振动计在 125Hz 下测量双侧蹈趾的振动感觉阈值。工人把脚趾放在直径 15mm 的平板上，振幅为 125Hz，调查员逐渐增加振动强度，直到工人感觉到振动。每个脚趾的振动阈值用分贝（dB）表示。

4. 数据处理与统计分析

所有统计分析均采用 SPSS 12.0 软件。连续变量指标以均值±SD 表示。主动采样和被动采样配对资料及接触组与对照组的连续变量采用配对 t 检验比较，有序变量（如教育程度）用 Wilcoxon 秩和检验。$P<0.05$ 时有统计学意义。

5. 调查结果

（1）车间生产情况：根据 1-BP 的化学性质，该厂使用氢溴酸和正丙醇作为原料，以浓硫酸作为催化剂和脱水剂，在反应釜内进行化学反应，生成 1-BP。整个反应装置根据生产流程进行布置，一台投料釜置于 1 号车间内的较高处，3 台反应釜置于较为空旷的 1 号车间外，覆盖顶棚，3 台产品接收釜位于 1 号车间内较低处，位于投料釜下方，其中 1 号和 3 号产品接收釜靠近窗户。将接收釜流出的初产品运至 2 号车间外的精馏塔内进行精馏，精馏出的产品在 2 号车间内接收之后，再运至 1 号车间内的储存罐内储存，然后进行包装。包装完成的产品放置于 1 号车间内的成品区，产品分析室工人收集一定的成品，经位于产品检测室的气相色谱仪进行样品分析，检验产品纯度。产品生产所用原料置于 1 号车间和 2 号车间之间的空旷处（图 19.2）。

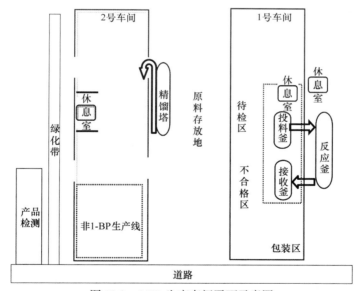

图 19.2　1-BP 生产车间平面示意图

工人使用压力泵将一定比例的原料送至反应釜内，在此过程中，工人佩戴手套，但并未佩戴口罩，手工打开原料桶盖后，用手扶持连接至投料釜的长吸管，直至原料全部进入投料釜内。因投料釜高于反应釜的位置，所以在打开连接投料釜和反应釜之间的开关后，原料即可进入反应釜内进行反应。反应釜为封闭装置，在投入原料一定时间后，工人即将反应釜与接收釜之间的开关打开，将产品转入接收釜内。

接收釜的产品出口垂直向下，工人需要手动打开开关，让产品自然流出，此时工人接触较高浓度的 1-BP 环境，而且由于工人需要一直手持产品流出管，虽然工人佩戴手套，但是并未佩戴口罩，由于 1-BP 易挥发的特点，1-BP 易经呼吸道进入体内，而且此过程工人需较长时间位于产品流出口，接触的 1-BP 量也较其他工种高，定点采样结果也证实了这一推测。

接收釜流出的初产品运至位于 2 号车间外的精馏塔内，经过精馏达到纯化产品的目的，此过程工人无须在一旁作业。精馏塔出口位于 2 号车间内，此出口的产品纯度高于 99%，同时由于纯化产品连续流出，产品出口与接收罐的交汇处无密封，此处空气中 1-BP 的浓度较高，从事精馏作业的两名工人的休息室也位于产品出口较近的位置。纯化的产品运至 1 号车间内的储存罐进行储存，再分装至不同容积的铁桶内。在分装的过程中，工人需要手动操作阀门进行装罐并称重，此时产品流出口有较为明显的 1-BP 挥发，工人接触明显。

分装之后的成品放置于成品区，由产品检验技术人员收集一定的样本，进行样品分析，观察发现，分析人员在打开桶盖取样的过程中也未佩戴口罩。

经过整个流程的观察和分析，发现工人在作业过程中戴有手套和安全帽，但是均未佩戴口罩，可以认为工人 1-BP 的接触基本是经呼吸道进入体内的。同时还发现车间配有 3 处休息室，分别位于投料釜附近 1 号车间内、反应釜附近 1 号车间外和精馏塔出口附近 2 号车间内，这 3 处休息室距离生产线不足 5m，工人在此均有可能接触 1-BP。

（2）工人一般情况：为研制本标准，本项目组开展了两次职业调查，工人的一般情况汇总如表 19.1 所示。

表 19.1　调查对象一般情况（$\bar{x} \pm s$）

一般情况	2010 年调查对象		2012 年调查对象
	对照组	接触组	
工人数	71	71	20
年龄（岁）	36.9±7.0	36.9±7.3	43.45±6.0
身高（cm）	161.2±5.4	160.8±5.3	161.45±6.49
工龄（月）	97.2±8.4	38.8±5.3	92±36.9
吸烟人数	0	0	1
饮酒人数	3	2	3
学历			
小学	1	3	3

一般情况	2010 年调查对象		2012 年调查对象
	对照组	接触组	
初中	41	48	11
高中	28	20	5
大专及以上	1	0	1

注：$\bar{x} \pm s$ 为均数±标准差。

（3）定点采样结果：2010 年的研究采用直读式 1-BP 检气管测定工厂车间空气中 1-BP 的浓度，其现场调查结果汇总如表 19.2 所示。单次测定车间空气浓度最高值为 402.40mg/m³，最低值为未检出，总平均浓度为 32.19mg/m³。在收集和分装终产品的采样位点检测到 1-BP 最高浓度达 301.80～402.40mg/m³。如前所述，收集和分装产品时，工人手工操作虽戴有手套，但是作业时 1-BP 容器是开口的，工人极易通过呼吸道接触 1-BP。

表 19.2　2010 年调查的车间环境中 1-BP 浓度（mg/m³）

采样点	检测次数	最大值	最小值	几何均值
工厂 1				
投料釜	12	35.21	15.09	23.14
投料釜	12	160.96	40.24	108.65
储存罐	11	105.63	20.12	70.42
反应釜 1	12	55.33	35.21	45.27
反应釜 2	10	60.36	35.21	46.28
反应釜 3	11	45.27	30.18	37.2
工厂 2				
投料釜	12	301.80	0.50	10.06
储存罐	12	20.12	5.03	6.04
储存罐	12	402.40	0.50	57.34
反应釜 1	10	—		
反应釜 2	10	—		
工厂 3				
投料釜	12	75.45	75.45	75.45
储存罐	12	45.27	25.15	32.70
反应釜 1	12	—	—	—
反应釜 2	12	40.24	20.12	30.18
工厂 4				
操作台（西）	12	40.24	—	20.62

续表

采样点	检测次数	最大值	最小值	几何均值
操作台（东）	12	35.21	—	12.07
反应釜（西）	12	88.03	—	31.19
反应釜（东）	12	50.30	—	19.62
通道（西）	10	100.60	—	35.21
通道（西）	9	45.27	—	15.59

注 "—" 为未检出。

2012 年的研究采用主动式 GilAir-3 采样器收集车间空气并进行检测，从表 19.3 可见，本次检测到车间 1-BP 最高的浓度为 153.06mg/m³，出现在接收釜位点，即初产品从接收釜流出的位点。此处的作业，工人需手动扶持接收罐，会较长时间接触高浓度的 1-BP 环境。在精馏塔处检测到较高浓度的 1-BP，此处检测结果的几何均值最高为 80.93mg/m³，此处为初产品经过精馏塔精馏之后形成终产品流出的位点。精馏塔终产品接收工作无须工人在一旁作业，但是现场调查发现，工人休息室距离此位点距离较近，1-BP 接触量可能也较高。2012 年的车间内定点采样结果发现，即使是在非 1-BP 生产区，所有采样点均可检测到 1-BP 的存在。1-BP 检测方法的最低检出浓度为 0.17mg/m³（以采集 1.5L 空气样品计）。

表 19.3　2012 年调查的工厂车间 1-BP 浓度（mg/m³）

采样点	检测次数	最大值	中位数	最小值	几何均数
反应釜	3	19.26	16.60	13.68	16.55
接收釜	6	153.06	19.52	7.24	59.35
精馏塔	5	142.40	99.40	2.21	80.93
储存罐	3	9.66	5.03	3.47	6.09
产品分析室	3	5.23	4.38	3.52	4.38
非 1-BP 生产区	4	4.83	2.87	1.96	3.12

（4）个体采样结果：2010 年调查发现，工人个体 1-BP 接触浓度（8h-TWA）为 0.35～535.19mg/m³（图 19.3），中位数为 20.95mg/m³，几何均值为 14.13mg/m³。4 个调查工厂的工人个体检测 8h-TWA 浓度的几何均值分别为 11.92mg/m³、5.16mg/m³、32.95mg/m³ 和 34.61mg/m³。

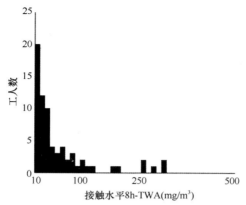

图 19.3　2010 年个体采样器测得的 TWA-8h 接触浓度频数分布

　　2012 年参与调查的 20 名工人，1-BP 接触 8h-TWA 为 0.25～90.34mg/m³，中位数为 9.51mg/m³，几何均数 10.69mg/m³，有 2 人 8h-TWA 高于 50mg/m³，6 人 8h-TWA 高于 20mg/m³（图 19.4）。

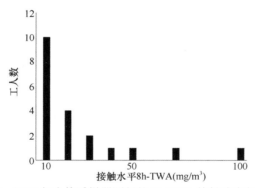

图 19.4　2012 年个体采样器测得的 8h-TWA 接触浓度频数分布

　　（5）调查对象健康状况分析

　　1）神经电生理检查：采用肌电图/诱发电位仪测定受试者下肢 MCV、DL、SCV、F 波传导速度（FCV）。结果见表 19.4。

　　接触组女工与对照组相比，MCV（44.8m/s±8.7m/s）和 SCV（45.5m/s±4.9m/s）减慢、DL 延长（7.5m/s±2.lm/s），t 检验显示两组差异有统计学意义（$P<0.05$），两组 FCV 无明显差异。一名接触工人的神经电生理检查数据在分析时予以排除，因为她 3 年前腿部做过外科手术。该女工的测定结果显示 MCV（74.9m/s）和 FCV（71.96m/s）异常升高，DL（10.5ms）延长。另一位接触女工 MCV（29m/s）远远低于参照值（40～60m/s），DL（13.71ms）显著延长，神经

内科检查也显示其位置觉和运动觉降低，联系其职业史发现，她的接触水平较高（TWA 为 41.85mg/m³），工龄较长（＞24 个月），怀疑此影响可能与 1-BP 接触有关。

表 19.4　神经电生理检查结果（$\bar{x} \pm s$）

指标	对照组（n=71）	接触组（n=71）	P	参考值
胫神经 DL	6.7±1.8	7.5±2.1[a]	0.0059	4.2～6.6
胫神经 MCV	50.1±10.3	44.8±8.7[a]	0.0036	41～55
腓肠神经 SCV	48.3±5.2	45.5±4.9[a]	0.0006	41～60
胫神经 FCV	52.1±4.6	51.1±5.3	0.1106	48～54

a 与对照组比较，$P<0.05$。

2）神经行为学检查（表 19.5）：采用 WHO 推荐的神经行为学测试组合（NCTB）进行测试。在反映情感状态的简明情绪量表（POMS）中，接触组愤怒情绪得分明显增高（21.0±5.5），紧张（7.8±5.5）、疲劳（5.6±4.1）、迷茫等情绪得分（6.1±3.5）降低，t 检验显示与对照组相比差异有统计学意义（$P<0.05$）。在神经行为学的其他 6 项指标的检查中，接触组提转捷度、数字译码和视觉记忆得分低于对照组，差异有统计学意义。考虑到接触组工人教育程度偏低，可能影响神经行为测试的结果，对年龄和教育程度进行匹配后重新进行了分析，结果显示接触组在简明情绪量表中紧张、愤怒、焦虑、迷茫的得分与对照组相比，差异仍有统计学意义（$P<0.05$），但在提转捷度、数字译码和视觉记忆得分上两组差异无统计学意义（$P>0.05$）。

表 19.5　神经行为功能及情感状态测试结果（$\bar{x} \pm s$）

指标	对照组（n=71）	接触组（n=71）	P
提转捷度	19.0±2.9	17.±3.4[a]	0.0323
数字译码	50.6±15.7	45.1±5.1[a]	0.0268
视觉记忆测试（正确个数）	7.8±1.6	7.1±1.8[a]	0.0434
简单反应时间（s）	0.3±0.1	0.3±0.1	0.3266
数字跨度	12.1±1.6	12.1±1.9	0.9102
目标追踪测试（完成个数）	155.9±58.0	151.6±57.4	0.3945
紧张	10.8±6.8	7.8±5.5[a]	0.0163
压抑感	14.3±11.1	10.9±9.5	0.0636
焦虑	12.0±8.5	9.3±8.6	0.0959
愤怒	18.2±5.9	21.0±5.5[a]	0.0161
疲劳	8.4±4.7	5.6±4.1[a]	0.0120
迷茫	7.8±4.1	6.1±3.8[a]	0.0278

a 与对照组比较，$P<0.05$。

3）振动觉检查：由经验丰富的神经内科医师在调查工人间开展音叉法振动觉检查和振动觉阈值的测定。从表19.6可见，与对照组相比，接触组工人左脚振动觉阈值明显较高（18.3dB±7.5dB），音叉试验显示接触女工右脚趾（6.2s±4.4s）和左脚趾振动觉（5.7s±4.45s）明显降低，t检验显示差异有统计学意义（$P<0.05$）。以音叉振动觉延迟时间≤2s为正常值，接触1-BP工人中有51人（81.0%）振动觉延迟时间＞2s，提示振动觉减弱，而对照组工人中仅有18人（28.6%）振动觉减弱。手指的音叉振动延迟时间没有观察到显著性差异。

表 19.6 工人振动觉阈值检查结果（$\bar{x}\pm s$）

指标	对照组（$n=63$）	暴露组（$n=63$）	P
右脚振动觉阈值（dB）	15.9±7.0	16.1±6.8	0.3128
左脚振动觉阈值（dB）	15.4±7.2	18.3±7.5[a]	0.0368
右脚音叉振动延迟（s）	3.3±4.3	6.2±4.4[a]	0.0256
左脚音叉振动延迟（s）	2.9±4.3	5.7±4.4[a]	0.0232
右手音叉振动延迟（s）	0.8±2.3	1.1±3.1	0.1553
左手音叉振动延迟（s）	0.7±2.3	1.0±2.8	0.1864

a 与对照组比较，$P<0.05$。

4）血液系统及生化指标检查：血液及生化检查显示，接触组 WBC 数（5.6±2.1）×10^3/μl、RBC 数（3.9±0.4）×10^6/μl、Hb（121.1±14.5）g/L、CK（82.0±27.5）IU/L（较低），TP（8.0±0.5）g/dl、LDH（335.2±356.6）IU/L（较高），差异有统计学意义（$P<0.05$）（表19.7）；血清激素测定检查显示 TSH（3.6±2.3）μIU/ml 和 FSH（18.7±24.4）mIU/ml 水平较高，t检验显示两组差异有统计学意义（$P<0.05$）。接触组中 10 人（14.1%）和对照组中 3 人（4.2%）的 WBC 数低于参考值（$4\times10^3\sim10\times10^3$/μl）下限。接触组 LDH 均值为 335 IU/L，高于参考值（115~245IU/L）。接触组 21 人（29.6%）的 LDH 高于参考值的上限。

表 19.7 工人血液系统检查指标（$\bar{x}\pm s$）

指标	对照组（$n=71$）	接触组（$n=71$）	P	参考值
血常规				
WBC（10^3/μl）	6.4±2.2	5.6±2.1[a]	0.0202	4~10
LY（%）	35.1±12.5	31.5±9.4	0.0507	20~40
RBC（10^6/μl）	4.2±0.4	3.9±0.4[a]	<0.0001	3.9~4.8

续表

指标	对照组（$n=71$）	接触组（$n=71$）	P	参考值
Hb（g/L）	127.0±17.2	121.1±14.5[a]	0.0213	11.5～13.6
HCT（L/L）	0.38±0.04	0.46±0.67	0.1202	0.398～0.518
MCH（pg）	30.33±3.6	31.13±2.35	0.1914	28.0～34.6
MCHC（g/L）	275.99±124.86	278.55±121.34	0.6978	250～450
PLT（10^3/μl）	217±110.11	196.10±150.48	0.3312	130～369
生化检查				
TP（g/dl）	7.7±0.6	8.0±0.5[a]	0.0393	6.7～8.3
CK（IU/L）	93.8±37.7	82.0±27.5[a]	0.0419	57～197
LDH（IU/L）	209.0±130.0	335.2±356.6[a]	0.0101	115～245
FSA（μmol/L）	250.30±21.7	247.45±20.37	0.4645	200～300
TChol（mg/dl）	167.58±30.90	172.25±33.08	0.4797	130～200
BUN（mg/dl）	13.61±3.63	14.04±4.19	0.5047	6～20
Cr（mg/dl）	0.62±0.11	0.60±0.13	0.1090	0.31～1.10
AST（IU/L）	21.49±10.81	25.00±10.28	0.0561	10～37
ALT（IU/L）	16.25±12.55	17.47±9.08	0.5076	10～40
ALP（IU/L）	224.32±234.33	208.01±104.21	0.5800	80～260
GGT（IU/L）	28.01±9.42	28.01±9.42	0.2809	≤70
激素水平				
TSH（mIU/ml）	2.4±1.4	3.6±2.3[a]	0.0028	0.3～4.8
FSH（mIU/ml）	7.5±7.0	18.7±24.4[a]	0.0005	1～38
LH（mIU/ml）	8.6±11.8	13.1±19.2	0.0834	2.9～113.3
E$_2$（pg/ml）	104.72±91.3	74.64±78.8	0.0675	9～390

a 与对照组比较，$P<0.05$。

表 19.8 汇总了 2012 年开展的工人健康监护资料。本次临床检查由江苏省宜兴市疾病预防控制中心开展，参与调查的 20 名工人中有 4 人未参加临床检查，共获取 16 名工人的临床检查数据。从表 19.8 可见，本次常规性体检并未发现工人健康指标有明显异常变化。

表 19.8 2012 年工厂工人体检资料汇总（$n=16$）

指标	（$\bar{x}$±SD）	异常人数	异常率（%）	参考值
WBC（10^9/L）	5.89±0.92	1	6.25	4～10
N（10^9/L）	3.24±0.78	0	0	1.8～7.5
L（10^9/L）	2.23±0.56	0	0	0.5～5
M（10^9/L）	0.33±0.11	0	0	0.12～1

续表

指标	（$\bar{x}\pm$SD）	异常人数	异常率（%）	参考值
E（10^9/L）	0.07±0.05	0	0	0～0.5
BASO（10^9/L）	0.02±0.01	0	0	0～1
RBC（10^{12}/L）	4.66±0.41	2	12.50	3～5（女） 3.5～5.5（男）
Hb（g/L）	140.06±12.69	0	0	110～150（女） 120～170（男）
MCV（fL）	89.67±4.26	1	6.25	80～100
HCT（L/L）	0.42±0.03	0	0	0.35～0.45 0.4～0.52
MCH（pg）	30.15±1.95	1	6.25	25～35
MCHC（g/L）	335.88±10.01	1	6.25	320～360
PLT（10^9/L）	196.19±54.94	0	0	100～300
TB（μmol/L）	15.83±5.69	1	6.25	5.1～25.6
ALB（g/L）	43.98±2.36	0	0	35～55
ALT（IU/L）	22.00±12.31	0	0	0～50

注：N，中性粒细胞；L，淋巴细胞；M，单核细胞；E，嗜酸性粒细胞；B，嗜碱性粒细胞；ALB，白蛋白。

（6）结果整理：采用美国 EPA 设计的 BMD 软件包，分别选择神经毒效应、血液和生化指标作为效应终点，进行基准计量 BMD 的计算，选择10%作为基准反应值和95%可信限，选择拟合优度最佳模型来计算 BMD 和 BMDL。

1）根据神经毒效应计算 BMD：表 19.9 列出了 1-BP 神经毒性剂量-效应分析值。以胫神经的远端潜伏期（DL）作为最敏感的神经毒效应终点计算 BMD。拟合优度检验表明线性模型较为符合，因此采用连续变量的线性模型来计算 1-BP 的 BMD 和 BMDL，结果分别为 36.77mg/m^3 和 21.73mg/m^3，见图 19.5。

表 19.9　神经毒性剂量-效应分析

指标	对照组 n	$\bar{x}\pm$SD	低剂量组（<10.06mg/m³） n	$\bar{x}\pm$SD	中剂量组（10.06～50.3mg/m³） n	$\bar{x}\pm$SD	高剂量组（>50.3mg/m³） n	$\bar{x}\pm$SD	ANOVA P	回归系数
神经电生理测试	69	50.1±10.3	20	44.4±9.3	28	43.8±8.3[a]	21	46.8±8.8	0.0112	
MCV（m/s）	70	6.6±1.8	20	7.3±2.2	28	7.3±2.4	22	8.0±1.7	0.0441	0.0666
DL（m/s）	68	52.2±4.7	19	51.2±6.3	28	50.8±5.4	21	51.4±4.3	0.6303	
FCV（m/s）	67	41.6±3.8	19	42.7±4.5	27	42.5±4.3	21	42.1±3.4	0.6548	
F-Mlatency（m/s）	65	48.6±5.1	17	45.1±5.3	26	46.9±4.5	22	44.9±4.4	0.0042	

续表

指标	对照组		低剂量组 （＜10.06mg/m³）		中剂量组 （10.06～50.3 mg/m³）		高剂量组 （＞50.3mg/m³）		ANOVA	回归系数
	n	$\bar{x}\pm SD$	n	$\bar{x}\pm SD$	n	$\bar{x}\pm SD$	n	$\bar{x}\pm SD$	P	
振动觉										
右脚（s）	69	3.3±4.3	20	5.9±5.5	28	6.2±4.2[a]	21	6.5±3.6	0.0023	0.1572
左脚（s）	69	2.9±4.3	20	4.5±5.1	28	5.8±4.4[a]	21	6.6±3.7	0.0017	0.1939
右手（s）	69	0.8±2.3	20	1.1±3.4	28	1.4±3.5	21	0.6±2.2	0.6930	
左手（s）	69	0.6±2.3	20	0.9±3.4	28	1.2±2.8	21	0.9±2.3	0.8225	

a $P<0.05$。

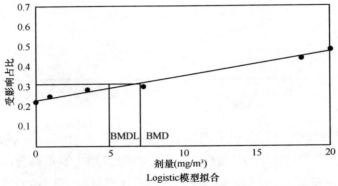

图 19.5　以远端潜伏期（DL）为毒效应终点计算 BMD

　　2）根据血液和生化指标计算 BMD：以血液和生化指标为效应终点，计算的剂量-效应关系分析结果显示，高剂量组工人 CK 降低[（73.73±28.0）IU/L]，TSH 水平增高[（4.3±1.4）IU/ml]，呈剂量依赖关系（表 19.10）。线性回归分析显示 TWA 接触浓度与上述指标之间的相关性，相关系数分别为–0.0139、–1.0464 和 0.1024。

表 19.10　血液和生化指标剂量-效应分析

指标	对照组		低剂量组 （＜10.06mg/m³）		中剂量组 （10.06～50.3 mg/m³）		高剂量组 （＞50.3mg/m³）		ANOVA	回归系数
	n	$\bar{x}\pm SD$	n	$\bar{x}\pm SD$	n	$\bar{x}\pm SD$	n	$\bar{x}\pm SD$	P	
RBC（10⁶/μl）	70	4.22±0.37	19	3.96±0.49	29	3.89±0.38	22	3.93±0.47	0.0005	–0.0139
CK（IU/L）	70	93.8±37.7	20	86.2±24.3	28	85.6±28.8	22	73.7±28.0	0.0983	–1.0464
TSH （μIU/ml）	57	2.4±1.5	13	3.1±1.7	23	3.2±1.9	21	4.3±3.0	0.0014	0.1024

以血清 CK 作为血液生化效应终点,拟合优度检验表明线性模型较为符合,采用连续变量的线性模型来计算 1-BP 的 BMD 和 BMDL,结果分别为 88.28mg/m³ 和 44.52mg/m³(图 19.6)。

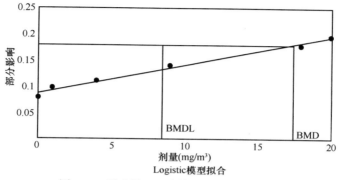

图 19.6　以血清 CK 为效应终点计算 BMD

以血清 TSH 作为生化效应终点,拟合优度检验表明线性模型较为符合,采用连续变量的线性模型来计算 1-BP 的 BMD 和 BMDL,结果分别为 BMD 为 47.23mg/m³ 和 31.54mg/m³(图 19.7)。

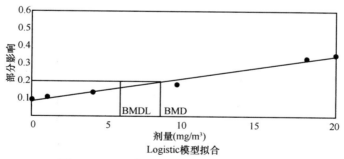

图 19.7　以血清 TSH 为效应终点计算 BMD

二、国内外相关标准研究

鉴于选择关键效应和判断不确定因素上的差异及评估时间和研究资料的不同,1-BP 接触限值的建议值差异较大。2002 年美国 NIOSH 提议将 REL-TWA 定为 301.80～452.70mg/m³。2004 年,美国 ACGIH 建议 TWA-TLV 为 50.30mg/m³;2012 年,ACGIH 建议调整 TWA-TLV 为 0.503mg/m³(0.1ppm),

至今尚未被采纳。除美国外，其他国家也制定了 1-BP 的职业接触限值，波兰将 1-BP 的 PC-TWA 设定为 42mg/m³；芬兰、比利时、加拿大、哥伦比亚、意大利、尼加拉瓜、葡萄牙和西班牙将 1-BP 的 PC-TWA 设定为 51mg/m³；韩国将 1-BP 的 PC-TWA 设定为 125mg/m³。

三、技术指标的制定依据

本项目基于职业人群资料的剂量-反应（效应）关系，计算了 1-BP 毒性基准剂量（BMD），并与国外现有的职业接触限值建议值进行比较。从文献报道及项目组先前研究可见，目前常规性的健康监护指标不足以反映 1-BP 接触对工人的早期影响，需要关注外周神经系统的变化。根据上述结果汇总相关观察指标的 BMD 和 BMDL 列于表 19.11，从中可以清晰地看出哪一个指标更敏感。

表 19.11　不同观察指标计算的 BMD 和 BMDL

观察指标	BMD（mg/m³）	BMDL（mg/m³）
胫神经远端潜伏期	36.77	21.73
血清 CK	88.281	44.52
血清 TSH	47.23	31.54

参照美国 ACGIH 和其他国家提出的 1-BP 接触限值，基于本次研究结果，建议以外周神经传导作为关键效应指标，以 BMDL 21.73mg/m³ 作为提出职业接触限值的基础，将我国 1-BP 职业接触限值（PC-TWA）定为 21mg/m³。

我们应继续密切关注国际学界对 1-BP 接触与健康关系的研究，继续对国内接触工人进行随访，建议职业健康监护增加针对性的健康检查指标，及早发现职业健康危害，确保工人健康。此外，要密切关注其致癌性。因为目前国内职业人群接触时间还不够长，可能有问题尚未显现。

四、正确使用标准说明

无特别说明。

（周志俊　邬春华）

参 考 文 献

李卫华，2010. 1-溴丙烷健康危险度评价（博士学位论文）. 上海：复旦大学.

李卫华，胡晓晴，田芳，等，2010. 1-溴丙烷职业接触限值研究进展. 环境与职业医学，27（7）：437-440.

李卫华，市原学，王海兰，等，2010. 1-溴丙烷引发雄性大鼠性腺基因表达谱的变化. 卫生研究. 39（2）：191-196.

李卫华，王强毅，市原学，等，2010. 1-溴丙烷对接触工人神经毒性的剂量-效应关系. 中华劳动卫生职业病杂志，28（7）：488-493.

李卫华，周志俊，王强毅，等，2010. 职业接触 1-溴丙烷对女工神经系统和血液及生化学的影响. 中华劳动卫生职业病杂志，28（5）：339-344.

彭四盟，李卫华，范奇元，等，2003. 1-溴丙烷工厂工人健康状况调查及接触生物标记物的研究. 职业与健康，1：4-6.

宋福永，谢克勤，2010. 1-溴丙烷毒性研究进展. 中华劳动卫生职业病杂志，28（7）：548-551.

宋向荣，王海兰，黄芬，等，2009. 1-溴丙烷吸入对大鼠脑皮质神经丝蛋白表达的影响. 中国职业医学，36（1）：4-6，10.

唐洪，王坤，吴登胜，2001. 气相色谱法测定车间空气中 1-溴丙烷的研究. 劳动医学，4：217-218.

徐甫，常秀丽，周志俊，2012. 1-溴丙烷的暴露生物标志研究进展. 职业卫生与应急救援，30（4）：194-196，201.

Blando JD, Schill DP, De La Cruz MP, et al, 2010. Preliminary study of propyl bromide exposure among New Jersey dry cleaners as a result of a pending ban on perchloroethylene. J Air Waste Manag Assoc, 60（9）：1049-1056.

Frasch HF, Dotson GS, Barbero AM, 2011. In vitro human epidermal penetration of 1-bromopropane. J Toxicol Environ Health A, 74（19）：1249-1260.

Fueta Y, Fukuda T, Ishidao T, et al, 2004. Electrophysiology and immunohistochemistry in the hippocampal CA1 and the dentate gyrus of rats chronically exposed to 1-bromopropane, a substitute for specific chlorofluorocarbons. Neuroscience, 124（3）：593-603.

Fueta Y, Ishidao T, Kasai T, et al, 2000. Decreased paired-pulse inhibition in the dentate gyrus of the brain in rats exposed to 1-bromopropane vapor. Journal of Occupational Health, 42（3）：149-151.

Fueta Y, Ueno S, Ishidao T, et al, 2009. Effects of prenatally exposed to 1-bromopropane on the brain of the young offspring. Neuroscience Research, 65：S250.

Fueta Y, Yoshida Y, Ueno S, et al, 2007. Effects of 1-bromopropane on neurotrasmitter receptors, intracellular signalings and feedback inhibition in the CNS. Neuroscience Research, 58：S236.

Furuhashi K, Kitoh J, Tsukamura H, et al, 2006. Effects of exposure of rat dams to 1-bromopropane during pregnancy and lactation on growth and sexual maturation of their offspring. Toxicology, 224（3）：219-228.

Garner CE, Sumner SCJ, Davis JG, et al, 2006. Metabolism and disposition of 1-bromopropane in rats and mice following inhalation or intravenous administration. Toxicology and Applied Pharmacology, 215（1）: 23-36.

Hanley KW, Petersen M, Curwin BD, et al, 2006. Urinary bromide and breathing zone concentrations of 1-bromopropane from workers exposed to flexible foam spray adhesives. Annals of Occupational Hygiene, 50（6）: 599-607.

Hanley KW, Petersen MR, Cheever KL, et al, 2010. Bromide and N-acetyl-S-（n-propyl）-L-cysteine in urine from workers exposed to 1-bromopropane solvents from vapor degreasing or adhesive manufacturing. Int Arch Occup Environ Health, 83（5）: 571-584.

Honma T, Suda M, Miyagawa M, 2003. Inhalation of 1-bromopropane causes excitation in the central nervous system of male F344 rats. Neurotoxicology, 24（4/5）: 563-575.

Huang Z, Ichihara S, Oikawa S, et al, 2011. Proteomic analysis of hippocampal proteins of F344 rats exposed to 1-bromopropane. Toxicol Appl Pharmacol, 257（1）: 93-101.

Huang Z, Ichihara S, Oikawa S, et al, 2012. Proteomic identification of carbonylated proteins in F344 rat hippocampus after 1-bromopropane exposure. Toxicol Appl Pharmacol, 263（1）: 44-52.

Ichihara G, Banu S, Ichihara S, et al, 2007. Reversibility of the adverse effects of 1-bromopropane exposure in rats. Toxicological Sciences, 100（2）: 504-512.

Ichihara G, Kitoh J, Li W, et al, 2012. Neurotoxicity of 1-bromopropane: Evidence from animal experiments and human studies. Journal of Advanced Research, 3（2）: 91-98.

Ichihara G, Li W, Shibata E, et al, 2004. Neurologic abnormalities in workers of a 1-bromopropane factory. Environ Health Perspect, 112（13）: 1319-1325.

Ichihara G, Li WH, Ding XC, et al, 2004. A survey on exposure level, health status, and biomarkers in workers exposed to 1-bromopropane. American Journal of Industrial Medicine, 45（1）: 63-75.

Ichihara G, Li WH, Shibata E, et al, 2010. Dose-dependent neurologic abnormalities in workers exposed to 1-bromopropane. Journal of Occupational and Environmental Medicine, 52（8）: 769-777.

Ichihara G, Miller JK, Ziolkowska A, et al, 2002. Neurological disorders in three workers exposed to 1-bromopropane. Journal of Occupational Health, 44（2）: 1-7.

Ichihara G, Yu X, Kitoh J, et al, 2000. Reproductive toxicity of 1-bromopropane, a newly introduced alternative to ozone layer depleting solvents, in male rats. Toxicol Sci, 54（2）: 416-423.

Ishidao T, Kunugita N, Fueta Y, et al, 2002. Effects of inhaled 1-bromopropane vapor on rat metabolism. Toxicology Letters, 134（1/2/3）: 237-243.

Jeong TC, Lee SK, Kang MJ, et al, 2010. Role of metabolism in 1-bromopropane-induced hepatotoxicity in mice. Journal of Toxicology and Environmental Health-Part a-Current Issues,

73（21/22）：1431-1440.

Kawai T，Takeuchi A，Miyama Y，et al，2001. Biological monitoring of occupational exposure to 1-bromopropane by means of urinalysis for 1-bromopropane and bromide ion. Biomarkers，6（5）：303-312.

Kim HY，Chung YH，Jeong JH，et al，1999. Acute and repeated inhalation toxicity of 1-bromopropane in SD rats. Journal of Occupational Health，41（2）：121-128.

Li W，Shibata E，Zhou Z，et al，2010. Dose-dependent neurologic abnormalities in workers exposed to 1-bromopropane. J Occup Environ Med，52（8）：769-777.

Majersik JJ，Caravati EM，Steffens JD，2007. Severe neurotoxicity associated with exposure to the solvent 1-bromopropane（n-propyl bromide）. Clinical Toxicology，45（3）：270-276.

Morgan DL，Nyska A，Harbo SJ，et al，2011. Multisite carcinogenicity and respiratory toxicity of inhaled 1-bromopropane in rats and mice. Toxicol Pathol，39（6）：938-948.

National Industrial Chemicals Notification and Assessment Scheme. Department of Health，Australian Government，2013. Propane，1-bromo-：Human health tier Ⅱ assessment. [2019-3-20]. http：//www.nicnas.gov.au/chemical-information/imap-assessments/imapassess-ment- details?assessment_ id=70.

National Toxicology Program-U.S，2011. Department of Health and Human Services.Toxicology and carcinogenesis studies of 1-Bromopropane. [2019-3-20]. https://ntp.niehs.nih.gov/ntp/htdocs/lt_rpts/ tr564. pdf.

National Toxicology Program-U.S，2012. Department of Health and Human Services. Report on carcinogens concept review for 1-bromopropane. [2019-3-20]. https://ntp.niehs.nih.gov/pubhealth/roc/ listings/bromopropane/index.html.

Raymond LW，Ford MD，2007. Severe illness in furniture makers using a new glue：1-bromopropane toxicity confounded by arsenic. Journal of Occupational and Environmental Medicine，49（9）：1009-1019.

Samukawa M，Ichihara G，Oka N，et al，2012. A case of severe neurotoxicity associated with exposure to 1-bromopropane，an alternative to ozone-depleting or global-warming solvents. Arch Intern Med，172（16）：1257-1260.

Sclar G，1999. Encephalomyeloradiculoneuropathy following exposure to an industrial solvent. Clin Neurol Neurosurg，101（3）：199-202.

Smith CJ，Johnson GT，Harbison RD，et al，2011. Dose-dependent neurologic abnormalities in workers exposed to 1-bromopropane. J Occup Environ Med，53（7）：707-708.

Sohn YK，Suh JS，Kim JW，et al，2002. A histopathologic study of the nervous system after inhalation exposure of 1-bromopropane in rat. Toxicology Letters，131（3）：195-201.

Stelljes ME，Wood RR，2004. Development of an occupational exposure limit for n-propylb-romide using benchmark dose methods. Regul Toxicol Pharmacol，40（2）：136-150.

Subramanian K，Mohideen SS，Suzumura A，et al，2012. Exposure to 1-bromopropane induces microglial changes and oxidative stress in the rat cerebellum. Toxicology, 302（1）: 18-24.

Suda M, Honma T, Miyagawa M, et al, 2008. Alteration of brain levels of neurotransmitters and amino acids in male F344 rats induced by three-week repeated inhalation exposure to 1-bromopropane. Industrial Health, 46（4）: 348-359.

Toraason M, Lynch DW, DeBord DG, et al, 2006. DNA damage in leukocytes of workers occupationally exposed to 1-bromopropane. Mutation Research-Genetic Toxicology and Environmental Mutagenesis, 603（1）: 1-14.

Ueno S, Yoshida Y, Fueta Y, et al, 2007. Changes in the function of the inhibitory neurotransmitter system in the rat brain following subchronic inhalation exposure to 1-bromopropane. Neurotoxicology, 28（2）: 415-420.

US CDC, 2008. Neurologic illness associated with occupational exposure to the solvent 1-bromopropane—New Jersey and Pennsylvania, 2007-2008. MMWR Morb Mortal Wkly Rep, 57（48）: 1300-1302.

Wang HL, Ichihara G, Ito H, et al, 2002. Biochemical changes in the central nervous system of rats exposed to 1-bromopropane for seven days. Toxicological Sciences, 67（1）: 114-120.

Wang HL, Ichihara G, Ito H, et al, 2003. Dose-dependent biochemical changes in rat central nervous system after 12-week exposure to 1-bromopropane. Neurotoxicology, 24（2）: 199-206.

Yamada T, Ichihara G, Wang HL, et al, 2003. Exposure to 1-bromopropane causes ovarian dysfunction in rats. Toxicological Sciences, 71（1）: 96-103.

Yu WJ, Kim JC, Chung MK, 2008. Lack of dominant lethality in mice following 1-bromopropane treatment. Mutat Res, 652（1）: 81-87.

Yu XZ, Ichihara G, Kitoh J, et al, 1998. Preliminary report on the neurotoxicity of 1-bromopropane, an alternative solvent for chlorofluorocarbons. Journal of Occupational Health, 40（3）: 234-235.

Zhang S, Wang YM, Tang BF, et al, 2006. Mass-analyzed threshold ionization spectroscopy of 1-bromopropane through dissociative intermediate states. Chemical Physics Letters, 419（1/2/3）: 101-105.

Zhao WY, Aoki K, Xie TX, et al, 1999. Electrophysiological changes induced by different doses of 1-bromopropane and 2-bromopropane. Journal of Occupational Health, 41（1）: 1-7.

第二十章   2,4-二氯苯氧基乙酸

一、制 定 背 景

2,4-二氯苯氧基乙酸（2,4-dichlorophenoxyacetic acid）又名 2,4-滴，CAS 号 94-75-7，分子式 $C_8H_6Cl_2O_3$，分子量 221.04，化学结构式如图 20.1 所示。

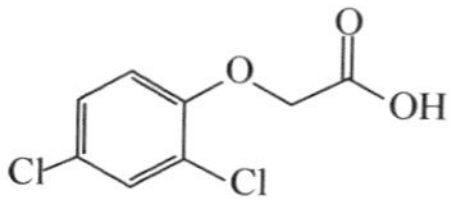

图 20.1   2,4-滴的化学结构式

2,4-滴纯品是一种无味、不可燃的白色晶体，当含有杂质时可能有轻微酚醛气味并呈黄色。2,4-滴微溶于水，溶于乙醇和其他有机溶剂，不溶于石油。常温条件下性质稳定，遇强氧化剂会引起燃烧和爆炸，燃烧后可释放出有毒气体，如氯化氢和一氧化碳。

2,4-滴是世界上第一个工业化生产的选择性激素类高效除草剂。美国于 1941 年开始生产，我国于 20 世纪 50 年代后期开始生产。2,4-滴属于氯苯氧基除草剂，结构与植物特异性生长调节因子激素吲哚乙酸相似，在低浓度（<30ppm）时可用作植物激素，高浓度（>30ppm）时可用作广谱除草剂。

2,4-滴作为三大类除草剂的代表品种之一，全球销售额位列草甘膦和百草枯之后。陶氏益农等几家公司原药产能均在万吨以上。目前，我国在农业部登记注册的 2,4-滴原药生产厂家共有 14 家，产能超过万吨以上的有 2 家，制剂生产企业 60 余家，主要分布于江苏、山东、河北等省份。出于环保的考虑，国外公司逐渐减少 2,4-滴产量，我国产量则自 2011 年起逐年增加，年同比增长超过 30%，已成为世界上 2,4-滴原药及其酯类/盐类化合物的主要生产国和出口国。

2,4-滴的合成方法是先将苯酚氯化制得 2,4-二氯酚，后者在氢氧化钠存在下与氯乙酸缩合生成 2,4-滴钠盐，再酸化成 2,4-滴原药。由于农药生产的季节性明显，多数企业不是全年生产，从业人员流动性相对较大，职业性接触人群近万人。2,4-滴在工作场所空气中以气溶胶的形式存在，工人接触的主要途径

为呼吸道吸入。文献报道大剂量 2,4-滴经口可致系统性毒性，经皮和经呼吸道很少致系统性毒性，未见致死病例报告。

建立我国工作场所空气中 2,4-滴的职业接触限值（PC-TWA）为 10mg/m³，关键效应为甲状腺效应和肾小管损伤。

二、国内外相关标准研究

美国 ACGIH 推荐的 2,4-滴 TLV-TWA 为 10mg/m³，制修订情况见表 20.1；美国 NIOSH 推荐的 2,4-滴 REL-TWA 是 10mg/m³；美国 OSHA 执行的 2,4-滴 PEL-TWA 为 10mg/m³；德国 DFG 推荐的 MAK 为 2mg/m³，制修订情况见表 20.2。

表 20.1 美国 ACGIH 2,4-滴接触限值制修订年表

时间	制修订内容
1954 年	建议 TLV-TWA 10mg/m³
1956 年至今	TLV-TWA 10mg/m³
1976～1985 年	TLV-STEL 20mg/m³
1984 年	建议撤销 TLV-STEL
1986 年	TLV-STEL 撤销
1995 年	建议标记 A4
1996～2012 年	TLV-TWA 10mg/m³、A4
2012 年	建议 TLV-TWA 10mg/m³、皮、A4
2013 年	TLV-TWA 10mg/m³、皮、A4
2013～2016 年	TLV-TWA 10mg/m³、皮、A4
2016 年	建议 TLV-TWA 10mg/m³、A4
2017 年	TLV-TWA 10mg/m³、A4

表 20.2 德国工作场所化学物质健康危害调查委员会 2,4-滴 MAK 接触限值制修订年表

时间	制修订内容
1958 年	首次等同采用 ACGIH 限值 10mg/m³（未出版编制说明）
1973 年	等同采用 ACGIH 限值 10mg/m³（出版编制说明）
1990 年	确定可经皮吸收，经皮吸收率一般为 5%～20%
1994 年	修改为 1mg/m³，依据犬 13 周的 NOAEL 0.3mg/kg 推算
2002 年	设超限倍数为 8
2008 年	依据犬 1 年的 NOAEL 1mg/kg 推算
2012 年	限值修改为 2mg/m³，超限倍数改为 2

三、技术指标的制定依据

（一）2,4-滴毒理学资料

除极个别外，2,4-滴的铵盐和酯类的作用及毒性与 2,4-滴原药（母体酸形式）是非常相似的。

2,4-滴大鼠急性吸入 LC_{50} 大于 1.79mg/L（4h），急性经口 LD_{50} 为 320～726mg/kg，雄性略微敏感些，经皮 LD_{50} 为 1500mg/kg。小鼠急性经口 LD_{50} 为 318～347mg/kg，家兔急性经皮 LD_{50} 为 1400mg/kg。2,4-滴原药和铵盐对眼睛有严重的刺激性，2,4-滴原药和其他形式对皮肤无刺激性和致敏性。

Gorzinski 等给 Fisher344 大鼠喂饲工业级 2,4-滴（97.6%）浓度分别为 0mg/（kg·d）、15mg/（kg·d）、60mg/（kg·d）、100mg/（kg·d）、150mg/（kg·d），13 周，获得肾脏效应 LOAEL 为 15mg/（kg·d）。Charles 等给 Fisher344 大鼠喂饲工业级 2,4-滴，浓度分别为 0mg/（kg·d）、1mg/（kg·d）、15mg/（kg·d）、100mg/（kg·d）、300mg/（kg·d），共 13 周，获得肾脏效应 NOEL 为 15mg/（kg·d）。Charles 等给纯种小猎犬喂饲工业级 2,4-滴，浓度分别为 0mg/（kg·d）、0.5mg/（kg·d）、1mg/（kg·d）、3.75mg/（kg·d）、7.5mg/（kg·d），13 周，获得体重减轻效应等 LOAEL 为 1mg/（kg·d）。

Munro 等和 Charles 等给 Fisher344 大鼠经口毒性试验 104 周，获得肾脏和甲状腺效应 NOEL 为 5mg/（kg·d）；B6C3F1 小鼠 104 周经口毒性试验，获得肾脏效应 NOEL 为 5mg/（kg·d）。Charles 等使用纯种小猎犬喂饲工业级 2,4-滴 1 年，获得体重减轻效应 LOAEL 为 1mg/（kg·d）。犬是对 2,4-滴最为敏感的物种。

2,4-滴急性神经效应 NOAEL 为 15mg/（kg·d），慢性神经效应 NOAEL 为 75mg/（kg·d）。

没有证据显示 2,4-滴存在遗传毒性。2,4-滴大鼠和小鼠的生殖/发育毒性 NOEL 分别为 25mg/（kg·d）和 8.5mg/（kg·d）。

动物通过胃肠道途径可以快速并完全地吸收 2,4-滴，并几乎全部以原型从尿中排出，不存在蓄积情况。猴、大鼠和小鼠经皮吸收的 2,4-滴的吸收率分别为 10.5%、17.3%和 18.5%。

2,4-滴大鼠生物半衰期为 1～6h，以原型随尿排出；犬的 2,4-滴生物半衰期为 92～106h，以多种代谢产物但极少以原型随尿排除；人的 2,4-滴生物半衰期为 10～20h，约有 82%以原型随尿排出。2,4-滴代谢有种属差异，但性别差异极小。

大鼠、家兔和犬的 2,4-滴肾饱和度分别是 50mg/kg、40mg/kg 和 10mg/kg。犬的肾清除率较慢，导致血浆半衰期较长，身体负荷稳态较高。大鼠和人的药代动力学和代谢相似。

（二）2,4-滴职业接触限值

由于没有人的空气中 2,4-滴浓度与效应关系数据，所以采用动物实验结果建立职业接触限值。大鼠和人的药代动力学及代谢相似，所以用大鼠的毒理学数据推算职业接触限值更为合理。慢性毒性引起大鼠肾脏和甲状腺损害的 NOEL 为 5mg/（kg·d），假设 2,4-滴经肺吸收率为 100%，每天 8h 工作制，呼吸量为 $10m^3$，相当于 70 kg 个体接触总剂量为 $35mg/m^3$。2,4-滴为低毒类物质，体内吸收完全，排泄迅速，无蓄积毒性作用，所以限值设为 $10mg/m^3$ 可以有效保护接触人群免于健康损害。而且最新研究证据显示，2,4-滴经皮肤吸收不会引起系统性损害，无须标注"皮"。

结合我国 2,4-滴典型生产企业的现场调查和实际检测结果，采用 $10mg/m^3$ 的限值标准，不仅可有效保护接触工人的健康，而且无须工程改造企业现有的生产条件，具有很好的可行性。

四、正确使用标准说明

本标准适用于 2,4-滴原药和盐类及制剂的主要生产企业现场空气中 2,4-滴浓度的控制。

（谭 枫 许建宁）

参 考 文 献

ACGIH，2017. 2,4-D. Documentation of the Threshold Limit Values and Biological Exposure Indices. Cincinnati，Ohio：ACGIH.

Charles JM，Bonda DM，Jeffris TK，et al，1996. Chronic dietary tocicity/oncogenicity studies on 2,4-dichlorophenoxyacetic acid in rodents. Toxicol Sci，33（2）：166-172.

Charles JM, Cunny HC, Wilson RD, et al, 1996. Comparative subchronic studies on 2,4-dichlor-ophenoxyacetic acid, amine, and ester in rats. Fundam Appl Toxicol, 33（2）: 161-165.

Charles JM, Hanley TR, Jr, Wilson RD, et al, 2001. Developmental toxicity studies in rats and rabbits on 2,4-dichlorophenoxyacetic acid and its forms. Toxicol Sci, 60（1）: 121-131.

Jan Sassman, 1984. Pesticide Background Statements. Volume 1, Herbicides. Washington, DC:USDA Forest Service.

Munro IC, Carlo GL, Orr JC, et al, 1992. A comprehensive integrated review and evaluation of the scientific evidence relating to the safety of the herbicide 2, 4-D. Int J Tox, 11（5）: 559-664.

Timchalk C, 2004. Comparative inter-species pharmacokinetics of phenoxyacetic acid herbicides and related organic acids Evidence that the dog is not a relevant species for evaluation of human health risk. Toxicology, 200: 1-19.

第二十一章　二甲基亚砜

一、制定背景

　　二甲基亚砜（DMSO）是一种含硫有机化合物。在常温下为无色无臭的透明液体，具有高沸点、高吸湿性、微苦味。其热稳定性好，易溶于水、醇、醚、酯，能溶解烷烃以外的各种极性有机气体、液体或聚合物，属于非质子极性溶剂。DMSO 被广泛应用于医药、农药、石油、化工、有机合成、冶金、电子、涂料和高分子材料等领域，可用作抽提溶剂、医药中间体、农药添加剂、防冻剂、金属脱漆、脱脂剂、电容介质、稀有金属提取剂和化妆品助剂、合成纤维的染色剂和改性剂等。

　　目前，美国、法国、日本和中国拥有 DMSO 生产装置。到 2002 年底，DMSO 世界年生产能力约为 5 万吨，其中美国、法国和日本合计为 3 万吨，我国于 20 世纪 60 年代末开始研发 DMSO 生产技术。1990 年以来，随着生产技术的不断完善及应用领域的不断扩展，特别是新型抗生素的问世和发展，中国 DMSO 生产得到了快速发展。我国是世界上最主要的 DMSO 生产国，产品 1/3 内销，2/3 出口，主要出口国为印度、美国、韩国、加拿大、巴西、俄罗斯和东欧等 20 多个国家。我国 DMSO 生产能力 2007 年达 2.25 万吨，2012 年在 8.0 万吨以上，成为世界上 DMSO 第一大生产国。2007 年国内 DMSO 消费量为 1.9 万吨，绝大部分用于医药、农药领域。印度、欧洲、韩国、日本等国家和地区需求量的增长给我国 DMSO 出口带来了生机。我国已成为液晶面板主要的生产基地之一，国内液晶显示器行业对 DMSO 的需求将持续增加。此外，近几年碳纤维发展很快，碳纤维的生产需要高强 PAN 原丝，而采用 DMSO 为溶剂比其他溶剂生产的 PAN 原丝性能优越。随着国内碳纤维行业的发展，DMSO 用量会有一定的发展，预计需求量在数千吨。

　　石油加工行业、医药生产行业、DMSO 生产企业、电子行业、涂料化工行业等的工作场所均存在大量的职业接触人群，其接触途径为呼吸道吸入或皮肤接触等，因此迫切需要对工业企业工作场所空气中的 DMSO 制定相应的职业接触限值，以保障广大劳动者的身体健康。

二、国内外相关标准研究

我国尚没有制定工作场所空气中 DMSO 的职业接触限值及工作场所空气中 DMSO 的标准检测方法。世界上部分国家如美国、奥地利、丹麦、德国、荷兰、瑞士、瑞典等国家工作场所空气中 DMSO 的职业接触限值见表 21.1。

表 21.1　世界部分国家 DMSO 的职业接触限值

国家	职业接触限值 [a]	年份
美国，AIHA	8h-TWA=250ppm	2003
奥地利	8h-TWA=50ppm	2004
丹麦	8h-TWA=100ppm	1991
德国	8h-TWA=50ppm（摘自瑞士标准）	2003，2009
荷兰	8h-TWA=50ppm	2004
瑞士	8h-TWA=50ppm	2003
瑞典	8h-TWA=50ppm 15min-STEL=150ppm	2000

a SK，skin notation。

可看到德国、荷兰、瑞士、瑞典等大多数国家采用的职业接触限值 TWA 为 50ppm（相当于 160mg/m³），特别是德国 2009 年对该限值进行修订，仍然维持 50ppm（相当于 160mg/m³）的限值水平。少数国家制定了 STEL。DMSO 具有较低急性毒性，现有研究未发现致突变、致畸、致癌毒性，无皮肤致敏作用。其可引起呼吸道上皮和黏膜的组织病理学改变是德国最新标准更新所依据的毒理学观测终点。

三、技术指标的制定依据

（一）基本特性

1. DMSO 的理化特性

DMSO CAS 号 67-68-5，结构式见图 21.1，常温下为无色无臭黏稠透明油

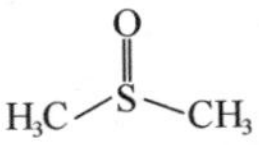

图 21.1　DMSO 的结构式

状液体，是高沸点、高吸湿性、非质子极性的常用有机溶剂，凝固点 18.45℃，沸点 189℃，味微苦。在 20℃、相对湿度 65%时能吸收超过自身重量 70%的水分，于 140℃以下化学性能稳定。

2. DMSO 的用途

由于 DMSO 对化学反应具有特殊溶媒效应及对许多物质的溶解特性，并且具有高极性、热稳定性好、非质子、与水混溶的特性，能溶于乙醇、丙醇、苯和氯仿等大多数有机物，故被誉为万能溶剂。DMSO 被广泛应用于医药、农药、石油、化工、有机合成、冶金、电子、涂料和高分子材料等领域，可用作抽提溶剂、医药中间体、农药添加剂、防冻剂、金属脱漆剂、脱脂剂、电容介质、稀有金属提取剂和化妆品助剂、合成纤维的染色剂和改性剂等，因此其应用和发展前景十分广阔。

3. DMSO 的健康效应

DMSO 可以通过吸入或经皮肤和口腔等途径进入人体并被机体吸收，经皮吸收和口腔吸收后的血浆清除半衰期分别为 11～14h 和 20h。体内 DMSO 主要在肝脏和肾脏代谢，主要产物为二甲基砜。DMSO 对皮肤有极强的渗透性，有助于药物向人体渗透。DMSO 也是一种渗透性保护剂，能够降低细胞冰点，减少冰晶的形成，减轻自由基对细胞的损害，改变生物膜对电解质、药物、毒物和代谢产物的通透性。人体接触 DMSO 后，常见的不适表现为恶心、呕吐、皮疹，在呼出气中有大蒜、洋葱味，吸入高浓度 DMSO 可能导致头痛、眩晕和镇静，并能够灼伤皮肤和使皮肤有刺痛感，可见皮疹及水疱，与含水的皮肤接触会产生热反应。

（二）动物毒理学研究

1. DMSO 的毒物代谢特征

DMSO 可以通过吸入或经皮肤等途径迅速进入机体并被吸收，可经肺和呼吸道排出体外，未经肺排出的可在体内代谢，主要代谢产物为二甲基砜和二甲基硫醚。代谢产物和部分没有代谢的 DMSO 可通过肾脏排出人体。经皮吸收和口腔吸收后的 DMSO 血浆清除半衰期为 11～14h，主要代谢产物二甲基砜在机体的半衰期为 60～70h。

2. DMSO 的急性、亚急性和慢性毒性作用

洪雅青等对 DMSO 急性毒性研究试验的结果表明，DMSO 急性经口 $LD_{50}>$ 5000mg/kg，急性经皮 $LD_{50}>2000$mg/kg，急性吸入 $LC_{50}>10\,000$mg/m^3（4h），对存活的大鼠进行大体解剖，肺、气管、肝脏等器官均未见明显异常。MSDS 数据表明 LD_{50}：9700～28 300mg/kg（大鼠经口）；16 500～24 000mg/kg（小鼠经口）。对人体皮肤有渗透性，对眼有刺激作用。急性毒性分级为低毒级。

Fishman 等做了大鼠 DMSO 吸入毒性试验，结果表明：在 DMSO 的浓度为 1600mg/m^3 时，吸入接触 4h，以及 DMSO 浓度为 200mg/m^3 时，吸入接触 210h 的两种情况下，大鼠的血液和组织检查均未发现中毒变化。

研究表明，DMSO 作为一种利尿剂，未发现其对肾脏有损害作用。在以恒河猴为受试对象时，也并未见明显异常。以犬、猪和家兔等动物为研究对象的试验显示：DMSO 的给予剂量为 5g/kg 时，数月后会出现晶状体屈光度的改变但并不浑浊，而且这种改变呈剂量依赖性，即 DMSO 剂量减低，晶状体屈光度的改变程度也会变小。这种晶状体和玻璃体的屈光度改变是具有种属特异性的，在灵长类动物（包括人）中至今均未发现这种反应。

按照 OECD 试验导则 413 开展的大鼠吸入毒性试验为期 13 周，每组雌雄各 10 只 Crl: CD 大鼠，DMSO 浓度分组分别为 0mg/m^3，310mg/m^3，964mg/m^3 和 2783mg/m^3。当吸入 DMSO 浓度为 2783mg/m^3 时，引起雌雄大鼠鼻咽呼吸道上皮出现假腺管型改变、鳞状上皮细胞增生和炎性反应，鼻腔嗅细胞嗜酸性粒细胞的包裹体、咽部杯状细胞突起的组织病理学变化及体重增长减缓。由于未出现全身性毒性作用，雄鼠出现的轻微体重增长减缓被认为是由非特异性刺激所致。

3. DMSO 的皮肤刺激及致敏性研究

Nakamura 等将 10 只豚鼠用未经稀释的 DMSO 试验其皮肤致敏作用，无相关性结果。此外，现有的大量实验中用 DMSO 作为溶剂，包括作为对照使用，出现大量阴性结果，未发现实验动物出现皮肤致敏作用。

4. DMSO 的遗传毒性

曾有学者报道高浓度 DMSO（1.0mol）与博来霉素合用可增加人淋巴细胞

微核的产生。但大量研究表明，在体外沙门菌、中国仓鼠卵巢细胞姐妹染色体交换试验及叙利亚仓鼠胚胎微核试验中，均未发现 DMSO 的致突变作用，体内试验也未发现 DMSO 的致突变作用。虽然 DMSO 在 5%～50%的浓度下具有抑菌或杀菌作用，但其作为溶剂目前仍广泛用于致突变的实验研究。

5. DMSO 的发育毒性

致畸试验研究显示：除非给予高剂量引起母源性损伤，或给予最大可耐受剂量，妊娠小鼠、大鼠、兔、豚鼠口服 DMSO 未出现致畸毒性，并且与给药方式无关。每天通过管饲法以 1000mg/kg、5000mg/kg 或 10 000mg/kg 浓度的 DMSO 喂食 7 只妊娠 6～15d 的雌性 SD 大鼠，5000mg/kg 组母体进食量减少且体重增重减慢。观察到喂食前后活胎数量减少，并且胎仔体重也减少。引起妊娠鼠毒性和发育毒性的 NOAEL 为 1000mg/kg。德国化学物质健康危害研究委员会根据 OECD 试验导则开展兔与大鼠作为实验动物的发育毒理研究，基于兔肾盂增大而建立的 LOAEL 为每天 1000mg/kg，NOAEL 为每天 300mg/kg，母体 NOAEL 为每天 100mg/kg；而在大鼠却未能得到与兔出现的毒效应指标一致的 NOAEL。DMSO 不具有直接的胚胎毒性，且已作为冷冻保护剂广泛用于保持哺乳动物的精子及干细胞。

6. DMSO 的人群研究

皮肤接触 DMSO 是最可能的接触方式，研究发现皮肤大剂量长期接触 DMSO 仅表现出较小的局部刺激反应，如局部的皮肤刺激反应、瘙痒、烧灼感，大量接触也会伴随出现头痛、眩晕、恶心等不良反应。有文献报道职业接触 DMSO 40 年的工人未见致畸作用。

7. 德国的 MAK 及本标准的毒理学依据

德国 MAK 是基于为期 13 周的大鼠吸入毒性试验，当吸入 DMSO 浓度为 2783mg/m³ 时引起雌雄大鼠鼻咽呼吸道上皮出现假腺管型改变、鳞状上皮细胞增生和炎性反应，鼻腔嗅细胞嗜酸性粒细胞的包裹体，咽部杯状细胞突起的组织病理学变化及体重增长减缓。由于未出现全身性毒性作用，雄鼠出现的轻微体重增长减缓被认为是由非特异性刺激所致。观测到的鼻上皮组织病理学变化的 NOAEC 为 964mg/m³，若延长接触时间，NOAEC 还会更低。因此德国将

MAK 定为 160mg/m³（相当于 50ppm）。

DMSO 属于低毒级化学物质，未发现致突变、致癌毒性和皮肤致敏作用，也未发现明确的致畸毒性。其他的亚慢性及慢性试验也没有明确的毒理学发现或得出 LOAEC 或 NOAEC。因此本标准采纳德国标准及所依据的以呼吸道上皮和黏膜的组织病理学改变作为 DMSO 的毒理学终点。

（三）职业环境与人群研究

目前，国内有 DMSO 生产企业 276 家，供应商 398 家，其中生产厂家分布于广东、北京、上海、天津、重庆、浙江、江苏、河北、河南、湖北、湖南、贵州、内蒙古、山东、陕西、福建、四川、安徽、辽宁等地。DMSO 生产工艺大多采用硫化氢与甲醇合成法，仅少部分采用二硫化碳和甲醇合成法。选择具有代表性的生产企业（下称 A 企业）和使用企业（下称 B 企业）进行了职业流行病学调查和现场检测。

A 企业于 2013 年开始在贵州省某工业园区建厂运营（从外省总公司搬迁至此），主要从事 DMSO 等化工产品的生产销售，总投资 1.9 亿元。DMSO 生产工艺采用硫化氢与甲醇合成法，常温下灌装至吨槽中储存待售。其中原辅料年用量分别为甲醇 2160 吨，硫化氢 820 吨，DMSO 年产量 2.5 万吨。生产工艺流程简图见图 21.2。

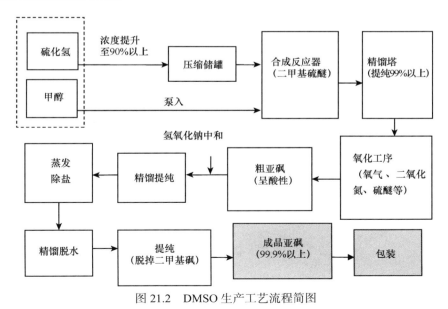

图 21.2　DMSO 生产工艺流程简图

根据生产工艺流程要求，生产过程为密闭管道加工，DMSO 精馏采用三塔流程，经蒸发脱盐、减压精馏脱水和真空精馏获得纯度为 99%以上的精制 DMSO 产品。作业工除巡检工外，接触岗位主要为包装车间、浓亚砜高位槽。

室内包装车间人工灌装岗位为人工操纵机械进行灌装，工位附近有风机抽风和窗户自然通风，每班工作时间 8h。浓亚砜高位槽采样点为楼顶露天巡检位，易受自然风的影响。巡检工每班每 2h 巡检一次，每次巡检时间约 20min，其中包装车间和浓亚砜高位槽巡检位巡检时间各约 2min。

体检资料显示 48 名作业工人年龄（31.7±5.6）岁（最大年龄 46 岁，最小年龄 24 岁），工龄（6.9±6.1）年（最大工龄 25 年，最小工龄 0.8 年）。体检结果：收缩压（115.7±12.3）mmHg，舒张压（73.3±7.8）mmHg，红细胞数量（4.4±0.5）×10^9/L，白细胞数量（6.1±1.4）×10^9/L，血小板数量（145.8±29.9）×10^9/L，血红蛋白（151.2±14.0）g/L，呼吸道和皮肤等检查均未见异常。

本次研究选取的 A 企业接触较高浓度 DMSO 的岗位为包装岗位，工人 8h 工作的内容与强度较一致，15min 短时间采样结果与长时间采样结果差异也较小。以长时间个体采样（采样流量 0.05L/min）进行现场采样的监测结果可以看出，接触较高浓度 DMSO 的包装岗位不同工作时间结果较为一致。所以 8h-C_{TWA} 采取长时间采样结果，结果显示包装岗位浓度为 2.44～3.26mg/m³；浓亚砜高位槽巡检位（图 21.3）未检出。检测结果见表 21.2。

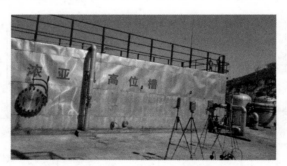

图 21.3　A 企业浓亚砜高位槽巡检位

表 21.2　A 企业 DMSO 现场检测结果

样品编号	采样地点	采样时间（min）	气压（kPa）	温度（℃）	标况体积（L）	含量（μg）	浓度（mg/m³）	C_{TWA}（mg/m³）
A1	包装	116	91.0	22.5	5.17	12.6	2.44	2.44
A2	包装	74	91.0	22.5	3.30	未检出	未检出	未检出
A3	包装	164	91.0	22.5	7.30	21.3	2.92	2.92

续表

样品编号	采样地点	采样时间（min）	气压（kPa）	温度（℃）	标况体积（L）	含量（μg）	浓度（mg/m³）	C_{TWA}（mg/m³）
A4	包装	93	91.0	22.5	4.14	13.5	3.26	3.26
A5	包装	168	91.0	22.5	7.48	23.3	3.11	3.11
A6	包装	172	91.0	22.5	7.66	19.7	2.57	2.57
B1	浓亚砜高位槽	122	90.4	28.6	5.29	未检出	未检出	未检出
B2	浓亚砜高位槽	126	90.4	28.6	5.46	未检出	未检出	未检出
B3	浓亚砜高位槽	124	90.4	28.6	5.38	未检出	未检出	未检出
B4	浓亚砜高位槽	127	90.4	28.6	5.51	未检出	未检出	未检出
B5	浓亚砜高位槽	123	90.4	28.6	5.33	未检出	未检出	未检出

　　B企业主要产品为麝香痔疮栓，主要工艺流程较为简单，在室内人工将DMSO液体和冰片（合成龙脑）固体以1:1比例混合，电磁炉加热[（38±2）℃]，人工搅拌至冰片完全溶解后转入下一步工序，操作时间约20min。主要使用车间为一车间和六车间。其中一车间的DMSO批用量为13kg，占总成分比例的2.5%，平均每天生产3批（共5万支）；六车间的DMSO日用量20.76kg，占总成分比例的4.5%，平均每天生产3批（共30万粒）。作业工人体检结果：收缩压（112.6±11.3）mmHg，舒张压（72.3±6.5）mmHg，红细胞数量（4.5±0.6）×10⁹/L，白细胞数量（6.3±1.5）×10⁹/L，血小板数量（144.8±23.7）×10⁹/L，血红蛋白（150.2±13.4）g/L，呼吸道和皮肤等检查均未见异常。

　　选择作业环境最为恶劣的地点和时间点采用定点采样方式采样，由于该岗位每次实际操作时间较短，我们对一车间和六车间DMSO加热操作位和一车间辅料灭菌配制间DMSO加热操作位以采样流量0.5L/min进行现场采样15min（图21.4）。由于该岗位每次实际操作时间较短，其他时间不接触，在计算8h-C_{TWA}时以第一组样品均数代表第1h的工作时间，第二组样品均数代表第2～3h的工作时间，第三组均数代表第4～8h的工作时间。结果显示六车间浓度为8.40mg/m³，一车间浓度为9.30mg/m³，具体检测结果见表21.3。

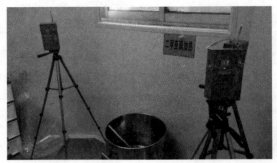

图 21.4　B 企业生产车间 DMSO 加热操作位

表 21.3　B 企业 DMSO 现场检测结果

样品编号	采样地点	气压（kPa）	温度（℃）	标况体积（L）	含量（μg）	浓度（mg/m³）	C_{TWA}（mg/m³）
1-1	六车间	100.4	25	7.31	100.4	13.74	
1-2	六车间	100.4	25	7.31	109.3	14.95	
1-3	六车间	100.4	25	7.31	101.5	13.89	
1-4	六车间	100.4	25	7.31	72.5	9.92	
1-5	六车间	100.4	25	7.31	62.0	8.48	8.40
1-6	六车间	100.4	25	7.31	84.1	11.51	
1-7	六车间	100.4	25	7.31	63.6	8.70	
1-8	六车间	100.4	25	7.31	58.8	8.05	
1-9	六车间	100.4	25	7.31	22.7	3.11	
2-1	一车间	100.4	23	7.36	未检出	未检出	
2-2	一车间	100.4	23	7.36	56.7	7.71	
2-3	一车间	100.4	23	7.36	62.9	8.55	
2-4	一车间	100.4	23	7.36	118.8	16.15	
2-5	一车间	100.4	23	7.36	22.5	3.06	9.30
2-6	一车间	100.4	23	7.36	72.1	9.80	
2-7	一车间	100.4	23	7.36	106.0	14.41	
2-8	一车间	100.4	23	7.36	94.4	12.83	
2-9	一车间	100.4	23	7.36	18.9	2.57	

（四）职业接触限值建议

综上所述，DMSO 是一种具有较低急性毒性的物质，现有研究未发现致突变、致畸、致癌毒性，无皮肤致敏作用。德国最新标准更新所依据的毒理学观测终点是 DMSO 可引起呼吸道上皮和黏膜的组织病理学改变。德国、荷兰等大多数国家 TWA 采用 50ppm（160mg/m³）作为职业接触限值，特别是德国在 2009 年更新该标准并补充了部分毒理学资料后仍然维持该限值。虽然美国 AIHA 在 2003 年提出 250ppm 的职业接触限值，但在最新的美国 NIOSH 网站的 MSDS 列出的仍然是德国制定的职业接触限值。结合我国的职业流行病学资料、现场检测结果，本标准参考德国职业接触限值。本研究现场采样结果显示，从 DMSO 生产企业和最恶劣条件下的企业作业工人接触水平来看，DMSO 浓度远远低于本标准建议的限值水平，企业的健康监护也未发现包括呼吸道、皮肤等的明显健康危害。因此，我国将现场浓度控制在这个限值水平以内是完全可以接受的，能够有效保护劳动者健康。

因此建议我国工作场所空气中 DMSO 职业接触限值 8hPC-TWA 为 160mg/m³。

四、正确使用标准说明

（一）适用范围

本标准规定了工作场所空气中 DMSO 的职业接触限值。
本标准适用于生产和使用 DMSO 的工作场所。

（二）正确合理使用限值

根据我国现有的职业流行病学调查资料、企业的生产技术条件及经济能力，同时参考美国 AIHA 和奥地利、德国等其他国家制定的工作场所环境接触水平，现场检测 DMSO 浓度最高值为 16mg/m³ 左右，为最低浓度 50ppm（即 160mg/m³）的 1/10，而且 DMSO 对皮肤、黏膜等有一定的刺激作用，为保护广大劳动者的健康，在我国将现场浓度控制在 160mg/m³ 以内是可以接受的，因此建议我国 DMSO 8h-PC-TWA 为 160mg/m³。

（三）样品采集与测定方法

DMSO 的现场采样、实验室检测与分析应按照国家颁布的有关采样规范和检测标准进行，必要时可参照国内外公认的样品采集方法和测定方法。

（史廷明　江中发）

参 考 文 献

陈秀仁，张怀有，田锡义，2000. 二甲基亚砜的性质和应用. 辽宁化工，29（1）：31-35.

洪雅青，顾刘金，孙建析，等，2010. 二甲基亚砜的急性毒性评价. 毒理学杂志，24（6）：499-500.

贾国荣，谢波，2010. 二甲基亚砜临床应用的安全性国内外研究现状. 国际检验医学杂志，31（11）：1284-1286.

仪志宏，任诚，胡镇华，2003. 二甲基亚砜生产技术及市场应用. 精细化工中间体，33（3）：11-12.

张培杰，2003. 二甲基亚砜的开发与应用. 山西化工，3：36-37.

Ausschuß für Gefahrstoffe（Committe for Hazardous Substances），2003. Technische Regeln für Gefahrstoffe（technical regulations for hazardous substances）TRGS 900. Bundesarbeitsblatt，4：1-78.

Brayton CF，1986. Dimethyl sulfoxide：a review. Cornell Vet，6：61-90.

Brobyn RD，1975. The human toxicology of dimethyl sulfoxide. Ann N Y Acad Sci，243：497-506.

Criteria group for occupationnal standards. 1992. Scientific basis for Swedish occupational standards XⅢ. Consensus report for dimethylsulfoxide . Arbete och hälsa，47：26-31.

de la Torre JC，Sugeon JW，Ernest T，et al，1981. Subacute toxicity of intravenous dimethyl sulfoxide in rhesus monkeys. J Toxicol Environ Health，7（1）：49-57.

Fishman EG，Jenkins LJ，Jr，Coon RA，et al，1969. Effects of acute and repeated inhalation of dimethyl sulfoxide in rats. Toxicol Appl Pharmacol，15：74-82.

Ursin C，Hansen CM，Van Dyk jw，et al，1995. Permeability of commercial solvents through living human skin. Am Ind Hyg Assoc J，56（7）：651-660.

Vogin EE，Carson S，Cannon G，et al，1970. Chronic Toxicity of dimethyl sulfoxide in primates . Toicol Appl Pharmacol，16：606-612 .

Wang H，Zhong CY，Wu JF，et al，2010. Enhancement of TAT cell membrane penetration efficiency by dimethyl sulphoxide. J Control Release，143：64-70.

Yu ZW，Quinn PJ，1998. Solvation effects of dimethyl sulphoxide on the structure of phospholipid bilayers. Biophys Chem，70（1）：35-39.

Zhang S，Yu X. Chen Z，et al，2013. Viscosities of the ternary solution dimethyl sulfoxide/water/sodium chloride at subzero temperatures and their application in cryopreservation. Cryobiology，66（2）：186-191.

第二十二章 对苯二胺

一、制定背景

(一)基本信息

1. 理化性质

对苯二胺 CAS 号 106-50-3，别名、商品名：4-氨基苯胺、1,4-苯二胺，分子结构见图 22.1。对苯二胺为白色至淡红色晶体，分子量 108.14，微溶于水，溶于乙醇、乙醚、苯、氯仿、丙酮，沸点 267℃，熔点 146℃，溶解度（24℃）4%，饱和蒸气压＜1mmHg，闪点 155℃。

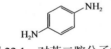

图 22.1 对苯二胺分子结构

2. 用途、生产及职业接触概况

对苯二胺是最简单的芳香二胺之一，广泛用于染料、洗化、橡胶、国防等工业。对苯二胺是极为重要的染料中间体，主要用于芳纶、偶氮染料、硫化染料、酸性染料，也可作为毛皮黑 D、毛皮兰黑 DB、毛皮棕 N2、环氧树脂固化剂及橡胶防老剂 DNP、DOP、DBP 的生产，此外还用作化妆品染发剂、汽油阻聚剂及影印、洗相显影剂的原料，在国际上还用于飞机涂料、防弹衣裤内膜、墙壁涂料等。上述工业生产、运输、销售及产品使用环节均可能接触对苯二胺，其职业接触人群庞大。

对苯二胺作为一种氧化型着色剂，常用于氧化型染发剂及一些偶氮染料中，并作为化学中间体应用于橡胶防老剂、照片显影剂、光化学测量、轮胎硫化。同时，对苯二胺也常用于"黑色指甲花文身（Henna）"，以加速染色过程，使"文身"更持久。据统计，在 70%染发产品中都添加了对苯二胺。

我国的染发剂行业生产与销售保持迅速增长趋势，据统计，截至 2015 年，我国对苯二胺生产量达 18 千吨左右。目前，我国获准生产染发剂（包括膏霜、乳液的发用类染色剂和一般液态的染烫发类染色剂）的企业已有 894 家。染发剂生产企业分布集中在广东和江浙沪地区，这些地区交通便利，消费水平相对中西部地区高，符合化妆品作为快速消费品的消费特点。西北地区染发剂的生产企业很少，其中青海和西藏两省（区）还没有获得生产许可证的企业（表22.1）。目前，广东省约有 1 600 家化妆品企业，为化妆品生产厂家最多的省份，广东省染发剂生产企业占全国的一半以上，江浙沪两省一市的染发剂生产企业约占全国的 1/4，江浙两省及广东、上海 4 个地区的染发剂生产企业占全国总数的 74%。

表 22.1　目前我国获准生产染发剂的企业

省、市、自治区	获准企业	省、市、自治区	获准企业
广东	494	海南	6
江苏	70	黑龙江	5
上海	62	重庆	4
浙江	41	广西	4
北京	29	安徽	3
辽宁	27	江西	3
天津	25	甘肃	3
河南	23	湖南	3
福建	23	贵州	2
河北	16	山西	2
云南	13	新疆	1
湖北	12	内蒙古	0
四川	10	宁夏	0
陕西	7	青海	0
重庆	6	西藏	0

注：资料来源于国家质量监督检验检疫总局。

（二）动物毒理学资料

1. 一般毒性

对苯二胺是一种具有急性皮肤毒性的化合物，急性毒性动物半数致死量试验显示，经皮吸收后兔的 $LD_{50} > 7940mg/kg$。兔的 MLD 为 5000mg/kg，远大于皮肤 LD_{50} 临界值 2000mg/kg。最新研究发现对苯二胺具有光毒性，可在 UV-A 暴露下发生光修饰反应，产生自由基并导致 DNA 损伤，使溶酶体不稳定并释放组织蛋白酶 B，从而诱导细胞凋亡和死亡。研究表明对苯二胺与对磺酰胺、对氨基苯甲酸和局部麻醉剂（如苯佐卡因和普鲁卡因）等存在交叉反应。

2. 免疫毒性

皮肤致敏性常用小鼠局部淋巴结测定（LLNA）实验进行评估，对苯二胺的 LLNA EC3 为 0.06，表明对苯二胺具有强皮肤致敏性。研究发现，对苯二胺对豚鼠皮肤的刺激作用存在剂量-反应关系，即随着对苯二胺浓度升高，皮肤反应程度逐渐增强，但由于 T 调节细胞的抑制作用，在浓度较高时存在免疫反应弱化，皮肤反应程度基本不变。对小鼠进行染发剂的经皮染毒实验后，小鼠的体液、细胞、非特异性免疫反应均受到影响，表现为小鼠抗体滴度淋巴细胞转化增强、NK（自然杀伤）细胞活性上升等。对小鼠进行了对苯二胺与 H_2O_2 混合物间断多次染毒，发现小鼠产生了狼疮特异性自身抗体（ANA 与抗 ds-DNA 抗体），发生狼疮样病理改变，并且病变程度与接触时间呈正相关。

3. 脏器毒性

研究表明，对苯二胺可对肾造成损伤。通过体外培养及小鼠染毒的方式，发现对苯二胺具有潜在的肾毒性。此外，有研究发现对苯二胺具有潜在的心脏毒性。

4. 遗传毒性和致癌性

对苯二胺本身并无致突变性或仅呈现弱致突变性。在鼠伤寒沙门菌诱变实验中发现对苯二胺本身并不能导致基因突变。日常生活中染发剂内的对苯二胺必须与 H_2O_2 混合才具着色作用，其过氧化可形成三聚体 Bandrowski 碱，具有强致突变性。氧化型染发剂中对苯二胺和成色剂的混合物并不诱导细胞突变，并且通过减少接触时间和改变染发剂中成分配比，可减少诱变反应产物的生成。研究发现对苯二胺可使小鼠骨髓嗜多染红细胞微核率明显增加，拖尾细胞数明显增加，且存在蓄积效应；还发现对苯二胺可以增加小鼠患肝癌的风险。对人淋巴细胞进行对苯二胺染毒，结果显示对苯二胺接触剂量在 100～500μm 时，淋巴细胞中单链 DNA 断裂，且存在剂量-反应关系。

5. 吸收、分布、代谢和排泄

对苯二胺通过皮肤及呼吸道进入人体后，经过血流吸收并再分布到靶器官以发挥其作用。对苯二胺的吸收率随着 pH 的增高而增加。对苯二胺人体吸收率的证据较少，一般使用氧化性染发剂来评估对苯二胺的真皮吸收或经皮渗透率。在日常用量下，人的对苯二胺真皮吸收率为 0.54%～2.7%，而猴的真皮吸收率为 2.7%，在人离体皮肤中对苯二胺真皮吸收率为 2.7%。在猪的离体皮肤，其吸收率为 0.93%。有人分别用人和猪皮肤进行对苯二胺的离体吸收实验，其皮肤吸收值分别为 2.44% 和 3.39%。这些结果表明，在染发剂的日常使用情况下，对苯二胺的吸收程度较小。

对苯二胺主要经肝脏代谢，经尿液排泄。研究表明，当使用含 ^{14}C 标记的对苯二胺氧化型染发剂 30min 后，有 90% 的对苯二胺通过尿排出体外。目前研究表明，对苯二胺在体内主要通过代谢产物而产生影响。通过建立人皮肤体外模型探究对苯二胺的皮肤代谢情况。在人重组皮肤模型 EpiDerm^{TM} 中局部应用对苯二胺，30min 后发生 N-乙酰化反应，产生 N-单乙酰化物和 N,N'-二乙酰化代谢物。通过对大鼠注射 ^{14}C 标记的对苯二胺，研究其在血浆和血液中的代谢和药代动力学，结果发现用对苯二胺处理的大鼠血浆只含有 N,N'-二乙酰化代谢物。对苯二胺常作为一种半抗原，通过与一些蛋白质发生氧化反应产生对苯醌二亚胺、对苯醌和碱基（BB）等中间体。这些蛋白主要包括半胱氨酸和赖氨酸，还有一部分组氨酸、精氨酸和色氨酸，并且研究发现半胱氨酸是对苯二胺发生氧化反应的必需氨基酸。

（三）人群资料

1. 致敏性

对苯二胺是一种有效的接触性过敏原，可造成速发型和迟发性过敏反应。过敏反应的严重程度主要取决于接触对苯二胺的浓度和持续时间，临床上从轻到重表现为瘙痒至过敏性休克。研究表明当对苯二胺接触时间增加 2 倍，对于对苯二胺过敏的可能性将会增加 5%～6%。由于其极强的致敏性，对苯二胺曾一度在法国、德国和瑞典被禁止使用。1939 年对苯二胺首次被定义为强过敏原，并被纳入北美、欧洲和 T.R.U.E 斑贴试验的标准抗原组。对苯二胺被认为是染发剂过敏的重要原因。在致敏性检测方面，研究表明用对苯二胺检测接触性过敏优于其盐酸化合物，因此对苯二胺被认为是测试染发剂所导致皮炎的最佳抗原。自 2009 年以来，欧洲最终将染发剂产品中对苯二胺的最大浓度定为 2%（Directive 2009/36/EC），我国规定对苯二胺在染发剂中的最高允许浓度为 6%。

对苯二胺在人群中的接触后过敏发生率差异较大，它在普通人群中导致的过敏发生率小于1%。通过对欧洲10个医院的门诊皮炎患者进行对苯二胺斑贴试验，发现在这些患者中，对苯二胺所致的接触性过敏率为2.1%～6.6%。而Diepgen等在欧洲6个地区的普通人群中进行调查发现，对苯二胺接触过敏的人数占0.8%。研究发现，对苯二胺所致过敏的发生近些年呈现年轻化的趋势。在2007年，对苯二胺致敏感患者大多数在60岁左右，而到2014年，对苯二胺过敏主要发生于20～30岁人群，甚至在青少年中也出现对苯二胺过敏反应的患者。根据1997～2006年Nofer职业医学研究所3224例患者的医疗记录回顾性研究，其中4.8%的患者对苯二胺斑贴试验呈阳性，男性对苯二胺的过敏反应率高于女性，职业接触对苯二胺概率较大的人群主要包括美发师、理发师、制革商、鞋匠、毛皮匠、木匠和摄影师等。

目前，对于哮喘的发病机制尚未完全了解，过敏性接触性皮炎被认为是可能导致后代哮喘风险增加的原因之一。研究表明对苯二胺所致过敏性的人群中CD4和CD8 T细胞中Th2细胞因子的活性明显增加。由于吸烟或其他接触等混杂因素的存在，关于对苯二胺职业接触的研究较少。但研究表明对苯二胺过敏性接触性皮炎的发生具有职业相关性，美发场所的职业人员发病率明显高于一般人员。

2. 肾损伤

对苯二胺的肾损伤主要表现为水肿、少尿、无尿、血肌酐及尿素氮升高。在苏丹的6个使用含有对苯二胺染发剂的理发店中随机抽取了72名理发师进行调查，其对苯二胺职业接触持续时间平均为6年，美发师中约14%的人员观察到肾损伤，约40%的人员存在血尿，并且随着工龄的增加，血清肌酐水平显著升高。

3. 呼吸系统损伤

对苯二胺中毒可造成肺损伤。对1984～1989年苏丹31名对苯二胺中毒住院的儿童进行研究，发现所有儿童均出现急性肺水肿。对一名染发中毒死亡的女性进行病例研究，发现其出现肺水肿、毛细血管堵塞肺泡间隔。Kallel等对6年（1994～2000年）医疗重症监护室（ICU）所有19例全身对苯二胺中毒住院患者进行了回顾性研究，发现患者主要表现为上呼吸道水肿（68.4%）、少尿

（36.8%）、肌肉水肿（26.3%）和休克（26.3%）。病理生理上表现为横纹肌溶解（100%）、代谢性酸中毒（100%）、急性肾衰竭（47.4%）和高钾血症（26.3%）。

4. 心脏系统损伤

对苯二胺急性中毒可以导致心肌炎、严重心律失常、心搏骤停、心源性猝死。对 2 例对苯二胺急性中毒的患者进行报道，发现其病理表现为弥漫性心肌炎及心尖部心肌梗死。对一名 18 岁的急性对苯二胺中毒的女性患者进行报道，超声心电图显示其左心室栓塞，并且伴有心肌炎和心功能障碍。对印度北部的对苯二胺急性中毒患者进行调查，发现其中 15% 的患者发生心肌炎，并且心肌炎的发生风险与摄入对苯二胺的含量相关，当大于 10g 对苯二胺时，心肌炎发生的可能极大。

5. 致癌性

对苯二胺具有潜在致癌性，国外学者对对苯二胺的致癌性进行了一些研究，发现对苯二胺与多种癌症的发生密切相关，其可以增加多种癌症的风险。对苯二胺主要造成血液系统的癌症及膀胱癌，但目前对于对苯二胺致癌性的研究主要是从使用染发剂的人群中得到的，而染发剂的染色程度及其中对苯二胺的含量并无明确定量关系，因此对苯二胺的致癌性还有待进一步探究。研究表明使用染发剂的人群非霍奇金淋巴瘤发病风险增加，多发性骨髓瘤和霍奇金病也与对苯二胺的使用相关。但是由于该队列研究的受试者较少，结果还需要进一步探讨。对苯二胺与膀胱癌及一些尿路上皮细胞癌的发生有关，然而也有研究表明染发剂与膀胱癌并无联系。通过一项基于医院患者的病例-对照研究发现，在调整个人的运动情况等混杂因素后，使用染发剂可能增加前列腺癌的风险，并且存在暴露持续时间和频率的剂量-反应关系。有人提出由于研究对象个人使用对苯二胺量较少，且追踪时间有限，导致得出膀胱癌与对苯二胺的使用并无联系的结论，但这并不排除职业性大量接触导致膀胱癌的风险。

根据 1960～1998 年瑞典人口普查及膀胱癌患病情况的资料，有学者对瑞典美发师的癌症风险进行了回顾性研究，研究发现对苯二胺的职业接触与患膀胱癌的风险并不呈线性关系。在 1960～1969 年，男性职业接触者患膀胱癌的风险升高（SIR=2.56，95%CI 1.36～4.39）。而 1960～1998 年的总 SIR 为 1.25（95%CI 1.01～1.55），并无统计学意义。在女性职业接触者中并未发现对苯二胺职业接触与膀胱癌的相关性，而其染发剂接触部位的原位皮肤癌的发病风险明显增加，SIR 为 2.43（95%CI 1.14～4.44）。在一项洛杉矶染发行业职业人群的病例-对照研究中发现，染发剂的职业暴露与膀胱癌的发生有关联，并且工龄大于 10 年的从业人员与未接触者相比，患膀胱癌的风险增加 5 倍。

（四）职业流行病学调查

1. 生产企业概况

浙江省某公司是我国最大的染发制品生产企业之一，公司有职工 300 余人，包括专业技术人员 58 人。主要产品为染发系列、焗油系列、洗发系列等。本次选取使用对苯二胺作为染色剂的染发剂生产车间及其接触人群作为主要调查对象。主要生产工艺见图 22.2。

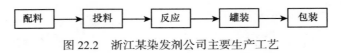

图 22.2　浙江某染发剂公司主要生产工艺

该企业职业卫生管理比较规范，工人流动性小，平均接触年限长，健康体检资料连续完整。生产主要防护措施包括防护口罩/面具、专用工作服、橡胶手套、防酸碱胶鞋和防酸碱围裙等，工作车间通风以机械排风（排风机）和自然通风为主，生产作业条件也具有代表性。

2. 生产企业职业卫生现场调查

本次调查共 54 人，其中男性 24 例（44.4%），女性 30 例（55.6%）。年龄最小 18 岁，最大 55 岁，平均 33 岁。工龄最短 1 年，最长 24 年，平均 3.7 年。按对苯二胺的接触情况进行分类，其中染发剂生产环节中，配料、投料、罐装、包装、运输等岗位作业人员 42 人作为接触组；办公室工作人员，包括财务科等岗位人员 12 人作为对照组。

调查采用调查表询问方式，内容包括：基本情况，居住生活习惯（吸烟情况、饮酒情况、染发情况），既往病史和用药史调查（健康状况、心血管系统病史、乳腺疾病、脾脏疾病、造血系统疾病、其他疾病及用药情况）；简明健康调查量表（SF-36），皮肤病生活质量指数量表（DLQI），视觉模拟量表（VAS）；健康体检情况（血生化、尿检异常指标和对苯二胺中毒症状等），女职工或男职工配偶异常生殖结局（包括新生儿畸形、流产、死产、早产和子代智力发育不全等）。

（1）一般情况：对两组性别、民族、婚姻状况、工龄、文化水平、吸烟及二手烟接触水平、饮酒情况、染发史等方面进行 χ^2 检验，差异无统计学意义（表 22.2）。

表 22.2 接触组与对照组基本情况比较

变量	接触组	对照组	χ^2	P
性别				
男	18	6	0.44	0.505
女	10	20		
民族				
汉族	30	15	6.04	0.302
其他	4	1		
婚姻				
已婚	10	27	2.027	0.731
未婚	4	11		
工龄（年）				
1≤工龄＜5	12	28	0.524	0.77
5≤工龄＜15	3	9		
工龄≥15	1	1		
文化水平				
初中及初中以下	29	12	0.083	0.773
高中及高中以上	9	3		
吸烟				
吸烟	7	1	1.272	0.259
不吸烟	25	12		
二手烟暴露水平				
有	32	15	0.587	0.444
无	5	1		
饮酒情况				
每天或几乎每天	5	2	0.203	0.903
3～4 次/周	23	7		
1～2 次/周	2	1		
染发情况				
有	12	4	0.706	0.703
没有	19	10		
以前曾经染过发	4	1		

（2）接触组和对照组 SF-36 量表得分分析：对接触组和对照组的生理功能、生理职能、躯体疼痛、一般健康状况、精力、社会功能、情感职能、精神健康及健康变化 9 个方面进行两独立样本 t 检验，分析结果如表 22.3 所示。其中精力、情感职能及一般健康状况得分在接触组和对照组的差别有统计学意义，对照组在此 3 个方面明显优于接触组。在剩余 6 个方面，两组之间的差别无统计学意义。这表明接触对苯二胺暂未对工人健康造成危害，仅对工人主观感受及生活质量产生了一定影响。接触对苯二胺组工人主观感受疲劳程度明显重于对照组，并且对自身健康状况及其发展趋势的评价较差。由于情感问题所造成的职能限制接触组强于对照组。

表 22.3　接触组和对照组 SF-36 量表得分比较

变量	接触组（n=42）	对照组（n=12）	t	P
健康变化	39.29±22.19	39.58±19.82	0.042	0.967
生理功能	98.69±4.43	100.0±0.00	1.018	0.313
生理职能	383.93±38.58	400±0.00	1.433	0.158
躯体疼痛	95.85±8.14	99.50±1.73	1.536	0.131
情感职能	46.19±25.18	83.33±16.70	4.8	0.000
精神健康	46.57±9.34	43.33±11.80	0.998	0.323
精力	46.19±12.49	75.42±7.22	7.716	0.000
社会功能	65.48±15.32	63.54±3.61	0.431	0.668
一般健康状况	70.21±23.41	90.25±7.75	2.902	0.005

（3）接触组和对照组皮肤、生活质量指数量表得分分析：对接触组和对照组 DLQI 的各项因子得分进行两独立样本 t 检验，结果如表 22.4 所示。接触组和对照组各因子得分差别无统计学意义，说明接触组和对照组无皮肤问题，皮肤病对其生理、社会活动、人际交往及职业限制无影响。

表 22.4　接触组和对照组 DLQI 得分比较

	对照组（n=16）	接触组（n=38）	t	P
症状和情感	0.13±0.342	0.42±0.683	1.643	0.106
日常生活	0.19±0.403	0.05±0.226	1.568	0.123
休闲娱乐	0	0	—	—
工作和学习	0	0	—	—
社会交际	0	0	—	—
治疗	0.13±0.342	0.18±0.393	0.525	0.602

（4）接触组和对照组 VAS 得分分析：将对苯二胺接触组和对照组的 VAS 得分进行两独立样本 t 检验，结果如表 22.5 所示。接触组和对照组的得分都在 0～1，表明接触组和对照组的皮肤状态都属于无痒状况，但是两者的 t 检验结果存在统计学意义，说明接触组和对照组的皮肤不适状况存在差异，接触组的皮肤不适状况比对照组差。

表 22.5　接触组和对照组 VAS 得分比较

	接触组（n=38）	对照组（n=16）	t	P
VAS 得分	0.16±0.26	0.26±0.67	2.324	0.024

（5）体检资料分析：接触组和对照组各项体检资料指标均处于正常范围，未见明显异常。对接触组和对照组的一般情况、血常规、肝功能、尿常规等资料进行比较，结果见表 22.6。对两组之间各项指标进行两独立样本 t 检验，结果的差别无统计学意义。说明接触组和对照组的基本健康状况不存在差别，都属于正常状态，对苯二胺接触没有对工人的生理造成危害。

表 22.6　接触组和对照组体检情况分析

	对照组（n=16）	接触组（n=38）	t	P
一般情况				
收缩压（mmHg）	127.19±7.31	125.89±8.05	0.553	0.583
舒张压（mmHg）	82.38±7.27	79.61±7.60	1.262	0.217
脉率（次/分）	65.06±5.67	65.37±5.85	0.177	0.860
肝功能				
直接胆红素（μmol/L）	4.381±0.942	4.263±1.114	0.371	0.712
白蛋白（g/L）	47.388±1.591	47.882±1.598	1.039	0.304
球蛋白（g/L）	31.719±2.999	30.082±3.148	1.769	0.083
谷草转氨酶（U/L）	27.769±5.347	25.890±6.029	1.080	0.285
谷氨酰转氨酶（U/L）	21.78±3.21	21.24±2.93	0.620	0.538
前白蛋白（g/L）	295.13±16.62	300.18±17.57	0.981	0.331
总胆红素（μmol/L）	25.66±5.70	24.52±5.18	0.712	0.479
总蛋白（g/L）	78.18±4.13	76.20±3.60	1.771	0.082
白球比（%）	1.49±0.18	1.61±0.23	1.860	52.000
谷丙转氨酶（U/L）	18.31±8.03	16.85±7.08	0.667	52.000
碱性磷酸酶（U/L）	81.88±11.33	86.14±11.47	1.249	0.217
总胆汁酸（μmol/L）	4.53±1.60	4.39±1.58	0.286	0.776
血清胆碱酯酶（U/L）	7.35±0.70	7.65±1.01	1.058	0.295

续表

	对照组（n=16）	接触组（n=38）	t	P
尿常规				
pH	6.69±0.48	6.68±0.47	0.023	0.329
白细胞（/μl）	0	0	—	—
尿比重	1.016±0.004	1.016±0.004		
红细胞（镜检，/HP）	0	0	—	—
血常规				
白细胞计数（10^9/L）	6.13±0.23	6.16±0.21	0.511	0.611
嗜酸性粒细胞（%）	2.89±2.39	3.82±2.82	0.327	0.745
淋巴细胞（10^9/L）	2.10±0.55	2.17±0.51	0.393	0.696
淋巴细胞（%）	32.51±7.72	34.17±7.54	0.729	0.469
中性粒细胞比例（%）	58.87±7.88	56.32±7.14	1.161	0.251
嗜碱性粒细胞（%）	0.0206±0.085	0.0163±0.0075	1.850	0.700
单核细胞（10^9/L）	0.344±0.051	0.340±0.050	0.287	0.775
红细胞计数（镜检，10^{12}/L）	5.031±0.445	5.179±0.400	1.198	0.236
血红蛋白（g/L）	150.375±12.712	147.974±14.425	0.587	0.566
平均红细胞体积（fl）	88.813±9.072	85.263±10.966	1.139	0.260
RBC 体积分布宽度 SD（fl）	41.58±2.17	41.01±2.12	0.793	0.431
平均血小板体积（fl）	9.86±0.58	9.75±0.52	0.657	0.514
平均血红蛋白浓度（g/L）	338.25±5.79	337.68±5.55	0.338	0.737
血小板体积分布宽度（fl）	11.3569±1.341	11.307±1.146	0.135	0.893
红细胞比容（%）	0.447±0.024	0.447±0.027	0.029	0.977
平均红细胞 Hb 量（pg）	29.938±3.376	28.816±4.165	0.952	0.345
RBC 分布宽度 CV（%）	13.125±1.296	13.492±1.65	0.793	0.431
血小板计数（10^9/L）	223.44±40.89	223.03±36.58	0.036	0.971
血小板比积（PCT）	0.2706±0.04162	0.2667±0.04238	0.718	0.483
肺功能				
用力呼气肺活量（ml）	3753.72±811.07	3550.20±664.10	0.962	0.340
FVC（%）	92.42±15.87	87.38±12.43	1.253	0.216
FEV_1（%）	90.06±7.79	93.10±6.37	1.500	0.140
FEV_1/FVC	1.049±0.285	0.953±0.224	1.324	0.191
第一秒用力呼气容量（ml）	3325.25±522.01	3277.78±468.76	0.329	0.744
第二秒用力呼气容量（ml）	3717.32±810.25	3536.97±657.24	0.859	0.394
第三秒用力呼气容量（ml）	3728.30±808.59	3541.07±655.72	0.893	0.376
一秒率（%）	90.19±7.92	93.27±6.50	1.493	0.141
二秒率（%）	99.83±0.37	99.80±0.40	0.241	0.810
三秒率（%）	100	100		
最大中期呼气流速（L/s）	4.25±0.64	4.57±0.87	1.322	0.192

	对照组（$n=16$）	接触组（$n=38$）	t	P
最大通气量（估算值）（L/min）	110.85 ± 15.23	110.66 ± 12.18	0.048	0.962
体表面积（m^2）	1.64 ± 0.08	1.63 ± 0.08	0.088	0.930
最大通气量与体表面积之比（L/min·m^2）	127.19 ± 7.137	125.89 ± 8.111	0.029	0.977
峰值流速（L/s）	4.86 ± 1.06	5.19 ± 1.36	0.866	0.391
呼出 25%用力肺活量时的流速（L/s）	4.60 ± 1.14	4.99 ± 1.44	0.955	0.344
呼出 50%用力肺活量时的流速（L/s）	4.58 ± 1.06	4.87 ± 1.32	0.770	0.445
呼出 75%用力肺活量时的流速（L/s）	3.24 ± 0.75	3.45 ± 0.68	1.016	0.315
呼出 50%与 25%用力肺活量时的流速（L/s）	1.45 ± 0.19	1.48 ± 0.24	0.397	0.693
呼出 75%用力肺活量时的流速与身高之比	1.94 ± 0.43	2.04 ± 0.40	0.840	0.405

3. 生产企业现场检测

结合工艺流程，工人可能接触对苯二胺的环节为配料、投料、罐装、包装等工序，可能接触的途径为呼吸道吸入和皮肤接触。

按照《工作场所空气中有害物质监测的采样规范》（GBZ159）及本方法采样部分的要求，生产现场对苯二胺定点采样和个体采样结果见表 22.7 和表 22.8。

表 22.7　对苯二胺定点采样检测结果

车间	检测点	结果（mg/m^3）
配料	配料操作位	$0.01\sim0.19$
投料	投料操作位	$0.003\,8\sim0.12$
罐装	罐装操作位	$0.000\,89\sim0.04$
包装	包装操作位	$<0.000\,89$

表 22.8　对苯二胺个体采样检测结果

车间	检测点	结果（mg/m^3）
配料	配料工	$0.025\sim0.047$
投料	投料工	$0.000\,33\sim0.015$
罐装	罐装工	$0.000\,33\sim0.03$
包装	包装工	$<0.000\,33$

注：短时采样检出限为 $0.000\,89$mg/m^3，长时采样检出限为 $0.000\,33$mg/m^3。

二、国内外相关标准研究

国外对苯二胺工作场所职业接触限值详见表 22.9。

表 22.9　国外对苯二胺职业接触限值情况

国家/机构	TWA（mg/m³）	STEL（mg/m³）	MAC（mg/m³）	备注
美国 ACGIH	0.1	—	—	—
美国 MSHA	0.1	—	—	皮
美国 OSHA	0.1	—	—	皮
美国 NIOSH	0.1	—	—	皮
美国 NIOSH	—			25
澳大利亚	0.1	—	—	皮
比利时	0.1	—	—	皮
丹麦	0.1	—	—	皮
芬兰	0.1	0.3	—	皮
法国	0.1	—	—	皮
德国	0.1	—	—	皮
荷兰	0.1	—	—	皮
菲律宾	0.1	—	—	皮
波兰	0.1	—	—	皮
俄罗斯	—	0.05	—	皮
瑞典	0.1	0.3	—	皮
瑞士	0.1	0.2	—	皮
英国	0.1	—	—	皮

三、技术指标的制定依据

1. 推荐依据

目前尚无充分的流行病学调查资料确定职业人群接触空气中对苯二胺的浓度-剂量关系，所以用动物实验结果建立职业接触限值。根据 NIOSH 发布的对苯二胺毒理学数据，小鼠皮肤接触 NOAEL 为 17.2mg/（kg·d），皮肤接触量与吸入剂量比为 63.1。因此，通过呼吸接触 NOAEL 为 0.27mg/（kg·d）。

假设对苯二胺肺吸收率为 75%，体重为 70kg 成年人呼吸量为 10m³/8h，安全因子系数取 10，代入 OEL 公式

$$OEL = \frac{(NOAEL)(bw)\,RF}{[(SF)(BR)]}$$

$$= \frac{0.27 \times 70 \times 0.75}{10 \times 10}$$

$$= 0.142 mg/m^3$$

式中，NOAEL 为无明显损害作用剂量；bw 为成年人体重；RF 为肺吸收率；SF 为安全因子系数；BR 为成人 8h 工作班的呼吸量。

2. 推荐值及可行性

考虑到动物与人之间的种属差异，安全因子系数可能更高，计算得出的 OEL 值会降低。为最大限度保护劳动者健康，结合国外已制定的职业接触限值，建议我国对苯二胺的职业接触限值（PC-TWA）为 0.1mg/m³。对苯二胺是一种具有急性皮肤毒性的化合物，具有明显的经皮吸收作用，故建议设"皮"标记。从健康效应角度出发，拟定限值可高效保护接触人群免于健康损害；同时根据作业现场检测结果，在工作场所防护设施正常运行的情况下，劳动者现场实际接触水平完全可以控制在拟定限值范围内，所以标准也具备经济技术可行性。

迄今为止，尚无足够的资料可以确定对苯二胺的皮肤接触潜在过敏性、致癌阈值及 PC-STEL。

四、正确使用标准说明

1. 适用范围

本标准规定了工作场所空气中对苯二胺的职业接触限值。
本标准适用于生产和使用对苯二胺的各类企业。

2. 样品保存要求

对苯二胺在空气中易于氧化，进行作业场所空气中对苯二胺采样时，应使用硫酸浸渍的玻璃纤维滤膜采样，样品应密封保存，尽快分析。

3. 监测检验的要求

工作场所空气中对苯二胺职业接触限值监测检验方法参照《职业卫生标准制定指南 第 4 部分：工作场所空气中化学物质测定方法》（GBZ/T 210.4—2008）

和工作场所对苯二胺检测方法的要求。

（张　明　刘保峰）

参 考 文 献

Bai YH, Peng YM, Yin WQ, et al, 2012. p-Aminophenol and p-paraphenylenediamine induce injury and apoptosis of human HK-2 proximal tubular epithelial cells. J Nephrol, 25（4）: 481-489.

Behera C, Mridha AR, Kumar R, et al, 2015. Characteristic autopsy findings in hair dye poisoning. BMJ Case Rep, 2015, feb091.

Coulter EM, Jenkinson C, Farrell J, et al, 2010. Measurement of CD4+ and CD8+ T-lymphocyte cytokine secretion and gene expression changes in p-phenylenediamine allergic patients and tolerant individuals. J Invest Dermatol, 130（1）: 161-174.

Czene K, Tiikkaja S, Hemminki K, 2003. Cancer risks in hairdressers: assessment of carcinogenicity of hair dyes and gels. Int J Cancer, 105（1）: 108-112.

Diepgen TL, Naldi L, Bruze M, et al, 2016. Prevalence of contact allergy to p-phenylenediamine in the European general population. J Invest Dermatol, 136（2）: 409-415.

Goyal S, Amar SK, Dubey D, et al, 2015. Involvement of cathepsin B in mitochondrial apoptosis by p-phenylenediamine under ambient UV radiation. J Hazard Mater, 300: 415-425.

Handa S, Mahajan R, De D, 2012. Contact dermatitis to hair dye: an update. Indian J Dermatol Venereol Leprol, 78（5）: 583-590.

Hu T, Bailey RE, Morrall SW, et al, 2009. Dermal penetration and metabolism of p-aminophenol and p-phenylenediamine: application of the EpiDerm human reconstructed epidermis model. Toxicol Lett, 188（2）: 119-129.

Hueber-Becker F, Nohynek GJ, Meuling WJ, et al, 2004. Human systemic exposure to a [14C]-para-phenylenediamine-containing oxidative hair dye and correlation with in vitro percutaneous absorption in human or pig skin. Food Chem Toxicol, 42（8）: 1227-1236.

Isik S, Caglayan-Sozmen S, Anal O, et al, 2016. Severe neck and face edema in an adolescent-delayed hypersensitivity reaction to hair dye. Pediatr Emerg Care, 33（6）: 422-423.

Jacob SE, Brod BA, 2011. Paraphenylenediamine in black henna tattoos: sensitization of toddlers indicates a clear need for legislative action. J Clin Aesthet Dermatol, 4（12）: 46-47.

Jain PK, Sharma AK, Agarwal N, et al, 2013. A prospective clinical study of myocarditis in cases of acute ingestion of paraphenylene diamine（hair dye）poisoning in northern India. J Assoc Physicians India, 61（9）: 633-636, 644.

Jenkinson C, Jenkins RE, Aleksic M, et al, 2010. Characterization of p-phenylenediamine-albumin binding sites and T-cell responses to hapten-modified protein. J Invest Dermatol, 130（3）: 732-742.

Jenkinson C, Jenkins RE, Maggs JL, et al, 2009. A mechanistic investigation into the irreversible protein binding and antigenicity of *p*-phenylenediamine. Chem Res Toxicol, 22(6): 1172-1180.

Lonngren V, Young E, Simanaitis M, et al, 2012. Neutrophilic and eosinophilic dermatitis caused by contact allergic reaction to paraphenylenediamine in hair dye. Arch Dermatol, 148 (11): 1299-1301.

Mannetje A, De Roos AJ, Boffetta P, et al, 2016. Occupation and Risk of Non-hodgkin Lymphoma and Its Subtypes: A Pooled Analysis from the InterLymph Consortium. Environ Health Perspect, 124 (4): 396-405.

Ponyai G, Diczig BM, Nemeth I, et al, 2016. para-phenylenediamine hypersensitivity: a report from budapest, hungary, 2007-2014. Dermatitis, 27 (5): 303-307.

Pot LM, Coenraads PJ, Goebel C, et al, 2015. Assessment of the elicitation response in subjects weakly sensitized to *p*-phenylenediamine. Br J Dermatol, 172 (1): 138-144.

Pot LM, Scheitza SM, Coenraads PJ, et al, 2013. Penetration and haptenation of *p*-phenylenediamine. Contact Dermatitis, 68 (4): 193-207.

Ros MM, Gago-Dominguez M, Aben KK, et al, 2012. Personal hair dye use and the risk of bladder cancer: a case-control study from The Netherlands. Cancer Causes Control, 23 (7): 1139-1148.

Sangrajrang S, Renard H, Kuhaprema T, et al, 2011. Personal use of hair dyes—increased risk of non-Hodgkin's lymphoma in Thailand. Asian Pac J Cancer Prev, 12 (9): 2393-2396.

Sir Hashim M, Hamza YO, Yahia B, et al, 1992. Poisoning from henna dye and para-phenylenediamine mixtures in children in Khartoum. Ann Trop Paediatr, 12 (1): 3-6.

Steiling W, Kreutz J, Hofer H, 2001. Percutaneous penetration/dermal absorption of hair dyes in vitro. Toxicol in Vitro, 15 (4/5): 565-570.

Sznitowska M, Janicki S, Baczek A, 2001. Studies on the effect of pH on the lipoidal route of penetration across stratum corneum. J Control Release, 76 (3): 327-335.

Tai SY, Hsieh HM, Huang SP, et al, 2016. Hair dye use, regular exercise, and the risk and prognosis of prostate cancer: multicenter case-control and case-only studies. BMC Cancer, 16: 242.

Thyssen JP, Sosted H, Uter W, et al, 2012. Self-testing for contact sensitization to hair dyes—scientific considerations and clinical concerns of an industry-led screening programme. Contact Dermatitis, 66 (6): 300-311.

Turati F, Pelucchi C, Galeone C, et al, 2014. Personal hair dye use and bladder cancer: a meta-analysis. Ann Epidemiol, 24 (2): 151-159.

Zaid Y, Marhoume F, Senhaji N, et al, 2016. Paraphenylene diamine exacerbates platelet aggregation and thrombus formation in response to a low dose of collagen. J Toxicol Sci, 41 (1): 123-128.

第二十三章 苯 醌

一、制定背景

（一）目的和意义

苯醌作为重要的有机原料，在橡胶、医药、农药、染料和化肥生产等领域应用比较广泛，我国作为世界上苯醌的主要生产及出口国之一，由于苯醌生产量和使用量的增加，其职业接触人群不断增加。苯醌对眼睛及皮肤具有强烈刺激性，长期接触可影响职业人群健康，因此在我国苯醌产业迅速发展的形势下，制定工作场所空气中苯醌的职业接触限值对于有效保护工人健康权益和保持行业良性发展均有重要意义。

（二）生产使用情况

苯醌的生产使用企业主要分布在山东潍坊、淄博、菏泽、济南，江苏盐城、连云港、淮安、启东、无锡、泰兴，河北邯郸，湖北枝江，河南郑州，四川酉阳，辽宁营口等地。

（1）生产情况：目前国内主要以苯胺氧化生产工艺生产苯醌；将苯胺溶于稀硫酸中，经二氧化锰氧化，用蒸气蒸馏法分离提纯、结晶、脱水、干燥，得成品（图 23.1）。其生产原料加入时间较短，且为露天作业，蒸馏、结晶、脱水设备均为露天布置，干燥及成品包装配有局部通风设备及个体防毒防护用品，其中包装岗位实行人员轮换，作业时间较短。企业一般选择在气温比较低的冬季、春季生产，夏季一般不生产，只安排设备检查维修。

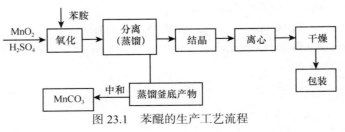

图 23.1 苯醌的生产工艺流程

（2）主要设备：螺杆式制冷机、凉水塔、雷蒙粉碎机、玻璃钢罐、不锈钢罐、蒸馏塔、搪瓷釜、平方板框压滤机、吊带式离心机、双锥烘干机及水泵若干，不同企业会有不同变化。

（3）使用情况：苯醌主要用于制造对苯二酚和橡胶防老剂的原料、染料和医药中间体、某些化工产品合成的催化剂等。以苯醌作为生产对羟基苯甲醚的催化剂为例，根据对羟基苯甲醚的生产工艺要求，其基本工艺流程如下：袋装的苯醌由仓库领料，用叉车运到对羟基苯甲醚生产车间，经升降机提升到投料口，工人手工拆包装并将苯醌投入到装有甲醇的反应釜中，整个过程大约10min，投料结束，加盖密闭反应釜，备用；将配好的含对苯醌的甲醇溶液以密闭管道滴注的方式输送到生产对羟基苯甲醚的密闭反应釜中，以促进对羟基苯甲醚的合成反应速度。工人每天工作8h，能接触到苯醌的岗位人员有仓库管理员、叉车司机、投料人员、对羟基苯甲醚合成岗位巡检人员，其中仓库管理员巡检仓库，接触时间为每天10min左右；叉车司机每天接触20min，投料人员投料时间一般为10min；对羟基苯甲醚合成岗位巡检人员每天接触30min。工人在操作时佩戴滤毒式空气呼吸器、橡胶手套等个人防护用品，厂房设机械通风装置，门窗开启。

（三）健康效应情况

1. 苯醌理化性质

苯醌通常指对苯醌，分子式 $C_6H_4O_2$，英文名 p-benzoquinone 或 1,4-benzoquinone；CAS 号 106-51-4。苯醌为黄色结晶，有类似氯的刺激性气味，可燃；熔点116℃，密度1.318g/cm³（20℃）；溶于乙醇、乙醚和碱，微溶于水；能升华，易挥发，并部分分解。

2. 动物实验

苯醌毒性较高，其中大鼠经口给药的 LD_{50} 为130mg/kg，腹腔内注射的 LD_{50} 为5mg/kg。家兔接触高浓度苯醌蒸气或苯醌粉末可导致兔眼出现以结膜炎、角膜水肿、坏死为主的病理损伤；长期接触低水平苯醌蒸气时，兔眼部有变色，呈浅褐色，但未见角膜或结膜色素沉着，苯醌中毒大鼠可观察到肾损害的迹象，出现蛋白尿。

3. 细胞毒性

研究发现，苯醌可引起人淋巴细胞姐妹染色单体交换，抑制 DNA 的复制，诱导 DNA 单链的断裂，进而诱发癌变。

熊梦祯分别用不同浓度（10pmol/L、20pmol/L、40pmol/L、60pmol/L、80pmol/L）的苯醌处理人胚肺成纤维细胞（HELF）24h、48h、72h 后，应用噻唑蓝（MTT）比色法检测苯醌对细胞增殖的抑制作用，以 PI 单染法检测细胞周期的改变，用 Annexin V-PI 双染法检测细胞凋亡，以实时荧光 PCR 法检测 Bax、Bcl-2、P53mRNA 表达水平的改变。结果表明，与对照组相比，在不同苯醌染毒浓度下作用 24h 后，随苯醌浓度增加，细胞相对增殖率显著下降（$P<0.05$），G_0/G_1 期细胞下降，S 期细胞增加（$P<0.05$），以 40pmol/L 苯醌浓度作用于 HELF 的不同时间，随着染毒时间的增加，其相对增殖率和 S 期细胞均下降（$P<0.05$），而 G_0/G_1 期细胞随着染毒时间的增加呈上升趋势（$P<0.05$）；当染毒浓度大于 20pmol/L 时，染毒 24h 可诱导 HELF 产生凋亡，凋亡率随着染毒时间的增加而上升，与对照组相比差异具有统计学意义（$P<0.05$）；不同浓度的苯醌染毒 24h，细胞的 Bax、Bcl-2、P53mRNA 表达水平均上调。Bax、P53 mRNA 水平随着染毒时间的增加而上升，与对照组相比，差异均具有统计学意义（$P<0.05$）；Bcl-2 随染毒时间增加而下降，48h 和 72h 时与对照组相比，差异具有统计学意义（$P<0.05$）。由此可得苯醌抑制 HELF 增殖，影响细胞周期分布，诱导细胞发生凋亡。其凋亡机制可能与 Bax/Bcl-2 比值的上升及 P53mRNA 表达的上调有关。

杨凤通过 MTT 比色法检测不同浓度的苯醌对 V79 细胞（中国仓鼠肺成纤维细胞）作用后细胞存活率的变化，观察浓度和毒性效应之间的关系，研究结果如下所示。①在体外培养条件下，苯醌能明显抑制 V79 细胞的增殖，100μmol/L 苯醌浓度作用 2h 或 25μmol/L 苯醌浓度作用 24h 就对细胞产生明显的毒作用，并呈浓度依赖关系。②流式细胞仪检测结果：25μmol/L 的苯醌浓度作用 24h 后，可引起 V79 细胞周期发生明显的改变，表现为 S 期细胞比例明显增加，G_1 期细胞的比例下降；流式细胞技术及激光共聚焦技术检测结果：在体外培养条件下，50μmol/L 的苯醌可引起 V79 细胞内 ROS 生成明显增多。③单细胞凝胶电泳实验结果：6.25μmol/L 苯醌就能引起 DNA 损伤，主要是单链断裂；一定剂量的维生素 C 对苯醌诱导的 V79 细胞 DNA 氧化损伤具有抑制作用。

田金凤研究了苯醌暴露下抑癌基因 *P15* 和 *P16* 及原癌基因 *N-ras* 和 *c-myc* 的 mRNA 表达情况和甲基化状态。苯醌对小鼠骨髓细胞具有剂量依赖的毒性作用，其 LD_{50} 为 8.3μmol/L；可诱导 *P15*、*P16* 基因表达下调；原癌基因 *N-ras* 和 *c-myc* 的 mRNA 表达水平和甲基化状态均未受影响。

4. 苯醌人类毒性效应

苯醌具有较强刺激性，可通过呼吸道、消化道进入人体，刺激呼吸道、眼睛和皮肤。急性作用：短时间吸入较高浓度苯醌蒸气时，可导致咽痛、咳嗽、气促、呼吸困难等症状，甚至可导致呼吸衰竭和死亡；眼睛接触苯醌蒸气可出现异物感、烧灼感、流泪、视物模糊等症状，导致结膜、角膜变色和炎症等，大量接触可造成视觉干扰；皮肤接触可导致皮炎，出现疼痛、发红、肿胀、褪色、红斑、丘疹和水疱等。慢性作用：慢性长期吸入苯醌可导致视觉障碍、结膜炎、角膜炎和角膜知觉减退等；皮肤接触可导致皮炎或皮肤溃疡；此外，经消化道摄入可导致腹部烧灼感、腹泻和呕吐。目前尚无人群流行病学证据显示苯醌具有发育、生殖毒性和致癌性，国内现有生产、使用企业未出现苯醌中毒病例报道。

二、国内外相关标准研究

对于工作场所空气中苯醌的职业接触限值，美国 OSHA 制定的 PEL、NIOSH 制定的 REL 及 ACGIH 制定的 TLV 均为 0.45mg/m³（0.1ppm）；德国和澳大利亚制定的 TWA 也为 0.45mg/m³。NIOSH 制定苯醌的 IDLH 为 100.000mg/m³。

（一）美国对于工作场所空气中苯醌的职业接触限值研究

1. 摘要

工人接触苯醌的 TWA 推荐为 0.1ppm（0.44mg/m³），这个值是为了最大限度降低对眼睛的刺激及对视觉的干扰，减少皮肤出现褪色、红斑、肿胀、病变。据报道，长期皮肤接触可导致坏死，但是并没有皮肤损伤、致癌性的足够资料作为支撑，短时间接触容许浓度的制定也缺乏依据。

2. 理化性质

苯醌是一种具有类似氯的刺激性气味的黄色结晶固体,气味阈值为 0.084ppm。理化性质：分子量 108.09；比重 1.318（20℃时）；熔点 115.7℃；能升华；蒸气压力：0.1kPa（25℃时）；溶解性：微溶于水，易溶于醇、醚和碱性溶液。

在 25℃、760mmHg 时的转换因子：1ppm = 4.42mg/m³；1mg/m³ = 0.226ppm（注：我国职业卫生标准体积与美国有所区别，我国是在 20℃、760mmHg 下的标准体积，因此 1ppm = 4.50mg/m³）。

3. 主要用途

苯醌主要用于生产氢醌的中间体，也被用作染料和杀菌剂生产的中间体，或者作为氧化剂、摄影化学试剂。

4. 动物研究

（1）急性毒性：大鼠 LD_{50} 为 130mg/kg（口服）和 25mg/kg（静脉注射）。

（2）亚慢性毒性：大剂量苯醌口服或皮下注射可造成局部刺激、阵挛性抽搐、呼吸困难、血压下降，甚至由于延髓中枢麻痹而死亡。

（3）慢性/致癌性：醌对小鼠经皮染毒（200d）和吸入（100d）均可致癌。对大鼠皮下注射也进行了相关研究，但 IARC 认为这些致癌性研究证据不足。

5. 人群研究

Sterner 等报道，生产过程中的苯醌蒸气可造成工人眼损伤，然而对于持续暴露所引起的损伤，5 年以内不会进一步加重。在生产过程中，接触苯醌被认为是其主要的致病因子，而接触氢醌粉尘被认为是一个辅助原因。

接触苯醌时，可引起局部皮肤变化，如褐变、严重刺激、红斑、肿胀、丘疹、水疱形成，长时间接触可导致皮肤坏死。苯醌蒸气在眼睛上凝结可对视觉造成严重干扰，波及角膜全层，但停止暴露后可恢复。

大量临床和环境研究表明，工人接触 0.1ppm 苯醌时，不会出现全身效应；眼部病变也鲜有发生，即使出现，也只是轻微刺激。

6. TLV 推荐

动物口服致死剂量的苯醌可造成呼吸困难与延髓中枢麻痹。生产实践表明，空气中苯醌浓度为 0.1ppm 或更高一些时，眼睛仅出现短暂、轻微的刺激作用，并不会出现全身效应。皮肤接触可引起色素脱失和特征性皮肤病变，然而目前并没有足够数据支持其致癌性，因此时间加权平均容许浓度为 0.1ppm 时，可最大限度降低各种危害发生的潜在风险。

7. 职业接触限值的发展历史

1961 年至今，TLV-TWA 均为 0.1ppm；1976～1986 年，TLV-STEL 提出为 0.3ppm，但于 1987 年撤销。

三、技术指标的制定依据

根据《职业卫生标准制定指南 第 1 部分：工作场所化学物质职业接触限值》（GBZ/T 210.1—2008）相关要求，以及国际或国外标准的相关规定，本次研究在 PubMed 数据库中检索相关英文文献，并从美国疾病预防与控制中心、NIOSH 和 IARC 等机构的网站检索相关毒性资料，同时查阅相关国内外学术专著和卫生标准，以获得苯醌的理化特性、毒理学、职业卫生学或职业流行病学调查资料，职业人群接触水平及健康状况资料、预防措施，以及国内外对该化学物质所规定的职业接触限值及其制定依据、保护水平等相关资料。

结合本研究对国内苯醌生产、使用企业的职业卫生现场调查与职业流行病学调查结果，以及对工作场所空气中苯醌接触水平和劳动者个体接触苯醌的时间加权平均浓度的检测，调查分析接触苯醌的劳动者职业健康检查资料，分析苯醌检测结果与接触苯醌的劳动者职业损伤的关系，同时结合毒理学资料，并参考美国、德国和澳大利亚均制定苯醌的职业接触限值为 0.45mg/m³ 的现状，在充分考虑我国经济和技术可行的基础上，确定我国工作场所空气中苯醌的职业接触限值（PC-TWA）为 0.45mg/m³。

四、正确使用本标准的说明

工作场所空气中苯醌的 PC-TWA 为 0.45mg/m³，适用于对国内生产、使用及运输、储存苯醌的企业工作场所和作业人员个体接触水平的评判，本标准为时间加权平均容许浓度，是以时间为权数规定的 8h 工作日、40h 工作周的平均容许接触浓度。

（张志虎　门金龙）

参 考 文 献

古娜利，2012. 工作场所空气中四氢化硅的职业接触限值的探讨和检测方法的研究（硕士学位论文）. 武汉：华中科技大学.

秦戬，李涛，2016. 欧盟化学有害因素职业接触限值发展及其特征. 中国职业医学，43（3）：368-374，379.

任东升，2012. 双酚 A 职业接触限值的研制（硕士学位论文）. 上海：复旦大学.

石成灿，2014. 对苯醌合成对苯二酚的工艺研究（硕士学位论文）. 武汉：武汉工程大学.

孙刚涛，2012. 十溴联苯醚职业接触限值与测定方法探讨（硕士学位论文）. 武汉：华中科技大学.

田金凤，2011. 苯醌暴露下小鼠骨髓癌相关基因的表达和甲基化状态研究（硕士学位论文）. 温州：温州医学院.

熊梦祯，张娟，孙蓉丽，等，2012. 1，4-苯醌致人胚肺成纤维细胞的凋亡效应与调控机制. 癌变·畸变·突变，24（1）：6-9.

徐甫，2013. 1-溴丙烷职业接触限值的研制（硕士学位论文）. 上海：复旦大学.

杨凤，周建华，2009. 1，4-苯醌对 V79 细胞毒性及 DNA 损伤效应研究. 工业卫生与职业病，35（6）：336-340.

张梦萍，孟潇，卫海燕，等，2017. 工作场所空气中苯醌测定的高效液相色谱法. 中华劳动卫生职业病杂志，35（4）：316-318.

张敏，李涛，吴维皑，等，2009. 我国化学物质职业接触限值研究规范与建议. 中国卫生监督杂志，16（3）：231-238.

中华人民共和国国家卫生和计划生育委员会，2014. 职业健康监护技术规范：GBZ 188-2014. 北京：中国标准出版社.

中华人民共和国卫生部，2009. 职业卫生标准制定指南　第 1 部分：工作场所化学物质职业接触限值：GBZ/T 210. 1—2008. 北京：人民卫生出版社.

Philbrook NA，Winn LM，2016. Benzoquinone toxicity is not prevented by sulforaphane in CD-1mouse fetal liver cells. J Appl Toxicol，36（8）：1015-1024.

Son MY，Deng CX，Hoeijmarkers JH，et al，2016. A mechanism for 1，4-Benzoquinone-induced genotoxicity. Oncotarget，7（29）：46433-46447.

Yang J，Bai WL，Chen YJ，et al，2015. 1,4-benzoquinone-induced STAT-3 hypomethylation in AHH-1 cells：Role of oxidative stress. Toxicol Rep，2：864-869.

第二十四章 三溴甲烷

一、制 定 背 景

三溴甲烷，别名溴仿，属三卤甲烷类。目前全球一半以上的三溴甲烷生产和经营企业在中国，从业人员预估在万人以上。在使用过程中，实验室的化学分析人员和医药研发人员等均可接触到三溴甲烷。除此以外，三溴甲烷是水体氯化消毒的副产物，从事饮用水处理及废水处理的人员及使用氯化消毒的游泳馆的员工均存在职业接触。

三溴甲烷可经呼吸道吸入、皮肤接触或误食而使人体中毒。大量吸入可引起呼吸道刺激症状、气喘，严重者可引起延迟性的肺水肿。皮肤接触则可引起皮肤瘙痒、灼伤或刺激，长期接触可能引起过敏性皮炎。误食可引起消化道灼伤或急性胃肠炎，眼睛接触可引起眼部刺激征、流泪、结膜充血等。IARC 将三溴甲烷分类为 3 类致癌物。

人们对三卤甲烷健康危害的关注是从 20 世纪 70 年代发现氯化消毒的饮用水中含有氯消毒副产物（chlorinated by-products，CBPs）开始的。CBPs 共三大类，分别是卤乙腈、卤乙酸和三卤甲烷，其中三卤甲烷包括氯仿、一溴二氯甲烷、一氯二溴甲烷和三溴甲烷。随后人们对三卤甲烷开展了大量的流行病学和动物试验研究。

Chu 等观察到雄性大鼠口服 2100mg/kg 三溴甲烷 14d 后，肝蛋白量减少，而雌性大鼠未出现此现象。大剂量口服三溴甲烷可造成大鼠广泛组织损害。在亚急性毒性试验中，喂食含 500ppm 的饮用水共 28d 后，雄性大鼠出现轻微的肾脏增重，未观察到组织损害。动物实验提示，三溴甲烷先沉积在脂肪中，然后转至肾、血、脑。肝可对其快速代谢，但无蓄积性。喂食三溴甲烷的雄鼠进食量下降，雌鼠进食量不受影响，但其肝微粒体活性激发；三溴甲烷可抑制大鼠的中枢神经系统。Lucas 曾经在兔试验中证实，通过直肠或吸入方式给予三溴甲烷后，其部分在肝脏中被分解成代谢物，而后在兔的组织内和排出的尿液内检出了无机溴化物。

在人群流行病学方面，一项 128 名男性白种人病例的对照研究表明，氯化消毒水中三溴甲烷浓度较高地区的人群直肠癌发病率增加。2014 年，Rahman 分析了 5 年的接触资料，发现水体中的三溴甲烷浓度与男性的直肠癌有阳性相关性，而与女性无关。Kenneth 指出三卤甲烷导致的代谢酶 GSTT1、GSTZ1 和 CYP2E1 多态性改变可诱发膀胱癌。国内也有报道称氯化消毒水中的三卤甲烷和间接遗传毒性的相关性较好，妊娠期间暴露于 CBPs 则可能引起足月儿出生体重降低。

在职业卫生领域，关于三溴甲烷对职业人群健康危害的资料较缺乏。在意大利 5 家室内游泳馆的接待区、轮机间和泳池旁的空气中均可检测到三卤甲烷，其中泳池旁浓度最高，进入泳池的工作人员（救生员、培训员等）呼出气中的三卤甲烷浓度也高于其他场所的作业人员。Fantuzzi 对 20 家室内游泳馆工作人员的调查结果也证实了救生员、培训员患上呼吸系统疾病、眼刺激征和皮肤病的风险较游泳馆的其他工作人员高。

目前尚无令人信服的关于三溴甲烷引起肝脏及其他系统的代谢、功能和细胞增生影响机制和途径的研究。虽然饮用含氯化消毒副产品的水体与直肠结膜癌、膀胱癌等发病具有良好相关性，但职业人群吸入或皮肤接触对人体健康的影响及其代谢途径均鲜见报道。应进一步深入研究，以了解其在不同暴露途径下产生健康损伤机制和其敏感的生物标志物，从而更好地为人类健康服务。

国外已制定了工作场所空气中三卤甲烷的职业接触限值，并已有三溴甲烷的检测方法。目前国内尚未制定三卤甲烷的职业卫生接触限值标准和作业场所的检测方法。标准的缺失造成无法对企业进行职业卫生的监管，对作业场所三溴甲烷的浓度缺乏评价依据，也就无法评估接触工人的健康损伤。因此加强对三溴甲烷的毒性研究和防护管理，建立工作场所空气中三溴甲烷检测方法的标准可为接触限值的制定提供检测手段，也是控制和降低接触三溴甲烷人员健康损伤的有效途径之一。

二、国内外相关标准研究

美国 OSHA、NIOSH 均规定三溴甲烷的 8h-TWA 为 0.5ppm（5mg/m³）[皮]，并建立了相关检测方法（方法编号 NIOSH 1003；OSHA 7）。美国 ACGIH 也根

据一系列研究成果将三溴甲烷 TLV-TWA 制定为 0.5ppm（5mg/m³），同时将其归为 A3 类致癌物（明确的动物致癌性，但与人类的相关性未能确证）。我国作为世界上三溴甲烷的主要生产、使用国之一，尚未建立该化学物质的职业接触限值，因此制定三溴甲烷的职业接触限值势在必行。

三、技术指标的制定依据

1. 三溴甲烷基本情况

（1）理化性质：三溴甲烷（tribromomethane），别名溴仿，属三卤甲烷类，分子式 $CHBr_3$，分子结构式见图 24.1。三溴甲烷为无色重质液体，相对密度为 2.89（水），饱和蒸气压 2.67 kPa（48℃），熔点 8℃，沸点 149.5℃，微溶于水，溶于乙醇、乙醚、氯仿、苯。有氯仿样气味，味甜，有强折光性，不燃烧，性质不稳定，久贮逐渐分解成黄色液体，空气及光可加速其分解。不自燃，受高热分解产生有毒的溴化物气体，与锂、钾钠合金接触剧烈反应。

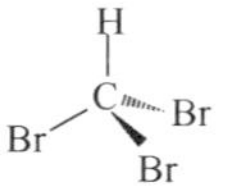

图 24.1　三溴甲烷
分子结构式

该化学物质用途广泛，可用于有机合成的中间体、药物制造、消毒剂、镇痛剂、制冷剂、抗爆剂和溶剂等。在工业生产中，三溴甲烷可在矿物分离、橡胶硫化和化学合成中作为溶剂、阻燃剂、浮选剂使用；三溴甲烷也是现代化学分析中常用的试剂。

（2）生产和接触情况：目前全球一半以上的三溴甲烷生产和经营企业位于中国。根据中国化工网的统计，目前我国从事生产和销售三溴甲烷的企业有 20～30 家，主要分布在江苏省和山东省。在当前的经济背景下，三溴甲烷产量较之前大幅减少，企业主要从事订单加工。而在使用过程中，化工企业生产人员、实验室的化学分析人员和医药研发人员等均可接触到三溴甲烷。除此以外，三溴甲烷是水体氯化消毒的副产物，从事饮用水处理及废水处理的人员及使用氯化消毒游泳馆的员工均存在职业接触。以上方式接触频次和浓度均较低，主要的密集接触还是存在于企业生产人员当中。

进入环境中的三溴甲烷大多是用氯气进行水消毒时的副产物，氯与水中有机物可形成 300 余种副产物。Rook 等学者将分析到的主要 CBPs 分为三类：三卤甲烷（包括氯仿、一溴二氯甲烷、一氯二溴甲烷、三溴甲烷），卤乙酸（包括一氯乙酸、二氯乙酸、三氯乙酸等），卤乙腈（包括二氯乙腈、三氯乙腈、溴氯乙腈、水合氯醛等）。环境中的三溴甲烷遇碱分解，但在环境水体中则是高度持久性的化合物，不会被生物降解，特别是在饮用水中会长期停留，从而对人体造成危害。

2. 三溴甲烷一般毒性研究资料

（1）体内代谢情况：Lucas 等证实，通过直肠或吸入方式给予家兔三溴甲烷后，其部分在肝脏中被分解成代谢物，而后在组织内和排出的尿液内检出了无机溴化物。用三溴甲烷进行直肠麻醉后，0.3%～1.2%的三溴甲烷以溴化钠的形式从尿液中排出。Ahmed 等在体外研究中发现三溴甲烷通过细胞色素 P450 混合功能氧化酶系统被代谢为 CO。在体内实验中，对大鼠注射三溴甲烷，血中 CO 水平显著增加。

（2）一般毒性资料：三溴甲烷是一种呼吸系统刺激物、麻醉物及肝脏毒物，小剂量三溴甲烷可导致精神萎靡、头疼及眩晕；在空气中浓度达到 32 700mg/m³ 及以上时，8min 时即可使犬麻醉，60min 即可使犬死亡。它能通过呼吸道、消化道对人体产生严重毒害，也能经黏膜、眼睛甚至皮肤对人体产生毒害作用。过度接触的效应：①短期接触，引起眼、鼻、喉炎症，误食可引起头疼、头晕、口齿不清、意识模糊甚至死亡；②长期接触，可引起肝脏损伤、膀胱癌、结肠癌及不良妊娠和发育等结果。

ACGIH 编制说明中描述三溴甲烷所产生的关键健康效应为肝脏损伤、上呼吸道刺激及眼部刺激。尽管该物质可以通过皮肤、黏膜吸收，但基于其系统毒性和致死性极低，ACGIH 判断这一接触途径不可能产生较为严重的毒效应（发生概率很小），故我们认为三溴甲烷毒作用的靶器官主要是肝脏，所产生的关键健康效应为肝脏损伤。

急性、亚慢性和慢性动物试验的证据充分表明肝脏是三溴甲烷的靶器官。低剂量的三溴甲烷可导致脂肪浸润、肝细胞空泡形成和肿胀、肝脏增重，表现为血清中三酰甘油水平降低和代偿性胆固醇水平升高。较高剂量可导致肝细胞坏死。以 200mg/kg 灌胃大鼠（5d/w）2 年，可观察到肝细胞坏死；小鼠以 250～289mg/（kg·d）灌胃 14d，或 500mg/kg（5d/w，3w），均可观察到血清中谷丙转氨酶和（或）谷草转氨酶明显升高。大鼠灌胃≥61.9mg/（kg·d），1 个月后血清中谷胱甘肽水平降低。

1）急性毒性：据 Chu 等报道，三溴甲烷对雄性大鼠 LD_{50} 为 1388mg/kg，雌性大鼠为 1147mg/kg，家兔（皮下）LD_{50} 为 1000mg/kg。据 Bowman 等 1978 年的报道，三溴甲烷对小鼠 LD_{50} 在 450～1550mg/kg。

2）亚急性和慢性毒性：大鼠吸入三溴甲烷 250mg/m³，4h/d，2 个月后发现大鼠肝肾功能出现异常。三溴甲烷对肝的损害因动物物种和遗传差异而不同，大鼠较小鼠敏感。13 周灌胃后大鼠出现肝脂肪改变的 NOAEL 和 LOAEL 分别为 25mg/kg 和 50mg/kg（5d/w），小鼠则分别为 100mg/kg 和 200mg/kg（5d/w）。但目前尚未见三溴甲烷肝损害的人群流行病学调查数据。

3）遗传毒性：Ashutosh 等在体外实验中使用人外周血淋巴细胞进行姐妹染色单体交换试验检测三溴甲烷的致突变性，结果显示姐妹染色单体交换率与三溴甲烷染毒剂量相关，当细胞接触 600ng/ml 的三溴甲烷时，姐妹染色单体交换频率高达 18.78%±0.17%，远高于控制值 8.45%±0.21%。体外研究表明 RSJ100 沙门菌含有的谷胱甘肽 S-转移酶 T1-1（glutathione S-transferase theta 1-1，GSTT1-1）能使三溴甲烷等溴化三卤甲烷活化为致突变中间产物。Stefano 等在体外实验中使用人外周全血细胞检测三溴甲烷的致突变性，发现接触浓度为 $5×10^{-3}$mmol/L 的三溴甲烷时，GSTT1-1 表达为阴性的个体与表达为阳性的个体的细胞姐妹染色单体交换频率无明显差异，这可能与红细胞对淋巴细胞的保护作用有关。对于那些 GSTT1-1 表达为阳性的个体，其器官和组织在接触三溴甲烷时会产生额外的遗传毒性。廖静等以苯并芘为阳性对照，二甲基亚砜为溶剂对照应用胞质分裂阻滞微核法（cytokinesis-block micronucleus test，CBMNT）检测三卤甲烷（包括氯仿、一溴二氯甲烷、二溴一氯甲烷、三溴甲烷）对人来源的肝脏肿瘤细胞株 HepG2 微核率的影响，发现除三溴甲烷外均可使 HepG2 细胞微核率显著增加（$P<0.05$）。Manolis 等研究接触室内游泳池消毒副产物对游泳者的遗传毒性，发现游泳者游泳 40min 后，呼出气中的三溴甲烷浓度比游泳前增加了 7 倍，并且呼出气中三溴甲烷浓度的增加不仅与淋巴细胞微核率增加相关（$P=0.01$），而且与尿脱落细胞突变率增加有关（$P=0.004$）。李艳霞等采用紫外-可见光光谱和荧光光谱分析法，研究三溴甲烷与生物大分子-DNA 之间的相互作用。结果表明，三溴甲烷对 DNA 有减色效应并伴随光谱红移，说明其与 DNA 间有较强的结合作用（结合常数 $K=4.242×10^3$L/mol）。

4）致癌性：IARC 将三溴甲烷归为 3 类致癌物（对人类致癌性尚不能分类的物质或混合物），然而美国 EPA 却界定三溴甲烷为 2B 类（可能的人类致癌物）。研究表明三溴甲烷可诱导啮齿类动物肿瘤的发生，在大鼠体内能引起肠、肝和肾肿瘤，并且有流行病学证据显示接触三溴甲烷与膀胱癌、结肠癌之间存在关联。近期的多项研究再次证实了这一点。其中来自西班牙某市的一项病例对照研究结果表明，居民患膀胱癌的危险性与氯化消毒水中三溴甲烷的含量相关，长期饮用含三卤甲烷＞49μg/L 的氯化消毒水的居民较饮用含三卤甲烷＜8μg/L 的氯化消毒水的居民患膀胱癌的危险性明显增高，OR 值为 2.10（95%CI=1.09～4.02）；长期饮用含三卤甲烷（35μg/L）的氯化消毒水的居民患膀胱癌的危险性与不饮用氯化消毒水的居民相比明显增高，OR 值为 1.35（95%CI=0.92～1.99）。加拿大学者开展了一项成人白血病发生危险性与饮用水氯化消毒副产物关系的病例对照研究，收集了 1068 例白血病患者和 5039 例对照者的居住情况、水源及城市供水资料，评估饮用水氯化消毒副产物的个体接触水平和现状，结果发现长时间接触三卤甲烷超过 40μg/L 的人群，慢性髓细胞白血病的发病率明显增高，调整 OR 值为 1.72（95% CI=1.01～3.08）；但对其他类型白血病，接触饮用水氯化消毒副产物的时间越长，白血病发生率却越低，长期接触三卤甲烷浓度超过 40μg/L 的人群患慢性淋巴细胞白血病的危险性明显降低，OR 值为 0.60（95% CI=0.41～0.87）。三溴甲烷引起的肿瘤具有器官特异性（结肠癌、膀胱癌增加，而肝癌未见明显增加），这可能与 GSTT1-1 基因在不同器官和组织的细胞中表达具有差异有关。王静芬等于 2003～2004 年调查北京市再生水经氯化消毒后回用于道路压尘和公园绿化时三溴甲烷的浓度水平，分别对接触再生水的职业人群（道路压尘清洁车司机和绿化园丁）和非职业人群（道路压尘工作现场和公园再生水浇灌区游客）接触再生水的方式及暴露水平进行调查分析，用健康危险度评价的方法评价三溴甲烷对不同人群的健康影响和致癌危险度，结果显示三溴甲烷对职业人群和非职业人群的致癌危险度均小于 10^{-5}，低于美国 EPA 可接受水平。目前，大部分学者关注的是总三卤甲烷的致癌性，而对于三溴甲烷的致癌性研究较少。

5）生殖与发育毒性：周文珊等以某水厂管网末梢水中 CBPs 的监测数据为评价外暴露的重要指标，选择妊娠期间一直居住在该厂供水范围的孕妇为研究对象，采用回顾性研究方法分析妊娠不同时期三溴甲烷接触量与足月儿出生体重的关系，发现妊娠期间接触三溴甲烷可能引起足月儿出生体重降低。流行病学证据显示接触三溴甲烷与孕妇早产、低出生胎龄、宫内生长受限等不良妊娠、发育结局存在显著关联，但对于其他妊娠、发育结局之间的关联，各项研究结果并不一致。新近研究表明，妇女在妊娠第 4～6 个月接触含高剂量三卤甲烷（≥70μg/L）的饮用水，可能会影响胎儿的生长发育，导致胎儿低出生体重率明显增高。三溴甲烷还可影响妇女卵巢功能，使月经周期缩短。毒理学研究表明三溴甲烷也能损伤男性生殖功能，两项流行病学研究探索了接触三溴甲烷与男性精子质量之间的关联，但是结果并不一致。这可能是由于两项研究虽均以供水系统中的三溴甲烷浓度为接触的标志，但其浓度在不同供水系统中会随时间、空间的变化而产生差异。Qiang 等以全血中的三溴甲烷浓度作为评估其内暴露的剂量，对 401 名男性血中三溴甲烷浓度进行测量，分析其与精子质量之间的关联。结果显示三溴甲烷浓度升高与精子浓度下降可能存在剂量-反应关系（P=0.07）。Fenster 等通过人群研究发现三溴甲烷不仅可影响精液质量，而且能改变精子的正常形态。总之，三溴甲烷对于男性生殖系统的毒性依然有待进一步研究。上述研究结果提示饮用水中的三溴甲烷具有潜在生殖和发育毒性，即使在相对较低的接触水平也可对人类出生缺陷等不良妊娠结局产生不可忽略的影响。Eric 等还发现接触三溴甲烷可能与青少年特发性脊柱侧弯有关联。

6）其他毒性：沈洛夫等利用藻类生长抑制试验的国际标准方法，参照《生活饮用水卫生标准》（GB 5749—85）设置毒物浓度进行试验，得到三溴甲烷对盐藻的 48h EC_{50} 值为 1.02μmol/L。尽管三溴甲烷可以通过皮肤吸收，但基于其系统毒性和致死性极低，ACGIH 认为皮肤接触不可能产生较为严重的毒效应。

7）毒代动力学：根据三溴甲烷的物理化学特性，预期其能通过肺较好吸收，吸入接触的神经毒性也较好地支持这个观点。沐浴后血液中三溴甲烷的浓度增加，表明其存在经皮吸收途径。Xu 等报道三溴甲烷水性溶剂的皮肤吸收系数为 0.21cm/h，胃肠道吸收率至少为 60%～90%。

经口接触后的三溴甲烷从胃平均分布到肠、肝、肾、肺和大脑中。动物试验单次口服三卤甲烷混合物 8h 后，只有 1%～2% ^{14}C 标记的三溴甲烷留在大鼠的脑、肾、肝、肺、肌肉、胰腺、胃、胸腺和膀胱等软组织和血液中。Lucas 曾经在兔试验中证实，通过直肠或吸入方式给予三溴甲烷后，其部分在肝脏中被分解成代谢物，而后在兔的组织内和排出的尿液内检出了无机溴化物。

研究表明，进入体内的三溴甲烷代谢的第一步是通过肝细胞色素 P450 混合功能氧化酶进行的氧化反应，推测此反应产物为三卤甲醇，其进一步分解，失去氢和卤元素后生成的二卤羰基（光气类似物）具有高度活性，可发生一系列反应：①与细胞亲核反应，产生共价加合物；②与两分子的谷胱甘肽反应，生成一氧化碳和氧化型谷胱甘肽（L-glutathione oxidized，GSSG）；③水解产生 CO_2。氧化率因动物种群和代谢条件而异，如小鼠口服三溴甲烷后，40%被氧化为 CO_2，小鼠的氧化率只有 4%。

此外，三溴甲烷通过细胞色素 P450 代谢还能产生高活性的三卤甲基自由基，特别是在低氧环境下，自由基可导致聚不饱和脂肪酸催化的过氧化反应。尽管只有一小部分三溴甲烷代谢为自由基，但细胞脂质过氧化反应被认为是其他卤化合物（如四氯化碳）导致细胞损害的可能机制，故这可能是三溴甲烷毒性和致癌性的主要机制。但这个通道需要进一步研究。

除了上述的氧化还原反应，三溴甲烷代谢还有赖于由谷胱甘肽 S-转移酶催化的谷胱甘肽共轭反应。含大鼠谷胱甘肽 S-转移酶 θ1-1 处理沙门菌 TA1535 株的转染试验使三溴甲烷突变性增加了 95 倍。体外试验表明，小鼠肝细胞的谷胱甘肽加合途径是时间和蛋白依赖性的，不受抑制剂 α、μ、π 族谷胱甘肽 S-转移酶的影响，与 1,2-环氧-3-（4'-硝基苯氧基）丙烷（θ 族谷胱甘肽 S-转移酶类物质）活性有关。

小鼠经口暴露三卤甲烷混合物后，呼出气中三卤甲烷 39.68%以 CO_2 排出，7.18%以原型排出，半衰期为 8h。大鼠呼出气中三卤甲烷则 4.3%以 CO_2 排出，66.0%以原型呼出气排出，半衰期为 0.8h。

3. 病例报道

三溴甲烷可经由呼吸道吸入、皮肤接触或经消化道误食而使人体中毒。大量吸入会引起呼吸道刺激症状、气喘，严重者会引起肺水肿。肺水肿的症状可能在接触后 7～24h 产生。皮肤接触则可导致瘙痒、灼伤等，长期暴露可能引起过敏性皮炎。误食可引起肠胃灼伤或急性胃肠炎，眼睛接触可有灼热疼痛感、刺激感。

20 世纪早期，三溴甲烷曾作为百日咳患儿的镇静剂，有报道 1 例 33 月龄女孩，为治疗百日咳引起的咳嗽和呕吐，摄入约 700mg 的三溴甲烷 [60mg/（kg·d）]，当晚其睡眠很好，提示其有镇静作用。同期又陆续报道了一些中毒和过量服用三溴甲烷致意外死亡的案例。在一些较为严重的案例中，主要临床症状是严重的中枢神经系统抑制，如昏迷、嗜睡、失去反射等，不能呼吸，随后死亡。如果可以避免死亡，患者可在几天内恢复。现有生产企业未出现中毒病例。

4. 职业卫生学调查

（1）企业选择原则：2016 年 1～3 月，选择有代表性的生产企业进行现场调查。需满足下条件：①产量较大且生产工艺具有一定的代表性；②车间人员相对固定，且仅生产三溴甲烷；③近 2 年一直处于生产状态，产能在实际产能的 90% 以上。

（2）某化工有限公司职业卫生学调查结果

1）企业基本情况：某化工有限公司位于江苏某化工集中区，以专业生产、研制溴代烷烃系列产品为主，主要产品有三溴化磷、三溴甲烷、乙酰溴、溴乙酰溴、丙酰溴、2-溴丙酰溴、溴苯、溴代十二烷等，其中三溴化磷、乙酰溴、三溴甲烷产品销量居全国同行前列，并远销欧美、日本、韩国等。

2）生产工艺简述：在搪瓷反应釜中投入氢溴酸和溴化钠水溶液，搅拌加入 30% 氢氧化钠进行中和反应，夹套通冷却水冷却，当 pH=7～8 时，搅拌冷却至常温，一次性投入次氯酸钠溶液，向反应釜投入冰块，使温度不高于 15℃，一次性投入丙酮水溶液，反应 0.5h，停止搅拌静置 1h，上层液为乙酸钠混合盐溶液，下层料液为三溴甲烷粗品，粗品在精馏车间精馏得成品。粗品精馏前先经水洗，吸收其中的丙酮，进塔物料的成分及含量如下：三溴甲烷（≥98%），四溴甲烷（≤1.0%），水（≤1.0%）；出塔物料的成分及含量如下：三溴甲烷（≥99.5%），水（≤0.5%）。反应方程式如下

$$HBr + NaOH \longrightarrow NaBr + H_2O$$

$$NaBr + NaClO \longrightarrow NaBrO + NaCl$$

$$3NaBrO + CH_3COCH_3 \longrightarrow CHBr_3 + CH_3COONa + 2NaOH$$

3）人群基本信息和临床资料收集：设计调查问卷，收集工人的基本人口学特征。本次问卷统一由调查人员依据问卷内容询问工人相关信息，并由调查人员统一填写，问卷调查完成后，再由另外一人负责检查问卷的填写是否符合统一要求，确保调查问卷的准确性和可靠性。问卷内容包括年龄、工龄、工种、职业史等重要工作相关信息，还包括吸烟、饮酒史等其他个人基本信息等。工人的临床资料收集由项目参与单位江苏省淮安市疾病预防控制中心及淮安区疾病预防控制中心完成。

4）三溴甲烷职业接触情况：企业共有员工 100 多人，其中三溴甲烷车间 12 人。作业制度为两班两运转，每班在岗约 6 人，每天工作 8h。现场岗位（配

料、反应釜、精馏、装桶）每天接触约 4h；仓库及化验岗位工人不定时作业，每天总计接触约 1.5h。工人在操作时均着工作服，大部分佩戴纱布口罩、橡胶手套等个人防护用品（产品型号及更换频次不详），配料岗位工人工作时佩戴呼吸防护全面罩[执行标准《呼吸防护 自吸过滤式防毒面具》（GB 2890—2009）]。生产现场为开放式作业，仓库及化验岗位为室内作业。

现场调查发现，本项目采用手工称量、密闭设备加工、密闭管道输送，但设备、管道年代较久，密封性不好且维护不到位，反应釜和精馏岗位由于未设置局部排风罩且为手工作业，接触三溴甲烷的浓度相对较高。最主要的接触方式是通过呼吸道接触，皮肤基本未暴露在外，因而通过皮肤接触的较少。

（3）检测方法及过程

1）主要仪器和试剂：项目组采用防爆型大气采样器进行定点采样，仪器型号为 FCC-1500D；采用主动式个体采样仪进行个体采样，仪器型号为 GilAir-3。GC6890 气相色谱仪，配有 HP7683 自动进样器，氢气发生器（QL型），低噪音空气泵（GA3000），微量注射器，自动进样小瓶，溶剂解吸型活性炭管（100mg/50mg），二硫化碳（CS_2，纯度≥99.9%），色谱纯三溴甲烷。

2）定点采样：采用 FCC-1500D 大气采样器，采样端连接有溶剂解吸型活性炭管（100mg/50mg），分别在配料、二楼反应釜、精馏塔 8 号、一楼装桶区、仓库及化验室各设置至少 1 个采样点。每个点最少采样 2 次，每次 15min，选择工人作业时间点进行采样。采样器流量设置为 200ml/min，采样头的高度为工人的呼吸带高度，采样头朝向三溴甲烷逸散方向，采样头位置尽可能模拟工人实际工作位点。

3）个体采样：在告知工厂员工本项目主要内容并取得知情同意后，共有 12 名职工同意加入本次个体采样。采样对象包括接触三溴甲烷岗位的全部 12 名工人。采用 GilAir-3 空气采样器，采样端连接有溶剂解吸型活性炭管，工人于上班时开始佩戴采样器，采样器流量设置为 50ml/min，采样头置于工人呼吸带，并尽可能减少对工人工作的影响，保证工人正常作业，从而减小因佩戴仪器而造成的偏倚。同时调查人员还在采样间期巡查工人佩戴仪器的依从性，避免出现工人中途拒绝佩戴的现象，保证采样质量。

样品空白：将活性炭管带至采样点，除不连接采样器采集空气样品外，其余操作同样品。

采样后，立即封闭活性炭管两端，置清洁容器内运输和保存。

（4）作业场所三溴甲烷浓度检测结果：运用定点检测与个体检测方式对三溴甲烷车间各岗位空气中的三溴甲烷浓度进行检测，结果见表24.1。

表 24.1　工作场所空气中三溴甲烷浓度检测结果

采样方式	采样地点	样品份数	结果（mg/m³）
定点采样	配料	6	<0.06～5.30
	二楼反应釜	12	0.90～13.80
	精馏塔 8 号	12	0.50～13.10
	一楼装桶区	10	0.80～9.10
	仓库	12	<0.06～10.50
	化验室	12	<0.06～7.00
个体采样	配料	2	0.90～7.50
	反应釜	2	0.30～8.10
	精馏	2	0.70～7.40
	装桶	2	1.30～2.10
	仓库	2	0.20
	化验	2	0.20～0.60

注：方法参照工作场所空气中三溴甲烷浓度检测方法，最低检出浓度 0.06mg/m³（采样体积按 3L 计）。

检测结果显示，定点检测共获检测样品 64 份；浓度低于 1mg/m³ 的样品 17 份，占样品总数的 26.56%；大于 5mg/m³ 的样品 30 份，占样品总数的 46.88%。个体检测共获 12 份样品，结果（TWA）浓度小于 1mg/m³ 的样品有 7 份，占总样品数的 58.33%；浓度大于 5mg/m³ 的样品有 3 份，占样品总数的 25%。现场部分设备未能有效密封，设备维护跟不上，有跑、冒、滴、漏现象；同时现场属于开放式作业，各岗位距离较近，接触同一环境，缺乏有效屏蔽措施；采样当日，部分岗位工作量基本集中于一人，另一人仅为辅助操作，这可能也是导致个体检测数据超过国外标准的原因之一。已经建议企业加强设备的维修保养，协调员工工作负荷，并确保通风装置运行有效。

（5）职业健康体检结果分析：江苏省疾病预防控制中心于 2016 年 2 月 8～9 日对该公司员工进行职业健康体检，其中三溴甲烷车间体检 12 人。对体检对象根据接触情况及现场问卷调查情况进行筛查，共筛查出接触人员 12 人，来自于车间各生产岗位；选择不接触的 16 人作为对照组，来自本企业的办公室、财务等非生产岗位。接触组和对照组体检统计结果见表24.2～表24.5。

表 24.2　肝功能检查结果

组别	人数	肝功能异常人数（异常率，%）						
		ALT	AST	GGT	TBIL	DBIL	IBIL	合计
暴露	12	1（8.3）	1（8.3）	0（0.0）	0（0.0）	0（0.0）	0（0.0）	2（16.7）
对照	16	1（6.3）	3（18.8）	1（6.3）	1（6.3）	1（6.3）	1（6.3）	5（31.3）
χ^2		0.043	0.586	0.750	0.750	0.750	0.750	0.750
P		1.000	0.613	1.000	1.000	1.000	1.000	0.662

注：ALT，谷丙转氨酶；AST，谷草转氨酶；GGT，谷氨酰转移酶；TBIL，总胆红素；DBIL，直接胆红素；IBIL，间接胆红素。

表 24.3　肾功能检查结果

组别	人数	肾功能异常人数（异常率，%）			
		BUN	CR	UA	合计
暴露	12	0（0.0）	1（8.3）	0（0.0）	1（8.3）
对照	16	0（0.0）	0（0.0）	0（0.0）	0（0.0）
χ^2		—	1.333	—	1.333
P		—	0.429	—	0.429

注：BUN，血尿素氮；Cr，血肌酐；UA，血尿酸。

表 24.4　血常规检查结果

组别	人数	血常规（异常率，%）				
		RBC	WBC	PLT	HB	合计
暴露	12	2（16.7）	3（25.0）	0（0.0）	1（8.3）	5（41.7）
对照	16	1（8.3）	1（8.3）	1（8.3）	5（31.3）	8（50.0）
χ^2		0.750	1.898	0.750	2.062	0.185
P		0.560	0.285	1.000	0.196	0.718

表 24.5　血生化检查结果

组别	人数	血生化（异常率，%）		
		Cho	TG	合计
暴露	12	2（16.7）	5（41.7）	6（50.0）
对照	16	3（18.8）	4（25.0）	5（31.3）
χ^2		0.020	0.842	0.975
P		1.000	0.432	0.441

注：Cho，胆固醇；TG，三酰甘油。

接触组肝功能、肾功能、血常规、血生化等指标与对照组相比差异无显著性，无统计学意义。同时，通过梳理健康监护资料及问询，并未发现三溴甲烷相关的可疑病例记录。

（6）三溴甲烷内暴露检测结果分析：建立了气质联用检测全血中三溴甲烷的方法，样品直接采用顶空气质联用测定。测定结果显示，总计 28 个样本，最小值为 0.11，最大值为 20.63，中位数为 0.93，几何均数为 1.30。分组检测结果见表 24.6，暴露组血中三溴甲烷浓度显著大于对照组（*P*=0.004），说明分组信息是确实可信的。

表 24.6　全血中三溴甲烷检测结果（μg/L）

组别	人数	最小值	最大值	中位数	几何均值	P
接触组	12	0.39	20.63	5.59	3.25	0.004
对照组	16	0.11	2.47	0.46	0.52	

5. 职业接触限值建议

结合《职业卫生标准制定指南 第 1 部分：工作场所化学物质职业接触限值》（GBZ/T 210.1—2008）的具体要求，经询问发现工人短时间接触较高浓度的三溴甲烷未引起刺激、窒息、中枢神经抑制等急性作用，ACGIH 编制说明中也强调目前数据显示没有制定 TLV-STEL 的必要。因此建议我国三溴甲烷职业接触限值类型为时间加权平均容许浓度（PC-TWA）。根据管理毒理学的规定，在判断毒物阈限值时，除了需要有毒理学动物实验证据外，人类流行病学研究结果是公认的确定毒物阈限值最重要的依据。但截至目前，有关三溴甲烷接触和健康效应关系的证据十分有限。为此，本项目组开展了相应的流行病学调查，以寻找接触对健康影响程度的确切证据。从本次开展的流行病学调查结果可见，虽然部分岗位的检测数据超标，但接触组的不适症状发生率无明显增加，与对照组相比差异无统计学意义，即在目前的生产状况、生产工艺及管理水平下，暂未见到任何临床症状的发生。由于接触组工人血中的三溴甲烷浓度与对照组人群之间存在明显差异，可确切地反映工人的内暴露情况，故认为本次调查结果是可信的。基于调查人数较少的局限性，参考美国 NIOSH 及 OSHA 制定的工作场所中三溴甲烷的 8h-TWA（5mg/m³），其自 1989 年起执行至今，实践证明该标准能有效地保护作业人员的健康。

综上所述，项目组参照美国 NIOSH 及 OSHA 制定的时间加权平均容许浓度（PC-TWA）为 5mg/m³。

6. 本建议标准的可行性

按照 PC-TWA=5mg/m³，该企业虽然个体检测数据有超标现象，但原因在于其存在跑、冒、滴、漏现象，生产场所开放、设备密闭不严，工人需较长时间在机器周围操作等，企业尚具有很大的改进空间，本标准也有利于推动企业进行相应整改。采取提高相关企业生产的机械化和自动化程度水平、将人工操作改为自动化操作、密闭生产装置、改善作业车间通风等措施，可使工作场所作业环境中三溴甲烷浓度满足本标准的要求，因此本建议标准是可行的。

四、正确使用标准说明

本标准为国内首次制定的三溴甲烷职业接触限值，是基于现有文献、现场调查结果及对国外限值的参考而提出的，当国内外有重大研究进展时，本标准将相应地做出变更或重新建议。

样本量大小对研究结果会有影响。本项调查样本量较少，但所能调查到的对象已全部被纳入研究，可能不足以反映现实情况，故而等同采纳国外的限值标准。如发现新的现场，将尽可能进行调查并进一步扩大样本量。

（朱宝立　龚　伟）

参 考 文 献

龚伟，刘炘，朱宝立，2016. 三溴甲烷毒理学及代谢研究进展. 中华劳动卫生职业病杂志，34（3）：231-236.

廖静，刘爱林，曹文成，等，2011. 应用胞质分裂阻滞微核法检测三卤甲烷和卤乙腈的遗传毒性. 癌变·畸变·突变，24（1）：42-45.

周文珊，李雅琳，谢少华，等，2010. 妊娠期氯化消毒副产物暴露与足月儿出生体重的关系. 环境与健康杂志，27（01）：17-20.

Ahmed AE，Kubic VL，Anders MW，1977. Metabolism of haloforms to carbon monoxide. I. In vitro studies. Drug Metab Dispos，5（2）：198-204.

Chu I，Villeneuve DC，Secours VE，et al，1982. Toxicity of trihalomethanes：I. The acute and subacute toxicity of chloroform，bromodichloromethane，chlorodibromomethane and bromoform in rats. J Environ Sci Health B, 17 (3): 205-224.

Colman J, Rice GE, Wright JM, et al, 2011. Identification of developmentally toxic drinking water disinfection byproducts and evaluation of data relevant to mode of action. Toxicology and Applied Pharmacology, 254 (2): 100-126.

Kasim K, Levallois P, Johnson KC, et al, 2006. Chlorination disinfection by-products in drinking water and the risk of adult leukemia in canada. American Journal of Epidemiology, (2): 116-126.

Kogevinas M, Villanueva CM, Font-Ribera L, et al, 2010. Genotoxic effects in swimmers exposed to disinfection by-products in indoor swimming pools. Environmental Health Perspectives, 118 (11): 1531-1537.

Landi S, Hanley NM, Kligerman AD, et al, 1999. Induction of sister chromatid exchanges in human peripheral blood lymphocytes by bromoform: investigation of the role of GSTT1-1polymorphism. Mutat Res, 429 (2): 261-267.

Landi S, Hanley NM, Warren SH, et al, 1999. Induction of genetic damage in human lymphocytes and mutations in Salmonella by trihalomethanes: role of red blood cells and GSTT1-1polymorphism. Mutagenesis, 14 (5): 479-482.

Nieuwenhuijsen MJ, Smith R, Golfinopoulos S, et al, 2009. Health impacts of long-term exposure to disinfection by-products in drinking water in Europe: HIWATE. Journal of Water and Health, 7 (2): 185-207.

Parvez S, Rivera-Núñez Z, Meyer A, et al, 2011. Temporal variability in trihalomethane and haloacetic acid concentrations in Massachusetts public drinking water systems. Environmental Research, 111 (4): 499-509.

Riederer AM, Dhingra R, Blount BC, et al, 2014. Predictors of blood trihalomethane concentrations in NHANES 1999-2006. Environmental Health Perspectives, 122(7): 695-702.

Villanueva CM, Cantor KP, Grimalt JO, et al, 2007. Bladder cancer and exposure to water disinfection by-products through ingestion, bathing, showering, and swimming in pools. American Journal of Epidemiology, 165: 148-156.

Wei J, Ye B, Wang W, et al, 2010. Spatial and temporal evaluations of disinfection by-products in drinking water distribution systems in Beijing, China. Science of the Total Environment, 408 (20): 4600-4606.

Zeng Q, Li M, Xie S, et al, 2013. Baseline blood trihalomethanes, semen parameters and serum total testosterone: A cross-sectional study in China. Environment International, 54: 134-140.

第二十五章 莠 去 津

一、制 定 背 景

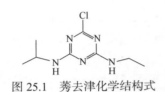

图 25.1 莠去津化学结构式

莠去津（atrazine），化学名称为 2-氯-4-乙胺基-6-异丙胺基-1,3,5-三嗪，CAS 号 1912-24-9，分子式 $C_8H_{14}ClN_5$，分子量 215.69。莠去津纯品为白色晶体，难溶于水，易溶于乙醚、甲醇和氯仿，禁配物为强酸、强碱，化学结构式如图 25.1 所示。

莠去津是三嗪类除草剂，1958 年由瑞士 Geigy 公司（现归属先正达公司）研制开发，1958 年在瑞士申请获得专利。由于该除草剂除草效果好、应用于农作物安全且价格低廉，一经面世就在世界范围内广泛应用。

莠去津是芽前土壤处理除草剂，也可用于芽后茎叶处理。其主要通过植物根部吸收并向上传导，抑制植物的光合作用，使植物枯死。它的杀草谱较广，可防除多种一年生禾本科和阔叶杂草，通常加工成可湿性粉剂和悬浮剂使用，适用于玉米、高粱、甘蔗等旱田作物，尤其对玉米有较好的选择性（因玉米体内有解毒机制）。

中国是莠去津生产和出口大国。据中国农药工业协会 2015 年提供的资料，我国莠去津主要生产企业有 7 家，总产能近 20 万吨/年，出口高度集中在巴西、美国和阿根廷，3 国出口量占总出口量 70%以上。目前，我国在农业部登记注册的莠去津生产企业共计 265 家，其中原药生产企业 21 家，制剂企业 244 家。原药企业直接就业约 2330 人，制剂企业约 3700 人，共计 6000 余人。

企业代表性的生产工艺是溶剂法，即用三聚氯氰分两步依次和乙胺及异丙胺在碱性介质中反应，取代两个氯原子，生成莠去津原药。

二、国内外相关标准研究

美国 ACGIH 推荐的莠去津 TLV-TWA 为 2mg/m³（2013 年修订），制修订

情况见表 25.1；美国 NIOSH 推荐的莠去津 REL-TWA 为 5mg/m³（1998 年）；德国 DFG 推荐的 MAK 为 1mg/m³，其制修订工作由 DFG 下属的工作场所化学物质健康损害调查委员会承担，具体制修订情况见表 25.2。

表 25.1　美国 ACGIH 莠去津职业接触限值制修订年表

时间（年）	制修订内容
1976	建议：TLV-TWA，5mg/m³
1978～1982	TLV-TWA，10mg/m³
1982	建议：TLV-TWA，5mg/m³
1982～2013	TLV-TWA，5mg/m³
1995	A4
1996～2013	TLV-TWA，5mg/m³；A4
2013	建议：TLV-TWA，2mg/m³；A3
2014	TLV-TWA，2mg/m³；A3

表 25.2　德国工作场所化学物质健康危害调查委员会莠去津职业接触限值制修订年表

时间（年）	制修订内容
1981	MAK，2mg/m³
1999	MAK，2mg/m³E
2002	MAK，2mg/m³E；最高峰值 8mg/m³
2013	MAK，1mg/m³E；最高峰值 2mg/m³；胚胎毒性（C）

三、技术指标的制定依据

（一）莠去津动物毒理学资料

1. 急性/亚急性毒性

莠去津属于低毒类物质，大鼠急性经口 $LD_{50}>1869mg/kg$，大鼠急性经皮 $LD_{50}>2000mg/kg$，家兔急性经皮 LD_{50} 为 7550mg/kg，大鼠急性吸入 $LC_{50}>5.8mg/L$；莠去津对家兔皮肤和眼睛均无刺激性；对豚鼠皮肤无致敏性。Erickson 和 Long 的研究结果显示，动物摄入大剂量莠去津后可出现共济失调、呼吸困难、抽搐等中毒症状。

新西兰兔亚急性经皮毒性试验中，每天经皮染毒莠去津 6h，共持续 25d，染毒剂量为 0mg/（kg·d）、10mg/（kg·d）、100mg/（kg·d）和 1000mg/（kg·d）。其中 1000mg/（kg·d）剂量组动物可见摄食量和平均体重降低，脾脏重量增加，红细胞计数和血细胞容积降低，获得 NOAEL 为 100mg/（kg·d）。

2. 亚慢性毒性

莠去津 SD 大鼠亚慢性（92d）经口毒性试验，染毒剂量为 0ppm、10ppm、50ppm 和 500ppm，雄性大鼠剂量相当于 0mg/（kg·d）、0.6mg/（kg·d）、3.3mg/（kg·d）和 34mg/（kg·d），雌性大鼠剂量相当于 0mg/（kg·d）、0.659mg/（kg·d）、3.35mg/（kg·d）和 35.3mg/（kg·d）。最高剂量组体重和脾脏中的含铁血黄素均降低，获得 NOAEL 为 3.3mg/（kg·d）。

3. 慢性毒性/致癌性

Erickson 和 Long 报道，大鼠、犬、马和牛中长期饮食中摄入莠去津大于 25ppm，均未发现毒性效应。

Stevens 等和美国 EPA 2 年经口毒性试验，雄性和雌性 SD 大鼠每日按 0ppm、10ppm、70ppm、500ppm 和 1000ppm 剂量喂饲，相当于 0mg/（kg·d）、0.5mg/（kg·d）、3.5mg/（kg·d）、25mg/（kg·d）和 50mg/（kg·d）。Stevens 等发现两组最高剂量雄性和雌性大鼠体重和进食量均下降；25mg/（kg·d）剂量组，雄性大鼠未观察到组织病理学改变，而雌性动物可见骨髓粒细胞增生、脾脏髓质造血功能异常；50mg/（kg·d）剂量组，只有雌性大鼠出现血红蛋白、血细胞比容、红细胞数、血清葡萄糖降低。EPA 发现 25mg/（kg·d）剂量组除了组织病理学改变外，雌性大鼠还出现肌肉退化、膀胱和肾脏一过性细胞增生，雄性大鼠出现肌肉退化、前列腺增生、肾结石和乳腺增生；此外，乳腺癌的发生存在剂量-反应关系，获得无致癌性的 NOAEL 为 3.5mg/（kg·d）。

Stevens 等给完整和切除卵巢的 SD 大鼠喂饲莠去津长达 104 周，剂量分别为 0ppm、25ppm、50ppm、70ppm 和 400ppm。在所有剂量组，未发现切除卵巢的大鼠乳腺肿瘤发病率增加；在 50ppm、400ppm 剂量组，乳腺肿瘤和乳腺癌的发生率增加并有统计学意义；25ppm、70ppm 剂量组未发生。Stevens 等认为 SD 大鼠乳腺肿瘤的发生率增加与种属和性别接触内源性雌激素和催乳素增加具有相关性，但这种影响不具有人类生物学相关性。

Wetzel 等进行大鼠莠去津 2 年经口试验，总计 344 只雄性和雌性 Fisher 大鼠，喂饲浓度分别为 0ppm、10ppm、70ppm、200ppm 和 400ppm，雄性大鼠染毒剂量相当于 0mg/（kg·d）、0.49mg/（kg·d）、3.43mg/（kg·d）、9.87mg/（kg·d）和 19.74mg/（kg·d），雌性大鼠染毒剂量相当于 0mg/（kg·d）、

0.61mg/（kg·d）、4.35mg/（kg·d）、12.71mg/（kg·d）和26.18mg/（kg·d）。最高剂量组均出现体重变化，雄性和雌性动物的肿瘤发生率均未见增加，获得NOAEL为3.43mg/（kg·d）。

美国EPA进行的莠去津52周犬慢性毒性试验中，喂饲浓度分别为0ppm、15ppm、150ppm和1000ppm，相当于0mg/（kg·d）、0.48mg/（kg·d）、4.97mg/（kg·d）和33.65mg/（kg·d）。中高剂量组均出现体重和摄食量降低，高剂量组出现雌性心脏重量下降和雄性肝脏重量增加；此外，高剂量组还观察到心电图改变、心房扩张和心肌溶解，获得NOAEL为4.97mg/（kg·d）。

Thakur和Stevens等进行了91周CD-1小鼠致癌性试验，喂饲浓度分别为0ppm、10ppm、300ppm、1500ppm和3000ppm，雄性大鼠剂量相当于0mg/（kg·d）、1.4mg/（kg·d）、38.4mg/（kg·d）、194.0mg/（kg·d）、385.7mg/（kg·d），雌性大鼠剂量相当于0mg/（kg·d）、1.6mg/（kg·d）、47.9mg/（kg·d）、246.9mg/（kg·d）和482.7mg/（kg·d）。试验结果显示，与对照组相比未见肿瘤发生率增加；最高剂量两组雌雄小鼠均出现体重和摄食量降低，心脏血栓增加，红细胞、血细胞比容和血红蛋白浓度降低，雌性小鼠脑和肾脏重量减轻及中性粒细胞和淋巴细胞减少，获得NOAEL为43mg/（kg·d）。

Innes等染毒剂量为82ppm的小鼠致癌性试验，未观察到致癌作用。

4. 生殖和发育毒性

在SD大鼠二代繁殖试验中，莠去津染毒浓度为500ppm，相当于25mg/（kg·d）染毒剂量，未见生殖毒性效应。SD大鼠妊娠第6～15天染毒剂量0mg/（kg·d）、10mg/（kg·d）、20mg/（kg·d）、70mg/（kg·d）和700mg/（kg·d）及新西兰兔妊娠第7～19天，按照0mg/（kg·d）、1mg/（kg·d）、5mg/（kg·d）、75mg/（kg·d）喂饲莠去津，均未发现致畸性或胚胎毒性。Hovey等在大鼠妊娠第13～19天染毒0mg/（kg·d）、6.5mg/（kg·d）、50mg/（kg·d）和100mg/（kg·d）莠去津，未见子代发育影响。Cummings等在Holtzman、SD、Long-Evans和Fisher344四种大鼠妊娠第1～8天，经口染毒0mg/（kg·d）、50mg/（kg·d）、100mg/（kg·d）和200mg/（kg·d）莠去津，Fisher 344大鼠100mg/（kg·d）和200mg/（kg·d）剂量组出现着床数减少；Holtzman大鼠200mg/（kg·d）剂量组出现着床数减少和血清中黄体酮减少。Rayner等对妊娠第15～19天的Long-Evans大鼠灌胃100mg/（kg·d）莠去津，在产后第1天有一半仔鼠交叉抚育，可见雄性仔鼠出现包皮分离延缓、前列腺重量增加等中毒症状。

Foradori 等给大鼠经口灌胃莠去津 4d，剂量分别为 50mg/（kg·d）、100mg/（kg·d）和 200mg/（kg·d），大鼠出现与排卵相关的黄体酮显著减少和促排卵素激增。Cooper 等给 Long-Evans、SD 大鼠分别经口染毒≥75mg/（kg·d）莠去津 21d，两种大鼠出现 4d 的卵巢周期紊乱。Eldridge 等对 SD 大鼠经口染毒莠去津 6 个月，400ppm 浓度组发情期延长，50ppm 浓度组未观察到发情周期延长和体重变化，获得 NOEL 为 50ppm，相当于 3.3mg/（kg·d）。

5. 遗传毒性

体外哺乳动物染色体畸变试验，无论有无代谢活化条件，莠去津均无致突变作用；莠去津的中国仓鼠卵巢细胞姐妹染色体交换试验结果为阴性；在果蝇伴性隐性致死试验中，未见莠去津隐性致死突变增加。John 等发现经口染毒 1500～2000mg/kg 莠去津能够引起小鼠骨髓细胞染色体断裂，具有显性致死作用（精子畸变）。

6. 吸收、分布、代谢和排泄

三嗪类特定作用机制研究有限，目前主要研究碳水化合物的代谢。Gysin 和 Hutson 等研究了氯化 S-三嗪通过阻断生糖来抑制淀粉蓄积的机制。含有甲氧基和甲硫基的 S-三嗪也有类似的作用。Zweig 和 Ashton 等报道 S-三嗪通过激活磷酸-烯醇式丙酮酸羧化酶影响三羧酸循环，导致蔗糖和甘油酸消除生成天冬氨酸及苹果酸。

S-三嗪类除草剂在动物组织和体液中存留时间较短，通过尿液和粪便排出体外。Bakke 等大鼠染毒 72h 后，65.5%放射性标记的莠去津存在于尿液中，20.3%在粪便中，不足 0.1%在呼出的气体中，提示 S-三嗪环代谢不以二氧化碳为主。组织分析显示，高浓度染毒组莠去津主要蓄积于肝脏、肾脏和肺脏中，而低浓度染毒组莠去津蓄积于肌肉和脂肪中。Robbins 等发现同位素标记的扑灭津能从山羊乳汁中泌出，约 8h 后，在尿液中能检测到 43%、粪便中能检测到 41.5%，乳汁中能检测到的最高浓度为 1.5ppm；72h 后，在血液、大脑、心脏、肾脏、肝脏、肺、肌肉、脾脏和乳房里均可检测到放射性标记的扑灭津及其代谢产物，在大网膜脂肪或肾脏脂肪中未检测到放射性物质的存在。Hutson 等用 ^{14}C 标记草净津，4d 后尿液中排出约 40%，粪便中排出约 47%，仅有 3% 留在体内。

Bakke 等用放射性标记扑灭津定量染毒，12d 后在大鼠组织中还可检测到标记物；标记环丙津定量染毒，72h 后大鼠体内放射性标记物还有 7.5%。非氯化 S-三嗪比氯化 S-三嗪排出得更快。大鼠定量染毒，72h 后大鼠组织内放射性 ^{14}C 标记过的莠去津、扑灭通、密草通、莠灭净及羟基苯丙酮和它的两个二烷基类似物水平很低或根本检测不到。

（二）莠去津的人类流行病学研究

Maclenna 等在美国路易斯安那州一个生产莠去津和其他三嗪类除草剂的工厂开展了一系列流行病学研究，最初的研究旨在评估 2045 名至少在该厂工作 6 个月以上工人的癌症发病率，这项研究时间跨度为 1985~1997 年，研究发现工人癌症发病率与当地人群癌症发病率一致（SIR=114，CI=83~152），11 名癌症病例中，前列腺癌病例增加（SIR=175，CI=87~312），前列腺癌的增加与工人健康体检中多次检测 PSA（前列腺特异性抗原）有关，与接触年限无关；Hessel 等用前列腺癌病例做发病率研究，采用巢式病例对照研究，选取了有前列腺癌筛查史和莠去津接触史的 130 人作为对照组进行评估，病例组较对照组进行了多次 PSA 检测（一次或多次 PSA 测试 OR=8.54，95%CI=1.69~82.2），未发现接触莠去津与前列腺癌发病相关；Maclenna 等 1997 年在同一工厂对 2213 名工人（工龄中位数为 15.8 年）进行的 32 473 人年随访中，实际癌症死亡人数与预期人数比为 22/21，总体而言，接触年限与总体死亡率和归因死亡率无关。

（三）莠去津的中毒和病例报道

未见人类因摄入莠去津中毒的病例报道。莠去津的嗅觉阈为 5.4g/m³、味觉阈为 3.0g/m³；120mg/m³ 可引起上呼吸道轻度刺激。有报道称，当工人接触丙玛津浓度为 350~530mg/m³，多数人有头痛、心前区痛、鼻出血、嗅觉减退及眼结膜刺激感，部分人的颈、胸、前臂有斑点状皮损。

（四）莠去津职业接触限值

由于没有人在空气中莠去津浓度与效应关系报告，所以用动物实验结果建立职业接触限值。评估现有的 SD 大鼠长期喂饲实验及生殖和发育毒理学研究，确定 50ppm[相当于 3.3mg/（kg·d）]作为多数敏感动物种属的 NOEL，其主要危害包括损伤骨髓和脾脏造血功能、血红蛋白指标下降及乳腺肿瘤等。

假设莠去津经肺吸收率为 100%，每天 8h 工作制，呼吸量为 10m³，相当于 70 kg 个体接触总剂量为 231mg/m³，所以限值设为 2mg/m³ 可高效保护接触人群免于可能的健康损害，同时限值考虑到动物生殖、发育和乳腺肿瘤，2mg/m³ 的限值也提供了一个足够安全的边界。已有资料充分证明不必制定莠去津的短时接触限值。

自 2010 年以来，德国 MAK 委员会建立了一套通用的化学物质职业接触限值的推导方法，也是确定 NOEL，再把动物实验经口的剂量转换为工作场所空气中的浓度。如果 NOEL 基于动物实验结果，MAK 一般定为动物 NOEL 的一半。同时采纳欧盟优选值法（preferred value approach），挥发性物质 MAK 优先为 1ml/m³、2ml/m³、5ml/m³，非挥发性物质优先为 1mg/m³、2mg/m³、5mg/m³ 的十进制倍数。

2013 年，德国 MAK 委员会也修订了莠去津职业接触限值（1mg/m³），关注的同样是莠去津的胚胎毒性和致癌效应，也考虑了美国 EPA、IFO/WHO 的报告资料。欧盟委员会在 2003 年就不允许在欧盟范围内使用莠去津，主要是考虑到莠去津及其降解产物污染地表水且其对健康损害的情况尚不清楚。

根据我国莠去津代表性企业作业现场调查和实际检测情况，莠去津的接触限值定为 2mg/m³，企业个别岗位有超标的情况存在，通过增加局部通风除尘装置和岗位工人佩戴防尘口罩等措施，能够保证实际接触水平控制在 2mg/m³ 以内，无须工艺改造。

四、正确使用标准说明

莠去津在喷洒作业时，通常根据土壤有机质含量情况，每亩用 50% 的可湿性粉剂 150～250g，或 40% 悬浮剂 175～250ml，在播种后 1～3d，兑水 30～50kg 均匀喷雾土表。因此，喷洒莠去津作业人员实际接触水平远低于职业接触限值水平。

（谭　枫　许建宁）

参 考 文 献

任引津，张寿林，1994. 急性化学物中毒救援手册. 上海：上海医科大学出版社.

杨倩，赛林霖，郭启明，等，2009. 除草剂阿特津对不同动物模型生殖毒性的研究进展. 中国工业医学杂志，22（6）：440-442.

朱钰玲，李欢欢，许建宁，等，2014. 德国职业接触限值 MAK 值最新制定方法及应用. 中国工业医学杂志，27（2）：156-157.

ACGIH，2014. Atrazine. Documentation of the Threshold Limit Values and Biological Exposure Indices. Cincinnati：ACGIH.

Salvatore RD，1997. The Occupational Environment：Its Evaluation，Control and Management. Fairfax：AIHA Press.

第三篇
生物接触限值

第二十六章 尿中草甘膦

一、制定背景

生物监测的意义在于可以反映不同途径进入人体的有害因素总量。工作场所空气中草甘膦职业接触限值是基于空气中草甘膦浓度、人体健康损伤所建立的剂量-健康效应关系而得出（草甘膦的接触人群、生产和使用、健康效应见第三章草甘膦）。但由于个体的差异性，如工人佩戴个体采样器方式、佩戴时间、个体防护、个体代谢等影响，检测的空气中草甘膦浓度与实际进入工人体内的量存在一定差别。而生物监测以人群生物样品为材料，检测有害因素的原型、代谢产物或其产生的健康效应等，从而更直接地反映实际进入体循环的量或引起的健康损害。

有研究表明，经口给予 SD 大鼠 ^{14}C 标记的草甘膦制剂，单次给药时有 30%～36%被吸收，低于 0.27%通过生成 CO_2 清除；多次给药时，氨甲基膦酸（AMPA）是唯一在尿液和粪便中发现的代谢物，97.5%从尿液和粪便中以母体化合物草甘膦被清除。小于 1%的吸收剂量残留在组织和器官中，主要残留于骨骼中。重复给药（每次 10mg/kg）在代谢、分布、排泄方面与单次给药没有显著性差异。草甘膦在体内分布代谢的研究为本标准的制定及监测指标的选择提供了基础。

因此，本标准通过内剂量（生物样品中草甘膦及 AMPA 浓度）与接触人群健康损伤的联系建立剂量-健康效应关系，以确定草甘膦生物接触限值，为评价草甘膦接触人员接触的量是否引起健康损伤及损伤程度提供可行的科学依据。

二、国内外相关标准研究

美国、欧盟、德国等均未制定草甘膦职业接触生物限值及检测方法标准。

　　1992 年 8 月 27 日，美国 EPA 农药项目参考剂量办公室评审委员会建议草甘膦的 RfD 为 2mg/（kg·d），该值是基于兔发育毒性 NOEL175mg/（kg·d）计算得到的（不确定系数 UF 为 100）。

　　本项目组于 2015 年提出工作场所空气中草甘膦的职业接触限值，通过流行病学调查、毒性资料的汇总、统计学分析，建议将空气中草甘膦的职业接触限值定为 5mg/m^3。

三、技术指标的制定依据

（一）草甘膦一般毒性研究资料

草甘膦一般毒性研究资料详见第三章草甘膦。

（二）生物标志物的选择

1. 草甘膦在体内的代谢过程

草甘膦在体内的代谢见图 26.1。

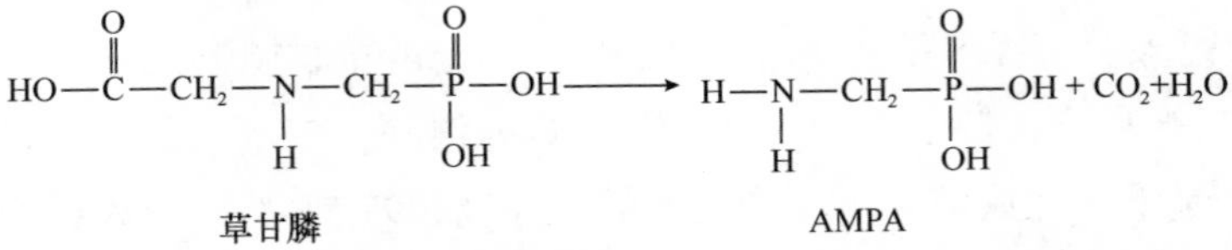

图 26.1　草甘膦体内代谢示意

　　单剂量口服给药[1mg/（kg·d）、100mg/（kg·d）]，从尿中排泄约 10%，而 80%～90% 从粪便中排泄，排泄物基本均是草甘膦原型。停止给药后，尿中草甘膦浓度急剧下降，在 4d 后趋于稳定。多次给药与单剂量给药排泄无显著性差异。

　　Anadón 等研究了大鼠体内草甘膦及其代谢产物的毒物代谢动力学，结果表明单剂量经口给草甘膦后，大鼠体内血浆中 AMPA 的浓度与草甘膦浓度呈正相关，给药后约 4.5h，血浆中 AMPA 和草甘膦浓度达到峰值，随后降低，25h 后，血浆中 AMPA 和草甘膦浓度与初始给药后相近，见图 26.2。

　　由于草甘膦进入体内后绝大部分通过原型经尿液和粪便排出体外，血浆半衰期约 7.5h，因此可以通过检测血和尿中草甘膦、AMPA 浓度反映患者的接触情况。Zouaoui 等使用液相色谱-质谱-质谱联用（HPLC-MS-MS）检测中毒患

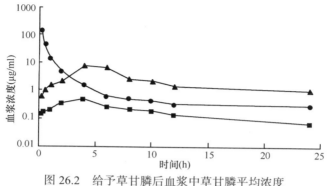

图 26.2　给予草甘膦后血浆中草甘膦平均浓度

▲为单次经口给予 400mg/kg；●为静脉注射 100mg/kg；■为单次经口给予 400mg/kg 后 AMPA 浓度

者血和尿中草甘膦的浓度，结果表明患者中毒的严重程度与尿中草甘膦浓度呈正相关，轻度中毒患者尿中草甘膦浓度不超过 3000mg/L；严重中毒患者尿中草甘膦浓度平均为 15 000mg/L。但随着采样时间的推迟，尿中草甘膦浓度降低较快。Cartigny 等用磁共振光谱法检测了 3 例草甘膦中毒患者生物样品草甘膦浓度，尿样中草甘膦浓度在 34～125mmol/L。

2. 内外剂量关系

在现场调查的同时，检测接触人群接触外剂量空气中草甘膦的浓度（离子色谱法）。采用个体检测结果作为外剂量接触浓度，与尿样中的 GLY、AMPA 建立相关性。使用相关性检验（Sperman's Rho），结果表明尿中草甘膦原型与外剂量接触浓度呈正相关，相关系数 $r=0.830$，$P=0.000$；而代谢产物 AMPA 浓度与外剂量接触浓度相关性不显著，$r=0.238$，$P=0.080$，且代谢产物仅占很少一部分（少于 10%）。尿中草甘膦原型与个人接触的草甘膦时间加权平均浓度（外剂量 TWA）回归图见图 26.3。

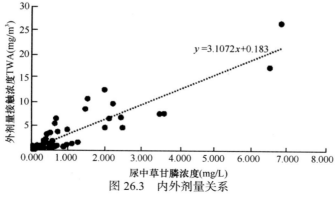

图 26.3　内外剂量关系

3. 剂量-反应关系

使用限制性立方样条对尿中草甘膦浓度与肝肾功能及各参数之间的剂量-反应关系进行非线性参数检验。2015 年与 2016 年检验结果均表明尿中草甘膦浓度与肝功能异常率关联强度呈非线性剂量-反应关系（非线性检验 $P<0.01$），当尿中草甘膦浓度大于 1.0mg/L 时，与肝功能异常显著相关（OR=2.16，95%CI=1.52～3.09），而与肾功能异常不呈非线性剂量-反应关系（$P=0.24$），当尿中草甘膦浓度大于 2.5mg/L 时，与肝功能异常显著相关（OR=1.90，95%CI=1.02～3.58）。各参数之间，尿中草甘膦浓度与谷丙转氨酶、尿素氮的异常率呈非线性的剂量-反应关系，而与胆碱酯酶、总蛋白、白球比、尿酸、肌酐剂量-健康效应关系无统计学意义（$P>0.05$），见表 26.1。

表 26.1　剂量-反应关系检验结果

参数	P（2015 年）	P（2016 年）
胆碱酯酶	0.06	0.14
肝功能	<0.01	<0.01
谷丙转氨酶	<0.01	<0.01
白球比	0.27	0.53
总蛋白	0.56	0.17
肾功能	0.01	<0.01
尿素氮	<0.01	<0.01
肌酐	0.12	0.06
尿酸	0.40	0.02

综上所述，考虑到样本采集及工人的适应度，本项目采用尿样作为测量样本，选择草甘膦原型作为测量指标。

4. 人群接触研究

（1）残留量：食品、茶叶中草甘膦残留量的测定结果报道较多，水果、蔬菜样品检测出草甘膦的概率大约为 9%，而茶叶检测率较高（超过 20%），在检出的样品中，水果、蔬菜、大豆、粮食等中草甘膦的含量在 0.09～2.8mg/kg，而茶叶中草甘膦含量在 0.10～4.12mg/kg。

（2）人群摄入量：使用最坏情况假设评估了两类重点人群即草甘膦使用者（喷洒农药）及 1～6 岁儿童的草甘膦接触量，一般人群的接触量低于这两类人群。儿童每千克体重具有更高的饮食量，而职业接触人群由于喷洒农药，可以通过皮肤、消化道及呼吸道吸收草甘膦。结果表明草甘膦使用人群的接触量在 0.0323～0.125mg/（kg·d）；而儿童接触量在 0.052～0.097mg/（kg·d）。我国学者提出，根据《食品中农药最大残留限量》（GB 2763—2014）的计算，饮食中草甘膦含量大约为 0.0732mg/（kg·d），远低于 EPA 推荐的 2mg/（kg·d）。

（3）人群生物监测结果：Jauhiainen 等评估了 350 名森林喷洒草甘膦人群的尿中草甘膦含量，结果表明研究人群尿中草甘膦浓度在 0.01～0.1mg/L，与对照组比较，无论是健康检查结果还是实验室检查结果，差异均无统计学意义。Osten 等测量了 81 份来自墨西哥不同地区的人群尿中草甘膦含量，结果表明来自农村地区的人群尿中草甘膦含量（均值=0.4μg/L）高于来自城市地区的居民（均值=0.2μg/L）。

Krüger 等评估了德国不同人群的尿中草甘膦含量，结果表明常规饮食的人群尿中草甘膦含量为（1.9±2.0）ng/ml（n=99），而有机饮食人群中尿中草甘膦含量为（0.8±0.8）ng/ml（n=41），两者差异有统计学意义（P<0.0002），常规饮食人群中草甘膦含量显著高于绿色食品为主的饮食人群。健康人群尿中草甘膦含量在（1.8±1.9）ng/ml（n=102），而慢性疾病患者尿中草甘膦浓度在（2.1±2.3）ng/ml（n=199）。另有报道美国加州和明尼苏达州的农民在使用草甘膦农药前一天（脱离接触后 1 个月），尿中草甘膦浓度为<1～15μg/L，而在接触当天，48 名使用者尿中草甘膦浓度为<1～233μg/L（GM=3.2，SD=6.4），检出率为 60%；使用后第一天尿中草甘膦浓度在<1～126μg/L（GM=1.7，SD=4.6），检出率为 48%，第三天则下降为<1～68μg/L（GM=1.0，SD=3.6），检出率为 27%。而使用者的配偶在使用者喷洒草甘膦当天，尿中草甘膦检出率仅为 4%，最高为 2μg/L，其后 2～3d，每天仅有一份尿样能检出草甘膦，浓度最高为 1μg/L。欧盟国家人群尿中草甘膦浓度为 1.33～1.82μg/L。

综上所述，根据现有的文献资料，一般人群尿中草甘膦浓度低于 5μg/L，即使是从事草甘膦喷洒的人群，尿中草甘膦浓度最高也达不到 0.3mg/L。

（三）现场调查

1. 基本情况

企业基本情况见表 26.2，其余见第三章草甘膦。

表 26.2　调查企业基本情况

企业名称	个人防护措施	接触人数	现场基本情况	作业方式/接触时间
A	包装工人佩戴普通纱布口罩、手套	66	密闭化生产，抽滤装置相当于露天布置，仅有顶棚，其余装置均布置在车间内，包装现场环境较差，草甘膦粉尘浓度较高	除包装外均是巡检作业，定点作业接触草甘膦时间为 8h/d，巡检作业接触草甘膦时间约为 3h/d，需手动更换包装袋、手动制剂投料
B	包装、离心人员均佩戴 3M 防尘口罩	91	离心、制剂包装装置布置在室外，仅有顶棚，其余装置为室内布置，包装现场粉尘浓度较高	除包装外为巡检作业，巡检接触时间为 2～3h/d，定点作业接触时间约 6h/d，手工更换包装袋、称量，手动制剂投料
C	基本无个体防护用品	19	装置基本为室内布置，现场环境较好，未见有较高浓度的粉尘	除包装外为巡检作业，巡检接触时间约 3h/d，定点作业接触时间约 6h/d，手动更换包装袋，手动制剂投料
D	包装人员佩戴普通纱布口罩	22	装置均为室内布置，包装现场环境有时较差，粉尘飞扬，有时较好，未见有较高浓度的粉尘	除包装外为巡检作业，巡检接触时间约 3h/d，定点作业接触时间约 8h/d，手动更换包装袋，手动清理离心残留物
E	基本无个人防护用品	49	装置均为室内布置，现场环境整理较好	除包装外为巡检作业，巡检接触时间约 3h/d，定点作业接触时间约 8h/d，需手动更换包装袋，手动制剂投料

2. 人群选择

　　实际调查并筛选 484 人作为受试对象，其中接触组 247 人，对照组 237 人，两组均衡性检验见表 26.3，两组吸烟、饮酒（日常性）及性别均无显著性差异。

表 26.3　受试人群均衡性研究

	接触组	对照组	统计值	P
性别（男）	204（82.6）	186（78.5%）	1.31[a]	0.253
吸烟	108（43.7%）	102（43.0%）	0.02[a]	0.879
饮酒	120（50.6%）	121（49.0%）	0.13[a]	0.587
年龄（岁）	43.1±8.3	41.6±9.0	1.90[b]	0.06
工龄（年）	5.7±5.0	6.3±4.3	1.43[b]	0.16
总人数	247	237		

a χ^2 检验。b t 检验。

（四）尿中草甘膦浓度检测

　　生物样本尿中草甘膦浓度的检测及尿样的采集参见配套检测方法部分。2016 年下半年对受试的对照组和接触组 484 名劳动者班末尿中草甘膦浓度进行检测，检测结果见表 26.4。接触组尿中草甘膦浓度小于 1mg/L 的有 116 份（47.0%），浓度在 1～2mg/L 的有 26 份（10.5%），浓度在 2～3mg/L 的有 34 份

（13.8%），浓度在 3～5mg/L 的有 31 份（12.6%），浓度大于 5mg/L 的有 40 份（16.2%）。与对照组比较，尿中草甘膦浓度差异有统计学意义（Mann-Whitney U 检验，Z= -18.474，P=0.000），接触组尿中草甘膦浓度显著性高于对照组。

表 26.4　尿中草甘膦浓度检测结果分布

组别	浓度范围（mg/L）	几何均值（mg/L）	中位数（mg/L）	P_{25}（mg/L）	P_{75}（mg/L）
接触组	<0.012～47.668	0.917	1.220	0.270	3.507
对照组	<0.012～4.482	<0.012	<0.012	<0.012	0.013

注：本法的检出限为 0.012mg/L，在统计时低于检出限的以检出限的一半参加统计。

（五）职业健康体检结果及分析

1. 健康检查项目及方法

不良健康效应、健康检查项目及体检方法参见第三章草甘膦。

以肝功能、肾功能、胆碱酯酶活性为关键效应指标，辅以血常规、胸部 X 线片、肝肾 B 超等接触草甘膦可能引起的健康损伤效应检查，分析草甘膦接触和接触人群之间上述指标是否有统计学差异。

2. 结果分析

（1）肝功能检查结果：对接触组、对照组研究对象的谷丙转氨酶（ALT）、总蛋白（TP）、白球比（A/G）等三项肝功能指标进行实验检测，检测结果见表 26.5。使用 t 检验方法对两组数据进行检验，结果表明对照组和接触组 ALT、TP、A/G 均值差异无统计学意义，两者均值均在正常值范围内。接触组和对照组总体肝功能异常率分别为 9.3%（23/247）和 5.9%（14/237），接触组肝功能损伤率高于对照组，但两组之间差异无统计学意义（χ^2=1.99，P=0.159）。

表 26.5　肝功能检查结果

组别	ALT（U/L）		TP（g/L）		A/G	
	（$\bar{x}\pm s$）	异常率（%）	（$\bar{x}\pm s$）	异常率（%）	（$\bar{x}\pm s$）	异常率（%）
接触组	30.7±19.9	23（9.3）	74.5±3.7	9（3.8）	1.73±0.21	5（2.0）
对照组	26.6±18.8	11（4.6）	75.3±3.6	2（0.8）	1.68±0.21	3（1.3）
统计值	1.540	4.04	-1.684	4.27[a]	1.789	0.09
P	0.125	（0.044）	0.094	0.039	0.075	0.513

a 与对照组比较差异有统计学意义，P<0.05。

（2）肾功能：选择尿素氮（BUN）、肌酐（Cr）、尿酸（UA）三项作为肾功能评价指标，结果见表 26.6。统计结果表明，与对照组比较，尿酸、肌酐均值差异有统计学意义，接触组显著高于对照组，而尿素氮两组之间差异不具有统计学意义，两组的肾功能各项指标均值均在正常值范围之内。接触组和对照组总体肾功能异常率分别为 14.6%（36/247）、4.6%（11/237），两组之间肾功能异常率差异有统计学意义（χ^2=13.61，$P<0.001$），接触过高量的草甘膦引起肾脏疾患的增加，与文献研究结果一致。

表 26.6　肾功能检查结果

组别	UN（mmol/L）		Cr（μmol/L）		UA（μmol/L）	
	（$\bar{x}\pm s$）	异常率（%）	（$\bar{x}\pm s$）	异常率（%）	（$\bar{x}\pm s$）	异常率（%）
接触组	5.3±1.3	15（6.1）	72.2±11.6	6（2.4）	334.7±80.5	18（7.3）
对照组	5.1±1.1	9（3.8）	68.6±12.0	2（0.8）	312.7±82.4	11（4.6）
统计值	1.791	1.33	2.239	1.02[b]	2.071	1.50[b]
P	0.075	0.249	0.020[a]	0.171	0.039[a]	0.220

a 与对照组比较差异有统计学意义，$P<0.05$。b 卡方校正统计结果。

（3）胆碱酯酶：是有机磷农药中毒的敏感指标，我国有机磷农药中毒的诊断之一即为全血胆碱酯酶的活性，一般胆碱酯酶活性在 70% 以上为接触反应，活性在 50%～70% 为轻度中毒，活性在 30%～50% 为中度中毒，低于 30% 为重度中毒。受试对象胆碱酯酶活性检测结果见表 26.7，接触组与对照组全血胆碱酯酶活性检测结果差异有统计学意义（$P<0.05$），接触组的胆碱酯酶活性低于对照组，但两组均值均在正常范围内。与对照组比较，接触组胆碱酯酶异常率差异有统计学意义。

表 26.7　胆碱酯酶检查结果（U/L）

	接触组（$\bar{x}\pm s$）	对照组（$\bar{x}\pm s$）
总计	7919±1628	8313.9±1605.7
t	−1.496	
P	0.136	
异常率（%）	8（3.2）	1（0.4）
χ^2	5.16[a]	
P	0.022[b]	

a 与对照组比较差异有统计学意义，$P<0.05$。b 卡方校正统计结果。

（六）职业接触生物限值建议

1. 不同接触剂量对肝肾功能及胆碱酯酶的影响

2015 年和 2016 年，本项目组对山东、江苏、浙江（产地在江苏镇江）共 4 家草甘膦生产企业人员进行了尿中草甘膦浓度检测和职业健康体检。根据尿中草甘膦浓度测量结果，将草甘膦接触组分为 <0.200mg/L、<0.400mg/L、<0.600mg/L、<1.000mg/L、<2.000mg/L、<5.000mg/L、<10.000mg/L，各组肝肾功能损伤情况见表 26.8 和表 26.9。

表 26.8　2015 年对照组与不同接触组肝肾功能、胆碱酯酶异常情况

浓度组（mg/L）	人数	肝功能异常（人）	异常率（%）	肾功能异常（人）	异常率（%）	胆碱酯酶异常（人）	异常率（%）
对照组	193	8	4.1	11	5.7	1	0.5
接触组	231	29	12.6	35	15.1	6	2.6
χ^2			9.34		9.71		1.67
P			0.002		0.002		0.094
<0.200	58	2	3.4	4	6.9	0	0.0
χ^2			0.02[a]		0.00[a]		—[b]
P			0.812		0.736		0.769
<0.400	37	4	10.8	3	8.1	0	0.0
χ^2			1.19[a]		0.03[a]		—[b]
P			0.095		0.575		0.839
<0.600	22	3	13.6	3	13.6	1	4.5
χ^2			1.97[a]		0.95[a]		0.48[a]
P			0.056		0.153		0.062
<1.000	23	4	17.4	5	21.7	1	4.3
χ^2			4.96[a]		5.55[a]		0.44[a]
P			0.009[c]		0.005[c]		0.070
<2.000	19	3	15.8	4	21.1	2	10.5
χ^2			5.65[b]		4.09[a]		6.28[a]
P			0.029[c]		0.013[c]		0.000
<3.000	21	3	14.3	5	23.8	0	0.0
χ^2			2.19[a]		6.55[a]		—[b]
P			0.046[c]		0.003[c]		0.902
<10.000	42	7	16.7	8	19.0	1	2.4
χ^2			7.08[a]		5.57		0.07[a]
P			0.003[c]		0.004[c]		0.234

a 为卡方校正统计结果。b 为 Fisher 精确检验。c $P<0.05$，与对照组比较，差异有统计学意义。

表 26.9　　2016 年对照组与不同接触组肝肾功能、胆碱酯酶异常情况

浓度组（mg/L）	人数	肝功能异常（人）	异常率（%）	肾功能异常（人）	异常率（%）	胆碱酯酶异常（人）	异常率（%）
对照组	237	14	5.9	11	14.6	1	0.4
接触组	247	23	9.3	36	4.6	8	3.2
<0.200	55	1	1.8	2	3.6	0	0.0
χ^2			0.81[a]		0.00[a]		—[b]
P			0.216		0.745		0.629
<0.400	20	1	5.0	3	15.0	0	0.0
χ^2			0.11[a]		2.09[a]		—[b]
P			0.868		0.050		0.771
<0.600	23	2	8.7	3	13.0	1	4.3
χ^2			0.01[a]		1.49[a]		0.65[a]
P			0.939		0.088		0.040
<1.000	18	2	11.1	4	22.2	0	0
χ^2			0.14[a]		6.43[a]		—[b]
P			0.380		0.02[c]		0.782
<2.000	25	2	8.0	4	16.0	3	12.0
χ^2			0.00[a]		3.51[a]		13.20[a]
P			0.678		0.007[c]		0.000
<3.000	34	2	5.9	6	17.6	1	2.9
χ^2			0.15[a]		6.49[a]		0.28[a]
P			0.995		0.003[c]		0.102
<5.000	31	3	9.7	6	19.4	1	3.2
χ^2			0.17[a]		7.67[a]		0.36[a]
P			0.418		0.002[c]		0.088
<10.000	30	7	23.3	7	23.3	1	3.3
χ^2			8.88[a]		11.97[a]		0.38[a]
P			0.001[c]		0.000[c]		0.081

　　a 为卡方校正统计结果。b 为 Fisher 精确检验。c $P<0.05$，与对照组比较，差异有统计学意义。

　　从 2015 年、2016 年体检结果及工人尿中草甘膦浓度可见，当接触组尿中草甘膦浓度高于 0.600mg/L 时，与对照组比较，肾功能异常率差异有统计学意义，接触组异常率显著高于对照组。

　　职业接触限值是低于某一数值时对大部分人群有保护作用，因此除根据表 26.8 和表 26.9 分组外，根据接触人群低于某一接触值全部人群进行分组（累积接触人群分组），见表 26.10 和表 26.11。

表 26.10 累积接触人群分组结果（2015 年）

浓度组（mg/L）	人数	肝功能异常（人）	异常率（%）	肾功能异常（人）	异常率（%）	胆碱酯酶异常（人）	异常率（%）
对照组	193	8	4.1	11	5.7	1	0.5
接触组	226	29	12.8	35	15.5	6	2.7
<0.200	58	2	3.4	4	6.9	0	0.0
χ^2			0.02[a]		0.01[a]		—[b]
P			0.812		0.736		0.769
<0.400	95	4	4.2	7	7.4	0	0.0
χ^2			0.08[a]		0.30[a]		—[b]
P			0.979		0.582		0.670
<0.600	117	7	6.0	10	8.5	1	0.9
χ^2			0.53[a]		0.94[a]		0.14[a]
P			0.465		0.334		0.720
<1.000	140	11	7.9	15	10.71	2	1.4
χ^2			2.08[a]		2.83		0.08[a]
P			0.149		0.092		0.385
<2.000	159	14	8.8	19	11.9	4	2.5
χ^2			3.23		4.37		1.26
P			0.072		0.037[c]		0.115
<3.000	180	17	9.4	24	13.3	4	2.2
χ^2			4.18		6.38		0.96
P			0.041[c]		0.012[c]		0.153
<10.000	222	24	10.8	32	14.4	5	2.3
χ^2			6.45		8.44		1.13
P			0.011[c]		0.004[c]		0.140

a 为卡方校正统计结果。b 为 Fisher 精确检验。c $P<0.05$，与对照组比较，差异有统计学意义。

表 26.11 累积接触人群分组结果（2016 年）

浓度组（mg/L）	人数	肝功能异常（人）	异常率（%）	肾功能异常（人）	异常率（%）	胆碱酯酶异常（人）	异常率（%）
对照组	237	14	5.9	11	4.6	1	0.4
接触组	247	23	9.3	36	14.6	8	3.2
<0.200	55	1	1.8	2	3.6	0	0.0
χ^2			0.81[a]		0.00[a]		—[b]
P			0.216		0.745		0.629
<0.400	75	2	2.7	5	6.7	0	0.0
χ^2			0.65[a]		0.15[a]		—[b]
P			0.267		0.488		0.573
<0.600	98	4	4.1	8	8.2	1	1.0

续表

浓度组（mg/L）	人数	肝功能异常（人）	异常率（%）	肾功能异常（人）	异常率（%）	胆碱酯酶异常（人）	异常率（%）
χ^2			0.45^a		1.61		0.02^a
P			0.500		0.205^a		0.513
<1.000	116	6	5.2	12	10.3	1	0.9
χ^2			0.08^a		4.16^a		0.06^a
P			0.779		0.041^c		0.605
<2.000	141	8	5.7	16	11.3	4	2.8
χ^2			0.01^a		5.05^a		2.32^a
P			0.925		0.014^c		0.047
<3.000	175	10	5.7	22	12.6	5	2.9
χ^2			0.01^a		8.59^a		2.64^a
P			0.851		0.003^c		0.041
<5.000	206	13	6.3	28	13.6	6	2.9
χ^2			0.03^a		11.0^a		2.94^a
P			0.859		0.001^c		0.036
<10.000	236	20	8.5	35	14.8	7	2.5
χ^2			1.17^a		13.98^a		3.20^a
P			0.280		0.000^c		0.032

a 为卡方校正统计结果。b 为 Fisher 精确检验。c $P<0.05$，与对照组比较，差异有统计学意义。

从表 26.10 和表 26.11 可以看出，2016 年接触组尿中草甘膦浓度<1.000mg/L 时，与对照组比较，差异有统计学意义，但 2015 年接触组尿中草甘膦浓度<2.000mg/L 时，与对照组比较差异有统计学意义，可能与累积接触量有关。

2. 职业接触限值建议

综上所述，结合生物样本、空气样本检测结果及剂量-反应关系，本标准建议职业接触草甘膦生物限值为尿中草甘膦浓度 0.600mg/L。主要理由和依据如下所示。

（1）两种不同的分组方法及 2015 年和 2016 年的统计结果显示尿中草甘膦浓度高于 0.600mg/L 时接触组肾功能异常率显著高于对照组，累积接触分组结果表明尿中草甘膦浓度高于 0.600mg/L 或 1.000mg/L 时，肝肾功能与对照组比较差异有统计学意义。

（2）根据生物样本中草甘膦浓度检测结果及空气中草甘膦浓度，结合内外剂量关系，尿中草甘膦浓度与空气中草甘膦浓度呈正相关，而代谢产物相关性不大，因此选择尿中草甘膦原型作为生物监测指标。

（3）根据内外剂量回归方程分析，$y=3.1073x+0.183$，y 为外剂量（TWA），x 为内剂量，将空气的接触限值 5mg/m³ 代入公式，得内剂量为 1.5mg/L。根据表 26.8 和表 26.9 的结果，当尿中草甘膦浓度在 1.0～2.0mg/L 时，肾功能异常率与对照组比较差异有统计学意义，与根据回归方程的计算结果相似。

综上所述，根据内外剂量关系及内剂量与健康效应关系的研究，得出草甘膦生物接触限值为 0.6mg/L、1.0mg/L，综合考虑健康效应，建议以 0.6mg/L 作为草甘膦职业接触生物限值。

3. 标准可行性

按照生物接触限值 0.6mg/L 计算，本项目调查企业的接触人群中有近 40% 的人符合要求，超过限值的人员大部分是在包装、干燥等空气中草甘膦浓度较高的岗位。经过对包装机、干燥机的整改，空气中草甘膦浓度降至 5mg/m³ 以下，并且佩戴防尘口罩，2 个月后重新对接触人员尿中草甘膦浓度进行检测，有 92.6% 的接触人群尿中草甘膦浓度符合要求，因此本标准具有一定的可行性。

四、正确使用标准说明

本标准适用于职业接触草甘膦原料药生物监测，如草甘膦原料药生产、制剂制造、复配及农药的生产、使用者。但在运用本标准时，要注意成品草甘膦农药中含有的表面活性剂对人体健康的影响。

本标准是以肝肾功能损伤为不良健康效应而制定的，关于致癌性和国内外重大研究进展的说明详见第三章。

（朱宝立 沈欢喜）

参 考 文 献

Acquavella JF, Alexander BH, Mandel JS, et al, 2004. Glyphosate biomonitoring for farmers and their families: Results from the farm family exposure study. Environ Health Perspect, 112（3）: 321-326.

Anadón A, Martínez-Larrañaga M R, Martínez M A, et al, 2009. Toxicokinetics of glyphosate and its metabolite aminomethyl phosphonicacid in rats. Toxicol Lett, 190（1）: 91-95.

Benachour N, Séralini GE, 2009. Glyphosate formulations induce apoptosis and necrosis in human umbilical, embryonic, and placental cells. Chem Res Toxicol, 22（1）: 97-105.

Cai W, Ji Y, Song X, 2017. Effects of glyphosate exposure on sperm concentration in rodents: A systematic review and meta-analysis. Environ Toxicol Pharmacol, 55（27）: 148-155.

Cartigny B, Azaroual N, Imbenotte M, 2008. Quantitative determination of glyphosate in human serum by 1H NMR spectroscopy. Talanta, 74（4）: 1075-1078.

Chang ET, Delzell E, 2016. Systematic review and meta-analysis of glyphosate exposure and risk of lymphohematopoietic cancers. J Environ Sci Health B, 51（6）: 402-434.

Ghisi NC, Oliveir EC, Prioli AJ, 2016. Does exposure to glyphosate lead to an increase in the micronuclei frequency? A systematic and meta-analytic review. Chemosphere, 145: 42-54.

Jayasumana C, Paranagama P, Agampodi S, et al, 2015. Drinking well water and occupational exposure to herbicides is associated with chronic kidney disease, in Padavi-Sripura, Sri Lanka. Environ Health, 14（1）: 6.

Krüger M, Schledorn P, Schrödl W, et al, 2014. Detection of glyphosate residues in animals and humans. J Environ Anal Toxicol, 35（3）: 424-425.

Mesnage R, Defarge N, Spironx J, 2015. Potential toxic effects of glyphosate and its commercial formulations below regulatory limits. Food Chem Toxicol, 84: 133-153.

Mink PJ, Mandel JS, Lundin JI, et al, 2011. Epidemiologic studies of glyphosate and non-cancer health outcomes: a review. Regul Toxicol Pharmacol, 61（2）: 172-184.

Niemann L, Sieke C, Pfeil R, et al, 2015. A critical review of glyphosate findings in human urine samples and comparison with the exposure of operators and consumers. J Verbr Lebensm, 10（1）: 3-12.

Osten JR, Dzulcaamal R, 2017. Glyphosate residues in groundwater, drinking water and urine of subsistence farmers from intensive agriculture localities: a survey in Hopelchén, Campeche, Mexico. Int J Environ Res Public Health, 14（6）: 595.

Poulsen MS, Rytting E, Mose T, et al, 2009. Modeling placental transport: correlation of in vitro Be Wo cell permeability and ex vivo human placental perfusion. Toxicol in Vitro, 23（7）: 1380-1386.

Williams GM, Kroes R, Munro IC. Safety evaluation and risk assessment of the herbicide roundup and its active ingredient, glyphosate, for humans. Regulatory Toxicology and Pharmacology, 2000, 31（2）: 117-165.

Zouaoui K, Dulaurent S, Gaulier JM, 2013. Determination of glyphosate and AMPA in blood and urine from humans: about 13 cases of acute intoxication. Forensic Sci Int, 226（1/2/3）: e20-e25.

第二十七章　血中 *N*-甲基氨甲酰血红蛋白加合物

一、制　定　背　景

N,N-二甲基甲酰胺（*N,N*-dimethylformamide，DMF）在常温下为透明液体，有鱼腥味，其沸点高、凝固点低、化学和热稳定性好，能与水及醇、醚等有机溶剂混溶，是一种用途极广的化工原料和优良溶剂。在我国最具代表性的 DMF 职业接触为合成革生产，近十年来，国内制衣、制鞋、皮革行业迅猛发展，中国成为 DMF 生产和消费增长最为快速的国家。目前我国有合成革生产企业 2000 多家，生产线几千条，总产量已经突破 4 亿多米，产量占亚洲各国总生产量的 60%，从业人员 50 余万人，主要集中在沿海地区，如广东、浙江、江苏、福建、山东。近年来，有关职业接触 DMF 引发的急性中毒事故时有发生，主要分布于 16 个省份，以浙江、广东两省居多，目前还未得到有效控制，其已经成为我国常见的职业中毒之一。

DMF 毒性作用可累及肝脏、胃、肾脏和呼吸系统、生殖系统、神经系统等多个器官和系统，其中主要以消化系统尤其是肝脏为靶器官。DMF 在工作场所中以蒸气形式扩散为主，经呼吸道与皮肤吸收的 DMF 蒸气百分比分别为 59.6%及 40.4%，可见皮肤吸收也是重要的接触途径。显然采用单一测定工作场所的空气中浓度很难说明 DMF 职业接触劳动者的实际接触水平，因此应将工作场所空气监测与生物监测有机结合起来，才能全面评价接触 DMF 劳动者的接触水平。

DMF 进入体内主要的代谢产物有尿中 *N*-羟甲基-*N*-甲基甲酰胺（HMMF）、*N*-甲基甲酰胺（NMF）、巯基尿酸（AMCC）、原型 DMF 及血中 *N*-甲基氨甲酰血红蛋白加合物（NMHb）。由于尿中原型 DMF 含量较少，而 HMMF 不稳定，在气相色谱法进样测定时，遇热易分解成 NMF，所以尿中 NMF 和 AMCC 作为生物监测指标被广泛使用。由于 NMF、AMCC 的生物半衰期（5.1h、23h）

较短，它们的测量只能反映近期（1～5d）的接触情况，不能提供长期反复接触的信息。*N*-甲基氨甲酰血红蛋白加合物（NMHb）是由 DMF 的活性中间产物异氰酸甲酯（methylisocyanate，MIC）与血红蛋白中的亲核位点结合形成的加合物，与 DMF 的毒性密切相关，而且血中 NMHb 含量与 DMF 接触水平呈显著的线性正相关。NMHb 一旦形成，在 4 个月内可维持相对稳定的水平，它的含量可反映过去 4 个月的平均接触水平，因此，血中 NMHb 更适于用来反映较长时间内 DMF 的接触水平，它的浓度可较全面评价工作场所职业卫生条件和劳动者的接触水平，而尿中的 NMF 和 AMCC 作为职业卫生干预的生物标志物更准确。

综上所述，随着 DMF 人体内代谢和毒性机制研究的不断深入，科学合理地应用各种 DMF 职业接触生物标志物，尤其是血中 NMHb，对于全面评价接触 DMF 的水平、评估机体的负荷、在缺乏其他接触测量数据时推断既往 DMF 接触、检测劳动者的非职业接触、测试个人防护用品和工程控制效果等有十分重要的意义。

二、国内外相关标准研究

各国工作场所空气中的 DMF 职业接触限值见表 27.1。

表 27.1　各国的 DMF 职业接触限值

国家（地区/机构）	8h 加权平均限值		短时接触上限	
	ppm	mg/m³	ppm	mg/m³
澳大利亚	10	30	—	—
奥地利	5	15	10	30
加拿大（安大略省）	10	—	—	—
加拿大（魁北克省）	10	30	—	—
丹麦	10	30	20	60
欧盟	5	15	10[a]	30[a]
芬兰	5	15	10[a]	30[a]
法国	5	15	10	30
德国（AGS）	5	15	10[a]	30[a]
德国（DFG）	5	15	10[a]	30[a]
匈牙利	—	30	—	120
爱尔兰	5	15	10[a]	30[a]

续表

国家（地区/机构）	8h 加权平均限值		短时接触上限	
	ppm	mg/m³	ppm	mg/m³
意大利	5	15	10	30
日本	10	—	—	—
拉脱维亚	—	30	—	45ᵃ
新西兰	10	30	—	—
中国	—	20	—	—
波兰	—	15	—	30
新加坡	10	30	—	—
韩国	10	30	—	—
西班牙	5	15	10	30
瑞典	10	30	15ᵃ	45ᵃ
瑞士	5	15	10	30
荷兰	—	15	—	30
美国（NIOSH）	10	30	—	—
美国（OSHA）	10	30	—	—
英国	10	30	20	61

资料来源：http://limitvalue.ifa.dguv.de/。a 15min 平均浓度值。

我国《工作场所有害因素职业接触限值 第 1 部分：化学有害因素》（GBZ2.1—2007）中 DMF 的 PC-TWA 为 20mg/m³；钱亚玲项目组在 2005 年已经制定了 DMF 的生物接触限值，为班末尿 NMF 18mg/L。

1991 年美国 ACGIH 推荐 DMF 的 BEI 为班末尿 NMF 40mg/gCr，该值是基于考虑吸入和经皮肤吸收同时存在而制定的；1994 年，ACGIH 曾建议将其修订为 20mg/gCr；ACGIH（2001 年、2005 年）推荐的 BEI 值为班末尿 NMF 15mg/L、周末班末尿中 AMCC 40mg/L，该两个值是基于吸入接触 ACGIH 现行 TLV 10ppm（30mg/m³）浓度时的尿中 NMF 和 AMCC 水平而制定的，未制定血中 NMHb 限值。

德国 DFG 2001 年推荐 DMF 的 BAT 为班末尿 NMF 35mg/L（该值是基于接触浓度 30mg/m³ 而制定的）。2006 年 MAK 修订为 15mg/m³，但 BAT 是基于通常不对作业人员的健康造成不良影响而制定的，且也未制定血中 NMHb 限值。

三、技术指标的制定依据

（一）二甲基甲酰胺毒性、毒理

1. 理化性质

二甲基甲酰胺（CAS 号 68-12-2）是一种极性溶剂。分子式 C_3H_7NO，分子量 73.10，相对密度 0.948（25/4℃），沸点 152.8℃，熔点 –60.5℃，蒸气压 0.49kPa（25℃），闪点 58℃，折光率 1.428173（25℃）。

2. 接触机会

DMF 既是一种用途很广的优良溶剂，也是一种用途极广的化工原料。在合成革、合成纤维（腈纶、氨纶）、聚氨酯、医药、农药、染料、电子等行业生产中被广泛应用，劳动者在相关的生产、使用及其产品的加工过程中均可接触到 DMF。

3. 接触途径

在生产环境中 DMF 接触以呼吸道吸入为主，也可经皮肤吸收。在全身接触的情况下，DMF 经皮肤和呼吸道吸收的量近似。DMF 接触经皮吸收量主要取决于工作场所环境的相对湿度和温度，可占总吸收量的 13%～36%。在鼠尾模型试验里，DMF 经皮吸收速率约为每 8h 57mg/cm^2。

4. 吸收、分布、代谢

进入体内的 DMF 在肝细胞色素加单氧酶 P4502E1（CYP2E1）的作用下，经羟基化生成 HMMF，部分 HMMF 脱羟甲基分解成 NMF 和甲醛，NMF 部分经脱甲基生成甲酰胺（methylformamide，MF），甲酰胺进而代谢为甲酸和氨，排出。代谢途径中生成的部分 HMMF 和 NMF 分子上的甲酰基发生氧化作用，生成活性中间产物 MIC。MIC 具有亲电子活性，一部分可与血红蛋白、肝肾细胞中的蛋白质、DNA 和 RNA 等细胞大分子亲核位点共价结合，形成其加合物，造成机体肝肾细胞 DNA 损伤、姐妹染色体交换或组织器官损伤的改变；另一部分与谷胱甘肽结合生成 S -（N-甲基甲氨酰）谷胱甘肽（SMG），最后再转化成巯基尿酸（AMCC）从尿液排出体外；还有少部分未转化的 DMF 仍以原型随尿排出。研究表明 HMMF、NMF、AMCC 分别占 DMF 摄入量的 22.3%～60.3%、3%～4%、9.7%～22.8%。近年来，有研究发现 DMF 在人体中的活性代谢中间产物 MIC 进入红细胞后，与血红蛋白中的珠蛋白肽链中的 N 端缬氨酸结合，形成 NMHb（其代谢途径见图 27.1）。随着人体每天约有 1/120 红细胞衰亡，同时又有 1/120 的红细胞产生，NMHb 也与红细胞的生成与衰亡保持着动态平衡，并存在于整个红细胞生命周期中。目前在实验室不能直接测定 NMHb，可通过酸水解法将其转化成 3-甲基-5-异丙基乙内酰脲（3-methyl-5-isopropylhydantoin，MVH），用气质联用仪（GC-MS）测定；也可通过链霉蛋白酶将其水解成 *N*-甲基氨甲酰赖氨酸（*N*-methylcarbamoyl-lysine，MLU），用液相色谱-二级质谱联用仪（HPLC-MS-MS）测定。MVH 和 MLU 的毒物代谢动力学非常相似，且两者呈显著正相关（$MLU=7+0.48MVH$，$R_2=0.84$，$P<0.005$，$n=35$），但由于链霉蛋白酶不能完全水解成 MLU，其实际含量可能更高，因此现有的研究中均以 NMHb 作为生物标志物，用酸降解法测定 MVH 为主。

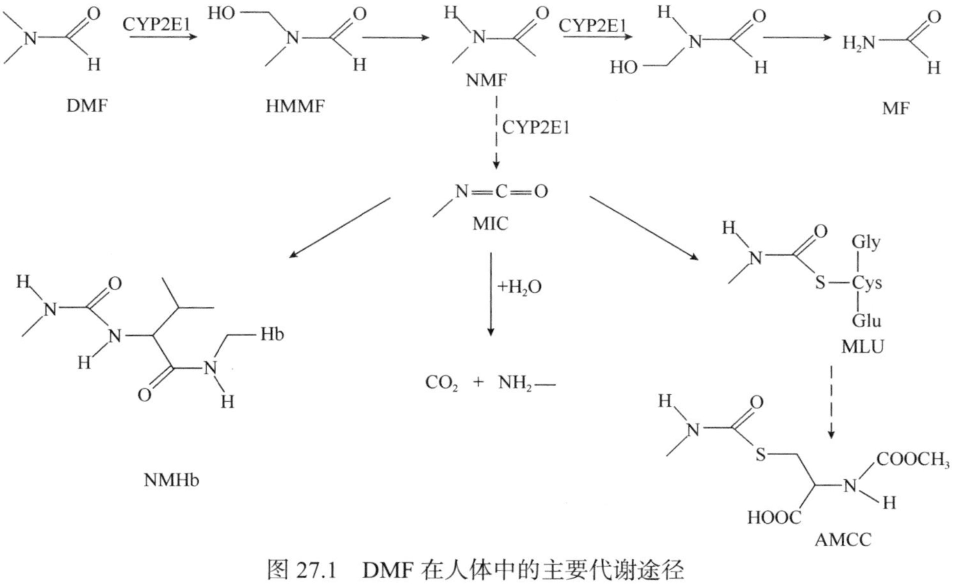

图 27.1　DMF 在人体中的主要代谢途径

5. 生物半衰期

DMF 进入体内后主要的代谢产物有 HMMF、NMF、AMCC、原型 DMF 及 NMHb。尿中原型 DMF 含量较少，而 HMMF 又不稳定，在气相色谱法进样测定时，遇热易分解成 NMF，因此，尿中 NMF 和 AMCC 在以往的研究中作为生物监测指标被经常使用。吸入 DMF 后尿中代谢产物 NMF 生物半衰期为 4～5h，皮肤 DMF 蒸气吸收的生物半衰期为 7.8h，皮肤 DMF 液体吸收的生物半衰期为 4.8h。AMCC 的生物半衰期 24h，由于 NMF 和 AMCC 半衰期较短，这 2 个指标仅能反映职业人群近期 1～5d 的接触情况。NMHb 是由 DMF 的活性中间产物 MIC 与血红蛋白中的亲核位点结合形成的加合物。由于人体血液红细胞更新时间长达 4 个月，NMHb 一旦形成，可存在于整个红细胞生命周期，并在较长的时间内维持相对稳定的水平。根据 Mráz 等的推测，NMHb 可以维持稳定水平约 143d（图 27.2），更适合 DMF 长期接触劳动者的累积接触水平评估，故对接触 DMF 的劳动者在岗期间血液采集将不受时间限制。

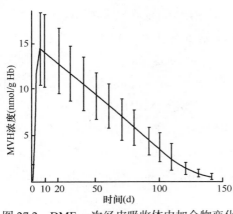

图 27.2　DMF 一次经皮吸收体内加合物变化

6. NMHb 与其他标志物比较

DMF 职业接触生物标志物在接触评估中的应用目前主要有班末尿 NMF、周末班末尿中 AMCC 和血中 NMHb，其各自的优势和不足详见表 27.2。

表 27.2　DMF 职业接触主要生物标志物比较

比较内容	班末尿 NMF	周末班末尿中 AMCC	血中 NMHb
与工作场所空气的相关性	相关较好	相关较好	相关好
稳定性	6～8h 后尿 NMF 浓度达最高值，24h 后下降明显，48h 后几乎为零	AMCC 代谢缓慢且有蓄积作用，浓度最高值出现在下一个班前，脱离接触 24h 后浓度下降一半	NMHb 一旦形成，可存在于整个红细胞生命周期，在 4 个月内维持相对稳定的水平
代表性	当天接触 DMF 情况	5 天内的接触 DMF 情况	近 4 个月接触 DMF 情况
采样时间	班末，严格控制	周末班末，稍严格	持续接触后 4 个月内任意时间，不严格
取样	无损伤性	无损伤性	有损伤性
与肝损伤的关系	不密切	较密切	密切
正常人群水平	无本底	无本底	有本底
检测方法	GC-NPD，样品前处理简单，实际测定的是 HMMF、NMF 两者总和	LC-UV，样品前处理步骤较多	GC-MS，样品前处理步骤多

7. 可能的非职业接触

非职业接触指不太可能接触该溶剂的一般公众,主要是工业污染点邻近地区空气接触、废水污染、使用含 DMF 的皮革制品及纺织品,以及作为药物口服。

8. 主要毒作用及对人体的影响

(1)主要毒作用

1)急性毒性:DMF 属低毒类,大鼠经口 LD_{50} 为 2.8g/kg,大鼠吸入 LC_{50} 为 5000ppm/6h,小鼠经口 LD_{50} 为 3.7g/kg,小鼠吸入 LC_{50} 为 9400mg/(m^3·2h),兔经皮 LD_{50} 为 4.72g/kg。小鼠中毒表现为活动减少,胃纳减退,四肢无力,有明显震颤性抽搐。经皮中毒时表现为局部皮肤红、有灼烧感而使动物背呈弓形,病理镜检肝细胞有局灶性坏死,胃黏膜有腐蚀性病变,其他各主要脏器未见异常病变。

2)亚慢性毒性:DMF 接触后大鼠和小鼠肝脏重量增加,镜下可见大块的、集中的单细胞坏死,肝小叶中心的纤维变性,小叶中心肝细胞肥大发生率增加,谷丙转氨酶、谷草转氨酶、乳酸脱氢酶、谷氨酰转移酶(GGT)、胆固醇和磷脂水平、总胆红素水平明显上升。

(2)对人体的影响:急性中毒人群流行病学调查已证明,DMF 可引起肝脏损伤。长期接触 DMF[平均接触工龄为(69.69±66.98)个月]可造成劳动者肝脏等多器官损伤。DMF 急性中毒可引起急性中毒性肾病,可伴有肾区叩痛、尿蛋白阳性甚至尿潜血及尿胆原阳性等。实验发现,DMF 可明显抑制肾脏 Ca^{2+}-ATP_{ase} 酶活性,并可使肾脏磷酸化酶活性升高,推断 DMF 引起的钙稳态失调在其中毒机制中起着重要作用。

亚慢性职业中毒者 DMF 接触浓度几乎都在 60mg/m^3 以下或偶尔有可能短时间接触浓度为 90mg/m^3,未发现肝脏损害。临床表现主要是胃痛,以及食欲缺乏、恶心、呕吐、便秘等非特异性症状。当 DMF 浓度降低至 15~45mg/m^3 后没有发现新的中毒病例。刘祥铨等对接触 DMF 作业的青年女性劳动者[平均年龄为(26.3±3.2)岁,平均工龄为(3.1±1.8)年]进行了流行病学调查,发现职业接触在 DMF 不同累积浓度下可导致遗传物质损伤水平升高,DMF 作业工人外周血淋巴细胞微核率随着 DMF 接触浓度及接触工龄的增加而增加,存在明显的剂量-反应关系。Chang 等对中国台湾一家合成革工厂工人的呼吸带 DMF 浓度和尿样进行检测，并根据 WHO 标准对精液进行分析（包括精液体积、精子浓度、精子形态和活力），结果表明 DMF 接触组精子的活力明显低于对照组，精子活力参数与尿中 NMF 水平有明显的剂量-反应关系。推测 DMF 可能作用于男性性腺而损伤精子，降低精子的活力，从而影响受精或胚胎的发育，导致胚胎发育异常或死亡。

钱亚玲等对某皮革厂 DMF 接触工人进行调查，发现低剂量接触组和高剂量接触组血清 ALT 及 GGT 水平明显高于对照组，高剂量接触组血清 AST 水平高于低剂量接触组；高剂量接触组肝脏指数明显高于对照组和低剂量接触组。多元线性回归分析表明 ALT、GGT、肝脏指数与 DMF 接触量及体重指数（BMI）相关，ALT 还与三酰甘油（TRIG）相关，AST 只与工人的饮酒量相关。在肝功能异常者中，有 86.7% 的 AST/ALT 比值<1。DMF 能影响接触工人肝功能，肥胖及饮酒量有一定的协同作用。肝脏指数和 AST/ALT 比值可作为 DMF 接触致肝损伤的评价和筛选指标。

（二）DMF 代谢物 NMHb 的生物监测

1. 样品采集、运输、制备和保存

用肝素或 EDTA 抗凝采血管采集约 2.5ml 静脉血，在 24h 内按以下步骤提取血红蛋白：取血样 2.0ml 于 15ml 圆底塑料离心管中，2000r/min 离心 15min，弃去血浆；加入 7.0ml 水，轻轻摇晃约 10s，立即加入 1.0ml 10×PBS 缓冲溶液，振荡均匀，然后 1000r/min 离心 5min 后，吸取上清液（血红蛋白提取液）于另一 15ml 离心管中，放置在真空离心浓缩仪中（45℃）干燥，制成血红蛋白粉末约 300mg。血红蛋白提取液若不立即干燥，密封后在–18℃条件下可保存 5d。干燥后血红蛋白粉末在–80℃条件下可保存 30d。

2. 分析方法

（1）方法原理：血中的 NMHb 经酸水解为等摩尔的 MVH 后，用乙酸乙酯萃取，经气相色谱-质谱（GC-MS）分离检测，以保留时间和特征离子及其丰度比定性确证，以离子质量色谱峰面积定量。

（2）样品处理：准确称取 100.0mg 样品（血红蛋白粉末）置于 40ml 样品瓶中，加入 5.0ml 盐酸-冰醋酸溶液（2∶1，V/V）；将样品瓶敞口置于 95℃水浴箱中加热 1h。冷却后加入 3.0g 硫酸铵，振摇溶解；加入 5.0ml 氢氧化钠溶液（10mol/L），混匀，继续滴加氢氧化钠溶液至 pH7.0～7.5（精密酸度计测定）；

再加入 10.0ml 乙酸乙酯，密封，涡旋 30min 后，再 1000r/min 离心 5min，准确吸取上层有机相 7.0ml 转移到 10ml 试管中，室温下于真空离心浓缩仪中干燥 45min 或用氮吹仪浓缩至干，准确加入 1.0ml 乙酸乙酯溶解残渣，充分混匀后使用针式过滤器过滤制成样品溶液。同时称取 100.0mg 牛血清白蛋白粉末代替血红蛋白粉末，按样品同样处理，制成样品空白。

（3）标准系列制备：取 10ml 容量瓶，用水将标准贮备液逐步稀释，配制成 0.0～300nmol/ml 的标准系列后，各取 100.0μl 加入到已有 100.0mg 牛血清蛋白粉的 40ml 样品瓶中，然后分别加入 5.0ml 盐酸-冰醋酸溶液；其余同样品处理，制得 MVH 浓度为 0.0～30.0nmol/ml 的标准工作系列。

（4）仪器参考操作条件：气相色谱-质谱联用仪，配有电子轰击离子源（EI）；毛细管色谱柱：30m×0.25mm×0.25μm，5%苯基-90%甲基聚硅氧烷为固定相。

1）四极杆气相色谱-质谱条件：柱温，初温 80℃，保持 1min，以 25℃/min 速率升温至 320℃，保持 4min；进样口温度，250℃；进样量，1.0μl；进样方式，分流进样；分流比，30：1 离子源温度，300℃；传输线温度，300℃；离子化能量，70eV；扫描类型，定性确证，全扫描模式（SCAN）；定量测定，选择离子扫描模式（SIM），扫描离子 114m/z；灯丝开启时间，保留时间 ±1.0min；载气（氦气）流量，1.2ml/min。

2）离子阱气相色谱-质谱条件：柱温，初温 60℃，保持 1min，以 20℃/min 速率升温至 250℃，保持 2min，再以 35℃/min 速率升温至 315℃，保持 5min；进样口温度，230℃；进样量，1.0μl；进样方式，分流进样；分流比，3：1；离子阱温度，250℃；传输线温度，180℃；离子化能量，70eV；扫描类型，定性确证，全扫描模式（SCAN）；定量测定，选择离子扫描模式（SIM），扫描离子 114m/z；灯丝开启时间，保留时间 ±1.0min；载气（氦气）流量，1.0ml/min。

（5）标准曲线绘制和样品测定：参照仪器操作条件，将仪器调节至最佳测定状态，分别进样 1.0μl，测定各标准系列，每个浓度重复测定 2 次。以 2 次定量离子（114m/z）的峰面积均值与相应的 MVH 浓度（nmol/ml）绘制工作曲线并计算回归方程。用标准系列的操作条件测得样品溶液和样品空白定量离子（114m/z）的峰面积值，由回归方程得到样品中 MVH（nmol/ml）的浓度。若样品中 MVH 浓度超过测定范围，用样品空白溶液稀释后测定。

（6）样品的定性确证：选择"仪器操作参考条件"中的全扫描方式，将标准工作溶液及样品测定溶液各进样 1.0μl 绘制总离子流色谱图。样品确证需满足：样品色谱峰应与标准具有相同的保留时间（±0.5%）、相同的特征离子 m/z

57（10%丰度比±30%）。

（7）方法的性能指标：本法 MVH 的检出限（LOD）为 0.14nmol/ml，定量下限为 0.45nmol/ml，测定范围为 0.45～30.0nmol/ml。血中 NMHb 最低检出浓度为 1.4nmol/gHb（以 0.1g 血红蛋白粉末量计），最低定量浓度为 4.5nmol/gHb，血红蛋白粉末样品的批内精密度为 2.9%～8.7%、批间精密度为 3.1%～9.2%，回收率为 92.0%～104%。方法性能指标符合《职业卫生标准制定指南 第 5 部分：生物材料中化学物质测定方法》（GBZ/T201.5—2008）的要求。

（8）监测质量保证：按《职业卫生生物监测质量保证规范》（GBZ/T 173）进行，血液加标样回收率在 90%～105%或血红蛋白质控样结果达到均值±2s。

3. 非接触 DMF 正常人群血中 NMHb 水平

DMF 在体内的代谢产物 NMHb 具有生物学特异性，非接触 DMF 正常人群血中 NMHb 有一定的本底水平，但远远低于接触人群。项目组调查发现正常人群的本底值为（1.89±0.83）nmol/gHb（n=30），这与 Kafferlein 的报道一致，他在研究中也发现非接触人群有一定的本底值（<0.4～16.59nmol/gHb，M=1.8nmol/gHb），这可能是由于大气或室内空气中有一定浓度的 DMF 污染或食物中含有异硫氰酸甲酯，内源性氨甲酰化。但刘强等及 Mráz 等研究均发现对照人群（非职业接触 DMF）血中未检出 NMHb，详见表 27.3。当然，随着气相色谱-质谱检测技术的提高和进步，目前采用的四极杆质量分析器在灵敏度和检测限方面远优于一些文献报道中的离子阱质量分析器，导致研究结果存在差异。

表 27.3　非接触 DMF 正常人群血中 NMHb 水平

序号	研究者	例数	NMHb 浓度（nmol/gHb）	检测方法
1	本项目组	30	<1.2～2.7, 1.89±0.83	GC-MS
2	Kafferlein	42	<0.4～16.59, M=1.8	GC-MS
3	Mraz	8	M=0.5, 检测限（0.2）	GC-MS
4	刘强	22	<检测限（0.16）	GC-MS
5	王春民	10	<检测限（0.01）	LC-MS
6	陈伟国	10	<检测限（0.1）	GC-MS

（三）动力学研究及剂量-效应关系

人体内红细胞的生命周期为 4 个月，血红蛋白加合物一旦形成可伴随血红蛋白整个生命周期，Mráz 通过志愿者接触实验研究推测该时长约为 143d。国内外研究表明，DMF 体内代谢产物 MIC 与血红蛋白相互作用形成的加合物 NMHb 能够反映劳动者长期职业接触的水平，是一个合适的、稳定的 DMF 长期接触标志物，为此项目组进行了深入研究。

项目组选取两家合成革制造厂的工人为研究对象，两家工厂工作班制均为两班两倒，12h/d，7d/w，无双休。通过问卷调查收集工人的年龄、性别、工种、职业史、疾病史及生活习惯（吸烟、饮酒）等信息。工作场所空气中 DMF 浓度检测按美国 NIOSH 2004 的方法进行，不同工种接触者佩戴经流量校正的个体采样泵（美国 GilAir-5、GilAir-Plus），以 50ml/min 左右的流量采集≥30L 空气。同时参照 GBZ188 对接触 DMF 的劳动者进行职业健康体检，血清 ALT、GGT、AST 水平其中一项高于临床正常参考值即判断为肝功能异常。研究对象排除标准：①工龄少于 1 个月；②肾疾病；③乙型肝炎表面抗原阳性；④近 4 个月岗位更换；⑤尿肌酐≥3.0g/L 或≤0.3g/L。共计调查接触组 168 人次，对照组 30 人次（不接触 DMF 的企业行政管理人员），年龄 19～59 岁，工龄 0.2～13 年，接触组与对照组基本情况无差异（$P>0.05$）。其中比较了 DMF 接触者（共 71 例）2 年内血 NMHb 与肝功能指标水平的变化，发现接触者的血 NMHb 水平变化(2015 年值减去 2014 年值)与肝功能指标水平的变化(2015 年值减去 2014 年值)呈正相关。直线回归方程分别为 ALT $_{变化}$（U/L）=0.115× 血 NMHb $_{变化}$（nmol/g globin）+1.707（$r=0.640$，$P<0.001$）；AST $_{变化}$（U/L）= 0.047× 血 NMHb $_{变化}$（nmol/g globin）–0.914（$r=0.574$，$P<0.001$）。该结果说明，同一 DMF 接触者血中 NMHb 浓度变化与肝功能指标变化存在相关性，即血 NMHb 的升高或降低，相应的肝功能指标也会升高或降低。

项目组将研究对象职业健康检查结果中的 ALT、AST 数值按照从小到大分别编秩次，计算秩次和。将血中 NMHb 浓度的对数值与秩次和进行线性拟合卡方检验（$\chi^2=5.192$，$P=0.023$），Spearman 相关性分析 $R=0.219$（$P=0.005$），提示 DMF 接触人群中 NMHb 浓度越高，相应的肝功能指标的秩次和越高，也说明肝功能损伤越严重。以接触组血中 NMHb 浓度为横坐标、肝功能异常率为纵坐标，观察两者间的变化趋势（图 27.3），发现 135nmol/g Hb 是肝功能损伤程度交替期，前后端肝功能异常率均以 20% 的速率快速上升，前端（≤135nmol/gHb）以工龄在 2～3 个月、单项肝功能指标异常为主（74%），而且后端（>135nmol/gHb）为工龄在 6 个月以上、两项或两项以上指标肝功能异常（82%），3 个月后对肝功能异常者进行复查，异常率分别为 11.1%和 47.3%（表 27.4），≤135nmol/gHb 组异常率明显降低，这可能与 DMF 引起的肝损伤的耐受效应、单项肝功能指标异常评判造成的假阳性及新员工敏感性有关。朱旭的研究证实了这些现象，该研究对某合成革新入职二甲基甲酰胺作业员工536人在上岗后1周、2周、1个月、3个月、6个月进行健康检查发现，新入职人员肝功能异常率在前3个月内呈明显下降趋势，5次检查结果分别为8.4%、7.1%、3.7%、4.8%、1.5%，6个月后趋于稳定（累积肝功能异常率为23.1%）；新入职员工肝功能异常率情况类同，在DMF未超过国家标准的情况下，肝功能仍有较高的异常率（累积肝功能异常率为17.5%）。研究者认为要综合反映肝功能的损害情况，还应将 ALT、AST、GGT 三者结合起来，才能有效排除劳累、感冒、药物等引起的肝酶轻度改变导致的假阳性，这与钱亚玲等提出肝脏指数作为 DMF 接触致肝损伤的评价指标相一致。

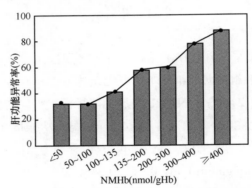

图 27.3　DMF 接触者血中 NMHb 浓度与肝功能异常率变化趋势

表 27.4　DMF 职业接触人群血红蛋白加合物不同组肝功能比较

NMHb（nmol/gHb）组别	肝功能异常	肝功能正常	合计	异常率（%）	3个月后复查异常率（%）
≤135	39	53	92	42.4	11.1（4/27）
>135	46	30	76	60.5	47.3（18/38）
对照组	1	29	30	3.3	—
合计	86	112	198	—	—

综上所述，135nmol/gHb 成为判断肝损伤程度的拐点，为此将 DMF 职业接触人群根据血液中 NMHb 浓度（以 135nmol/gHb 为准）分为 NMHb ≤135nmol/gHb（低内接触组）和 NMHb＞135nmol/gHb（高内接触组）两组，对两组人员肝功能情况进行比较。经统计分析，高内暴露组人群肝功能异常率明显高于低内暴露组（χ^2=5.46，$P<0.025$，n=168），见表 27.4。说明接触

组人群肝损伤率明显高于对照组，高内暴露组的人群肝损伤率明显高于低内暴露组。

（四）NMF、AMCC、NMHb 关系研究

NMF、AMCC 和 NMHb 都是 DMF 在体内代谢中先后产生的代谢物，代谢链中的关键活性中间产物 MIC 使 NMF、AMCC 和 NMHb 三者代谢路径产生关联，但从代谢路径来看，AMCC 和 NMHb 关联性更强。项目组从研究对象中（168 人次）随机抽取 55 个研究对象的血中 NMHb、班末尿中 NMF、一周班末尿中 AMCC 进行检测，并做相关分析。经统计分析，其回归方程分别为 $\log($ NMHb，nmol/gHb $) = 0.391 \times \log($ U-NMF，mg/L $) + 1.463$（$r=0.540$，$P<0.005$），$\log($ NMHb，nmol/gHb $) = 0.328 \times \log($ U-AMCC，mg/L $) + 1.585$（$r=0.531$，$P<0.005$），$\log($ U-NMF，mg/L $) = 0.535 \times \log($ U-AMCC，mg/L $) + 0.941$（$r=0.626$，$P<0.005$），说明尿中 NMF、AMCC 浓度与血中 NMHb 浓度均具有一定的相关性（$P<0.005$），能够反映工人职业接触后不同阶段 DMF 的内暴露水平。Kafferlein 根据接触 DMF 的浓度将聚丙烯酸纤维厂的 35 名工人分成低浓度组、中浓度组、高浓度组，并分别测定尿中的 NMF、AMCC 及血中的 NMHb。相比于尿中的 NMF 和 AMCC，三组之间只有血中 NMHb 与接触 DMF 的浓度有明显的统计学差异（其他两组只是有统计学差异）。从剂量-反应关系、半衰期分析认为，血中 NMHb 更适合用来反映较长时间内 DMF 的接触水平，它的浓度可较全面评价工作场所职业卫生条件和劳动者的接触水平，而尿中的 NMF 和 AMCC 作为职业卫生干预的生物标志物更好。

（五）我国推荐值及其理由

1. 我国推荐值

血中 NMHb 推荐值为 135nmol/gHb。

2. 推荐理由

（1）文献研究：关于血中 NMHb 含量与空气中 DMF 浓度之间的关系，国内外已有研究。Mráz 等对 8 名志愿者通过吸入或经皮接触 DMF 30mg/m^3，8h/d，5d/w，约 20 周后测定血红蛋白加合物水平，根据模拟 DMF 标准化接触模式，计算 NMHb 稳定水平大约为 135nmol/gHb（血红蛋白中 4%为血红素、96%为珠蛋白），因此推荐血中 NMHb135nmol/gHb 为 DMF 接触的职业接触生物限值。

陈伟国等对某皮革厂 DMF 接触工人调查分析得出血 NMHb 与空气中 DMF 的关系：log（NMHb，nmol/gHb）=0.316×log（DMF，mg/m³）+1.762（r=0.60，P<0.005，n=72），并以我国职业 DMF 接触限值 PC-TWA=20mg/m³ 推算，得出血中 NMHb 浓度为 149.0nmol/gHb。

刘强等选择不同生产部门、不同 DMF 接触水平的职业人群 87 人，以不接触 DMF 等有机溶剂的 22 人作为对照，结果各类 DMF 职业接触人员血红蛋白中均检出了不同含量的 MVH，对照人群均未检出，并且随着 DMF 职业接触水平的增加，血液中 NMHb 水平也逐步升高。

（2）相关回归分析：项目组通过对两家人造革生产企业进行多个岗位/工种空气中 DMF 接触水平与血中 NMHb 含量的相关研究表明（表 27.5），空气中 DMF 浓度和血中 NMHb 浓度经对数转换后服从正态分布（P=0.301，P=0.234，n=168），呈良好的对数线性关系，回归方程为 log（NMHb，nmol/gHb）= 0.552×log（DMF，mg/m³）+1.319（r=0.862，P<0.01，n=168）。按照 GBZ2.1—2007 的要求，以 DMF 的 PC-TWA=20mg/m³ 推算，得出血中 NMHb 浓度为 108.9nmol/gHb。若参考 ACGIH 二甲基甲酰胺 TLV=30mg/m³ 推算，血中 NMHb 浓度为 136.3nmol/gHb，这与 Mráz 等的研究相一致（Mráz 同样以 DMF=30mg/m³ 为参考）。按“（四）NMF、AMCC、NMHb 关系研究”中的回归方程，参考 ACGIH 制定 NMF、AMCC 的 BEI 值推算，血中 NMHb 浓度分别为 83.7nmol/gHb、129nmol/gHb；参考德国 DFG 制定 NMF 的 BAT 值推算，则血中 NMHb 浓度为 116.6nmol/gHb。

表 27.5　不同岗位/工种空气中 DMF 浓度及血液中 NMHb 浓度分布情况

组别	岗位/工种	人数	空气中 DMF 浓度（mg/m³）			血中 NMHb 浓度（nmol/gHb）		
			范围	P_{50}	P_{95}	范围	P_{50}	P_{95}
接触组	配料	41	7.1～648	97.9	263	15.1～760.9	268.8	641.2
	涂头/涂台	18	16.1～392	44.5	299	37.43～366.8	175.6	333.6
	压纹等	34	0.1～86.5	13.1	81.5	12.29～440.8	108.5	274.3
	三版印刷	12	28.2～142	41.2	127	91.29～409.5	170.2	405.2
接触组	检查	36	1.3～26.1	3.6	21.5	11.87～286.5	43.18	117.3
	其他	27	2.5～23.4	4.1	22.1	2.38～354.1	47.42	152.7
对照组	—	30	<0.5	—	—	<1.2～2.7	1.89	—

（3）百分位数法：另外，项目组对不同工作场所空气中 DMF 浓度下血中 NMHb 浓度范围进行了统计（表 27.6），由表 27.6 可以看出工作场所空气中 DMF 浓度小于 20mg/m³ 时，93.5%职业接触劳动者血中 NMHb 浓度低于 135nmol/gHb。因此研究认为，对 DMF 职业接触劳动者来说，135nmol/gHb 是一个比较安全、合适的生物接触限值。

表 27.6　不同空气 DMF 浓度下血中 NMHb 浓度分布情况

空气 DMF 浓度（mg/m³）	人数	血中 NMHb 浓度（nmol/gHb）				
		范围	P_{50}	P_{85}	P_{90}	P_{95}
<20	46	2.38～322.52	43.18	108.47	116.39	157.45
20～30	12	53.99～274.26	112.30	220.50	239.89	239.90
≥30	59	37.43～760.93	256.00	409.50	460.00	610.76

（4）肝损伤情况分析：项目组比较了同一个研究对象（共 71 例）2 年内血 NMHb 与肝功能指标水平的变化，发现劳动者的血 NMHb 水平变化与肝功能指标水平的变化呈正相关。说明同一 DMF 接触者血中 NMHb 变化与肝功能指标变化存在相关性，即随着血 NMHb 的升高或降低，肝功能指标也会相应地升高或降低。

项目组还将血中 NMHb 浓度的对数值与秩次和进行线性拟合卡方检验（χ^2=5.192，P=0.023），Spearman 相关性分析 r=0.219（P=0.005），提示 DMF 接触人群中加合物浓度越高，相应的肝功能指标秩次和越高，也进一步说明肝损伤越严重。且从 DMF 接触者血中 NMHb 浓度与肝功能异常率变化趋势分析，血中 NMHb 浓度 135nmol/gHb 成为拐点，高内暴露组（NMHb > 135nmol/gHb）的人群肝损伤率明显高于低内暴露组（NMHb≤ 135nmol/gHb）。

综合我国工作场所空气 DMF 的时间加权平均容许浓度、职业卫生调研结果、肝功能损伤分析，并参考国内外其他研究结果，最终推荐 DMF 的生物接触限值为血中 NMHb=135nmol/gHb。

3. 影响生物监测指标检测结果的因素

当接触异氰酸甲酯时，会产生与职业接触 DMF 相同的代谢产物 NMHb，在生物监测评价时应调查清楚是否同时接触异氰酸甲酯。

四、正确使用标准说明

（一）生物监测指标的选择

血中 NMHb 是 DMF 的主要代谢产物，其与空气中 DMF 浓度密切相关，可用于评估接触 DMF 的水平、机体的负荷，在缺乏其他接触测量数据时推断既往 DMF 接触，检测劳动者的非职业接触，测试个人防护用品和工程控制效果。国内已颁布血中 NMHb 标准检测方法，故本标准推荐血中 NMHb 作为职业接触 DMF 的生物监测指标。

（二）监测结果的评价

（1）血中 NMHb 监测结果主要用于职业接触 DMF 劳动者的群体评价，即通过群组数据的统计分析作出评价，报告时应描述此群体的几何均值、几何标准差、极差。

（2）血中 NMHb 监测结果也适用于职业接触 DMF 劳动者的个体评价，测得的结果与职业接触生物限值进行比较，但要考虑个体对 DMF 的易感性及个体之间的变异性。

（3）如果劳动者不同时期血中 NMHb 监测结果持续超过职业接触生物限值，或同一工作场所和班组的一组劳动者血中 NMHb 监测结果绝大多数超过职业接触生物限值，应进行职业卫生调查、评估，以寻求测定值过高的合理解释，并采取相应的措施减少接触。

（4）在应用血中 NMHb 监测结果评价劳动者潜在健康危害时，血中 NMHb 监测结果应与工作场所空气中 DMF 浓度监测结果有机结合起来，同时还应综合分析职业病危害防护情况及个体劳动者健康状况。

（5）同时接触异氰酸甲酯可影响血中 NMHb 检测结果。

（三）监测检验要求

（1）采血按《职业人群生物监测方法总则》（GBZ/T 295—2017）执行，用肝素或 EDTA 抗凝采血管采集接触 DMF 劳动者的血样 2.5ml。

（2）将采集后的血样置于清洁容器中冷藏运输。血中血红蛋白提取应在 24h 内进行；血红蛋白提取液若不立即干燥，密封后在−18℃条件下可保存 5d。

干燥后的血红蛋白粉末在-80℃条件下可保存30d。

（钱亚玲　唐红芳）

参 考 文 献

陈伟国，阮征，潘吉，等，2014. 二甲基甲酰胺职业接触者血中 *N*-甲基氨甲酰加合物的测定. 浙江预防医学，26（4）：334-339.

陈伟国，阮征，徐承敏，等，2014. 血液中 *N*-甲基氨甲酰血红蛋白加合物作为二甲基甲酰胺接触生物标志的研究. 中华劳动卫生职业病杂志，32（5）：361-364.

刘强，王春民，李建，等，2011. 血液中 *N*-甲基氨甲酰加合物作为二甲基甲酰胺职业接触标志物可行性探讨. 工业卫生与职业病，37（5）：282-286.

刘强，王春民，姚建华，等，2015. 职业接触二甲基甲酰胺血液生物标志物研究. 工业卫生与职业病，41（4）：258-262.

刘祥铨，郑能雄，2009. 二甲基甲酰胺的毒性及防治研究进展. 预防医学论坛，15（12）：1244-1245，1251.

刘祥铨，郑能雄，张忠，等，2010. 二甲基甲酰胺对青年女性工人遗传毒性的研究. 预防医学论坛，16（8）：673-675.

钱亚玲，徐承敏，朱丽瑾，等，2007. 二甲基甲酰胺对接触工人肝功能的影响. 中华劳动卫生职业病杂志，25（2）：80-83.

王春民，刘强，李建，等，2011. 气相色谱-质谱法测定二甲基甲酰胺职业接触者血液中 *N*-甲基氨甲酰加合物. 工业卫生与职业病，37（6）：381-383.

詹凤侠，杨永坚，方四新，等，2009. 653 例二甲基甲酰胺暴露工人职业健康监护资料分析. 中国现代医学杂志，19（7）：1081-1084.

朱旭，2013. 二甲基甲酰胺对作业人群的健康影响及体检周期的探讨（硕士学位论文）. 苏州：苏州大学.

ACGIH，2006. Threshold limit values and biological exposure indices. Cincinnati：American Conference of Governmental Industrial Hygienists.

Chang HY，Shih TS，Guo YL，et al，2004. Sperm function in workers exposed to *N*，*N*-dimethylformamide in the synthetic leather industry. Fertil Steril，81（6）：1589-1594.

Imbriani M，Maestri L，Marraccini P，et al，2002. Urinary determination of *N*-acetyl-*S*-（*N*-methylcarbamoyl）cysteine and *N*-methylformamide in workers exposed to *N*，*N*-dimethylformamide. Int Arch Occup Environ Health，75（7）：445-452.

Jakubowski M，Trzcinka-Ochocka M，2005. Biological monitoring of exposure：trends and key developments. J Occup Health，47（1）：22-48.

Kafferlein HU，Ferstl C，Burkhart-Reichl A，et al，2005. The use of biomarkers of exposure of *N*，*N*-dimethylformamide in health risk assessment and occupational hygiene in the polyacrylic fibre industry. Occup Environ Med，62（5）：330-336.

Kafferlein HU, Mraz J, Ferstl C, et al, 2004. Analysis of metabolites of *N*, *N*-dimethylformamide in urine samples. Int Arch Occup Environ Health, 77（6）: 427-432.

Mraz J, Cimlova J, Stransky V, et al, 2006. *N*-methylcarbamoyl-lysine adduct in globin: a new metabolic product and potential biomarker of *N,N*-dimethylformamide in humans. Toxicol Lett, 162（2/3）: 211-218.

Mraz J, Duskova S, Galova E, et al, 2002. Biological monitoring of *N,N*-dimethylformamide. Reference value for *N*-methylcarbamoyl adduct at the *N*-terminal valine of globin as a biomarker of chronic occupational exposure. Int Arch Occup Environ Health, 75: 93-96.

Mraz J, Simek P, Chvalova D, et al, 2004. Studies on the methyl isocyanate adducts with globin. Chem Biol Interact, 148（1/2）: 1-10.

Senoh H, Aiso S, Arito H, et al, 2004. Carcinogenicity and chronic toxicity after inhalation exposure of rats and mice to *N,N*-dimethylformamide. J Occup Health, 46（6）: 429-439.

第二十八章 尿 中 锑

一、制 定 背 景

锑（antimony, stibium）是一种银白色有光泽硬而脆的类金属，其主要氧化态为正三价与正五价。常见的锑化合物包括有机形式（酒石酸锑钾、钠酒石酸锑、乙酸锑），无机三价锑（三氧化二锑、三氯化锑、三硫化锑），无机五价锑（五氧化二锑、五硫化锑）。在自然界中锑主要存在于硫化物矿物中，如辉锑矿（Sb_2S_3）、锑银矿（Ag_3Sb）和锑钯矿（Pd_5Sb_2）。

锑及其化合物职业接触常见于采矿、冶炼、医疗、化工、印刷铸字、半导体材料等。其具有阻燃、脱色、催化等多种功能，被广泛应用于阻燃剂、催化剂、玻璃脱色剂、合金硬化剂、搪瓷与铅酸蓄电池等多种工业行业。其中，锑白（三氧化二锑）是搪瓷、油漆的白色颜料和阻燃剂的重要原料，是锑的主要用途之一。

锑及其化合物常以蒸气或气溶胶的形式由呼吸道进入人体，也可经皮肤或消化道吸收，在生产环境中以呼吸道吸入为主。进入人体的锑及其化合物广泛分布于体内各组织脏器，且在其中的含量有所不同：三价锑可存在于红细胞中，并分布于心脏、肝脏、肾等脏器及肌肉、骨骼、毛发中；五价锑主要存在于血浆中，并贮存于肝脏；吸入的不溶性锑尘沉积于肺部。锑的排泄同样取决于其形态和价态：经消化道进入的锑尘多由粪便排出；血液循环中的锑主要由粪、尿排出，其中三价锑50%从粪便排出，五价锑大部分经尿液排出。

短时间大量吸入或经口摄入锑及其化合物可引起急性中毒，出现呕吐、胃肠疼痛、血尿、肝大、痉挛、心律失常、咳嗽、食欲降低、瘙痒、皮疹，皮肤、眼、鼻、咽喉刺激或炎症，如结膜炎、视神经损伤及视网膜出血等。

长期接触中低浓度的锑及其化合物可引起锑性皮炎、锑尘肺、肝脏及心肌损害，出现头痛、失眠、头晕、溃疡、体重下降、呕吐、恶心、腹泻、嗅觉障碍、胸痛或胸闷、心电图改变、心肌改变等。也有报道称长期接触锑及其化合物对生物和人体有慢性毒性和致癌性。

我国是世界上锑矿储藏量和开采量巨大的国家。据估计，世界锑矿年均产量的 80% 来自中国，而中国总产量的 79% 集中于西南地区，因此我国防治锑及其化合物职业病危害的形势比较严峻。严格执行工作场所空气中锑及其化合物职业接触限值（OEL），研究和确定相应生物监测指标（IBM）及职业接触生物限值（BLV），对防治其职业病危害，保护劳动者职业健康，促进安全生产意义重大。

二、国内外相关标准研究

美国（ACGIH）、日本职业卫生学会（JSOH）均未公布锑及其化合物的生物监测指标及职业接触生物限值。德国（DFG）推荐生物监测研究样品为尿中锑，但尚未设置参考值。我国虽然已制定了工作场所空气中锑及其化合物的职业接触限值，并于 2013 年将锑及其化合物粉尘肺沉着病列为新的职业病，但是目前还没有确定反映机体该类物质内接触量和内负荷的生物监测指标及职业接触生物限值（表 28.1）。

表 28.1　国内外工作场所空气中锑及其化合物的职业接触限值及生物接触限值情况

国家（机构）	职业接触限值 TWA（mg/m^3）	生物接触限值
美国（ACGIH）	0.5（TLV）	无
德国（DFG）	0.39（MAK）	无
日本（JSOH）	0.1（OEL）	无
中国	0.5（PC）	无

在研究方面，国内外学者多数基于锑及其化合物毒代动力学的特性，选择了采样和分析方便快捷、采样对人体无损伤的尿液进行检测，将尿中锑作为研究锑及其化合物职业接触生物监测指标。

Bailly 等发现空气中锑及其化合物浓度与工人尿中锑含量（对数转换后）存在良好的相关性（$r_{班前}$=0.83，P<0.0001；$r_{班末}$=0.86，P<0.0001）。Kentner 等发现蓄电池工厂空气中锑及其化合物浓度与工人血中锑含量存在相关性（r=0.80，P<0.05），与尿中锑含量也存在相关性（r=0.75，P<0.05）。Lüdersdorf 等发现，空气中锑及其化合物浓度与尿中锑含量存在相关关系，工人尿中锑含量会随着工作场所空气中锑及其化合物浓度的增高而增高。Goldfrank 等也认

为尿中锑含量在反映锑及其化合物接触上有较强的相关性。

覃红浪等发现，非锑作业组、锑作业组和锑皮炎组尿中锑含量异常率的差异有统计学意义（$P<0.05$），锑皮炎组尿中锑含量的异常率均明显高于其他两组（$P<0.05$）；廖有文分析锑冶炼厂工人尿中锑含量后认为尿中锑是评价锑及其化合物接触的敏感指标；李小萍等发现，三氧化二锑接触组工人尿中锑水平明显高于对照组，尿中锑含量与空气中锑及其化合物浓度呈正相关（$r=0.398$，$P<0.01$），接触组皮疹的发生率随尿中锑含量的增高而增加（$P<0.05$），尿中锑含量最高的工人组发生皮疹、呼吸系统损害的危险性分别是其他工种的 13.0 倍和 7.9 倍（$P<0.05$）。

三、技术指标的制定依据

选择广西地区的两个工厂为监测点开展研究，其中甲厂为锑白粉加工厂，主要将高纯度的锑锭和低纯度的锑白粉混合煅烧，用以生产更高纯度的锑白粉；乙厂为锑矿冶炼厂，经粗炼和精炼等生产工艺将含锑矿石冶炼成高纯度锑锭；选取工作场所 83 名工人为接触组（甲厂 26 人，乙厂 57 人），以 33 名办公室行政人员为对照组（甲厂 14 人，乙厂 19 人），共计 116 名研究对象。

（一）样品采集

研究对象的接触浓度参考《工作场所空气中有害物质监测的采样规范》（GBZ 159），对照组采用定点长时间采样一个工作班的方式，接触组采用个体采样全工作班的方式。内剂量参考《职业卫生生物监测质量保证规范》（GBZ/T 173）收集工人班前、班末尿。尿样采集完毕后尽快带回实验室测量比重并取 5ml 尿样测定肌酐浓度。尿样低温保存。

（二）样品分析

空气样品按《工作场所空气有毒物质测定　第 2 部分：锑及其化合物》进行样品检测分析，尿样经消化、还原并定容后，用原子荧光光谱仪测定尿中锑含量。

（三）检测结果及分析

（1）空气样品检测显示甲乙两厂对照组和接触组空气中锑及其化合物浓度

均存在显著性差异（$P<0.001$），结果见表 28.2。

表 28.2　空气中锑及其化合物浓度检测结果

组别		样品数	检测结果（mg/m³）		
			中位数	最小值	最大值
甲厂	对照组 [a]	14	0.0008	0.0008	0.0009
	接触组 [a]	26	0.0916	0.0030	0.3611
乙厂	对照组 [b]	19	0.0025	0.0019	0.0025
	接触组 [b]	57	0.0314	0.0050	0.6637

a 甲厂对照组与接触组空气浓度比较，$P<0.001$。b 乙厂对照组与接触组空气浓度比较，$P<0.001$。

（2）尿样检测：尿锑检测方法采用《尿中锑的测定　原子荧光光谱法》（GBZ/T 302—2018），检测结果分别采用比重校正法和肌酐校正法进行校正。两厂接触组与对照组班末尿中锑含量的差异均有统计学意义（$P<0.001$），见表 28.3。

表 28.3　尿样检测

组别		类别	样品数	尿锑（μg/gCr）（肌酐校正）			尿锑（μg/L）（比重校正）		
				中位数	最小值	最大值	中位数	最小值	最大值
甲厂	对照组	班前尿	14	8.20	3.20	17.22	14.82	6.09	25.84
		班末尿 [a]		7.00	3.29	14.48	14.89	6.26	20.56
	接触组	班前尿	26	18.05	5.95	59.06	31.27	10.67	85.73
		班末尿 [a]		18.12	3.39	60.08	40.10	6.21	107.34
乙厂	对照组	班前尿	19	10.59	6.43	20.49	13.67	6.65	28.41
		班末尿 [a]		11.02	6.42	25.24	13.10	8.68	26.35
	接触组	班前尿	57	21.64	2.03	82.03	26.56	3.98	83.28
		班末尿 [a]		24.53	9.18	102.75	28.05	5.93	106.32

a 甲乙两厂接触组与对照组的班末尿中锑比较，$P_{比重校正}<0.001$。

（3）空气中锑及其化合物浓度与尿中锑含量（肌酐校正）的相关性：两者存在显著的正相关关系（$n=116$，$r>0.5$），空气中锑及其化合物浓度与班末尿锑相关程度更强，见表 28.4。

表 28.4　空气中锑及其化合物浓度和尿中锑含量（肌酐校正）结果

	例数	空气中锑及其化合物浓度（mg/m³）			班前尿中锑含量（μg/gCr）			班末尿中锑含量（μg/gCr）		
		中位数	最小值	最大值	中位数	最小值	最大值	中位数	最小值	最大值
合计	116	0.0246	0.0008	0.6637	16.63	2.03	82.03	18.23	3.29	102.75

注：空气中锑及其化合物浓度与尿中锑含量的相关性，$r_{班前}=0.504$，$P_{班前}<0.001$；$r_{班末}=0.589$，$P_{班末}<0.001$。

（4）空气中锑及其化合物浓度与尿中锑含量（比重校正）相关性：两者存在显著的正相关关系（n=116，r>0.5），空气中锑及其化合物浓度与班末尿锑相关程度更强，见表 28.5。

表 28.5　空气中锑及其化合物浓度和尿中锑含量（比重校正）结果

	例数	空气中锑及其化合物浓度（mg/m³）			班前尿中锑含量（μg/L）			班末尿中锑含量（μg/L）		
		中位数	最小值	最大值	中位数	最小值	最大值	中位数	最大值	最大值
合计	116	0.0246	0.0008	0.6637	24.38	3.98	85.73	23.32	5.93	107.34

注：空气中锑及其化合物浓度与尿中锑含量相关性，$r_{班前}$=0.507，$P_{班前}$<0.001；$r_{班末}$=0.586，$P_{班末}$<0.001。

（四）我国锑及其化合物职业接触生物限值推荐值及理由

（1）空气中锑及其化合物浓度和班末尿中锑含量（肌酐校正）对数值回归直线：以班末尿中锑含量值为 y，将其经对数正态性转换后对工作场所空气中锑及其化合物浓度 x（mg/m³）做回归分析，回归关系具有统计学意义（P<0.001），回归方程为 $\lg y$=1.143x+1.184。将锑及其化合物的职业接触限值（PC-TWA：0.5mg/m³）代入回归方程，推算出工人工作班末尿中会代谢出约 60μg/gCr 锑（图 28.1）。

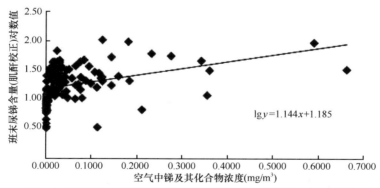

图 28.1　空气中锑及其化合物浓度与班末尿中锑含量（肌酐校正）对数值回归直线

（2）空气中锑及其化合物浓度和班末尿中锑含量（比重校正）对数值回归直线：以班末尿中锑含量为 y，将其经对数正态性转换后对工作场所空气锑浓度 x（mg/m³）做回归分析，回归关系具有统计学意义（P<0.001），回归方程为 $\lg y$=1.225x+1.314。将锑及其化合物的职业接触限值（PC-TWA：0.5mg/m³）代入回归方程，推算出工人工作班末尿中会代谢出约 85μg/L 锑（图 28.2）。

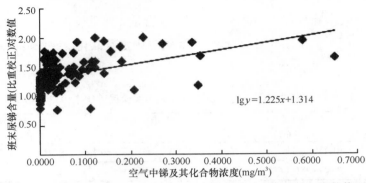

图 28.2　空气中锑及其化合物浓度与班末尿中锑含量（比重校正）对数值回归直线

以尿中锑作为职业接触生物限值的监测指标，国内外一些学者已经进行了相应的研究，多数研究结果认为尿中锑在反映机体接触锑及其化合物上具有特异性，且与工作场所空气中锑及其化合物浓度间有较强的量效关系。本次研究结果同样发现班末尿中锑含量与工作场所空气中锑及其化合物浓度有良好的相关性。

在尿样采集时间的选择上，德国 DFG 推荐空气中锑及其化合物的生物监测指标是尿中锑，并建议采集班末尿，轮班或者长期接触多个班的班末尿。参考毒物代谢动力学和国外资料，建议一般情况下选择班末为尿样采集时段。

在职业接触生物限值的推算方面，通常采用的方法是利用工作场所空气中毒物浓度与生物样品中代谢物的回归方程，推算当空气中毒物浓度达到职业接触限值时机体代谢物的浓度。据此，Bailly 等研究得出，当空气中锑及其化合物浓度达到 $0.5mg/m^3$ 时，工人班末尿中锑会增加（$35\mu g/gCr$）。德国 DFG 的生物限值研究资料认为 Bailly 的研究对象是接触高、中、低空气浓度的工人，毒物的空气浓度范围较宽，在假设工人班前尿中锑含量很低，即工人的本底尿中锑浓度很低的前提下，其研究结果可以作为职业接触生物限值的参考。本项研究中，所有对照组调查对象班前尿中锑的中位数是 $16.63\mu g/gCr$，以推荐值班末尿中锑 $60\mu g/gCr$ 计，接触毒物的工人班末尿中增加的锑约为 $45\mu g/gCr$，与 Bailly 等的研究结果较接近。

根据检测结果分析，当工作场所空气中锑及其化合物浓度低于职业接触限值（$0.5mg/m^3$）时，约 95% 的接触者班末尿中锑含量低于 $60\mu g/gCr$ 或 $85\mu g/L$，没有出现大量的超标现象，见表 28.6。

表28.6　各百分位数对应的尿中锑浓度及推荐值对应的百分位数

尿中锑含量	百分位数					
	P_{50}	P_{75}	P_{90}	$P_{94.9}$	P_{95}	$P_{95.7}$
肌酐校正（μg/gCr）	18.23	30.89	43.74	—	55.78	60
比重校正（μg/L）	23.31	39.10	59.11	85	87.94	—

　　上述研究获得了尿中锑60μg/gCr、85μg/L两种职业接触生物限值参考值，因比重校正法通常使用玻璃比重计或密度计就可以直接读数，测量简单快捷，更易推广使用，故以班末尿中锑85μg/L为职业接触生物限值，见表28.7。

表28.7　职业接触锑及其化合物生物限值推荐值

生物监测指标	生物限值	采样时间
尿中锑	85μg/L	工作班末

四、正确使用标准说明

　　（1）生活中接触含锑的产品，环境污染导致人群空气、饮食、饮水中摄入锑，服用含锑药物（如酒石酸锑钾）等会引起尿中锑含量的升高。

　　（2）不同的锑化合物在人体内半衰期不同，如铸造工（接触 Sb_2O_3）锑的半衰期为93.2h，组装工（接触 SbH_3）锑的半衰期为95.1h，建议一般情况下选择班末为生物样品采集时段。

（宋为丽　黄忠科）

参 考 文 献

何凤生，1998. 中华职业医学. 北京：人民卫生出版社：282-886.

李小萍，葛宪民，梁德新，等，2008. 尿锑作为职业接触三氧化二锑生物监测指标的研究. 中国职业医学，35（1）：67-68.

廖有文，1995. 锑冶炼厂工人尿锑测定与分析（附30例尿锑正常参考值）. 职业医学，4：54-55.

欧阳秋，张裕曾，运珞珈，等，2009. 尿中锑的氢化物发生—原子吸收光谱分析法的研究. 职业与健康，25（17）：1804-1806.

钱亚玲，徐承敏，陆龙根，等，2006. 职业接触二甲基甲酰胺生物限值的研制. 中国工业医学杂志，19（4）：244-245.

日本产业卫生学会，2014. 容许浓度建议（2014年度）. 产业卫生学杂志，56：163-188.

宋世震，胡霞敏，刘黎文，等，2006. 职业接触苯工人尿中黏糠酸测定方法与生物限值研究. 中华劳动卫生职业病杂志，24（11）：676-679.

宋为丽，梅勇，江金凤，等，2012. 职业接触二甲苯尿中甲基马尿酸生物限值的研究. 中国工业医学杂志，25（4）：308-310.

覃红浪，陆继培，胡万达，1998. 尿锑测定在职业性锑危害评价上的初探. 职业医学，6：50-51.

朱秋鸿，黄金祥，孙道远，等，2007. 职业接触汞生物限值的研制. 中国工业医学杂志，4：249-250.

ACGIH，2012. TLVs and BEIs. Cincinnati：ACGIH.

Bailly R，Lauwerys R，Buchet JP，et al，1991. Experimental and human studies on antimony metabolism：their relevance for the biological monitoring of workers exposed to inorganic antimony. British Journal of Industrial Medicine，48：93-97.

Deutsche Forschungsgemeinschaft，2005. Antimony and its inorganic compounds. The MAK-Collection Part Ⅱ：BAT Value Documentations. Hoboken：Wiley-VCH.

Deutsche Forschungsgemeinschaft，2017. List of MAK and BAT Values 2014. [2019-3-25]. http://onlinelibrary. wiley. com/doi/10. 1002/9783527682010. oth2/pdf.

Goldfrank L，Flomenbaum N，Lewin N，et al，2006. Goldfrank's Toxicologic Emergencies. 8th ed. New York：McGraw-Hill Professional：1244-1250，1334-1345.

Kentner M，Leinemann M，Schaller KH，et al，1995. External and internal antimony exposure in starter battery production. International Archives of Occupational and Environmental Health，67（2）：119-123.

Lüdersdorf R， Fuchs A，Mayer P，et al，1987. Biological assessment of exposure to antimony and lead in the glass-producing industry. International Archives of Occupational and Environmental Health，59（5）：469-474.

Wu F，Fu ZY，Liu BJ，et al，2011. Health risk associated with dietary co-exposure to high levels of antimony and arsenic in the world's largest antimony mine area. Science of the Total Environment，409：3344-3351.

第二十九章　尿中 1-溴丙烷

一、制　定　背　景

根据 UNEP 估计，2000 年全球消耗 1-溴丙烷（1-bromopropane，1-BP，CAS 号 106-94-5）达 5000～10 000t，2010 年全球 1-BP 年消耗量达 20 000～30 000t。

近年来我国电子、农药、染料、医药、造纸、制革等产业发展迅速，每年溴代烷烃的需求量超过 14 000t，其中高纯度的 1-BP 为 8000t，接触工人数量多。国外人群流行病学资料研究表明其短期大剂量接触和长期接触均可以对人体造成健康损害。为切实做好 1-BP 中毒的三级预防，目前亟需在 1-BP 中毒机制、生物接触限值及检测标准等诸多方面进行深入研究，制定出 1-BP 的生物限值及尿中 1-BP 的标准检测方法。

二、国内外相关标准研究

2005 年，美国 ACGIH 制定 1-BP 的 TLV-TWA 为 10ppm（50mg/m^3）；2014 年将此限值更新为 0.1ppm（0.5mg/m^3），并增加了致癌性分类（A3：确定的动物致癌物，但与人类的相关性未知）。美国 OSHA 没有制定工作场所中 1-BP 的 PEL。不同工业行业根据本行业特点制定了 1-BP 的可接受暴露水平（acceptable exposure limit，AEL），这些接触限值差距相当大，范围为 27.46～549.1mg/m^3。鉴于这种情况，2003 年，美国 EPA 提出接触限值 8h-TWA 为 137.28mg/m^3，认为低于此浓度能有效地控制 1-BP 在作业工人和实验动物中引起的生殖毒性、发育毒性、神经毒性和肝毒性等。2007 年，EPA 发布的"1-BP 控制的最终建议规定"中又将其下调到 109.82mg/m^3。国内周志俊等新近提出 1-BP 的 PC-TWA 为 21mg/m^3，国内外尚未提出 1-BP 的生物接触限值。

三、技术指标的制定依据

（一）依据

1-溴丙烷（1-BP）是一种无色、略有甜味的液体，微溶于水，溶于丙酮、苯、氯仿，能与乙醇、乙醚混溶。作为一种高效环保清洗剂，其广泛用于各种油脂、助焊剂、五金电子、精密机械、服装干洗等行业的清洗过程，此外，还作为化工原料用于农药、医药、染料等的生产及黏胶、涂料的配制。

职业接触 1-BP 可经呼吸道和皮肤吸收进入体内，其中大多数中毒者是经呼吸道吸入 1-BP。大鼠毒代动力学研究表明，1-BP 进入机体后，除少部分以原型与 GSH 结合外，绝大多数经细胞色素 P450 氧化，其中主要是第 2 位碳上发生羟化，生成 1-溴-2-丙醇，后者与 GSH、葡糖醛酸结合经尿排出，一部分1-溴-2-丙醇可进一步氧化生成溴丙酮。1-BP 主要通过肾脏排出体外，其代谢半衰期为 10.5～14.0d。动物实验数据显示，模型大鼠尿样中的原型 1-BP 占总1-BP 的 34%，N-乙酰-S-正丙基-L-半胱氨酸（AcPrCys）占 37%。1-BP 可能的代谢途径见图 19.1。

Ichihara 等研究了职业接触 1-BP 者班后尿中 1-BP 作为接触标志物的可行性。该研究使用被动式个体采样器估计工人外暴露量，尿样采集后保存在 4℃条件下，使用气相色谱-火焰离子化检测器（GC-FID）测定尿样中的 1-BP，检出限为 0.5μg/ml。对尿和环境中 1-BP 浓度进行相关性分析，结果显示尿中 1-BP同 1-BP 外暴露浓度呈线性相关（$R^2 = 0.3973$，$P < 0.05$）。同时该研究对尿中1-BP 的稳定性进行了测试。以第 1 天尿中 1-BP 浓度为 100%，在 4℃保存条件下，分别在第 7 天和第 14 天测定尿中 1-BP 的浓度，结果显示，第 7 天和第14 天尿中 1-BP 浓度分别为 94.9%±2.3% 和 91.2%±1.8%。Kawai 等在 1-BP 职业接触人群中开展的研究同样使用被动采样器采样，分析 33 名职业接触工人班后尿样中 1-BP 浓度同外暴露量的关系。结果显示，尿中 1-BP 浓度同外暴露量呈高度线性相关，相关系数达 0.952，见表 29.1。同时，未接触 1-BP的 10 名对照组工人尿样中均未检出 1-BP 的存在，提示班后尿中 1-BP 是可行的 1-BP 生物标志物。因此，初步选择尿中 1-BP 作为 1-BP 生物接触限值的指标。

表 29.1　班后尿中 1-BP 浓度同环境 1-BP 时间加权平均浓度之间的相关性分析

校正值	参数		
	α	β	γ
观察值（µg/L）	0.29	0.66	0.952
肌酐校正（µg/gCr）	0.11	0.46	0.941
尿比重校正（µg/L）	0.16	0.41	0.945

注：α 和 β 是回归方程 $y=\alpha+\beta x$ 的参数。x 是 1-BP 暴露浓度的加权平均数，y 是班后尿中 1-BP 浓度，γ 是相关系数，且所有系数均具有统计学意义（$P<0.01$）。

动物毒理学研究发现，1-BP 的动物急性毒性实验方面，大鼠经呼吸染毒 24h LC_{50} 的浓度是 38.44g/m³，大鼠及小鼠经口、腹腔注射染毒 LD_{50} 均超过 2g/kg。近年研究发现，职业接触 1-BP 对神经系统、生殖系统及肝脏等均具有毒性，其中以神经毒性最为明显。动物实验显示，大鼠尾神经、运动神经远端潜伏期（DL）延迟，但不伴有运动神经传导速度（MCV）减慢，表明 DL 的改变早于 MCV 出现，提示 1-BP 可能引起外周神经远端的损伤或神经末端和肌肉之间化学传递的阻滞。

1999 年，Sclar 报道了第 1 例 1-BP 中毒病例。美国新泽西州 1 名男子由于手部接触含有 1-BP 的工业清洗剂，2 个月后出现双下肢和右手麻木、吞咽和排尿困难等症状，临床检查发现其 MCV 明显减慢，DL 明显延长。随后，国外报道了多起接触高浓度 1-BP 工人出现严重神经系统损伤的病例。例如，2002 年美国北卡罗来纳州一家使用含有 1-BP 的喷雾黏合剂的工厂，由于通风设备运转不正常，车间中 1-BP 浓度过高，导致 3 名工人中毒。此外，2004 年 10 月，Majersik 等报道了美国犹他州一家工厂出现 6 例 1-BP 中毒患者。2008 年，美国疾病控制与预防中心又报道了新泽西州和宾夕法尼亚州的 2 例 1-BP 中毒患者，这些中毒病例的发生都是由于作业工人长期接触高浓度 1-BP 的工作环境，现场检测车间空气中 1-BP 浓度均超过 549.1mg/m³。除上述严重病例外，流行病学调查显示，接触高浓度 1-BP 的作业工人普遍出现中枢和周围神经功能的改变。轻度 1-BP 中毒患者在脱离接触后，其神经功能可以自然恢复。由于缺乏特效治疗药物，临床上对 1-BP 中毒性神经病的严重病例主要采取对症和支持治疗。通过对几个病例的跟踪观察发现，严重病例的预后不容乐观。Majersik 等对 5 例 1-BP 中毒患者进行了 2 年的随访，其中 2 例重症患者病情未见明显好转，3 例转为慢性神经痛。国内李卫华等在探索 1-BP 对接触工人神经毒性的剂量-效应关系时发现 1-BP 毒性作用基准剂量（BMD）和基准剂量下限值（BMDL）分别为 55.55mg/m³ 和 30.78mg/m³，1-BP 可引起胫神经 DL 延长、振动觉下降的剂量依赖性改变。

生殖毒性方面，到目前为止，国内外未见职业接触 1-BP 引起作业工人严重生殖毒性的病例报道。人群流行病学调查的主要发现是 1-BP 可引起女性工人月经周期紊乱。

肝毒性方面，动物实验显示接触 1-BP 引起大鼠肝脏系数和肝细胞中空泡数目的增加，提示 1-BP 可能具有轻度或中度肝脏毒性。Stelljes 和 Wood 的研究还提出 1-BP 引起肝细胞空泡的 BMDL 是 1.24g/m³。但其他支持 1-BP 具有肝毒性的证据仍然缺乏，如直接反映肝损伤的指标——血清肝功能酶活力改变和病理组织损伤等在动物实验中均未观察到。此外，人群流行病学调查也未发现具体肝功能酶活力的异常表现。

尿中 1-BP 结果百分位数统计表明 95% 的接触者尿中 1-BP 水平 $<26.2\mu g/L$，且工作场所空气中 1-BP $C_{TWA}<21mg/m^3$ 时，89.7% 的接触者尿中 1-BP 水平 $\leqslant20\mu g/L$，这与现场工作环境质量的控制情况相符。

（二）研究过程

为了解 1-BP 职业接触人群的流行病学特征及相关影响因素，根据调查对象与调查内容的自身特点，本项目组设计了 1-BP 职业接触人群流行病学调查表，对 1-BP 职业接触人群和非接触人群进行问卷调查，根据职业接触有无分为 1-BP 接触组和对照组，通过现况调查，对各组人群的居住生活习惯、疾病史、家族史、个人工作史等进行描述性分析，从而了解 1-BP 职业接触人群的健康状况。通过 χ^2 检验分析组间的阳性发生率（居住生活习惯、疾病史、家族史、个人工作史）与接触 1-BP 的关系。

1. 调查对象

选取山东、江苏省 8 家生产、使用 1-BP 工厂的工人为接触人群，与之相应的公司行政部门人员为对照组，通过现场调查，观察人群健康状况的变化。

2. 问卷内容、现场调查和健康体格检查

由专人负责完成职业接触健康人群 1-BP 职业接触流行病学问卷调查，包括基本情况、居住生活习惯、疾病史、个人工作史等。体检内容、分析变量属性划分及赋值情况见表 29.2。个人工作史以在该公司的工作时间为调查内容，精确到月份，并针对相应的工种进行搜集。

职业现场调查主要包括生产工艺，原辅材料及用量，职业病危害因素，接触进行职业病危害因素人数，职业卫生管理，防护设置运行，个人防护用品类型、使用、更换等情况。

表 29.2　调查表分析变量赋值情况

属性	变量名称	赋值或计量单位
基本情况	性别	①男；②女
	年龄	岁
	民族	①汉；②其他
	文化程度	①小学以下；②小学；③初中；④高中；⑤大学及以上
	婚姻状态	①未婚；②已婚；③分居；④离婚；⑤丧偶
居住生活习惯	吸烟情况	①目前吸烟；②以前吸烟；③从不吸烟
	吸烟量	年数；吸烟量（支/天）；被动吸烟情况
	饮酒情况	是否饮酒；饮酒频率；酒的种类
	饮食营养情况	做饭次数；油烟情况；食物种类
	体力活动评估	外出方式/锻炼方式/锻炼时间
疾病史	家族疾病史	父、母、兄弟、姐妹及其他亲属疾病史
	个人疾病史	×××病：①痊愈；②好转；③稳定；④加重
个人工作史	目前状态	①在职；②调离；③退休；④歇岗；⑤不详
	工作状态	车间名称、工种、防护措施、个体防护措施及其他信息
	工作开始时间	××××年××月
	工作终止时间	××××年××月
体检部分	体检一般情况	身高、体重、腰围、血压、脉搏
	血样检查结果	血常规、血生化、肝功能、肾功能、血液学
	尿样检查结果	尿糖、尿蛋白、尿比重、尿潜血、白细胞酶、尿胆原等
	自觉症状	自主临床表现，神经症状
	胸透/胸片检查	/
	心电图	/
	B超	肝脾 B 超检查
	神经电生理检查	/

（1）神经传导速度测定：房间恒温于 25℃左右，操作者同受试者讲明测试目的、方法、需要检查者配合的事项等，取得受试者的合作。受试者除去厚重衣物，暴露出下肢。检查项目包括运动神经传导速度（MCV），远端潜伏期（DL）、感觉神经传导速度（SCV）、F 波最短潜伏期和 H 反射潜伏期，用肌

电图/诱发电位仪（NDI-093 型）进行测定。

　　1）MCV 和 DL 测定：采用一次性电极，将电极用生理盐水浸透，连接电极处皮肤用乙醇擦净脱脂。将记录电极放在所要测定神经所支配的肌肉肌腹上，参考电极放在该肌肉远端肌腱上，用阴阳电极相隔 2cm 的刺激器将阴极置于神经远端，阳极在近端，刺激时程为 0.1ms，从低强度开始刺激，记录超强刺激时的混合肌肉动作电位波形。分别记录远、近端诱发出的肌肉动作电位，测量各刺激点之间的距离，求出 MCV，脉冲波刺激开始至记录到动作电位之间的时程即为 DL。

　　2）SCV 测定：采用逆行性法，用电极刺激神经干，反向性在手上或足趾收集感觉神经电位，即刺激电极到记录电极的方向和感觉神经的传导方向相反。采用一次性电极，记录电极置于手上或足趾上，其中阴极置于靠近心端的位置，刺激电极置于所检神经上。将刺激电极与脉冲刺激器连接，记录从刺激电极脉冲发生到纪录电极接收到脉冲间的时间，再测量出刺激点与记录点之间的距离，计算出 SCV。

　　3）F 波最短潜伏期：电极位置与胫运动神经传导速度测定时相同。记录电极置于趾短伸肌上，其中阴极置于靠近脚踝处，阳极置于靠近脚趾端。将刺激电极置于胫神经腘窝处，阳极靠近躯体端，阴极远离躯体端。将刺激电极与脉冲刺激器连接，逐步增加刺激强度，至受试者趾短伸肌做出反应，且电生理测定仪上显示的 F 波累积约 10 次为止。

　　4）H 反射潜伏期：H 反射记录时，记录电极放在腓肠肌内侧和外侧头之间形成的三角形顶端，参考电极放在跟腱上，地线放在记录电极和刺激电极之间，在腘窝处刺激胫神经，阴极朝向近端，从较低刺激强度开始，记录 H 波增大、M 波逐渐减小至最小时的最佳波形，刺激开始至 H 波形最大的时程即为 H 反射潜伏期。

　　（2）血液检查

　　1）血常规：白细胞计数（WBC），中性粒细胞计数（NE），淋巴细胞计数（LY），红细胞计数（RBC），血红蛋白（Hb），血细胞比容（HCT），平均红细胞体积（MCV），平均红细胞血红蛋白（MCH），平均红细胞血红蛋白浓度（MCHC），红细胞分布宽度变异系数（RDW-CV），血小板计数（PLT），平均血小板体积（MPV），血小板比容，血小板分布宽度。

　　2）血生化：总胆红素，直接胆红素，间接胆红素，总蛋白，白蛋白，球蛋白，白球比，乳酸脱氢酶，谷草转氨酶，谷氨酰转移酶，碱性磷酸酶，谷丙转氨酶，胆碱酯酶，肌酐，葡萄糖，尿酸，尿素。

3. 现场采样和实验室检测

（1）作业场所空气中 1-BP 采样及检测：依据《工作场所空气中有害物质监测的采样规范》（GBZ 159—2004）的规定执行。

（2）样品采集：1-BP 接触工人某一班次工作完成后，离开车间，更换工作服，洗净脸和手，在清洁的环境下用 50ml 玻璃瓶收集班后尿样至满瓶，立即用垫有铝箔的翻口胶塞盖好，带回实验室，及时测定；如不能立即测定，需在−20℃下保存（冷冻前应倒出总体积 12%以上的尿样，防止冷冻后样品体积膨胀，玻璃瓶破裂），但不得超过 7d。

（3）仪器

1）色谱条件：色谱柱初温 35℃，保持 3min，以 25℃/min 的速率升温至 120℃，保持 1min；气化室温度 200℃；检测室温度 250℃；载气（N_2）流量 1.0ml/min；分流比为 8∶1。

2）自动顶空进样器条件：顶空瓶加热温度 70℃；加热时间 10min；振摇速率 250r/min；进样针温度 80℃；进样体积 1.0ml（气体）。

3）标准储备液及工作曲线绘制：准确吸取 20μl 1-BP 到 1ml 容量瓶中，用甲醇定容，得浓度为 27.0mg/ml 的 1-BP 标准贮备液，再用甲醇稀释成 10μg/ml、100μg/ml 的标准使用液；于顶空瓶中分别加入 4ml 对照尿液、2g 无水硫酸钠，再分别加入标准使用液得到 0μg/L、20μg/L、50μg/L、100μg/L、200μg/L、500μg/L、1000μg/L 的标准系列，加入 1-BP 内标使其在尿样中浓度均为 1μg/ml，压紧顶空瓶盖，放入自动顶空进样器，按上述设定条件测定，每个系列平行测定 3 次，计算各浓度峰面积比值平均值。以浓度为横坐标，峰面积比值平均值为纵坐标绘制标准曲线。

4）样品测定：准确吸取 4ml 尿样于顶空瓶中，后续操作同标准曲线绘制方法。每份样品平行测定 3 次，以保留时间定性，峰面积比值平均值定量。若样品中待测物浓度超过测定范围，可用空白尿稀释后测定，计算时乘以稀释倍数。冷冻尿样待恢复至室温后再进行测定。

（三）结果

1. 调查对象一般情况

问卷调查发现接触组有 14 人主诉神经系统症状，主要包括记忆力减退、头晕、头痛、失眠多梦、四肢麻木疼痛及易激动。

2. MCV 和 DL 测定结果

男性接触组所检神经的 MCV 均小于对照组，如表 29.3 所示。其中胫神经的 MCV，接触组为（46.61±3.96）m/s，对照组为（48.70±3.20）m/s，差异具有统计学意义。接触组和对照组相比，尺神经、正中神经、胫神经的 DL 未见统计学差异。女性工人中，接触组胫神经的 MCV[（46.64±6.57）m/s]明显低于对照组[（49.85±4.01）m/s]，尺神经、正中神经、胫神经的 DL 两组间未见统计学差异。

表 29.3　MCV 和 DL 检测结果

组别		尺神经		正中神经		胫神经	
		MVC（m/s）	DL（ms）	MVC（m/s）	DL（ms）	MVC（m/s）	DL（ms）
男性	对照组	54.71±4.40	2.71±0.68	53.69±3.80	3.63±0.76	48.70±3.20	4.13±0.94
	接触组	54.32±3.88	2.41±0.52	53.72±10.72	3.38±0.53	46.61±3.96	3.93±0.79
	P	0.62	0.09	0.69	0.21	0.04	0.43
女性	对照组	58.53±4.19	2.16±0.56	57.47±3.88	3.07±0.27	49.85±4.01	3.62±0.42
	接触组	56.50±4.46	2.20±0.41	58.64±4.28	3.22±0.64	46.64±6.57	3.65±0.50
	P	0.13	0.80	0.36	0.33	0.04	0.86

3. SCV 测定结果

所检各神经的 SCV 中，男性接触组上肢神经（尺神经、正中神经）的 SCV 均高于对照组，差异无统计学意义，下肢腓肠神经的 SCV 低于对照组，差异无统计学意义。女性接触组尺神经、正中神经的 SCV 低于对照组，女性接触组腓肠神经的 SCV 高于对照组，但差异无统计学意义（表 29.4）。

表 29.4　SCV 检测结果

组别		尺神经（m/s）	正中神经（m/s）	腓肠神经（m/s）
男性	对照组	51.43±5.99	53.98±7.20	53.52±8.81
	接触组	54.44±6.98	55.31±6.55	52.64±5.15
	P	0.12	0.51	0.67
女性	对照组	53.66±6.83	57.42±5.50	50.86±7.71
	接触组	51.33±10.48	56.28±6.19	51.68±3.89
	P	0.41	0.53	0.64

4. F 波最短潜伏期和 H 反射潜伏期

本项目中男性和女性的 F 波最短潜伏期接触组均较对照组延长，但无统计学意义，H 反射潜伏期在接触组和对照组中差异不大（表 29.5）。

表 29.5　F 波和 H 反射检测结果

组别		F 波最短潜伏期（ms）	H 反射潜伏期（ms）
男性	对照组	45.79±5.93	29.38±1.59
	接触组	46.38±4.07	29.06±1.85
	P	0.69	0.53
女性	对照组	43.20±5.19	27.68±1.15
	接触组	43.83±3.19	27.45±1.99
	P	0.93	0.68

5. 心电图检查结果的比较

心电图异常接触组 9 例，对照组 11 例，两组间的心电图异常检出率无显著差异（$P>0.05$），见表 29.6。

表 29.6　心电图检查结果

组别	异常率（%）
对照组	21.43
接触组	20.37

6. 1-BP 对接触工人血液及生化指标的影响

与对照组相比，接触组平均血小板体积、血小板比容、血小板分布宽度升高，差异有统计学意义（$P<0.05$），见表 29.7。而两组血生化指标经分析无明显统计学差异。

表 29.7　接触组和对照组肝肾功能及其异常率比较

组别	ALT（U/L）		TBIL（μmol/L）		DBIL（μmol/L）		Cr（μmol/L）		UA（μmol/L）		Urea（mmol/L）	
	异常人数	异常率（%）	异常人数	异常率（%）	异常人数	异常率（%）	异常人数	异常率（%）	异常人数	异常率（%）	异常人数	异常率（%）
接触组	6	11.11	5	9.26	5	9.26	0	0	5	9.26	4	7.40
对照组	4	9.52	2	4.76	2	4.76	0	0	2	4.76	2	4.76
P		1.0		0.656		0.656		—		0.656		0.915

7. 职业环境中 1-BP 浓度和人群尿中 1-BP 水平的测定结果

本次生物监测指标选择尿中 1-BP，未涉及 1-BP 在体内代谢，故尿中 1-BP 测定结果无须尿肌酐校正。图 29.1 为 1-BP 的 GC 标准曲线。工人接触空气中和尿中 1-BP 检测结果分别见表 29.8 和表 29.9。

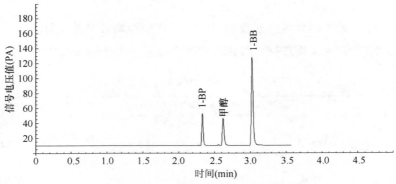

图 29.1　1-BP 顶空-气相色谱法色谱图

表 29.8　工人接触空气中 1-BP 的检测结果（mg/m³）

类别	厂别	反应釜	洗涤	精馏	成品缸取样	包装仓储	反应缸取样
C_{STEL}	A 厂	18.08	6.24	10.56	7.87	53.52	—
	B 厂	18.21	33.4	<0.027	9.91	4.32	—
	C 厂	8.80	31.26	27.63	12.72	114.46	8.81
C_{TWA}	A 厂	<0.007	2.55	<0.007	23.79	0.07	—
	B 厂	5.57	3.79	<0.008	0.1	0.78	—
	C 厂	1.3	7.22	5.12	<0.007	21.54	0.07

注：1-BP 的最低检出浓度为 0.007mg/m³（以采样体积 14.5L 计）、0.008mg/m³（以采样体积 13.25L 计）、0.027mg/m³（3.6L）。

表 29.9　工人尿中 1-BP 的检测结果（μg/L）

厂别	反应釜	洗涤	精馏	成品缸取样	包装仓储	反应缸取样
A 厂	<0.005	5.1	<0.005	26.2	1.4	—
B 厂	5.6	3.7	<0.005	1.8	4.2	—
C 厂	3.9	7.5	5.3	<0.005	17.4	0.8

注：尿中 1-BP 的最低检出浓度为 0.005μg/L。

（四）我国职业接触 1-BP 尿中 1-BP 的生物限值建议值及其理由

通过对山东省三家公司研究对象的外环境中 1-BP 浓度和尿中 1-BP 浓度进行分析，结合劳动者神经症状异常例数的分布情况（表 29.10），初步建议职业接触 1-BP 班后尿中 1-BP 的生物限值为 20μg/L。

表 29.10　劳动者神经症状异常例数分布表

职业接触限值尿中 1-BP 水平（μg/L）	个体尿中 1-BP 水平（μg/L）	神经症状异常例数
5	<5	0
	>5	14
10	<10	0
	>10	14
15	<15	0
	>15	14
20	**<20**	**0**
	>20	**14**
30	<30	3
	>30	11
40	<40	5
	>40	9
50	<40	5
	>40	9

注：1-BP 神经症状异常的诊断参照《职业性溴丙烷中毒的诊断》。

此外，发现班后尿 1-BP 的含量与工作场所空气中 1-BP 的 TWA 有相关性（R^2=0.944）。以尿中 1-BP 浓度（μg/L）对工作场所空气中 1-BP 浓度（mg/m³）进行回归分析（图 29.2），回归方程为 $y=0.974x + 0.182$（n=125，$P<0.05$）。按照我国现行的工作场所空气中 1-BP 的 PC-TWA 值推算，当工人接触浓度为 21mg/m³ 的 1-BP 空气环境时，体内代谢出 1-BP 在尿中的水平为 20.636μg/L。

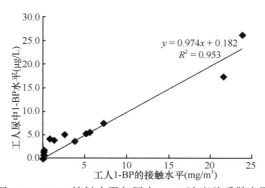

图 29.2　1-BP 接触水平与尿中 1-BP 浓度关系散点图

综合表 29.10 和回归方程的推导，考虑我国现行工作场所 1-BP 的职业接触限值 PC-TWA 为 21mg/m³，参考国内外文献、数据，结合本项目结果，初步建议职业接触 1-BP 班后尿中 1-BP 的生物限值为 20μg/L。

四、正确使用标准说明

1. 适用范围

职业接触 1-BP 的生物监测对象包括在油脂、助焊剂、五金电子、精密机械、服装干洗等行业中使用含 1-BP 的清洗剂的劳动者及 1-BP 生产和使用过程中的劳动者。

2. 生物监测指标的选择

人体接触 1-BP 后可通过尿排出 1-BP 原型，劳动者工作班后尿中 1-BP 浓度与工作场所空气中 1-BP 浓度密切相关。本标准推荐尿中 1-BP 浓度作为职业接触 1-BP 的生物监测指标。

3. 监测结果的评价

尿中 1-BP 浓度监测结果主要用于群体职业接触 1-BP 的评价，也可用于个体职业接触 1-BP 水平的评价。

当尿中 1-BP 浓度超过职业接触生物限值时，表示劳动者近期有过量接触。通过对本标准提出的生物监测指标尿中 1-BP 浓度进行监测，结合工作场所空气中 1-BP 浓度监测，可全面评价工作场所职业卫生条件和劳动者接触水平。

4. 监测检验的要求

采集劳动者工作班后尿，班后 1h 采集尿样。尿样在 4℃下可保存 2 周。

（缪荣明　曹锦兰）

参 考 文 献

房中华，缪荣明，杨德一，等，2015. 1-溴丙烷对接触工人肝肾功能的影响. 中华劳动卫生职业病杂志，33（5）：357-358.

李卫华，王强毅，市原学，等，2010. 1-溴丙烷对接触工人神经毒性的剂量-效应关系. 中华劳动卫生职业病杂志，28（7）：488-493.

缪荣明，2015. 加强 1-溴丙烷职业危害研究 保护劳动者职业健康. 中华劳动卫生职业病杂志，33（5）：321-322.

缪荣明，房中华，杨德一，等，2015. 职业接触 1-溴丙烷对工人血细胞的影响. 中华劳动卫生职业病杂志，33（5）：350-351.

缪荣明，房中华，朱宝立，等，2015. 1-溴丙烷对接触工人心脏的影响. 中华劳动卫生职业病杂志，33（5）：352-353.

缪荣明，石亚娟，朱宝立，等，2015. 1-溴丙烷对接触工人神经电生理的影响. 中华劳动卫生职业病杂志，33（5）：355-357.

邬春华，徐甫，常秀丽，等，2013. 工作场所空气中 1-溴丙烷的气相色谱测定法. 中华劳动卫生职业病杂志，31（6）：467-469.

余新天，缪荣明，张健杰，等，2016. 职业接触 1-溴丙烷致周围神经损伤 4 例. 中华劳动卫生职业病杂志，34（4）：294-295.

周长美，朱宝立，缪荣明，等，2015. 尿中 1-溴丙烷测定的顶空-气相色谱法. 中华劳动卫生职业病杂志，33（5）：392-393.

Centers for Disease Control and Prevention（CDC），2008. Neurologic illness associated with occupational exposure to the solvent 1-bromopropane-New Jersey and Pennsylvania，2007—2008. MMWR Morb Mortal Wkly Rep，57：1300-1302.

Ichihara G，Miller JK，Ziolkokwska A，et al，2002. Neurological disorders in three workers exposed to 1-bmmopmpane. J Occup Health，44：1-7.

Majersik JJ，Caravati EM，Steffens JD，2007. Severe neurotoxicity associated with exposure to the solvent 1-bmmopmpane（n-propyl bromide）. Clin Toxicol（Phila），45：270-276.

Miao R，Ding B，Zhang Y，et al，2018. Large-scale label-free proteomics analysis of occupational poisoned patients of 1-bromopropane，workers exposed to 1-bromopropane and healthy individuals. Hum Exp Toxicol，37（1）：3-12.

Samukawa M，Ichihara G，Oka N，et al，2012. A case of severe neurotoxicity associated with exposure to 1-bromopropane，an alternative to ozone-depleting or global-warming solvents. Arch Intern Med，172（16）：1257-1260.

Sclar G，1999. Encephalomyeloradiculoneumpathy following exposure to all industrial solvent. Clin Neurol Neurosurg，101：199-202.

第三十章 尿中 1,2-双羟基-4-（N-乙酰半胱氨酸）-丁烷

一、制 定 背 景

（一）目的和意义

尿中 1,2-双羟基-4-（N-乙酰半胱氨酸）丁烷（DHBMA）和 1-羟基-2-（N-乙酰半胱氨酸）-3-丁烯（MHBMA）是丁二烯在体内的主要代谢产物。人群研究资料表明，接触丁二烯的劳动者尿中代谢产物尤其是 DHBMA 与空气中丁二烯外暴露情况呈良好的相关性，DHBMA 可作为 BD 内接触剂量特异性标志物，尤其在近期接触低水平者，上述这种相关性更为突出。目前国内已建立尿中 DHBMA 的高效液相色谱-质谱-质谱检验方法，且尿样采集方便、无创伤性，为丁二烯接触的生物限值制定奠定了基础。

（二）生产使用情况

1,3-丁二烯（1,3-butadiene，BD），简称丁二烯，是生产合成橡胶（丁苯橡胶、顺丁橡胶、丁腈橡胶、氯丁橡胶等）、树脂（ABS 树脂、SBS 树脂、BS 树脂、MBS 树脂等）、SBS 黏结剂、汽油添加剂、酸酐、塑料等石油化工与制造行业中的重要原料。全世界 BD 的生产主要是从乙烯裂解装置副产物的混合 C4 馏分中抽提得到。主要生产方法：二甲基甲酰胺法（DMF），乙腈法（ACN），N-甲基吡咯烷酮法（NMP），氧化脱氢法等。在最近 10 多年，我国 BD 产量迅速增长，1995 年我国 BD 的产量只有 33.6 万吨，2000 年增加到 59.1 万吨，2011 年达到了 250 万吨。庞大的 BD 职业接触人群的健康问题值得关注。

（三）健康效应情况

BD 主要通过呼吸道进入人体内，具有麻醉和刺激作用。急性中毒：轻者

有头痛、头晕、耳鸣、咽痛、恶心、全身乏力、嗜睡等；重者出现酒醉状态、呼吸困难、脉速等，后转入意识丧失和抽搐，有时也可有烦躁不安、到处乱跑等精神症状；脱离接触后迅速恢复，头痛和嗜睡有时可持续一段时间。皮肤直接接触 BD 可发生灼伤或冻伤。慢性影响：长期接触一定浓度的 BD 可出现头痛、头晕、全身乏力、失眠、多梦、记忆力减退、恶心、心悸等症状，偶见皮炎和多发性神经炎。流行病学调查显示，BD 的职业接触与淋巴细胞癌和（或）造血系统的癌症有因果联系。Sathiakumar 等于 2005 年调查了 17 924 名接触 BD 的男性工人，发现该群体造血及淋巴系统恶性肿瘤发生率上升；并于 2009 年调查了 4863 例女性 BD 接触者，发现该群体肺癌发生率上升；Divine 和 Hartman 于 2001 年研究了 2800 例接触 BD 的男性工人，发现白血病和非霍奇金淋巴瘤发生率升高。IARC 于 1999 年首次将 BD 归为对人类可能致癌的 2A 类物质，于 2009 年将 BD 提升为"已知的人类致癌物"（IA），可引起白血病。美国 EPA、NTP 和 IRIS 分别将其列为吸入性人类致癌物和已知的人类致癌物。

二、国内外相关标准研究

（一）国内 BD 的职业接触限值研究状况

我国工作场所空气中 BD 的 PC-TWA 为 5mg/m³（GBZ 2.1—2007），BD 被列为 G2A 类（可能人类致癌物）。目前，尚无 BD 生物限值的规定。

（二）国外 BD 的职业接触限值研究状况

德国：1998 年，DFG 将 BD 列为 1 类人类致癌物，2012 年规定了 BD 的 EKA（致癌物生物接触当量），见表 30.1。以生物限值对空气浓度作回归方程得，$y_{\text{（DHBMA 浓度）}} = 566.22x_{\text{（DHBMA 空气浓度）}} + 344.35$（$R^2 = 0.9996$）；$y_{\text{（MHBMA 浓度）}} = 17.458x_{\text{（DHBMA 空气浓度）}} + 1.1016$（$R^2 = 0.9997$）。散点图分别见图 30.1 和图 30.2。当空气中 BD 浓度为 2.3mg/m³ 时，尿中 DHBMA 为 1600μg/gCr，相对内暴露指数（relative internal exposure index，RIE 值）为 0.70。当空气中 BD 浓度为 4.5mg/m³ 时，尿中 DHBMA 为 2900μg/gCr，RIE 为 0.64。

RIE 指尿中化学物浓度与空气接触浓度的比值，表达接触每单位化学物浓度在机体内代谢转化为相应代谢产物的量。

表 30.1　　德国 DFG 关于 BD 的 EKA 规定

空气中 BD 浓度（mg/m³）	班末尿（μg/gCr）	
	DHBMA	MHBMA
0.45	600	10
1.1	1000	20
2.3	1600	40
4.5	2900	80
6.8	4200	120

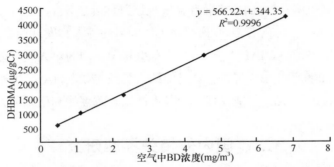

图 30.1　德国 DFG 规定的标准中班末尿 DHBMA 浓度与空气 BD 浓度的散点图

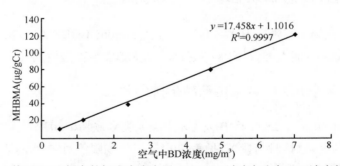

图 30.2　德国 DFG 规定的标准中班末尿 MHBMA 浓度与空气 BD 浓度的散点图

美国 ACGIH 历史上 BD 的 TLV-TWA 如下所示。1946 年：MAC-TWA，5000ppm；1947 年：MAC-TWA，1000ppm；1948～1985 年：TLV-TWA，1000ppm；1976～1985 年：TLV-STEL，1250ppm；1984 年：推荐 TLV-TWA，10ppm；1986～1993 年：TLV-TWA，10ppm；1993 年：推荐 TLV-TWA，2ppm；1994 年：TLV-TWA，2ppm（2.2mg/m³），A2。

OSHA 于 2009 年规定 PEL-TWA 为 1ppm（2.2mg/m³）。

加拿大制定 OEL-TWA 为 2ppm（4.5mg/m³）。

2005 年，美国 ACGIH 推荐 BD 的 BEI 班末尿 DHBMA 浓度为 2.5mg/L，是基于 ACGIH 的 8hTLV-TWA（2ppm）而制定的，RIE 为 0.57。

迄今为止，日本未制定 BD 的职业接触限值及生物限值。

有关 BD 的条例、公告和指南见表 30.2。

表 30.2　有关 **BD** 的条例、公告和指南

机构	描述	信息	文献
NIOSH	REL（10h-TWA）	潜在职业致癌物	NIOSH 2005
	IDLH（10% LEL）	2000ppm	
	靶器官	眼、呼吸系统、中枢神经系统和生殖系统	
OSHA	PEL（8h-TWA）一般工业为 STEL（15min）	1ppm 5ppm	OSHA 2009b 29 CFR 910.1051
水			
EPA	饮用水标准和健康咨询	不可	EPA 2006a
	国家一级饮用水标准	不可	EPA 2003b
	国家推荐水质标准	不可	EPA 2006b
食品			
FDA	美国食品添加剂	不可	FDA 2008
IARC	致癌性分类	1a 类	IARC 2009
WHO	空气质量指南	此时不建议使用指导值	WHO 2000
	饮用水质量指南	不可	WHO 2006
空气			
ACGIH	TLV（8h-TWA）	2ppm，A2	ACGIH 2014
AIHA	ERPG-1b	10ppm	AIHA 2008
	ERPG-2b	200ppm	
	ERPG-3b	5000ppm	
EPA	RfC	0.9ppb	IRIS 2012 EPA 2009a
	吸入单位风险	$3 \times 10^{-5} \mu g/m^3$	
	AEGL-1c		
	10min	670ppm	
	30min	670ppm	
	60min	670ppm	
	4h	670ppm	
	8h	670ppm	
	AEGL-2c		
	10min	6 700ppm	

续表

机构	描述	信息	文献
	30min	6 700ppm	
	60min	5 300ppm	
	4h	3 400ppm	
	8h	2 700ppm	
	AEGL-3c		
	10min	27 000ppm	
	30min	27 000ppm	
	60min	22 000ppm	
	4h	14 000ppm	
	8h	6 800ppm	
	明显的嗅觉水平	3.7ppm	
	易燃物质和防止意外泄漏的临界量	10 000 磅（1 磅=0.45kg）	EPA 2009c 40 CFR 68.130

三、技术指标的制定依据

（一）BD 的基本信息

1. 理化性质

1,3-丁二烯（BD），CAS 号 106-99-0，简称丁二烯，在常温下为无色、有微弱芳香气味的易挥发性气体，分子式 C_4H_6，分子量 54.09，熔点–108.9℃，沸点–4.4℃，相对密度（水）0.62，相对蒸气密度（空气）1.84，饱和蒸气压 245.27kPa（10mmHg，21℃），引燃温度 415℃，蒸气与空气混合物爆炸极限 2%～11.5%，嗅阈 1～1.6ppm。应避免光照和受热。BD 难溶于水，可溶于醇、醚、丙酮、二氯甲烷、苯等多种有机溶剂。

2. 接触机会

BD 是生产合成橡胶（丁苯橡胶、顺丁橡胶、丁腈橡胶、氯丁橡胶等），树脂（ABS 树脂、SBS 树脂、BS 树脂、MBS 树脂等），SBS 黏结剂，汽油添加剂，酸酐，塑料等石油化工与制造行业中的重要原料。全世界 BD 的生产来源主要是从乙烯裂解装置副产的混合 C4 馏分中抽提得到。在最近 10 多年，我国 BD 产量迅速增长，1995 年我国 BD 的产量只有 33.6 万吨，2000 年增加到 59.1 万吨，2011 年达到了 250 万吨。因此，庞大的 BD 职业接触人群的健康问题值得关注。而且 BD 也是一种重要的环境大气污染物，广泛存在于汽车尾气、香烟烟雾及烹调油烟等中。一项对欧洲 6 个城市的调查结果显示，居家内外环境中 BD 浓度中位数分别为 $1.37\mu g/m^3$ 和 $1.2\mu g/m^3$，由此可以看出，BD 对接触人群的影响已经从职业接触扩大到日常环境中。

3. 吸收、分布和代谢

生产环境中的 BD 主要以呼吸道吸入为主，目前，尚无经皮肤和消化道吸收的报道。BD 吸收后分布于全身各组织、器官中，在各器官中的相对分布并不太清楚。据一种模型估计，吸入人体内的 BD 约 50% 进入血液。BD 在大鼠脂肪组织中的分布最高，分配系数达到 21.9，在肝、肾、肌肉和脾中分配系数相似（0.87～0.94），在脑中分布最低（0.43）。毒代动力学研究（8 例志愿者）结果显示，血气分配系数为 0.9～1.8。进入体内的 BD 主要经呼吸道排出。利用同位素 ^{14}C 标记 BD，小鼠和大鼠吸入量的 27%～77% 随呼吸气排出，23%～48% 由尿排出，其他可由粪便等排出。

进入机体的 BD 首先在细胞色素 P450（CYP）酶系（主要是 CYP2E1）的作用下生成 1,2-环氧-3-丁烯（EB），有研究认为 CYP2A6 也参与此步的代谢。EB 可进一步氧化生成 1,2:3,4-双环氧丁烷（DEB）。EB 代谢解毒途径有两条：一条途径是 EB 直接与 GSH 结合，在巯基转移酶（GSTS）介导下生成 MHBMA（M2），随尿液排出；另一条是 EB 在环氧化物水解酶（EH）的作用下水化生成丁烯二醇（BDO），进一步在乙醇脱氢酶（ADH）和 CYP2E1 作用下生成羟甲基乙烯基酮（HMVK），然后与 GSH 结合生成 DHBMA（M1），随尿液排出，这是人类的主要代谢方式。DEB 和 BDO 在体内进一步代谢为 1,2-双羟基-3,4-环氧丁烷（EBD），前者由 EH 水解，后者由 CYP2E1 氧化（图 30.3 和图 30.4）。

BD 的代谢存在物种差异，以前的研究者一般通过计算代谢比率[DHBMA/（DHBMA+MHBMA）]来研究 BD 在不同物种体内的代谢途径。小鼠、大鼠、仓鼠和猴中 BD 的代谢比率分别是 0.2、0.25～0.4、0.4 和 0.9，人的代谢比率可达 0.97。由此可见，由动物实验研究所得尿中代谢物水平和 BD 外暴露剂量的关系不宜外推到人类。

4. 生物半衰期

小鼠和大鼠尿中代谢物 DHBMA 的半衰期分别为 4.6h 和 5.6h。人类尿中 BD 代谢物的清除率未见报道。一项研究检测了接触工人和对照人群的班前尿

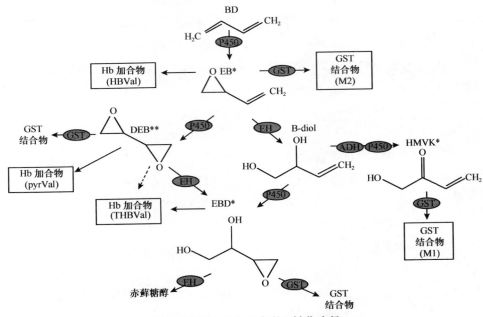

图 30.3 BD 的体内代谢和转化途径

资料来源：Kirman CR，Albertini RJ，Sweeney LM，et al. 1,3-Butadiene: I. Review of metabolism and the implications to human health risk assessment. Critical Reviews in Toxicology. 2010，40（S1）：1-11.

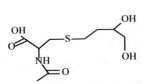

图 30.4 DHBMA 结构式

（2 个休息日后），接触工人班前尿中 DHBMA 浓度稍高于对照组，但差异无统计学意义。

5. 毒理学作用

目前，还没有经皮、经口接触的毒性资料报道。毒性作用效应的研究主要以呼吸吸入接触为主。

急性毒性作用：BD 对动物有轻微的中枢神经系统抑制作用，接触 200 000ppm 6～12min，可出现兴奋、麻醉作用；接触 250 000ppm 25～35min，家兔表现出麻木，最终死亡。大鼠的 LC_{50} 为 122 000ppm，小鼠的 LC_{50} 为 129 000ppm。

慢性毒性作用、遗传损伤、致癌性：BD 可造成啮齿类动物和人类 3 种指标的遗传学损伤，即姐妹染色单体互换、染色体畸变和微核。啮齿类动物实验已经证实，BD 可引起多种动物体内多个组织器官的良性及恶性肿瘤，包括造血系统、心血管系统、肺、前胃、肝、乳腺、前列腺、肾等。Tretyakova 等令大鼠和小鼠接触 1250ppm BD，每周 5d，连续 2 周，检测到大鼠肝内 DNA 加合物 N_7HBG，N_7THBG 和 N_6THBA 的量是小鼠的 1/2。BD 的环氧化代谢产物 EB 和水化代谢产物分别与谷胱甘肽结合，所形成的结合物的比例在小鼠、大鼠和人类中分别为 72∶1、5.8∶1 和 5.9∶1。因此，BD 对一种物种的毒性不能简单地外推到其他物种。

（二）BD 接触工人的职业流行病学调查

根据调查对象与调查内容的自身特点，山东省疾病预防控制中心等项目组自行设计了 1,3-丁二烯职业接触人群流行病学调查表。选定某合成橡胶厂作为研究基地，搜集 BD 接触和对照组工人的人口学特征、职业特征及其健康状况等内容，对接触不同剂量 BD 的人群进行个体 BD 浓度检测和尿中 DHBMA 的检测，找出外暴露与内暴露的剂量关系。采用 Excel 建库，用 SPSS 16.0 进行统计分析，绘制散点图，计算百分位数、回归曲线、直线方程等一系列统计学指标。结论如下所示。

对照组成员空气 BD 接触水平小于检出限，而接触组 BD 的 8h-TWA 浓度为 $0\sim$ 7.609mg/m^3，平均为 0.761mg/m^3，中位数为 0.253mg/m^3。对照组班末尿中 DHBMA 为 $0.157\sim1.808$mg/gCr，平均为 0.775mg/m^3，中位数为 0.627mg/m^3；接触组中 DHBMA 浓度为 $0.171\sim4.235$mg/m^3，平均为 1.395mg/m^3，中位数为 1.220mg/m^3。

通过非参数检验，接触组与对照组之间 BD 的接触剂量差异明显，班末尿中 DHBMA 肌酐校正后的含量也显著不同（BD，$P=0.000$；DHBMA，$P=0.000$）。说明 BD 的接触引起了工人班末尿中 DHBMA 含量的升高。

尿中 DHBMA 浓度的百分位数统计结果见表 30.3，工作场所空气中 $C_{TWA(BD)}$ <5mg/m^3 时，98% 的接触者尿中 DHBMA 水平 $\leqslant2.9$mg/gCr，这与现场工作环境质量的控制情况相符。

表 30.3　TWA 限值内不同空气 BD 浓度下尿 DHBMA 的百分位数浓度及推荐值所对应的百分位数

BD 浓度（mg/m^3）	例数	尿中 DHBMA 浓度（mg/gCr）					DHBMA 推荐值（2.9mg/gCr）对应的百分位数
		P_{50}	P_{75}	P_{90}	P_{95}	P_{99}	
<5	135	1.10	1.64	2.32	2.72	3.50	98.1

（三）我国职业接触 BD 人群尿中 DHBMA 的生物限值建议值及其理由

1. 生物接触指标的选择

在美国夏威夷地区进行的一次流行病学调查显示，尿中 MHBMA 浓度在不同种族或民族中存在显著性差异，美籍日本人含量最低，几何均数为4.4ng/mgCr，其次为夏威夷本土人、美国白种人，几何均数分别为5.3ng/mgCr、6.7ng/mgCr，这种差异在 GSTT1 缺失基因型个体中表现尤其突出。而尿中DHBMA 浓度在不同种族或民族中比较稳定，差异不显著，几何均数平均为506.8ng/mgCr，且 DHBMA 在人类尿中 BD 的两种代谢产物中占绝对优势，为尿中的主要代谢产物，其代谢比率[DHBMA/（DHBMA+MHBMA）]可达 0.97。在我们的研究中，汉族人的代谢比率约为 0.95。德国 DFG 的 EKA 和美国 ACGIH的 BEI 中都将 DHBMA 作为 BD 接触的内剂量生物检测指标。综上所述，建议DHBMA 作为我国职业接触 BD 的生物检测指标。

2. 采样介质和采样时间的选择

尿样的采集无损伤性，较易接受，且对应的 BD 代谢产物有相对较长的生物半衰期。文献比较了接触工人班前、班末尿中 DHBMA 浓度，见表 30.4。空气中 BD 接触浓度检测，对照组、单体车间、丁苯车间中分别平均为 0.01ppm、0.29ppm、0.82ppm。尿中 DHBMA 接触浓度检测结果见表 30.4，接触组班末尿中 DHBMA 浓度显著高于对照组，差异具有显著性意义；与班前尿相比，班末尿中 DHBMA 浓度升高，只在丁苯车间工人中具有显著性差异，单体车间工人中没有。与对照组比较，接触组班前尿中 DHBMA 浓度无显著性变化。尿中MHBMA 浓度较低，为 1.6～20μg/L。因此建议采集工人班末尿，即工人下班前 1h 以内的尿样，检测 DHBMA 浓度。

表 30.4　尿液采集时间比较

组别	人数	DHBMA（μg/L）		MHBMA（μg/L）		DHBMA/（DHBMA+MHBMA）	
		中位数	范围	中位数	范围	中位数	范围
对照（班前）	24	524	243～1211	2.0	0.4～8.2		
对照（班末）	22	355	197～747	1.6	<0.1～7.3	0.995	0.984～1.000
单体车间（班前）	23	484	268～1286	2.9	<0.1～24.5		
单体车间（班末）	23	508[a]	52～3522	3.6[a]	<0.1～44	0.987	0.946～1.000
丁苯车间（班前）	30	600	60～8323	4.4[a]	<0.1～234		
丁苯车间（班末）	30	1479[b,c]	190～26 207	20[a,c]	1.7～962	0.981	0.928～0.997

　　a 与对照组相比，差异显著（$P<0.05$）。b 与对照组相比，差异显著（$P<0.01$）。c 与班前尿相比，差异显著（$P<0.01$）。

3. 生物限值建议值及理由

对 139 名接触工人班末尿中 DHBMA 浓度与空气中 BD 浓度进行回归分析，回归方程为 $y=1.082x+0.3499[BD]$。按照我国现行的工作场所空气中 BD 推算，当工人接触 BD 浓度为 $5mg/m^3$ 时，体内会代谢出 $2.83mg/gCr$ 的 DHBMA。按照美国 ACGIH 规定的接触限值 TLV-TWA $4.5mg/m^3$（2ppm）推算，可得出尿中 DHBMA 值为 $2.65mg/gCr$。按照德国规定的 BD 的 EKA（2012），空气中 BD 浓度为 $4.5mg/m^3$ 时，班末尿中 DHBMA 限值为 $2.9mg/gCr$，本项目的研究人群验证结果接近德国的 EKA 限值。

在本项目研究中，吸烟因素影响了尿中 DHBMA 含量，但在职业人群中，BD 的接触是尿中 DHBMA 含量的主要影响因素。而美国 ACGIH 和德国的 DFG 一致认为，吸烟虽能提升尿中 DHBMA 含量，但相对于 BD 的职业接触，影响并未达到生物限值水平。

工作场所空气中 BD 负荷与尿中 DHBMA 水平的相关文献调查见表 30.5。

表 30.5　BD 接触水平与尿中 DHBMA 代谢物水平研究的文献调查

文献	例数（n）	空气 BD 浓度	尿 DHBMA 水平
Ward（1994）	13	<1ppm	2.0mg/L
Boogaard（2001）	5	4.3ppm	669μg/L
	16	0.012ppm	2719μg/L
Bechtold（1994）	—	1ppm	2213μg/L
Ward（1996）	10	—	（630±190）μg/L
	3	偶尔检出	（1390±550）μg/L
	7	3～4ppm	（3200±1600）μg/L
Ward（1996）	6	—	（580±191）μg/gCr
	5	0.03ppm[a]	（355±250）μg/gCr
	8	3.5ppm[a]	（1690±201）μg/gCr
Hallberg（1997）	8	0.12ppm	（684±176）μg/gCr
	7	0.21ppm	（596±155）μg/gCr
	7	0.30ppm	（761±245）μg/gCr
Hayes（2000）	19	0.3ppm	（694±365）μg/L
	24	2.4ppm	（2429±1877）μg/L
van Sittert（2000）	7	1.0ppm[a]	600μg/gCr[b]
	6	1.1ppm[a]	1500μg/g Cr[b]
	3	3.5ppm[a]	700μg/gCr[b]
	9	45ppm[a]	8700μg/gCr[b]
van Sittert（2000）	22	0.01ppm[a, b]	355μg/L[b]
	23	0.17ppm[a, b]	508μg/L[b]
	30	0.49ppm[a, b]	1479μg/L[b]

续表

文献	例数（n）	空气 BD 浓度	尿 DHBMA 水平
Albertini（2001）	25	0.01ppm[a]	（353±157）µg/L
	24	0.28ppm[a]	（764±728）µg/L
	33	0.77ppm[a]	（4647±6630）µg/L
Ammenheuser（2001）	23	0.15ppm	585µg/gCr[b]
	24	1.48ppm	2046µg/gCr[b]
Fustinoni（2002）	10	—	（1610±600）µg/gCr
	30	0.024ppm	（1800±940）µg/gCr
Fustinoni（2004）	43	0.0004ppm	（602±207）µg/L
	42	0.005ppm	（605±409）µg/L
Albertini（2007）	25（男）	0.003ppm	（513±272）µg/L
	26（女）	0.004ppm	（332±285）µg/L
	23（女）	0.176ppm	（508±597）µg/L
	30（男）	0.359ppm	（854±567）µg/L
德国 DFG		2ppm	2.9mg/gCr
美国 ACGIH		2ppm	2.5mg/L
中国本次研究	139	0.761mg/m³	1.347mg/gCr

a 空气值与生物检测值不是同时确定；b 中位数。

非职业接触者（对照人群）班末尿中 DHBMA 在各国的背景值，美国（未检出至 1092µg/gCr）、德国（15.4～2500µg/gCr）、意大利（16～599µg/gCr），我国（157～1808µg/gCr）范围见表 30.6。

表 30.6　非职业接触者班末尿中 BD 代谢产物的浓度

国别	时间（年）	n	DHBMA	文献
美国	2005	7	255/—（42.8～766）µg/L[b]	Sapkota et al.（2006）
		7	244/—（46.3～513）µg/L[b]	
美国	2008	1077	239µg/gCr[a]	Roethig et al.（2009）
		3585	327µg/gCr[a]	
美国	2008	59	105/—（<NWG～582µg/gCr）[b]	Ding et al.（2009）
		61	510/—（166～1092µg/gCr）[b]	
美国	2008	17	（97.7±36.6）µg/gCr[a]	Carmella et al.（2009）
		17	（153±75.9）µg/gCr[a]	
意大利	2008	33	166/—（16～599）µg/L[c]	Carrieri et al.（2009）
德国	2003	10	270±42（123～528）µg/gCr	Urban et al.（2003）
		10	379±53（68～638）µg/gCr	
德国	2008	73	289/760（19.4～2500）µg/L[b]	Schettgen et al.（2009）
		81	398/1079（15.4～1959）µg/L[b]	
德国	2010	54	159/329（60.2～797）µg/gCr[b]	Eckert et al.（2011）
		40	211/417（107～432）µg/gCr[b]	
中国	2010	45	0.897/1618（157～1808）µg/gCr[c]	本次研究

a 平均数；b 中位数/第 95 百分位数（min-max）；c 平均数/第 95 百分位数（min-max）。

鉴于 BD 作为确定人类致癌物（1A）能引起白血病，项目组同时收集了 BD 接触工人的查体结果，检查项目包括血常规、血生化、肝功能、尿常规、心电图和肝、胆、脾、肾 B 超等。除了血红蛋白含量高于对照组外，其他各项指标未见明显异常。项目组详细分析了血常规中的白细胞计数情况，139 例研究对象中，白细胞计数低于 $4.0 \times 10^9/L$ 的 3 人分别来自聚丁二烯车间、聚丁苯车间和成型车间。对白细胞计数下降者进行复查，结果正常。本次作业现场 BD 浓度检测结果表明，生产正常运转时，超过93%的工人 BD 接触水平 8h-TWA 小于 $2.21mg/m^3$。项目组收集了 2010～2013 年的定点检测数据，大多数监测点瞬时浓度低于检测限，聚合装置区合成釜处、回收装置区、丁苯车间主控室及 500 号、300 号、100 号装置区、成型车间干燥装置区检测浓度范围 1.0～5.8mg/m³，均数为 1.97mg/m³。随着工艺改革，管道化、自动化、机械化的程度提高，正常生产条件下，BD 暴露浓度均低于国家职业接触限值的要求。在这种作业场所环境条件下，BD 对接触工人的白细胞等查体指标无明显损伤作用。

综上所述，基于我国现行工作场所 BD 的职业接触限值，参考国内外文献、数据，结合本研究结果，本着保护工人健康的目的，初步建议我国职业接触 BD 的生物限值：班末尿中 DHBMA 的浓度为 2.9mg/gCr。

四、正确使用标准说明

（一）监测结果的评价

尿中 DHBMA 浓度主要用作群体职业接触水平的评价，也可用作个体职业接触水平评价。当尿中 DHBMA 浓度超过职业接触生物限值时，表示劳动者近期内接触水平过高。本标准提出的生物监测指标尿中 DHBMA 浓度结果，结合工作场所空气中 BD 浓度监测结果；可全面评价工作场所职业卫生条件和劳动者接触水平。

（二）监测检验的要求

班末尿中 DHBMA 浓度与空气中 BD 浓度呈高度相关性，建议采集班末尿（下班前 1h 内），且不少于 50ml。

BD 代谢成 DHBMA 受吸烟等个人行为和汽车尾气等环境因素的影响，在生物监测评价时应考虑这些因素。

　　尿中 DHBMA 浓度同时受到个体遗传因素的影响，如 *GSTT1*、*GSTM1*、*mEH* 等基因多态性。研究认为，mEH 蛋白酶的活性影响了 BD 代谢为 DHBMA 的途径，因此在生物监测评价时应考虑这些因素的干扰。

（程学美　周景洋）

参 考 文 献

李仁波，赵敬，高衍新，等，2017. 尿中丁二烯代谢产物的生物检测方法. 中国卫生检验杂志，27（10）：1369-1371

刘彤，侯宏卫，张小涛，等，2012. 液相色谱-串联质谱法测定尿液中的可替宁. 质谱学报，33（4）：252-256.

宁晓燕，2008. 2008—2012 年我国丁二烯市场供需分析. 石化技术，15（3）：66-68.

中华人民共和国卫生部，2007. 工作场所有害因素职业接触限值　第 1 部分：化学有害因素：GBZ 2.1—2007. 北京：中国标准出版社.

ACGIH，2014. 1,3-Butadiene//Threshold limit values for chemical substances and physical agents and biological exposure indices. Cincinnati：American Conference of Governmental Industrial Hygienists.

Albertini RJ，Carson ML，Kirman CR，et al，2010. 1,3-Butadiene：II. Genotoxicity profile. Critical Reviews in Toxicology，40（S1）：12-73.

Albertini RJ，Sram RJ，Vacek PM，et al，2007. Molecular epidemiological studies in 1，3-butadiene exposed Czech workers：female-male comparisons. Chem Biol Interact，166（123）：63-77.

Alwis KU，Blount BC，Britt AS，et al，2012. Simultaneous analysis of 28 urinary VOC metabolites using ultra high performance liquid chromatography coupled with electrospray ionization tandem mass spectrometry（UPLC-ESI/MSMS）. Analytica Chimica Acta，750：152-160.

Carrieri M，Bartolucci GB，Livieri M，et al，2009. Quantitative determination of the 1,3-butadiene urinary metabolite 1,2-dihydroxybutyl mercapturic acid by high-performance liquid chromatography/tandem mass spectrometry using polynomial calibration curves. Journal of Chromatography B，877：1388-1393.

Cheng X，Zhang T，Zhao J，et al，2013. The association between genetic damage in peripheral blood lymphocytes and polymorphisms of three glutathione S-transferases in Chinese workers exposed to 1，3-butadiene. Mutat Res/Genet Toxicol Environ Mutagenesis，750：139-146.

DFG，2012. List of MAK and BAT Values：Addendum zu 1,3-butadiene. Deutsche Forschungsgemeinschaft：17-38.

Fred C，Tornqvist M，Granath F，2008. Evaluation of cancer tests of 1，3-butadiene using internal dose，genotoxic potency，and a multiplicative risk model. Cancer Res，68：8014-8021.

IARC，2008. Monographs on the Evaluation of Carcinogenic Risks to Humans：1,3-Butadiene，Ethylene Oxide and Vinyl Halides（Vinyl Fluoride，Vinyl Chloride and Vinyl Bromide）. World Health Organization，Lyon，97：1-525.

IARC，2009. Agents reviewed by the IARC monographs. Volumes 1-99. Lyon：International Agency for Research on Cancer. [2009-05-19]. http：//monographs.iarc.fr/ENG/Classification/index. php.

IRIS，2012. 1,3-Butadiene. Washington，DC：Integrated Risk Information System. [2012-09-05]. http：//www. epa. gov/iris/subst/index. html.

Kirman CR，Albertini RJ，Sweeney LM，2010. 1，3-Butadiene：I. Review of metabolism and the implications to human health risk assessment. Critical Reviews in Toxicology，40（S1）：1-11.

OSHA，2009. 1,3-Butadiene. Occupational safety & health administration. [2009-06-02]. http：//www.osha.gov/dts/sltc/methods/organic/org056/org056. html.

Park SL，Kotapati S，Wilkens LR，2014. 1,3-butadiene exposure and Metabolism among Japanese American，Native Hawaiian，and White Smokers. Cancer Epidemiol Biomarkers Prev，23（11）：2239-2249.

Sathiakumar N，Brill I，Delzell E，2009. 1，3-butadiene，styrene and lung cancer among synthetic rubber industry workers. J Occup Environ Med，51（11）：1326-1332.

Walker VE，Walker DM，Meng Q，et al，2009. Genotoxicity of 1,3-butadiene and its epoxy intermediates. Res Rep Health Eff Inst，144：3-79.

第三十一章 尿中丙酮

一、制定背景

丙酮（acetone），常温下为一种无色透明具有芳香气味的液体，分子式 C_3H_6O，分子量 58.08，液体比重 0.788（25℃），熔点 –94.6℃，沸点 56.5℃，与水、甲醇、乙醇、乙醚、氯仿和吡啶等均能互溶，还能溶解油、脂肪、树脂、橡胶及乙酸纤维素和碳酸纤维素等。丙酮蒸气与空气易形成爆炸性混合物，若遇明火、高热，极易燃烧、爆炸，是一种用途广泛但具有燃烧爆炸危险性的易挥发有机溶剂。

丙酮是重要的有机合成原料和有机化工原料，广泛用于环氧树脂、聚碳酸酯、有机玻璃、医药、农药等的生产，和乙酸酐、双丙酮醇、聚异戊二烯橡胶、甲基丙烯酸甲酯、有机玻璃单体、双酚 A 等的合成。丙酮也是良好的溶剂，可用于涂料、黏结剂等工业，也可作为实验室中的稀释剂、清洗剂。

丙酮是具有强刺激性的有机溶剂，可对黏膜产生刺激作用，接触丙酮浓度 ＞250ppm 时可对机体黏膜产生刺激作用，造成鼻、咽、喉有灼热感和红斑，眼睛流泪、畏光，甚至引起角膜损伤，视觉反应时间延长，听力鉴别能力下降。长时间接触还会对中枢神经系统产生麻醉和抑制作用。也有研究显示丙酮浓度在 500ppm 以下对机体无明显的刺激作用，接触丙酮浓度 ＞500ppm 可刺激鼻、喉黏膜，并发现机体外周血白细胞、嗜酸性粒细胞增加，中性粒细胞吞噬能力下降。接触丙酮浓度 ＞900ppm 时可致头痛并出现头晕，接触丙酮浓度 ＞1250ppm 时可出现视觉诱发反应。长期接触丙酮可能会出现皮疹、手指角化、皮肤瘙痒等一系列的皮肤症状。现有的研究未发现丙酮具有致癌、致突变和致畸作用。

在职业接触过程中，丙酮可通过呼吸道、消化道、皮肤 3 种途径进入体内。其中大部分通过呼吸道吸收。经各途径进入机体的丙酮快速分布到全身，吸收的丙酮 20%～28%以原型经呼吸道排出，仅 1%～3%以原型随尿液排出，剩余丙酮可通过肝脏代谢为丙酮醇、丙二醇，然后代谢为乳酸盐或乙酸，还有一部分丙酮进行肝外代谢，通过肝外的糖异生途径合成葡萄糖。毒代动力学研究表明其生物半衰期为 19～31h。研究表明，尿中丙酮浓度和血液、呼出气中丙酮浓度相比，与环境中丙酮浓度有较高相关性，是丙酮职业接触生物监测的理想生物标志物。

职业接触丙酮后 8h 内，吸收的丙酮约 3%以原型经尿排出，尿中丙酮与工作场所空气中丙酮浓度呈一定的相关性，是反映短期职业接触的敏感指标，且尿样采集方便、无损伤性，故推荐尿中丙酮作为职业接触丙酮的生物监测指标。

二、国内外相关标准研究

丙酮作为人体内正常的内源性物质，在人体中具有一定的本底值，意大利、瑞典和日本正常人尿中丙酮含量检测结果低于检出限约 9.4mg/L。已有研究显示丙酮职业接触人群班后尿中丙酮的含量远远高于非职业接触者，差别有显著性，提示尿中丙酮在丙酮职业接触生物限值的监测上仍具有重要意义。国内外众多研究表明职业丙酮接触劳动者的班末尿中丙酮浓度与空气丙酮接触水平有很好的相关性。目前，丙酮的其他代谢产物由于无特定性且易被干扰等原因，未被确定为生物标志物。我国国家职业卫生标准 GBZ 2.1—2007 中规定工作场所空气中丙酮职业接触限值 PC-TWA 为 300mg/m³，PC-STEL 为 450mg/m³。

美国 ACGIH 制定的丙酮职业接触 TLV-TWA 为 500ppm（相当于 1190mg/m³），2014 年美国 ACGIH 规定班末尿丙酮 BEI 为 50mg/L；德国 DFG 制定丙酮职业接触 MAK 为 1200mg/m³，2008 年德国 DFG 建议职业接触者班末尿丙酮 BAT 为 80mg/L；日本 JSOH 制定的丙酮职业接触限值为 470mg/m³，2001 年建议丙酮接触劳动者班末 2h 内的尿样生物接触限值为 40mg/L，具体见表 31.1。

表 31.1 国外可借鉴的丙酮生物接触限值

	TWA（mg/m³）	生物接触限值（mg/L）	相对内接触指数（RIE）
美国（2014）	1190	50	0.042
德国（2006）	1200[a]	80	0.067
日本（2001）	470	40	0.085

a MAK 值。

三、技术指标的制定依据

选择某汽车集团中的 40 名职业接触丙酮的劳动者进行个体监测，空气采样方法按照 GBZ/T 160.55—2007，在不影响活动的情况下，将采样头用胶管连接至衣领口并用夹子固定，插入活性炭管，采集劳动者呼吸带丙酮浓度，按 100ml/min 流量，上午、下午各采样 2h。采样前后记录个体采样器的流量，采集后将活性炭管立即密封置于清洁容器内，带回实验室分析。

尿样采集：用聚乙烯塑料瓶采集职业丙酮接触者班末尿，按 100∶1 的比例加入 1∶1 的盐酸作为防腐剂，立即盖紧密封，低温保存运输，待测。稳定性试验表明，样本在室温或冷藏（4℃）条件下进行保存，其冷藏条件下保存时间不超过 7d，室温下保存时间不超过 3d。

空气样品：按照《工作场所空气有毒物质测定 脂肪族酮类化合物》（GBZ/T 160.55—2007）中丙酮、丁酮和甲基异丁基甲酮的溶剂解吸-气相色谱测定法测定空气样品。色谱条件：GC-14C 气相色谱仪，FID 检测器，Rtx-Wax 毛细管柱，柱温 60℃，进样口温度 180℃，检测器温度 200℃，分流比 10∶1，进样体积 1μl，以保留时间定性，峰高或峰面积定量分析空气中丙酮的浓度。同时做现场空白和质控样品。

尿样处理：在室温条件下，准确量取 3ml 尿样于 20ml 顶空瓶中，加入 4g 无水硫酸钠，盖紧密封，摇匀。在 50℃恒温水浴锅加热 20min，待体系平衡后，用气密性注射器准确抽取顶空瓶内液上气体 1ml，迅速注入色谱条件优化好的 GC 汽化室，以保留时间定性，峰高或峰面积定量，每个样品制备 3 份平行样品，求取 3 次结果的平均值。色谱条件：Rtx-Wax 毛细管（30m×0.25μm×0.32mm），柱温 60℃，进样口温度 150℃，检测器温度 200℃，分流比 10∶1，进样体积 1ml，手动或自动进样。

40 名男性职业接触劳动者尿丙酮测定结果见表 31.2。

表 31.2　职业接触丙酮人群尿中丙酮含量的测定结果

组段（mg/m³）	例数	个体接触丙酮含量（mg/m³）		尿中丙酮（mg/L）	
		$\bar{x} \pm s$	范围	$\bar{x} \pm s$	范围
<100	14	53.93±31.08	6.83～96.75	4.98±2.18	1.602～8.168
100～300	20	203.78±50.37	123.74～299.76	12.89±3.62	7.856～19.713
>300	6	330.65±29.58	301.43～377.34	21.67±3.33	17.897～26.278
合计	40	170.36±105.176	6.83～377.34	11.44±6.447	1.602～26.278

我国职业卫生国家标准GBZ 2.1—2007中规定工作场所空气中丙酮职业接触限值 PC-TWA 为 300mg/m³，PC-STEL 为 450mg/m³。美国 ACGIH 制定的丙酮职业接触 TLV-TWA 为 594mg/m³，TLV-STEL 为 891mg/m³。德国 DFG 制定丙酮职业接触 MAK 为 1200mg/m³，日本 JSOH 制定的丙酮职业接触限值为 470mg/m³。美、德、日所制定的丙酮生物限值差异较大，分别为 25mg/L、80mg/L、40mg/L。

国外生物限值的制定依据主要为化学物与劳动者健康效应关系，或者生物监测值与职业接触限值之间的关系。

项目组选择了某汽车集团 40 名职业接触丙酮的劳动者进行个体监测，观察职业丙酮接触劳动者班末尿中丙酮浓度与空气丙酮接触水平的相关性。将在工作作业场所中采集到的 40 名职业丙酮接触劳动者的班末尿丙酮浓度（mg/L）与作业场所空气中丙酮接触浓度（mg/m³）进行回归分析，回归方程为 $y=0.0597x+1.2628$，结果见图 31.1。

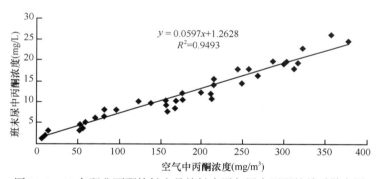

图 31.1 40 名职业丙酮接触人员接触水平与尿中丙酮的关系散点图

40 名职业接触丙酮劳动者空气接触浓度为 6.83～377.34mg/m³，尿中丙酮浓度为 1.602～26.278mg/L，两者具有较好的相关性。

通过对 40 名职业接触丙酮者和 64 名非接触者的健康体检，未发现职业接触者血液、神经等系统及肝肾功能有明显异常，检测结果与非职业接触者比较，差异均无显著性。

美国的职业接触限值是依据丙酮所致的上呼吸道、眼结膜产生明显刺激征的毒性效应阈值所制定的，标准为 500ppm（1188mg/m³），用本研究所得回归方程计算，其生物限值理论值为 80mg/L。根据文献报道，接触丙酮浓度＞250ppm（594mg/m³）即可产生黏膜刺激作用，以此为依据，通过本研究回归方程计算，生物限值理论值应为 40mg/L，考虑丙酮除经呼吸道吸收外，也可通过皮肤吸收，可导致体内丙酮水平增高，制定相应的生物限值需要考虑真实接触水平并加以评价，故拟采纳美国 BEI=50mg/L 的标准。

目前国内对于尿丙酮生物限值标准的推行具有可行性，已同步建立尿丙酮的标准测定方法，方法学较为成熟。尿中丙酮标准测定方法中所使用的实验试剂、检测仪器在职业病防治机构、疾控中心等单位都配备完善，检测方法也较为简单易行，可以较好地开展尿中丙酮的生物检测工作。目前对影响丙酮测定结果的混杂因素已有一定的认识，为控制生物监测的混杂因素和测定结果的评价提供了参考。

四、正确使用标准说明

（1）尿中丙酮测定结果主要用于工作场所群体评价，也可用于职业接触丙酮劳动者的个体评价。

（2）当尿中丙酮超过职业接触生物限值时，表示劳动者可能有丙酮的过量接触。

（3）综合分析尿中丙酮测定结果与工作场所空气中丙酮浓度测定结果，可全面评价工作场所职业卫生条件和劳动者的接触水平。

（4）由于丙酮代谢速率存在个体差异及非职业因素的影响，重复测定可较准确地评价劳动者的职业接触水平，其结果需由职业卫生专业人员负责解释。

（5）职业接触异丙醇可导致尿丙酮增高，应注意识别空气中是否同时存在异丙醇。糖尿病患者及严重饥饿者也可造成尿丙酮增高，应注意甄别。

（6）采样时间很重要，因为尿液中丙酮的半衰期短。用于分析丙酮的尿液样本应在班次结束时收集在玻璃或聚乙烯容器中并立即密封。

（宋世震　梅　勇）

参 考 文 献

江金凤，2012. 职业接触丙酮生物标志物-尿中丙酮的标准检测方法研制（硕士学位论文）. 武汉：武汉科技大学.

卢星星，宋世震，2014. 丙酮职业暴露工人的生物标志物检测研究进展. 职业与健康，30(9)：1265-1267.

王晶晶，陆书明，2014. 丙酮的工业安全应用研究现状. 广东化工，41（12）：279-280.

ACGIH，2001. TLVs and BEIs：Based on the documentation of the Threshold Limit Values for chemical substances and physical agents and Biological Exposure Indices. Cincinnati：ACGIH.

ACGIH，2015. acetone（Technical or Commercial Grades）. BEI Documentation. Cincinnati：ACGIH.

Akihiro F，Toshihiko S，Tohru T，et al，1992. Biological monitoring of workers exposed to acetone in acetate fiber plants. British Journal of Industrial Medicine，49：654-657.

American Conference of Governmental Industrial Hygienists，2014. TLVs and BEIs：Based on the Documentation of the Threshold Limit Values for Chemical Substances and Physical Agents and Biological Exposure Indices. Cincinnati：ACGIH.

Arts JHE，Mojet J，van Gemert LJ，et al，2002. An analysis of human response to the irritancy of acetone vapors. Critical Reviews in Toxicology，32（1）：43-66.

Ghittori S，Imbriani M，Pezzagno G，et al，1987. The urinary concentration of solvents as a biological indicator of exposure：proposal for the biological equivalent exposure limit for nine solvents. Am. Ind. Hyg. Assoc. J，48：786-790.

Michitsuji H，Ohara A，Fukuda M，et al，1992. Determination of acetone，methanol，and methyl ethyl ketone in urine using head-space gas chromatography（HS. GC）. Sangyo Igaku（Japanese Journal of Industrial Health），34（3）：243-252.

Robert PH，2007. New insights into acetone metabolism. Journal of Bacteriology，189（3）：671-673.

Rosa ED，Cellini M，Sessa G，et al，1993. Biological monitoring of workers exposed to styrene and acetone. Int Arch Occup Environ Health，65：107-110.

Sally bradberry，2007. Acetone. Poisonous substances，35：581.

Shinji K，Ichiro M，1995. Physiological based pharmacokinetic model for acetone. Occupational and Environment Medicine，52：344-352.

Toshihiko S，Kazuyuki O，Takebayashi T，et al，1995. Acetone excretion into urine of workers exposed to acetone in acetate fiber plants. Int Arch Occup Environ Health，67：131-134.

Toshio K，Tomojiro Y，Uchida Y，et al，1990. Urinary excretion of unmetabolized acetone as an indicator of occupational exposure to acetone. Int Arch Occup Environ Health，62：165-169.

Wigaeus E，Holm S，et al，1981. Exposure to acetone：Uptake and elimination in man. Scand J Work Environ Health，7：84-94.

Zhou P，Zhao XJ，2009. Protective measures against occupational hazards in totally enclosed workplace of chemical plant. Chinese Journal of Public Health Engineering，6：330-332.

第三十二章　尿中二氯甲烷

一、制 定 背 景

（一）基本信息

二氯甲烷主要可作为气溶胶溶剂、油漆的活性物质、金属脱脂溶剂和聚氨酯泡沫塑料生产的发泡剂。此外，二氯甲烷还可以用作食品和药品的萃取剂、乙酸纤维素纤维和薄膜生产中的溶剂。在美国以外的国家，二氯甲烷也用来生产化妆品气溶胶、熏蒸消毒剂和制冷剂。有研究表明二氯甲烷在人体组织和体液中的分配系数与空气中相似，二氯甲烷的血液/空气分配系数为 8.3～14，主要集中于 9～10。Imbriani 等报道的二氯甲烷血液/空气分配系数为 12.7。快速灌注组织的组织/空气分配系数为 13～14；肌肉和慢速灌注组织的组织/空气分配系数为 7.3～8.2；尿液的组织/空气分配系数为 7.3，尿液/血液分配系数为 0.58，其中尿液/血液分配系数在生物接触的校正研究中发挥了重要作用。二氯甲烷在脂肪组织的分配系数变化范围很大（76～120）。据报道，二氯甲烷的水/空气分配系数为 7.2。

（二）毒理学

1. 致癌性

二氯甲烷接触可以诱发小鼠肝癌和肺癌，却不能诱发大鼠肝癌和肺癌，高浓度二氯甲烷（7584～15 168mg/m³，即 2000～4000ppm）的慢性吸入可以诱发大鼠良性乳腺肿瘤。流行病学研究发现，二氯甲烷接触并不会增加劳动者的癌症患病风险。尽管乙酸纤维素纤维生产工人的胆管癌发病风险升高与 TWA 为 531～664mg/m³（140～475ppm）的二氯甲烷接触具有统计学相关性，但是仍需要通过人群随访进行验证。此外，也有其他流行病学研究提示二氯甲烷接触劳动者的癌症患病风险并未升高。这些阴性结果出现的原因可能包括：①接触水平低于诱发致癌作用的阈值；②接触时间不足以诱发致癌作用；③随访期短于肿瘤的潜伏期。另一方面，近期的队列研究发现二氯甲烷接触劳动者的前列腺癌和宫颈癌发病率有上升趋势，此外还发现化学和石化工人的星形胶质细胞脑癌发病率升高与二氯甲烷接触有关。由于这些研究存在大量的共同发现者且缺乏这些肿瘤在其他研究中的验证性证据，所以并不能从这些后续研究中得出确切的结论。Dell 等在其关于流行病学文献的综述中对这个结论进行了探讨，既有的研究结果尚不能证实二氯甲烷的致癌风险。因此，二氯甲烷的毒性资料符合可疑人类致癌物（G2B）的范畴：人类致癌性证据有限，而对实验动物致癌性证据并不充分；或对人类致癌性证据不足，而对实验动物致癌性证据充分。

2. 神经毒性

实验研究显示小群体受试者在接触 $758.4mg/m^3$（200ppm）或更高浓度二氯甲烷 4h 后会出现不良神经、心理症状。同批受试者接触一氧化碳会出现与接触实验性二氯甲烷环境相同的碳氧血红蛋白水平，但是却不会造成二氯甲烷接触实验中的神经心理症状，表明这一中枢神经系统效应与二氯甲烷相关，与其代谢物一氧化碳无关。在另一项报道中，TWA 为 $106\sim656mg/m^3$（28~173ppm）的二氯甲烷接触 8h 后，受试者的自我情绪变化（嗜睡、身心疲惫、健康感降低）与血液中的二氯甲烷浓度具有显著相关性，而反应时间和数字符号替换测试表现等更客观的指标却与二氯甲烷的接触水平或生物水平不存在相关性。根据对中枢神经系统功能的客观测定结果，推断二氯甲烷 LOAEL 接近 $758.4mg/m^3$（200ppm）。

最新一项职业流行病学研究表明，二氯甲烷可对接触人群的神经行为功能和神经递质产生一定的影响。该研究通过 WHO-NCTB 测试组合综合评价了二氯甲烷对职业接触人群神经行为功能的影响。二氯甲烷接触组劳动者的紧张、疲劳 2 项消极情绪状态和平均反应时间得分高于对照组，而手提转敏捷度、视觉记忆、目标追踪低于对照组，提示接触人群个体的短时记忆力、手部快速运动的准确度及手眼协调能力有一定程度的损伤，并可使劳动者从视觉感知到手部运动的反应时间延长。这可能与劳动者长期作业后部分神经行为功能下降有关，提示二氯甲烷接触对劳动者中枢神经系统功能可能有抑制作用，可干扰中枢神经兴奋-抑制平衡。此外，该研究还对二氯甲烷职业接触人群血清中神经递质——乙酰胆碱酯酶（AChE）进行了检测，结果显示接触组人群二氯甲烷可抑制 AChE 水平，从而对个体神经行为造成影响，这可能是其神经毒作用的一个方面，但毒理机制目前尚未明确。

3. 心血管毒性

研究表明，二氯甲烷的短期接触可以提高血中碳氧血红蛋白的水平，其水平超过了一氧化碳生物接触指数的参考水平（碳氧血红蛋白 3.5%）。WHO 研究显示，对患有冠状动脉疾病的非吸烟人群来说，当碳氧血红蛋白水平超过 3.5%时，运动过程中出现心绞痛或心肌缺血的时间显著缩短；对健康劳动者来说，碳氧血红蛋白水平超过 5%可抑制小肌肉活动，降低体力劳动能力。妊娠期间接触二氯甲烷可增加胎儿对二氯甲烷的敏感性，这可能与二氯甲烷的代谢产物——一氧化碳快速通过胎盘，胎儿的碳氧血红蛋白清除速率低于母体的清除速率有关。

（三）代谢途径

1. 肺部吸收

动物研究表明，经呼吸道吸入途径摄入的二氯甲烷的质量与二氯甲烷的接触浓度和接触持续时间相关。对人类来说，通过呼吸道吸入途径所吸收的二氯甲烷占总吸入量的 31%～75%。如果受试者接触 189.6～758.4mg/m^3（50～200ppm）的二氯甲烷 7.5h，受试者的血中二氯甲烷浓度可以在接触后 2～4h 达到稳态。

2. 皮肤吸收

目前关于液态二氯甲烷皮肤吸收的研究尚有限。受试者将拇指浸入液态二氯甲烷中 30min 后，其峰值呼出浓度接近受试者接触浓度为 379.2mg/m^3（100ppm）的二氯甲烷蒸气时的呼出气浓度水平。将液态二氯甲烷涂抹到小鼠的腹部皮肤，其吸收率高达 70%。在体外，大鼠皮肤也有相同的二氯甲烷吸收效率。上述研究表明与液体溶剂发生大面积皮肤接触可以显著增强二氯甲烷的吸收率，故应避免皮肤接触。然而，液态二氯甲烷具有的挥发性、蒸发的高速率及对皮肤的脱脂性均会造成接触者不适。据报道，当二氯甲烷浓度为 113 760mg/m^3（30 000ppm）或更高时，大鼠可以经皮肤吸收二氯甲烷的蒸气，但是这种吸收方式并不能代表当前职业接触中主要的二氯甲烷吸收途径。

3. 胃肠道吸收

在动物体内，胃肠道可以快速吸收二氯甲烷，特别是将二氯甲烷溶解到水性介质中时。将最终染毒剂量为 1～50mg/kg 的二氯甲烷溶解到蒸馏水中，对大鼠进行灌胃染毒，大鼠可以吸收全部剂量的二氯甲烷。二氯甲烷剂量为 50mg/kg 时，连续灌胃 14d，大鼠和小鼠均可以快速吸收溶解到水中的二氯甲烷。目前尚无关于人类胃肠道吸收二氯甲烷的报道。

4. 体内消除

二氯甲烷的消除主要为通过生物转化作用生成一氧化碳和二氧化碳，少量的二氯甲烷以母体化合物的形式通过呼出气和尿液排出。不同消除方式所占的比例主要取决于二氯甲烷的吸收剂量。接触 379.2mg/m^3（100ppm）的二氯甲烷 8h，所吸收的二氯甲烷中近 25%以一氧化碳的方式消除，经尿液的排泄量少于总吸收剂量的 5%。二氯甲烷在血液中的半衰期为 5～40min，在肝肾等丰富灌注组织中的半衰期为 50～60min，在肌肉组织中的半衰期为 50～80min，在脂肪组织中的半衰期为 240～400min。

5. 代谢途径和生化反应

二氯甲烷的生物转化主要有两条途径。二氯甲烷代谢的氧化途径由细胞色素 P450 2E1 催化，最终转化为一氧化碳和二氧化碳。二氯甲烷代谢的谷胱甘肽-依赖性途径由谷胱甘肽 S-转移酶介导，最终生成二氧化碳而非一氧化碳。每转化 1 分子二氯甲烷，两条途径均会释放 2mol Cl$^-$。二氯甲烷的氧化途径在接触浓度达到数百 ppm 时达到饱和，但谷胱甘肽 S-转移酶途径在接触浓度达到 37 920mg/m^3（10 000ppm）时仍未出现饱和的迹象。两条途径可以形成不同的活性中间物：氧化途径可以形成甲酰氯，而谷胱甘肽 S-转移酶途径可以先形成氯甲基谷胱甘肽，之后再形成甲醛。谷胱甘肽 S-转移酶途径可能是二氯甲烷造成肝毒性和致癌性的原因，在动物实验中可以观察到这些毒性现象；物种对代谢途径的差异性选择可能造成二氯甲烷毒性反应的不同，特别是致癌反应。此外，人类谷胱甘肽 S-转移酶活力的多态性可能在劳动者间造成毒物代谢动力学差异。

（四）职业流行病学调查

为了解二氯甲烷职业接触人群的流行病学特征及相关影响因素，根据调查对象与调查内容的自身特点，项目组设计了人群流行病学调查表，对二氯甲烷职业接触人群、对照人群进行问卷调查，根据职业接触有无分为二氯甲烷接触组和对照组，对各组人群的居住生活习惯、疾病史、家族史、个人职业史等进行描述性分析，从而了解二氯甲烷职业接触人群的流行病学特点。通过 χ^2 检验分析组间的基本情况（居住生活习惯、疾病史、家族史、个人职业史）和外暴露水平的差异。

1. 调查人群

分别以某制胶公司生产车间工人和行政部门人员为研究对象，记作二氯甲烷接触组和对照组。

2. 问卷内容

由专人负责完成二氯甲烷职业接触流行病学问卷调查，包括基本情况、居住生活习惯、疾病史、个人职业史等。

尿样于班末收集；个人职业史以在该公司工作时间为调查内容，并针对相应的工种进行搜集。

3. 实验室检测

（1）主要仪器和试剂：日本岛津 GC-14C 型气相色谱仪，火焰离子化检测器（FID），化学工作站软件，FFAP 填充柱，恒温水箱，1ml 注射器等。二氯甲烷（99.9%），去离子水，无水硫酸钠等。

1）二氯甲烷标准贮备液：准确量取 10μl 色谱纯二氯甲烷用去离子水定容于 100ml 的容量瓶中，充分混匀，此溶液为 132.6μg/ml 二氯甲烷标准储备液。

2）二氯甲烷标准应用液：取标准贮备液 10ml 于 100ml 容量瓶中，用去离子水稀释至刻度，即为 13.26μg/ml 的标准应用液。

（2）顶空气相色谱法（HS-GC）测定尿样中二氯甲烷水平

1）样品采集：劳动者某一班次工作完成后，离开车间，更换工作服，洗净脸和手，在清洁的环境下，收集班后尿于清洁的 100ml 聚乙烯瓶中，在收集过程中避免尿样多次转移和外来物的污染,100ml 尿样中加 2～3 滴浓盐酸,4℃下可保存 2 周。

2）HS-GC 测定尿中二氯甲烷水平

a. 尿样的采集和处理:在清洁无污染的场所,用聚乙烯采尿瓶采集劳动者尿液,每批取 2～3 个采尿瓶作为样品空白。在收集过程中避免尿样多次转移和外来物的污染,50ml 尿样中加 1～2 滴浓盐酸,样品置于清洁容器冷藏运输。准确量取 7ml 尿样于 20ml 顶空瓶中,加入 6g 无水硫酸钠,盖紧密封,摇匀,盖好,于 60℃恒温保温箱中放置 30min,待体系平衡后,用注射器准确抽取顶空瓶顶部 1ml 气体,迅速注入 GC 汽化室,经填充柱分析,FID 检测器检测,以保留时间定性,峰面积定量。

b. 色谱条件:柱温 80℃,汽化室 150℃,检测器 200℃,压力 0.1MPa,以氮气作为载气。

c. 标准曲线绘制:取 5 支具塞比色管,分别加入用空白尿液将二氯甲烷应用液梯度稀释成 0.0mg/L、0.166mg/L、0.332mg/L、0.663mg/L、1.326mg/L 的标准系列溶液。参照仪器操作条件,将气相色谱仪调节至最佳测定状态,测定标准系列溶液,每个浓度重复测定 3 次,以峰面积均值对二氯甲烷浓度绘制标准曲线。

d. 样品测定:使用 1ml 注射器进行手动进样,根据测得的峰面积从标准曲线中查出样品中二氯甲烷的浓度。

4. 结果

（1）调查对象一般情况:由表 32.1 可知,接触组和对照组的年龄、工龄、吸烟、饮酒等因素的分布差异均无统计学意义（$P>0.05$）。

表 32.1　二氯甲烷接触组与对照组的一般情况

组别	年龄（岁）	工龄（年）	吸烟人数（百分比）	饮酒人数（百分比）
接触组	40.4±6.4	6.9±4.0	5（29%）	8（47%）
对照组	36.3±6.9	6.6±3.4	2（12%）	5（29%）
统计值 [a]	1.7687	0.1850	1.2649	1.0444
P [a]	0.0866	0.8544	0.2160	0.3041

a 统计值和 P 为接触组与对照组的统计学分析结果。

（2）职业环境中二氯甲烷浓度和人群尿中二氯甲烷水平的测定结果:图 32.1 为二氯甲烷的 GC 标准曲线。人群尿中二氯甲烷检测结果见表 32.2。

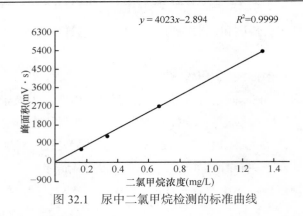

图 32.1　尿中二氯甲烷检测的标准曲线

表 32.2　不同接触水平的工作场所空气中和工人尿中二氯甲烷水平检测

二氯甲烷水平（mg/m³）	人数	空气中二氯甲烷水平（mg/m³）		尿液中二氯甲烷水平（mg/L）	
		范围	C_{TWA} 均值（$\bar{x} \pm s$）	范围	均值（$\bar{x} \pm s$）
低于检出限	39	—	低于检出限	—	低于检出限
＜60.00	4	21.23～59.04	45.63±17.09	0.00～0.11	0.09±0.03
60.00～100.00	42	60.07～95.62	80.94±15.11	0.11～0.15	0.13±0.02
100.00～200.00	5	184.51～198.30	191.70±5.50	0.22～0.25	0.24±0.01
≥200.00	3	266.08～270.82	268.27±2.37	0.30～0.32	0.31±0.01

注："—"表示无此项数据。

二、国内外相关标准研究

美国 ACGIH 于 2005 年推荐二氯甲烷的 BEI 班末尿为 0.3mg/L，这个值的基础是 ACGIH 的 8h-TLV-TWA 189.6mg/m³（50ppm）。我国目前规定工作场所空气中二氯甲烷的 8h-PC-TWA 为 200mg/m³，与美国职业接触限值相当。有必要根据我国目前工作场所空气中二氯甲烷的职业接触限值建立相应严格的生物接触限值。

三、技术指标的制定依据

（一）我国职业接触二氯甲烷尿中二氯甲烷的生物限值建议值及其理由

接触组工人班末尿液中二氯甲烷水平与其工作场所空气中二氯甲烷 C_{TWA} 水平具有相关关系[决定系数（R^2）=0.962，$P<0.05$]。通过对某制胶公司 20 名研究对象的外环境中二氯甲烷浓度和尿中二氯甲烷浓度分析，发现班末尿二

氯甲烷的含量与工作场所空气中二氯甲烷的 TWA 有相关性（R^2=0.962）。以尿中二氯甲烷浓度（mg/L）对工作场所空气中二氯甲烷浓度（mg/m³）作回归分析（图 32.2），回归方程为 $y = 0.0011x + 0.0388$（n=22，$P<0.001$）。按照我国现行的工作场所空气中二氯甲烷的 TWA 值推算，当劳动者接触浓度为 200mg/m³ 的二氯甲烷空气环境时，体内会代谢出 0.2588mg/L 的二氯甲烷。按照美国工作场所空气中 TWA 接触限值 189.6mg/m³（50ppm）推算，代入回归方程，计算得出尿中二氯甲烷值为 0.2474mg/L，与 ACGIH 提出的班末尿中二氯甲烷值 0.3mg/L 相比稍小。

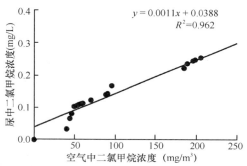

图 32.2　二氯甲烷接触水平与尿中二氯甲烷浓度关系散点图

综上所述，考虑我国现行工作场所二氯甲烷的职业接触限值 PC-TWA 为 200mg/m³，参考国内外文献、数据，结合本项目结果，初步建议职业接触二氯甲烷班末尿中二氯甲烷的生物限值为 0.3mg/L。

（二）职业接触二氯甲烷生物限值标准推荐值

职业接触二氯甲烷生物限值标准推荐值见表 32.3。

表 32.3　职业接触二氯甲烷生物限值标准推荐值

生物监测指标	生物限值	采样时间
尿中二氯甲烷	0.3mg/L	班末

四、正确使用标准说明

（一）生物监测指标的选择

尿中二氯甲烷浓度与空气中二氯甲烷浓度密切相关。国内已经建立尿中二氯甲烷检测方法，加之尿样采集方便、无损伤性，故本标准推荐班末尿中二氯甲烷浓度作为职业接触二氯甲烷的生物监测指标。

（二）监测结果的评价

（1）尿中二氯甲烷浓度结果主要用作群体职业接触水平的评价，也可用作个体职业接触水平评价。

（2）当尿中二氯甲烷浓度超过职业接触生物限值时，表示劳动者近期有过量接触。

（3）本标准提出的生物监测指标尿中二氯甲烷浓度结果结合工作场所空气中二氯甲烷浓度监测结果，可全面评价工作场所职业卫生条件和劳动者接触水平。

（三）监测检验的要求

班末尿中二氯甲烷浓度与空气中二氯甲烷浓度呈高度相关性，建议采集班末尿。

（曾　强　张　明）

参 考 文 献

赵欣，刘保峰，王延让，等，2014. 二氯甲烷对职业接触者神经行为和神经递质以及生化指标的影响. 中华劳动卫生职业病杂志，32（4）：280-281.

Ahmed A，Anders M，1976. Metabolism of dihalomethanes to formaldehyde and inorganic halide. Drug Metab Dispos，4：357-361.

Andersen M，Clewell H，Gargas M，et al，1987. Physiologically based pharmacokinetics and the risk assessment process for methylene chloride. Toxicol Appl Pharmacol，87：185-205.

Andersen M，Clewell H，Gargas M，et al，1991. Physiologically based pharmacokinetic modeling with dichloromethane，its metabolite，carbon monoxide，and blood carboxyhemoglobin in rats and humans. Toxicol Appl Pharmacol，108：14-27.

Astrand I，Ovrum P，Carlsson A，1975. Exposure to methylene chloride. I. its concentration in alveolar air and blood during rest and exercise and its metabolism. Scand J Work Environ Health，1：78-94.

Casanova M，Bell DA，Heck HD，1997. Dichloromethane metabolism to formaldehyde and reaction of formaldehyde with nucleic acids in hepatocytes ofrodents and humans with and without glutathione S-transferase T1 and M1 genes. Fundam Appl Toxicol，37（2）：168-180.

Cherry N, Venables H, Waldron H, 1983. The acute behavioral effects of solvent exposure. J Soc Occup Med, 33: 13-18.

Dell LD, Mundt KA, McDonald M, et al, 1999. Critical review of the epidemiology literature on the potential cancer risks of methylene chloride. Int Arch Occup Environ Health, 72: 429-442.

Divincenzo G, Kaplan C, 1981. Uptake, metabolism and elimination of methylene chloride vapor by humans. Toxicol Appl Pharmacol, 59: 130-140.

Divincenzo G, Yanno F, Astill B, 1972. Human and canine exposures to methylene chloride vapor. Am Ind Hyg Assoc J, 33: 125-135.

Fiserova-Bergerova V, 1983. Modeling of inhalation exposure to vapors: uptake, distribution, and elimination. Boca Raton: CRC Press: 73-100.

Gargas M, Burgess RJ, Voisard DE, et al, 1989. Partition coefficients of low molecular weight volatile chemicals in various liquids and tissues. Toxicol Appl Pharmacol, 98: 87-99.

Gargas M, Clewell H, Andersen M, 1986. Metabolism of inhaled dihalomethanes in vivo: differentiation of kinetic constants for two independent pathways. Toxicol Appl Pharmacol, 82: 211-223.

Ghittori S, Marraccini P, Franco G, et al, 1993. Methylene chloride exposure in industrial workers. Am Ind Hyg Assoc J, 54: 27-31.

Gibbs B, Amsel J, Soden K, 1996. A cohort mortality study of cellulose triacetate-fiber workers exposed to methylene chloride. J Occup Environ Med, 38: 693-697.

Haber L, Maier A, Gentry PR, et al, 2002. Genetic polymorphisms in assessing interindividual variability in delivered dose. Reg Toxicol Pharmacol, 35: 177-197.

Hearne F, Pifer J, Grose F, 1990. Absence of adverse mortality effects in workers exposed to methylene chloride: an update. J Occup Med, 32: 234-240.

Hearne FT, Piper JW, 1999. Mortality study of two overlapping cohorts of photographic film base manufacturing employees exposed to methylenechloride. J Occup Environ Med, 41: 1154-1169.

Heineman E, Cocco P, Gomez M, et al, 1994. Occupational exposure to chlorinated aliphatic hydrocarbons and risk of astrocytic brain cancer. Am J Ind Med, 26: 155-170.

Hertz-Picciotto I, Neutra R, 1994. Redolving discrepancies among studies: the influence of dose on effect size. Epidemiology, 5: 156-163.

Ikeda M, 1999. Solvents in urine as exposure markers. Toxicol Lett, 108: 99-106.

Imbriani M, Ghittori S, Pezzagno G, et al, 1985. Urine/air partition coefficients for some industrially important substances. G Ital Med Lav, 7: 133-140.

Jonsson F, Johanson G, 2001. A Bayesian analysis of the influence of GSTT1 polymorphism on the cancerriskestimate for dichloromethane. Toxicol Appl Pharmacol, 174: 99-112.

Lanes S, Cohen A, Rothman K, 1990. Mortality of cellulose fiber production workers. Scand J

Work Environ Health, 16: 247-251.

Lanes S, Rothman K, Dreyer N, et al, 1993. Mortality update of cellulose fiber production workers. Scand J Work Environ Health, 19: 426-428.

McDougal J, Jepson G, Clewell J, et al, 1986. A physiological pharmacokinetic model for dermal absorption of vapors in the rat. Toxicol Appl Pharmacol, 85: 286-294.

McKenna M, Zempel J, 1981. The dose-dependent metabolism of ^{14}C methylene chloride following oral administration to rats. Food Cosmet Toxicol, 19: 73-78.

McKenna M, Zempel J, Braun W, 1982. The pharmacokinetics of inhaled methylene chloride in rats. Toxicol Appl Pharmacol, 65: 1-10.

Ott M, Skory L, Holder B, 1983. Health evaluation of employees occupationally exposed to methylene chloride: clinical laboratory evaluation. Scand J Work Environ Health, 9(Suppl 1): 17-25.

Putz V, Johnson B, Setzer J, 1976. A comparative study of the effects of carbon monoxide and methylene chloride on human performance. J Environ Pathol Toxicol, 2: 97-112.

Riley E, FassettD, Sutton W, 1966. Methylene chloride vapor in expired air of human subjects. Am Ind Hyg Assoc J, 27: 341-348.

Sakai T, Morita Y, Wakui C, 2002. Biological monitoring of workers exposed to dichloromethane using headspace gas chromatography. J Chromatog B, 778: 245-250.

Sato A, Nakajima T, 1987. Pharmacokinetics of organic solvent vapors in relation to their toxicity. Scand J Work Environ Health, 13: 81-93.

Stewart R, Dodd H, 1964. Absorption of carbon tetrachloride, trichloroethylene, tetrachloroethylene, methylene chloride, and 1,1,1-trichloroethane through the human skin. Am Ind Hyg Assoc J, 25: 439-446.

Stewart R, Fisher T, Hosko M, 1972. Carboxyhemoglobinelevation after exposure to dichloromethane. Science, 176: 295-296.

Stewart R, Fisher T, Hosko M, et al, 1972. Experimental human exposure to methylene chloride. Arch Environ Health, 25: 342-348.

Thier R, Wiebel FA, Hinkel A, et al, 1998. Species differences in the glutathione transferase GSTT1-1 activity towards the model substrates methyl hlorideand dichloromethane in liver and kidney. Arch Toxicol, 72: 622-629.

Tsurata H, 1975. Percutaneous absorption of organic solvents. 1: comparative study of the in vivo percutaneous absorption of chlorinated solvents in mice. Ind Health, 13: 227-236.

U. S. Environmental Protection Agency, 1982. Health assessment document for dichloromethane (methylene chloride) . Washington D. C.: U. S. EPA, Office of Health and Environmental Assessment.

Ukai H, Okamoto S, Takada S, et al, 1998. Monitoring of occupational exposure to dichloromethane by diffusive vapor sampling and urinalysis. Int Arch Occup Environ Health,

71: 397-404.

US Agency for Toxic Substances and Disease Registry, 2000. Toxicological profile for methylene chloride (update). Atlanta: Department of Health and Human Services, ATSDR.

US National Toxicology Program, 1986. Toxicology and carcinogenesis of dichloromethane (methylene chloride) in F344/N rats and B6C3F1mice (inhalation studies). NTP, Research Triangle Park, NC.

World Health Organization, 1999. Carbon monoxide. Geneva: Environmental Health Criteria.

第三十三章　尿中甲基马尿酸

一、制定背景

二甲苯（dimethylbenzene）为无色透明液体，有邻位、间位、对位三种异构体，主要异构体是间二甲苯。工业上的二甲苯即指上述异构体的混合物。2017年10月27日，IARC公布的致癌物清单显示，二甲苯位列3类致癌物清单中。

二甲苯主要作为溶剂及稀释剂（用以替代苯）用于油漆、橡胶、皮革及印刷等行业中，也可用作航空燃料的高效抗爆剂、染料的合成及邻苯二甲酸的生产原料，医院病理科主要将其用于组织切片的透明和脱蜡。对二甲苯（PX）是精对苯二甲酸（PTA）的原料，随着2011~2014年国内PTA产能的快速投放，我国对二甲苯的需求大幅增长。2010年国内对二甲苯需求为944万吨，仅占全球总需求的34%，到2016年对二甲苯需求达到2207万吨，年复合增长率15%以上，占全球总需求的56%。由此可见，二甲苯是工作场所空气中常见的职业危害因素，为了保护职业人群健康，应准确地评估职业人群的接触水平，除了制定工作场所空气中二甲苯的职业接触限值外，更有效的方法是制定接触二甲苯后的代谢产物——尿中甲基马尿酸的生物限值，以更准确、真实地评估职业接触水平，控制接触风险。

二甲苯可经呼吸道、皮肤和消化道吸收，在生产环境中以呼吸道吸入为主，皮肤也有吸收，有关液体二甲苯意外摄入的报告表明血液中的二甲苯浓度超过100mg/L会迅速被消化道吸收。在二甲苯吸入接触2h的人体中，血液中的二甲苯达到峰值。静脉血中吸收的二甲苯分布在细胞（12%）和血清（88%）中，无蛋白质血清中的二甲苯约占总血液二甲苯的9%，随后二甲苯在脂肪组织中以显著量分布，主要分布在含脂丰富的组织，以脂肪组织和肾上腺中最多，其次为骨髓、脑和肝脏。经吸收后的二甲苯，除部分（约占吸入量的5%）经呼吸道以原型排出外，主要的消除途径是体内代谢。95%体内二甲苯在肝脏内被氧化成水溶性的甲基苯甲酸，其与甘氨酸结合成为甲基马尿酸（MHA）。二甲苯的三种异构体代谢途径类似，邻位二甲苯代谢速度慢于对位、间位二甲苯。人体接触二甲苯能增加尿中 MHA 的浓度，班末达到高峰。代谢呈一级速率，接触浓度和代谢产物的浓度呈线性关系。

MHA 是二甲苯的主要代谢产物，具有特异性，MHA 有邻甲基马尿酸（o-MHA）、间甲基马尿酸（m-MHA）、对甲基马尿酸（p-MHA）三种同分异构体，正常人尿中不含此化学物质。国内外很多研究表明在接触工人的班末尿中 MHA 浓度与二甲苯接触水平（C_{TWA}）有很好的相关性，如 Engstrom 对 15 名接触不同浓度二甲苯的油漆工人进行连续 3 天的观察研究，发现班末尿中 MHA 与空气中二甲苯浓度（C_{TWA}）密切相关，0.665g/gCr 的尿 MHA 浓度相当于环境中二甲苯浓度为 50μg/m³ 时的接触。高秀峰等调查了某厂油漆车间接触二甲苯的 57 名工人，分别进行工作场所空气中二甲苯和尿中 MHA、肌酐的测定，对工人班前、班中、班末和班后尿中 MHA 含量排出规律进行了观察。发现可以采用脱离接触前 1h 内尿样（即班末尿）评价二甲苯接触者接触水平。本项目通过对武汉地区某车辆集团和两个化工厂车间 57 名二甲苯接触工人的调查研究，发现班末尿 MHA 的含量与工作场所空气中二甲苯浓度（C_{TWA}）密切相关。

二甲苯可作为溶剂或稀释剂（油漆、涂料），也可作为原辅材料或中间体，用途相当广泛，在各制造业（按国民经济行业分类）都会被应用，如汽车制造业、专用设备制造业、通用设备制造业、橡胶和塑料品制造业、化学原料和化学制品制造业、医药制造业、印刷业、家具制造业、皮革和制鞋业等，另外二甲苯还可作为一些油品类的添加成分，如石油、汽油，在油品的开采、加工行业中也会有接触。

二、国内外相关标准研究

2006 年美国 ACGIH 推荐的职业接触二甲苯 BEI 是工作周末班末尿中 MHA 为 1.5g/gCr，该值是基于 8hTLV-TWA 100ppm（434.2mg/m³）提出的，至今仍执行该标准。德国 DFG（2008 年）推荐的 BAT 为接触末或班末尿中 MHA 2.0g/L，这一数值对应的工作场所浓度 MAK 为 440mg/m³。WHO 1980 年对 MHA 的推荐值为 1.4g/L（相当于职业接触限值为 46ppm）。HSE 2005 年推荐的生物监测指导值：650mmol MHA/molCr，相当于 1.1g MHA/gCr，表 33.1 是美国、德国、日本及我国的工作场所二甲苯限值和接触二甲苯的生物限值情况。

表 33.1　　国内外工作场所限值及职业接触二甲苯的 MHA 生物限值

	TWA（mg/m³）	生物限值	相对内接触指数（RIE）
美国（2006）	434.2	1.5g/gCr	3.45
德国（2008）	440（MAK）	2.0g/L	4.54
日本（2009）	217	0.8g/L	3.68
中国（建议）	50	0.3g/gCr（0.4g/L）	6.0

三、技术指标的制定依据

选择武汉地区某车辆集团和两个化工厂作为监测点开展研究，选取喷涂车间和调漆车间的 57 名二甲苯接触工人作为接触组，行政办公室人员 21 名作为对照组。

（一）样品采集

研究对象的接触浓度参考《工作场所空气中有害物质监测的采样规范》（GBZ 159），对照组采用定点长时间采样一个工作班的方式，接触组采用个体采样全工作班的方式。内剂量参考《职业卫生生物监测质量保证规范》（GBZ/T173）收集工人班前、班末尿。尿样采集完毕后尽快带回实验室测量比重并取 5ml 尿样测定肌酐浓度。尿样低温保存。

（二）样品分析及质量保证

空气样品依据《工作场所空气有毒物质测定　芳香烃类化合物》（GBZ/T 160.42—2007）中二甲苯的溶剂解吸-气相色谱法进行检测，同时做现场空白和质控样。尿样分析参考《尿中马尿酸、甲基马尿酸的高效液相色谱测定方法》（WS/T 53—1996）进行检测，同时做加标回收以评估准确度，加标回收率可达 91.4%～101.4%。

（三）结果与分析

空气样品和尿样检测显示对照组和接触组空气中二甲苯的浓度及尿中 MHA 浓度均有显著性差异。表 33.2 为接触组接触不同浓度水平二甲苯和尿中 MHA 的测定结果（包括比重校正和肌酐校正）。研究结果显示，班末尿 MHA

的含量与工作场所空气中二甲苯浓度（TWA）密切相关。

表 33.2　不同接触水平的空气二甲苯和工人尿中 MHA 测定结果

组段 (mg/m³)	例数	二甲苯 (mg/m³)		尿中 MHA（肌酐校正）(g/gCr)		尿中 MHA（比重校正）(g/L)	
		$\bar{x} \pm SD$	范围	$\bar{x} \pm SD$	范围	$\bar{x} \pm SD$	范围
<50	49	9.87±11.63	0.0～49.93	0.073±0.056	0.015～0.307	0.085±0.056	0.020～0.259
50～100	6	63.57±12.28	50.84～79.63	0.15±0.228	0.035～0.152	0.192±0.257	0.026～0.199
≥100	2	138.96±7.43	133.71～144.21	1.04±0.641	0.589～1.496	1.728±0.733	1.210～2.246
合计	57	20.06±30.48	0.0～144.21	0.107±0.203	0.015～1.496	0.160±0.348	0.020～2.246

（四）我国职业接触二甲苯生物限值推荐值及理由

以尿中 MHA 浓度（g/gCr）对工作场所空气中二甲苯浓度（mg/m³）作回归分析，回归方程为 $y=0.0052x+0.0112$（$r=0.731$，$n=57$，$P<0.001$），图 33.1 为 57 名二甲苯接触者外暴露水平与其代谢产物尿中 MHA（内暴露）浓度关系的散点图。按照我国现行的工作场所空气中二甲苯 TWA 值推算，当工人接触浓度为 50mg/m³ 的二甲苯空气环境时，体内会代谢出 0.271g/gCr 的 MHA（尿样采用肌酐校正）。按照美国 100ppm（相当于 434.2mg/m³）的接触限值推算，代入回归方程，计算得出尿中 MHA 为 2.27g/gCr，比 ACGIH 提出的班末尿中 MHA（1.5g/gCr）高。

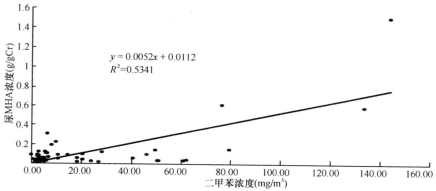

图 33.1　57 名二甲苯接触者接触水平与尿中 MHA 浓度（肌酐校正）关系散点图

比重校正尿样结果（图 33.2），以尿中 MHA 浓度（g/L）对工作场所空气中二甲苯浓度（mg/m³）作回归分析，回归方程为 $y=0.0089x-0.0259$（$r=0.7932$，$n=57$，$P<0.001$）。按照二甲苯空气接触限值 PC-TWA=50mg/m³ 计算，推算

出工作班末尿中 MHA 含量为 0.4g/L。将 2 个国家的二甲苯接触限值[德国 MAK 值（440mg/m³）和日本（217mg/m³）]分别代入该比重校正曲线，考虑其尿比重以 1.016 作为标准比重，与我国使用的 1.020 标准比重校正后，推算其尿中 MHA 代谢含量分别为 3.1g/L 和 1.5g/L，与实际的德国班末尿中 MHA 的 BAT 值（2.0g/L）和日本班末尿中 MHA 的 BEI 值（0.8g/L）相比也偏高。

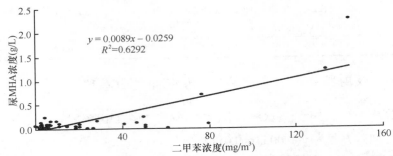

图 33.2　57 名二甲苯接触者接触水平与尿中 MHA 浓度（比重校正）关系散点图

相对内接触指数（RIE 值）指尿中化学物浓度与空气接触浓度的比值，表示接触每单位化学物浓度后在机体内代谢转化为相应代谢产物的量。通过资料计算，我国班末尿中 MHA 的 RIE 为 6.0，见表 33.1，即平均每吸入 1mg/m³ 的二甲苯可代谢转化为 6.0mg/gCr 的 MHA。本研究结果与德国职业卫生标准中的尿中 MHA 与空气限值的比值（RIE=4.54）接近。

将班末尿 MHA 与工人二甲苯暴露浓度做的直线回归方程与 Huang, Inoue, Kawai, Ogata, Jacobson 所做的直线回归方程进行比较，并将我国二甲苯接触限值 PC-TWA=50mg/m³ 代入各回归方程，推算的工作班末尿中 MHA 含量见表 33.3 和表 33.4。各回归方程的尿 MHA 含量预测值为 0.161～0.230g/gCr，按本研究方程得到的预测值为 0.271g/gCr 和 0.419g/L，考虑我国现行二甲苯职业接触限值 PC-TWA=50mg/m³，同时 PC-STEL=100mg/m³，比其他国家接触限值低，参考国内外文献、数据，结合本研究结果，建议职业接触二甲苯班后尿中 MHA 的生物限值为 0.3g/gCr 或 0.4g/L。

表 33.3　二甲苯接触水平与尿中 MHA 代谢相关性研究的文献调研（肌酐校正）

研究者（年份）	例数	二甲苯暴露平均浓度	二甲苯浓度与尿中 MHA 水平回归方程	接触 50mg/m³ 时尿中 MHA（g/gCr）的预测值
Inoue（1939）	175（男+女）	14ppm	y（mg/gCr）=11.1x+27	0.155
Kawai（1991）	121（男）	3.8ppm	y（mg/gCr）=16.85x+0.81	0.194

续表

研究者（年份）	例数	二甲苯暴露平均浓度	二甲苯浓度与尿中 MHA 水平回归方程	接触 50mg/m³ 时尿中 MHA（g/gCr）的预测值
Kawai（1992）	51（男）	8ppm	y（mg/gCr）=8.7x+30	0.130
Ogata（1995）	38（男）	14ppm	y（mg/gCr）=20x	0.230
Jacobson（2003）	20	3.4ppm	y（mg/gCr）=12.73x+14.44	0.161
本研究	48（男）+9（女）	4.6ppm（20mg/m³）	y（g/gCr）=0.0052x+0.0112	0.271

表 33.4　二甲苯接触水平与尿中 MHA 代谢相关性研究的文献调研（比重校正法）

研究者（年份）	例数	二甲苯暴露平均浓度	二甲苯浓度与尿中 MHA 水平回归方程	接触 50mg/m³ 时尿中 MHA（g/L）的预测值
Huang（1994）	122（男）+111（女）	3ppm	y（mg/L）=14.4x+37	0.203
Inoue（1993）	175（男+女）	14ppm	y（mg/L）=10.4x+26.9	0.146 [a]
Kawai（1991）	121（男）	3.8ppm	y（mg/L）=13.38x+4.3	0.158 [a]
Kawai（1992）	51（男）	8ppm	y（mg/L）=9.4x+33	0.141 [a]
本研究	48（男）+9（女）	4.6ppm（20.0mg/m³）	y（g/L）=0.0089x～0.0259	0.419

a 以 1.016 为校正标准比重。

　　现场监测结果表明，工作场所空气中二甲苯 C_{TWA}＜50mg/m³ 时，95%的接触者尿中 MHA 水平＜0.3g/gCr，这与限值制定的情况基本相符。表 33.5 显示的是空气中二甲苯不同浓度下尿 MHA 的百分位数浓度及建议限值对应的百分位数。

表 33.5　空气中不同二甲苯浓度下尿 MHA 的百分位数浓度及建议限值对应的百分位数

组段（mg/m³）	例数	尿中 MHA（g/gCr）				推荐值 0.3g/gCr 对应的百分数
		P_{50}	P_{75}	P_{90}	P_{95}	
＜50	49	0.058	0.096	0.125	0.208	97.96

　　综上所述，建议职业接触二甲苯生物限值推荐值如表 33.6 所示。

表 33.6　职业接触二甲苯生物限值推荐值

生物监测指标	生物限值	采样时间
尿中甲基马尿酸（MHA）	0.3g/gCr	工作班末

四、正确使用标准说明

（1）二甲苯代谢成甲基马尿酸受饮酒及服用阿司匹林的抑制，可达 50%；

乙苯对间位二甲苯对代谢的抑制可达 20%；二甲苯可与血清蛋白结合，在生物监测评价时应考虑这些因素的干扰。

（2）二甲苯在机体内代谢的生物半衰期为 3.6h 和 30.1h，后者是由储存在脂肪的二甲苯释放所致，应严格按照限值要求采集班末尿测定尿 MHA，其他时间段尿样不在限值评价范围内。

（3）样品采集的时机至关重要，由于工作场所不存在 MHA，因此不太可能污染样本。样品应冷藏保存并在 3～5d 进行分析；冷冻样品可稳定数月。

（宋为丽　梅　勇）

参 考 文 献

高秀峰，1989. 尿中甲基马尿酸含量与接触二甲苯浓度关系的探讨. 职业医学，16（3）：10-11，63.

李玉玲，陈楚良，金锡鹏，等，1993. 甲基马尿酸作为接触二甲苯生物监测指标的研究. 中华劳动卫生职业病杂志，11（4）：230-231.

沈惠麒，顾祖维，吴宜群，2006. 生物监测和生物标志物：理论基础及应用. 第 2 版. 北京：北京大学医学出版社.

汪严华，朱江，黄德明，1992. 二甲苯生物监测的研究近况. 职业医学，19（1）：44-45.

王秀玲，1997. 二甲苯毒理学研究进展. 国外医学（卫生学分册），24（2）：77-79.

中国产业信息网，2017. 2017 年中国二甲苯行业发展需求及发展趋势分析. [2017-05-25]. http://www.chyxx.com/industry/201705/526147.html.

ACGIH，2012. ACGIH Xylenes（Technical or Commercial Grades）. Cincinnati：BEI Documentation.

Chang FK，Chen ML，Cheng SF，et al，2007. Evaluation of dermal absorption and protective effectiveness of respirators for xylene in spray painters. Int Arch Occup Environ Health，81：145-150.

DFG Deiutsche Forschungsgemeinschaft，2008. List of MAK and BAT Values. Weinheim：Wiley-VCH Verlag：195-217.

Engstrom K，Husman K，Pfäffli P，et al，1978. Evaluation of occupational exposure to xylene by blood exhaled air and urine arialysis. Scand. J. Work Environ. Health，4：114.

Huang MY，Jin C，Liu YT，et al，1994. Exposure of workers to a mixture of toluene and xylenes. I. Metabolism Occup Environ Med，51：42-46.

Inoue O，Seiji K，Kawai T，et al，1993. Excretion of methylhippuric acids in urine of workers exposed to a xylene mixture：comparison among three xylene isomeres and toluene. Int Arch Occup Environ Health，64：533-539.

Jacobson CA, Mclean S, 2003. Biological monitoring of low level occupational xylene exposure and the role of recent exposure. The Annals of Occupational Hygiene, 47（4）: 331-336.

Kawai T, Mizunuma K, Yasugi T, et al, 1991. Urinary methylhippuric acid isomer levels after occupational exposure to a xylene mixture. Int Arch Occup Environ Health, 63: 69-75.

Kawai T, Yasugi T, Mizunuma K, et al, 1992. Comparative evaluation of urinalysis and blood analysis as means of detecting exposure to organic solvents at low concentrations. Int Arch Occup Environ Health, 64: 223-234.

Korinth G, Weiss T, Angered J, et al, 2006. Dermal absorption of aromatic amines in workers with different skin lesions: a report on 4 cases. J Occup Med Toxicol, 1: 17-20.

KraÈmer A, Linnert M, Jr, Wrbitzk R, et al, 1999. Occupational chronic exposure to organic solvents XVII. Ambient and biological monitoring of workers exposed to xylenes. Int Arch Occup Environ Health, 72: 52-55.

Ogata M, Taguchi T, Horike T, 1995. Evaluation of exposure to solvents from their urinary excretions in workers coexposed to toluene, xylene, and methyl isobutyl ketone. Appl Occup Environ Hyg, 10: 913-920.

第三十四章　尿中苯乙醇酸和苯乙醛酸

一、制 定 背 景

（一）基本信息

1. 理化性质

乙苯（CAS 号 100-41-4）为一种无色液体，分子式 C_8H_{10}，分子量 106.17，相对密度 0.8669（20℃/4℃），凝固点–94.9℃，沸点 136.25℃，闪点 17.78℃（闭杯），自燃点 432.22℃，蒸气密度 3.66，蒸气压 1.33kPa（10mmHg，25.9℃），蒸气与空气混合物爆炸极限 1.0%～6.7%。乙苯不溶于水，与乙醇、乙醚混溶，遇热、明火易燃，能与氧化物反应。

2. 职业接触

乙苯在工业上主要用于苯乙烯的生产，特别是在苯的职业危害被确认后，乙苯作为苯的替代化学品被广泛用于胶黏剂、油漆、涂料等行业。IARC 近来对乙苯毒性进行了评价，将乙苯归为人类可疑的致癌物（2B 级）。据有关资料统计，2003 年全球乙苯消费量为 26.27 亿吨，预计 2008 年乙苯的需求量将达到 31.35 亿吨。接触乙苯的作业人群越来越多，特别是在苯的危害明确被人们认识后，乙苯作为苯系物质的代替品被广泛应用，作为溶剂使用在胶黏剂、油漆、涂料中。有文献报道，多家新装修后的居室中检测到乙苯的环境浓度超标 0～9 倍，可以看出乙苯对接触人群的影响从职业接触扩大到日常环境中。

（二）毒理学性质

1. 致癌性和遗传毒性

IARC 近来对乙苯致癌性进行了系列评价，将乙苯归为 2B 级致癌物。美国 NTP 通过研究，发现雄性 F344/N 大鼠吸入 750ppm 浓度乙苯后，肾小管肿瘤发病率升高，为乙苯的致癌性提供了有力的证据；且发现肿瘤发生与肾小管增生及肾病病例同步增多，睾丸细胞腺瘤病例也比阴性对照组略有增加。同样，NTP 还证实乙苯可诱导 B6C3F1 雄性小鼠罹患肺泡-细支气管肿瘤，雌性小鼠患肝细胞性肿瘤。乙苯在体内的代谢主要通过 α-羟基化形成 1-苯基乙醇。1-苯基乙醇主要存在于大鼠尿中，$R(+)$、$S(-)$ 分别占 90% 和 10%，经苯乙酮、羟基-苯乙酮、苯基乙二醛、苯乙醛酸一系列产物，最终生成马尿酸。此外，乙苯也可在 ω 碳位氧化生成 2-苯乙醇，进一步氧化形成苯乙酸。其中主要的代谢产物——1-苯基乙醇可诱导雄性大鼠患肾小管细胞腺瘤，而小鼠未见罹患相关肿瘤。物理、化学和（或）生物等因素致癌的作用途径有三种：细胞毒性、遗传毒性和外遗传毒性。其中遗传毒性通过引起遗传物质 DNA 的损伤、未修复或修复错误的 DNA 损伤导致 DNA 单链、双链断裂，从而形成染色体畸变、微核、姐妹染色单体互换和突变。

Nestmann 等发现在有/无 Arochlor1254 诱导的大鼠肝脏 S9 存在的情况下，分别对 400μg/ml 乙苯进行标准 Ames 实验，结果均为阴性，但并未显示明显的毒性或乙苯浓度过高。Florin 等在一项调查烟草烟雾成分致突变性的研究中，发现在有/无 S9 混合的情况下，以乙苯剂量每平皿 3180μg 进行了 Ames 实验，结果也为阴性。Brooks 采用包括五项标准菌株（沙门菌、大肠杆菌 WP2 和 WP2uvrA 菌株）的 Ames 扩展实验，发现乙苯在有/无 S9 情况下均不诱导 CerevisiaeJD1 菌株的基因转换，未见其致突变性。NTP 通过乙苯的沙门菌致突变实验研究，也未发现乙苯具有致突变性。Nestmann 和 Lee 在酵母接触乙苯后的基因突变和有丝分裂基因转换终点的研究中，观察到 D7 菌株色氨酸位点转换和 XV185-14C 菌株的组氨酸、同型丝氨酸和色氨酸位点回复变异。上述研究皆表明乙苯不具有细菌致突变性，也不诱导酵母的突变或基因转换。

NTP 在乙苯的中国仓鼠卵巢上皮（CHO）细胞染色体畸变实验中，以细胞分裂周期的时长收获细胞，在有/无 S9 的两种代谢条件下均以乙苯（最高浓度125μg/ml）处理细胞，未观察到细胞分裂中期和染色体畸变。这一阴性结果被 Brooks 用代谢竞争性大鼠肝脏细胞系证实。Gibson 和 Kerckaert 等观察了乙苯的叙利亚仓鼠胚胎(SHE)细胞微核试验和细胞转化试验，发现乙苯可诱导 SHE 细胞产生微核，但染色体畸变结果阴性，两者结果不一致，这可能与畸变实验中采用短时的细胞收获时间，而在 SHE 细胞微核试验中采用 24h 长时间接触有关。此外，研究结果的不一致性还可能源于代谢活化条件的不同：乙苯在哺乳动物和人类体内主要是通过 α-羟化代谢转化为 1-苯基乙醇。氧化反应也可出

现在 ω-碳原子上，形成 2-苯基乙醇，后者进一步氧化为苯乙酸。体外人肝微粒体和重组细胞色素 P450（CYP）细胞系实验表明最初的羟化反应由 CYP1A2、CYP2B6 和 CYP2E1 介导，CYP2E1 起主导作用。体外细胞遗传学研究证明这两种代谢活化途径都存在，但不同细胞系中参与乙苯解毒的 CYP 蛋白和 II 相酶在数量或质量上存在差异。SHE 细胞内 CYP 的含量尚未报道，因此，目前还不能评价不同结果之间的差异归因于代谢途径的差异，解决 CHO 细胞遗传学实验和 SHE 微核实验结论差异的有效方法是在同种类型细胞系中观察这两个终点。

此外，体内乙苯代谢生成 1-苯基乙醇的过程中还伴随着诸多其他的中间产物。McMahon 等通过 CHO 细胞对 1-苯基乙醇进行了细胞遗传学分析，结果发现无 S9 存在时染色体畸变未见增加，而有 S9 存在时高剂量 1-苯基乙醇可以诱发染色体畸变。诱发细胞畸变增加的浓度（2000μg/ml 和 3000μg/ml）因毒性太大，细胞大量死亡。这些研究中得到的畸变实验结果与 1-苯基乙醇的预期反应不同，而与毒性过高有关。

NTP 于 1988 年采用标准软琼脂法检验了乙苯的小鼠淋巴瘤试验，结果显示单次较高剂量（80μg/ml）时呈阳性反应，伴随着细胞毒性还出现淋巴瘤大量增加，而在较低剂量时没有明显反应。接触 80μg/ml 乙苯时，第一次实验的总相对生长率（RTG）为 34%，而第二次实验仅为 13%。邻近的较低剂量，第一次实验（40μg/ml）和第二次实验（60μg/ml）分别在 77%和 48%的 RTG 时并未引起 MF 的增加。根据 NTP 的研究结果，美国 EPA 在其颁布的遗传毒性化合物概要中将乙苯归为小鼠淋巴瘤试验阳性。NTP 也评价了 1-苯基乙醇的小鼠淋巴瘤实验。在无 S9 存在条件下，250～1200nl/ml 浓度致突变性增加。较宽的有效作用剂量范围与设定的接触浓度相比，细胞毒性可能是阳性结果的更主要决定因素。大多数阴性的突变研究支持乙苯在细胞系中不具有致突变性，目前的方法和小鼠淋巴瘤试验阳性的分类原则可能导致与 NTP 关于这两种物质研究结论的不一致性。

现有乙苯诱导 SCE 的研究结论说法不一。Norppa 和 Vanio 在体外培养的人淋巴细胞中检测了乙苯是否诱导 SCE。淋巴细胞在未代谢活化条件下接触 10mmol/L 乙苯 48h，每个剂量组或对照组计数 50 个细胞。结果表明，高剂量乙苯（该剂量组鉴别着色的细胞数约为对照组的 30%）可以诱导 SCE 数增加，但该试验存在统计方法、实验单位（以细胞而不是培养液）选择欠妥，高剂量组的边缘效应相关性微弱等缺陷。同样，NTP 在 S9 活化的 CHO 细胞中也开展了乙苯的 SCE 研究，结果显示 SCE 没有增加，NTP 也未发现 1-苯基乙醇能够诱导 SCE。总之，乙苯是否在可接受的细胞毒性剂量范围内诱导 SCE，尚需进一步研究。

Kerckaert 等在低 pH 条件下检测了乙苯的 SHE 细胞转化。细胞接触乙苯 24h 或 7d 后，经过 6d 或 7d 的生长，计数发生形态学变化的细胞。接触 200μg/ml 高剂量乙苯 24h 和 7d 后相对出菌率分别降至 51% 和 37%，短期 24h 接触后未发现明显形态学变化；在 7d 接触的实验中，与对照组相比，中高剂量组的转化菌落数增加，具有明显的趋势效应。乙苯 24h 短时接触的阴性结果而 7d 长时接触的阳性结果的综合反应模式提示促进样机制的存在，而不是转化事件的启动。此外，SHE 细胞微核实验的阳性结果与之趋势不一致。目前，已发表的 SHE 研究结果因其短期、长期接触反应之间的差异不足确定与遗传毒性或非遗传毒性机制有关；然而这项研究显示，乙苯作为一种不直接作用于 DNA 的化学致癌物，能够诱导细胞转化个体的增加。

乙苯不是细菌诱变剂，不诱导酵母的突变和有丝分裂重组，也不诱导传代细胞系发生 SCE 或染色体畸变。体外染色体畸变试验因接触时间较短，需要较长时间接触的化合物的检测结果通常为阴性；但乙苯也并不属于长期接触就能增加 SCE 或染色体畸变阳性反应的物质（如核苷类似物和亚硝胺类）。小鼠淋巴瘤研究提示乙苯不具有致突变性。SHE 转化和微核实验的阳性反应能够显示乙苯具有生物活性，但这两项研究中的阳性结果只能归因于非遗传毒性机制。

Mohtashamipur 等采取 NMRI 小鼠腹腔注射完成乙苯微核试验。乙苯溶于玉米油后分两个剂量间隔 24h 给予，最高剂量为 650mg/kg，相当于 70% 的 LD_{50}，每个剂量染毒 5 只小鼠，首次接触后 30h 处死动物。每只小鼠取一侧股骨，计数 1×10^3 个骨髓多染红细胞。结果未发现各剂量组有微核增加。此次实验也未对乙苯的骨髓毒性进行评价，也未涉及乙苯靶器官的接触信息。NTP 也开展了外周血中乙苯的亚慢性毒性的微核试验。小鼠经口吸入 500～1000ppm 的乙苯（3 个剂量），染毒 13 周。实验结束时每组保持 8～10 只雌性和雄性小鼠（低于对照组和中剂量雄性处理组试验开始时的 10 只）。每只动物至少计数 2000 个多染红细胞（PCE）和 10 000 个正染红细胞（NCE）。此次试验并未观察到乙苯对微核化的 PCE 和 PCE/NCE 的影响。Clay 以同样的吸入接触方式开展了小鼠肝脏程序外 DNA 合成（UDS）试验研究。发现接触 1000ppm 乙苯的雄性动物呼吸频率降低，活动量减少，2000ppm 剂量组的雄性小鼠全部死亡。因此，雄性动物的最大耐受剂量确定为 1000ppm。但 1000ppm 组雌性小鼠毒性症状很明显：呼吸频率降低、呼吸深度增加、活动量显著减少、对声音的反应迟钝。因此，正式试验中雌性动物的最高剂量设定为 750ppm。试验中雄性阴性对照组和雌性高剂量乙苯组的两只小鼠因自身肝细胞的活性较低，不能够进行放射自显影分析。结果发现乙苯未引起净核银染颗粒数或者细胞修复比例的增加，乙苯未诱导小鼠肝细胞 UDS。目前只发现了上述涉及的遗传毒性。Holz 等在一项芳香烃接触的苯乙烯作业人群流行病研究中证实了低水平乙苯的接触及其对工人外周淋巴细胞的影响，接触组和对照组分别选择同一工厂内的 25 名工人，对照组和接触组工人的乙苯接触浓度分别为 365～2340mg/m³（84～539ppm）和 145～290mg/m³（33～67ppm）。研究者通过外周血单核细胞核酸酶 P1（增强的 ^{32}P）标记后的 DNA 加合物，以及淋巴细胞 DNA 单断裂、姐妹染色单体互换和微核实验研究遗传毒性，结果发现乙苯接触并未引起相关的 DNA 加合物形成、DNA 单断裂和 SCE 的遗传毒性效应，外周血淋巴细胞的微核率没有改变。综上所述，现有关于乙苯遗传毒性方面的研究，包括 DNA 断裂、DNA 加合物、微核、SCE 和 UDS，都未证实乙苯的遗传毒性。

2. 耳毒性

目前关于人类的研究尚不明确，主要集中在对实验动物的研究中。Cappaert 及 Gagnaire 和 Langlais 等以大鼠和豚鼠为研究对象，在相同的实验条件下分别进行了 6 次试验，最后所有受试对象都表现出了相应的耳毒性效应。乙苯对大鼠听力系统的损伤是不可逆的，但豚鼠却并没有出现相应的损伤。乙苯会损伤大鼠耳蜗组织中的毛细胞，且耳蜗外毛细胞（outer hear cell，OHC）比内毛细胞对乙苯更敏感。乙苯的耳毒性效应与剂量相关，高浓度的乙苯会导致耳蜗毛细胞死亡率的升高。对大鼠的组织学检查发现，其耳蜗中频段区域的 OHC 减少。大鼠耳蜗毛细胞数目的减少与听阈变化之间没有明显的相关性。Cappaert 还对上述两种动物对乙苯的易感性进行了比较，结果正如刚才所提到的，乙苯接触浓度达 550ppm 时，大鼠在中频段范围的听阈水平出现增高，且相应区域耳蜗 OHC 减少。相比之下，当乙苯浓度达 2500ppm 时（5d，6h/d），豚鼠也没有出现听阈改变及 OHC 的损失。在另一项研究中，Vyskocil 等发现乙苯在两种动物血液中的浓度存在差异，并认为这可能是种属间对乙苯的易感性存在差异而导致的血液中乙苯浓度不同。

目前尚没有乙苯的慢性研究信息。在浓度不高于 300ppm 的亚急性及

200ppm 的亚慢性研究中，均未观察到相应的听力损伤效应；当浓度超过300ppm 时，听阈的变化与浓度之间存在直接相关关系。近期，Gagnaire 对大鼠进行了亚慢性乙苯染毒研究（每天 6h，每周 6d，共 13 周）。接触的乙苯浓度分别为 200ppm、400ppm、600ppm 和 800ppm。采用脑干听觉诱发电位反应测定不同频率大鼠听阈水平的变化。研究发现当乙苯浓度为 400~800ppm 时，可在 2kHz、4kHz、8kHz 和 16kHz 观测到大鼠听阈水平的增加。在实验进行到第 8 周时，大鼠的听阈水平仍没有恢复正常。当接触浓度为 200ppm 时，对大鼠耳蜗进行的组织学检查发现，其耳蜗组织中频段的 OHC 损失达到了 50%（4/8 只）。当浓度在 400ppm 左右时，OHC 的损失更加明显。当接触浓度在 400~800ppm 时，OHC 几乎完全消失，甚至还造成了内毛细胞的损伤。依据组织学的研究结果，该研究将乙苯耳毒性的 LOAEL 定为 200ppm。

Cappaert 对大鼠在乙苯和噪声联合接触下的听力水平进行了研究。乙苯的浓度分别为 0ppm、300ppm 和 400ppm，噪声声压级为 95dB、105dB。联合接触时长共计 5d，每天接触 5h。采用畸变产物耳声发射（DPOAE）和耳蜗电图描记法（EC）分别对声压级为 95dB 的噪声接触和声压级为 105dB 的噪声+乙苯浓度为 300ppm、400ppm 接触的试验结果进行测量。结果显示两者联合接触引起的 OHC 损失的数目要比乙苯和噪声单独接触所致的 OHC 损失数目的总和还要多，这在一定程度上表明，在大鼠耳毒性发展的过程中两者存在一定的协同效应。

目前尚缺乏关于人类乙苯耳毒性的毒理学实验数据，现存资料主要是关于人类流行病学的调查数据，且国内外对乙苯开展的流行病调查分析也较为有限。1984 年 Barregard 和 Axelsson 指出，在产生耳毒性的过程中有机溶剂和噪声具有协同作用，但是对各个有机溶剂成分的相应效应尚不明确。一项有关职业性接触混合溶剂（包括乙苯，且乙苯的平均接触水平为 1.8ppm）的现况调查（其中调查人群的工龄为 13 年）结果显示接触组的听力损伤率为 58%，而对照组的听力损伤率为 36%。在所有的听力频段均可观察到损伤（主要表现为听阈的升高）主要出现在 3~8dB。然而，乙苯只是混合溶剂中的一种，而其他成分的平均浓度要比乙苯高 1.5~3 倍。因此，不能将这些劳动者出现的听力损伤直接归因于乙苯。Zhang 等曾进行了一项有关乙苯对石化工人听力损伤效应的横断面分析。他们以两个不同石化工厂的工人为调查对象，这些工人日常生产环境的特点是同时存在噪声和乙苯，且生产工艺中会使用大量的乙苯。从这两个石化工厂中分别选出 246 名和 307 名男性工人，并将他们分成两个不同的乙苯接触组：石化 1 组和石化 2 组。以工作环境中仅存在噪声的 290 名发电站工作人员（记为电站组）和工作在上述工厂的 327 名办公人员为对照组，将年龄作为接触组匹配条件（±5 岁）。通过问卷的形式对所有工人进行调查（调查内容包括健康程度、学历、职业史、吸烟及饮酒的消费情况），并对上述工人的血液进行采集和生化分析。分析结果显示，石化 1 组的听力损伤率（78.4%）和石化 2 组的损伤率（80.1%）要远高于电站组（56.9%）和办公组（5.2%）（$P<0.05$）。最后研究人员得出的结论是，乙苯接触组工人随着工龄的增加，听力损伤的发生率会逐渐升高，这或许可以在一定程度上说明乙苯具有耳毒性效应。重要的是，在该研究中并没有检测到其他挥发性芳烃类化合物（苯乙烯、苯、甲苯、二甲苯），而且噪声的平均水平在石化组和电站组相似，这进一步表明乙苯与噪声在导致听力损伤的过程中存在协同作用，即乙苯在听力损伤的发生过程中具有毒性效应。

（三）代谢途径

乙苯主要通过呼吸道吸入，少量经皮肤吸收。进入体内的乙苯有 40%～60%未经转化直接随呼气排出体外，其余 40%在肝脏内进行生物代谢：首先羟化形成苯乙醇，进一步羧化形成苯乙醇酸（扁桃酸，mandelic acid，MA）及苯乙醛酸（phenylglyoxylic acid，PGA），或脱氢生成对乙基苯酚和少量邻乙基苯酚，乙基苯酚与硫酸盐或葡糖醛酸结合后随尿排出体外；小部分乙苯在谷胱甘肽 *S*-转移酶的催化下与谷胱甘肽结合，生成苯基硫醚氨酸，也由尿排出，另一小部分乙苯被积蓄在体内含脂肪较多的组织内，以缓慢的速度同样转化为上述代谢物而排出。此外，乙苯具有疏水性，易溶于脂肪等有机组织，可在机体引起一定的生物蓄积，经血液转运，主要分布在骨髓和腹腔内脂肪（图 34.1）。血液红细胞对乙苯有敏感的富集作用，其中的乙苯水平是血浆的 3 倍。

（四）职业流行病学调查

为了解乙苯职业接触人群的流行病学特征及相关影响因素，根据调查对象与调查内容的自身特点，项目组设计了人群流行病学调查表，对乙苯职业接触人群、非接触对照人群及正常人群进行问卷调查，根据职业接触有无分为乙苯接触组和对照组，对各组人群的居住生活习惯、疾病史、家族史、个人工作史等进行描述性分析，从而了解乙苯职业接触人群的流行病学特点。通过 χ^2 检验分析组间的基本情况（居住生活习惯、疾病史、家族史、个人工作史）、外暴露水平的差异。

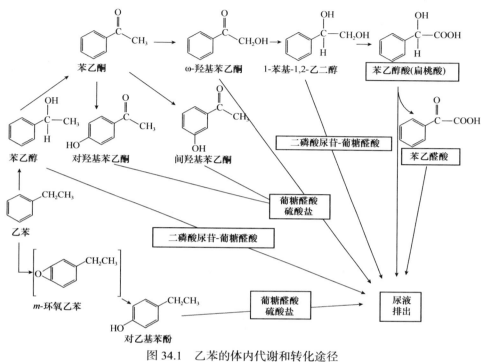

图 34.1　乙苯的体内代谢和转化途径

资料来源：Agency for Toxic Substances and Disease Registry，Toxicological Profile for Ethylbenzene，1999：66.

1. 调查人群

以某石化公司乙苯生产车间工人 25 人、公司行政部门人员 25 人及正常人群 43 人为研究对象，分别记作乙苯接触组、对照组和正常人群组。

2. 问卷内容

由专人负责完成乙苯职业接触流行病学问卷调查，包括基本情况、居住生活习惯、疾病史、个人工作史等。

尿样于班末收集；个人工作史以在该公司工作时间为调查内容，并针对相应的工种进行搜集。

3. 实验室检测

（1）主要试剂的配制

1）MA 和 PGA 标准溶液的配制

a. 标准储备液：称取 0.500g MA 和 0.200g PGA，用 1ml 0.5mol/L KOH 溶解后，加双蒸水至 50ml，此为 10mg/ml MA 和 4mg/ml PGA 的混合标准储备液。

b. 标准应用液：标准储备液用水稀释 10 倍即为 1.0mg/ml MA 和 0.4mg/ml PGA 的混合标准应用液。

2）流动相的配制：分别取 0.5ml 乙酸和 0.5ml 磷酸，溶于 1L 双蒸水，即为混合酸溶液；流动相使用前，取甲醇与混合酸，按体积比为 1∶9 混合待用，现配现用。

3）磷酸盐缓冲液（PBS）的配制：称取 8.0g NaCl、0.2g KCl、2.85g $Na_2HPO_4 \cdot 12H_2O$ 和 0.2g KH_2PO_4 充分溶于 900ml 双蒸水，调节 pH 为 7.2，补双蒸水至 1000ml 并分装，高压灭菌（121～126℃），存于 4℃，备用。

（2）工作场所空气中乙苯浓度检测：根据《工作场所空气中有害物质监测的采样规范》（GBZ159—2004）的要求，结合现场职业卫生学调查结果与乙苯生产工艺流程特点，选择定点采样和个体采样结合的方式进行采样，采样方法和采样数参照 GBZ159—2004，用溶剂解吸-气相色谱法测定乙苯浓度，最低检出浓度为 1.3mg/m^3。

（3）高效液相色谱法（HPLC）测定尿样中 MA 和 PGA 水平

1）样品采集：工人某一班次工作完成后，离开车间，更换工作服，洗净脸和手，在清洁的环境下收集班末尿于清洁的 100ml 聚乙烯瓶中，在收集过程中避免尿样多次转移和外来物的污染，在 100ml 尿样中加 2～3 滴浓盐酸，4℃下可保存 2 周。

2）测定尿液中肌酐水平：本次研究采取尿肌酐校正法进行校正。

3）HPLC 测定 MA 和 PGA 水平：人群尿中 MA 和 PGA 水平的测定参照文献方法，并对样品处理加以改进。

a. 色谱条件：XDB-C18 色谱柱（4.6mm ×150mm），流动相为体积比为 1∶9 的甲醇和混合酸（0.05%乙酸+0.05%磷酸），流速为 1.0ml/min，紫外检测器波长为 225nm。

b. 标准曲线的制作：分别取 0.1ml、0.3ml、0.5ml、0.7ml、1.0ml 混合标准应用液于 5 支试管中，补加双蒸水至 1ml，每管加入 0.1ml 6mol/L 盐酸及 50μl 内标溶液，混匀。再加入 4ml 乙酸乙酯，在漩涡混匀器上提取 3min。静置 1min 后，取 0.5ml 上清液，40℃吹氮浓缩至干，加 0.2ml 流动相定容，混匀 1min。取 5μl 注入高效液相色谱仪测定。以被测物含量（mg/ml）为横坐标，被测物与内标物峰面积的比值为纵坐标，绘制标准曲线。

c. 样品测定：取 1.0ml 尿样于 10ml 试管中，依次加入 0.1ml 6mol/L 盐酸及 50μl 内标溶液，混匀。再加入 4ml 乙酸乙酯，在漩涡混匀器上提取 3min。在 3500r/min 下离心 5min，分取 0.5ml 上清液，40℃吹氮浓缩至干，加 0.2ml 流动相定容，混匀 1min。取 5μl 注入高效液相色谱仪测定。标准品以保留时间定性，内标标准曲线法定量。该方法代谢产物的检出限为 10.2ng（MA）、6.4ng（PGA）。

（4）技术路线：见图 34.2。

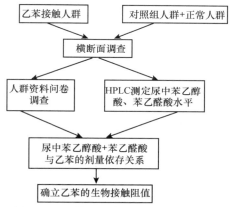

图 34.2　乙苯流行病学调查的技术路线

4. 结果

（1）调查对象一般情况：由表 34.1 可知，接触组和对照组的年龄、工龄、吸烟、饮酒等因素的分布差异均无统计学意义（$P>0.05$），尿肌酐水平在两组人群之间无显著性差异（$P>0.05$），正常人群的一般情况未进行统计学比较。

表 34.1　乙苯接触组与对照组的一般情况

组别	年龄（岁）	工龄（年）	吸烟人数（比例）	饮酒人数（比例）	尿肌酐（mmol/24h）
接触组	37.4±7.4	16.2±8.3	19（76%）	12（48%）	12.4±2.7
对照组	37.4±8.3	16.4±7.5	12（72%）	8（47%）	13.1±2.1
正常人群组	39.3±8.4	—	12（27.9%）	15（34%）	12.6±3.8
统计值[a]	1.5129	1.7454	0.9546	0.8741	2.345
P[a]	0.8421	0.5437	0.3582	0.2345	0.271

a 统计值和 P 为接触组与对照组的统计学分析结果。

（2）职业环境中乙苯浓度和人群尿中 MA、PGA 水平的测定结果：图 34.3、图 34.4 分别为 MA、PGA 的 HPLC 分析图谱和标准曲线。人群尿中 MA 和 PGA 检测结果见表 34.2。由表 34.2 可以看出健康人群接触大气中乙苯浓度及尿中 MA+PGA 浓度皆低于检出限，表明乙苯及其生物接触标志物在环境中的本底值很低。

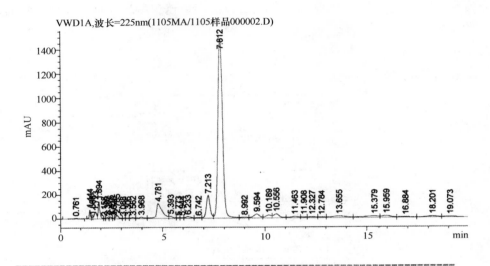

外标法报告

排序	:	信号
校正数据修改时间	:	2008-11-5 15:31:11
乘积因子	:	1.0000
稀释因子	:	1.0000

内标使用乘积因子的稀释因子

信号1:VWD1A,波长=225 nm

保留时间 [min]	类型	峰面积 mAU *s	含量/峰面积	含量 [ng/µl]	组	名称
4.781 VV		2277.57935	7.01093e-5	1.59680e-1		PGA
7.213 VV		2337.63794	1.28826e-4	3.01149e-1		MA

总量:　　　　　　　　　　　　　　　　　　　　4.60829e-1

图 34.3　MA、PGA 的 HPLC 分析图谱

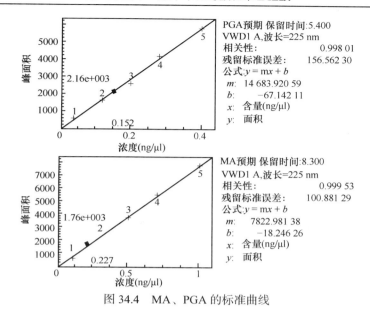

PGA预期 保留时间:5.400
VWD1 A,波长=225 nm
相关性: 0.998 01
残留标准误差: 156.562 30
公式:$y = mx + b$
 m: 14 683.920 59
 b: −67.142 11
 x: 含量(ng/μl)
 y: 面积

MA预期 保留时间:8.300
VWD1 A,波长=225 nm
相关性: 0.999 53
残留标准误差: 100.881 29
公式:$y = mx + b$
 m: 7822.981 38
 b: −18.246 26
 x: 含量(ng/μl)
 y: 面积

图 34.4 MA、PGA 的标准曲线

表 34.2 不同接触水平的空气乙苯和工人尿中 MA+PGA 测定结果

乙苯浓度段 （mg/m³）	例数	乙苯（mg/m³）		尿中 MA+PGA（g/gCr）	
		平均数±SD	范围	平均数±SD	范围
ND	43	ND	ND	ND	ND
＜100	42	13.58±19.97	0.65～76.4	0.669±0.160	0.008～0.708
100～150	5	126.0±12.30	117.3～134.7	1.047±0.133	0.953～1.141
≥150	3	181.7±6.79	176.9～186.5	1.226±0.096	1.158～1.294

注：ND 为未检出。

二、国内外相关标准研究

美国 ACGIH（2005）推荐乙苯的 BEI 为班末尿 1.5g MA/gCr，这个值的基础是 ACGIH 的 8hTLV-TWA（86.8mg/m³，20ppm）。鉴于乙苯的潜在致癌性，我国目前规定工作场所空气中乙苯的 8hPC-TWA 为 100mg/m³，与美国职业接触限值相当。有必要根据我国目前工作场所空气中乙苯的职业接触限值建立相应严格的生物接触限值。

三、技术指标的制定依据

通过对某石化公司 46 名研究对象的外环境中乙苯浓度和尿中 MA、PGA

的浓度分析，班末尿 MA+PGA 的含量与工作场所空气中乙苯 TWA 浓度有相关性（R^2=0.916）。以尿中 MA+PGA 浓度（g/gCr）对工作场所空气中乙苯浓度（mg/m³）作回归分析，回归方程为 y=0.0081x–0.1063（n=93，P<0.001）（图 34.5）。按照我国现行工作场所空气中乙苯的 TWA 值推算，当工人接触浓度为 100mg/m³ 的乙苯时，体内会代谢出 0.7037g/gCr 的 MA+PGA。按照美国工作场所空气中 TWA 的接触限值 86.8mg/m³（20ppm）推算，计算得出尿中 MA+PGA 为 0.597g/gCr，与 ACGIH 提出的班末尿中 MA+PGA 0.7g/gCr 相比，稍小。

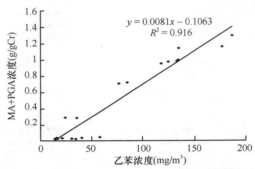

图 34.5　乙苯接触水平与尿中 MA+PGA 浓度关系散点图

综上所述，考虑我国现行工作场所乙苯的职业接触限值 PC-TWA 为 100mg/m³，PC-STEL 为 150mg/m³，参考国内外文献、数据，结合本研究结果，初步建议职业接触乙苯班末尿中 MA+PGA 总和的生物限值为 0.8g/gCr。

推荐值及可行性：尿中 MA+PGA 结果百分位数统计结果表明，工作场所空气中乙苯 C_{TWA} < 100mg/m³ 时，95%的接触者尿中 MA+PGA≤ 0.667g/gCr，这与现场工作环境质量的控制情况相符（表 34.3）。

表 34.3　C_{TWA} 限值以下不同空气乙苯浓度下尿 MA+PGA 的百分位数浓度及推荐值对应的百分位数

工段（mg/m³）	例数	尿中 MA+PGA 浓度（g/gCr）				MA+PGA 推荐值为 0.8g/gCr 对应的百分位数
		P_{50}	P_{75}	P_{90}	P_{95}	
<100	42	0.020	0.030	0.239	0.667	99.3

四、正确使用标准说明

1. 适用范围

本标准适用于职业接触乙苯劳动者的生物监测，如苯乙烯合成、涂料、树脂、染料、油墨、医药、炸药、农药等行业的使用者，以及高辛烷值汽油、有机化工合成等工业中和乙苯生产和使用过程中的接触者。

2. 生物监测指标的选择

尿中苯乙醇酸和苯乙醛酸是乙苯的主要代谢产物，其与空气中乙苯浓度密切相关。国内已建立尿中苯乙醇酸和苯乙醛酸的标准检验方法，加之尿样采集方便、无损伤性，故本标准推荐苯乙醇酸和苯乙醛酸浓度总和作为职业接触乙苯的生物监测指标。

3. 监测结果的评价

（1）尿中苯乙醇酸和苯乙醛酸浓度总和的结果主要用于群体职业接触水平的评价，也可用于个体职业接触水平的评价。

（2）当尿中苯乙醇酸和苯乙醛酸浓度总和超过职业接触生物限值时，表示劳动者近期曾有乙苯代谢为苯乙醇酸和苯乙醛酸，其受饮酒及服用阿司匹林抑制，在生物监测评价时应考虑这些因素。

（3）本标准提出的生物监测指标尿中苯乙醇酸和苯乙醛酸浓度总和的结果，结合工作场所空气中乙苯浓度监测结果，可全面评价工作场所职业卫生条件和劳动者接触水平。

4. 监测检验的要求

（1）班末尿中苯乙醇酸和苯乙醛酸浓度总和与空气中乙苯浓度呈高度相关性，建议采集班末尿。

（2）某些化合物如苯乙烯等经过代谢在体内产生苯乙醇酸和苯乙醛酸，影响尿中苯乙醇酸和苯乙醛酸水平，采样前应考虑避免接触这类影响因素。

（张　明　刘保峰）

参 考 文 献

高翔，白志鹏，游燕，等，2006. 不同室内环境空气中挥发性有机物的暴露水平及其对健康的影响. 环境与健康杂志，23（4）：300-303

李雅丽，吴小蓓，张建广，2005. 乙苯生产技术进展及市场. 石油化工，34（增）：181-184.

张怀娜，2003. 居室空气污染对人体健康影响. 中国公共卫生管理，19（1）：78-79.

张明，王延让，杨德一，等，2014. 职业接触乙苯的生物限值研制. 中华劳动卫生职业病杂志，32（11）：841-843.

ACGIH, 2011. TLVs and BEIs Based on the Documentation of the Threshold Limit Values for Chemical Substances and Physical Agents & Biological Exposure Indices. Cincinnati: ACGIH.

International Agency for Research on Cancer, IARC Monograph, Evaluation of Carcinogenic Risks to Humans. Some Industrial Chemicals, 77: 227-266.

Knecht U, Reske A, Woitowitz HJ, 2000. Biological monitoring of standardized exposure to ethylbenzene: evaluation of a biological tolerance（BAT）value. Arch Toxicol, 73（12）: 632-640.

NTP, 1999. NTP Technical report on the toxicology and carcinogenesis studies of ethylbenzene（CAS No. 100-41-4）in F344/N rats and B6C3F1 mice（inhalation studies）, NTP TR 466 [2019-4-1]. https: //ntp.nieds.nih.gov/ntp/htdocs/lt_rpts/tr466.pdf.

U. S. ATSDR（Agency for Toxic Substances and Disease Registry）, 1999. Toxicological profile for ethylbenzene: 1-9, 45-47, 66.

Wang JZ, Wang XJ, Tang YH, et al, 2006. Simultaneous determination of mandelic acid enantiomers and phenylglyoxylic acid in urine by high-performance liquid chromatography with precolumn derivatization. J Chromatogr B Analyt Technol Biomed Life Sci, 840（1）: 50-55.

Zhang M, Wang Y, Wang Q, et al, 2010. Involvement of mitochondria-mediated apoptosis in ethylbenzene-induced renal toxicity in tat. Toxicological Sciences, 115（1）: 295-303.

第三十五章　尿中甲苯二胺（2,4-TDA）

一、制 定 背 景

（一）基本信息

1. 理化性质

甲苯二异氰酸酯（toluene diisocyanate，TDI）为无色或浅黄色透明且具有刺激气味的液体，有 2,4-TDI 和 2,6-TDI 两种同分异构体，是一种重要的工业生产原料。工业上主要用于聚氨酯软泡的生产，有 2,4-TDI 与 2,6-TDI 体积比为 80：20（$V:V$）的混合物（TDI 80）及体积比为 65：35 的混合物（TDI 65）两种规格。TDI 挥发性大，刺激性强，沸点为 251℃。TDI 易与包含活泼氢原子的化合物，如胺、水、醇、酸和碱等发生化学反应，特别是与氢氧化钠和叔胺发生反应，可释放大量热量。

2. 职业接触

TDI 主要用于聚氨酯软泡的生产，聚氨酯软泡主要用于家具、沙发、床垫、汽车座椅等行业，非泡产品主要用于生产聚氨酯弹性体、聚氨酯涂料和聚氨酯黏合剂等。2010 年，世界 TDI 市场的需求量超过 190 万吨，其中中国市场需求量达到 57 万吨左右。随着经济的飞速发展，对 TDI 的需求不断增加，2015年我国甲苯二异氰酸酯市场需求量达到 82.8 万吨，因此职业接触 TDI 的人群也将随之增加，引起的职业病相关问题将不容忽视。TDI 进入人体的方式主要包括吸入、皮肤接触及食入，TDI 具有挥发性，因此吸入方式为 TDI 进入人体的主要途径。约 20% 的职业性哮喘是由 TDI 引起的，这也是室内空气污染物所致哮喘的一个重要诱因。

3. 吸收、分布、代谢

职业接触 TDI 主要经呼吸道进入机体，进入机体后有 15%～20% 的 TDI

被人体吸收，在血液中首先与血清白蛋白和红细胞中的血红蛋白结合，形成蛋白加合物，最终经水解后有 8%～18% TDI 以 TDA（甲苯二胺）结合态通过尿液排出体外。

4. 生物半衰期

空气中的 TDI 主要经呼吸道进入人体，其尿中代谢产物为 TDA。TDI 在人体内的生物半衰期分为两个阶段，第一个阶段为 1.9h，第二个阶段为 5d。

（二）动物实验

1. 急性毒性

动物急性毒性实验表明，TDI 大鼠经口 LD_{50} 为 4130mg/kg；小鼠经口 LD_{50} 为 1950mg/kg，其经口吸入毒性较低，属于低毒类有机化学物质。TDI 急性吸入毒性主要有明显的刺激和致敏作用，大鼠短时间接触 TDI 环境可引起慢性阻塞性肺损伤，光镜下可表现为气道纤维组织增生、肺泡结构破坏、肺间质增厚等改变，对眼睛、呼吸道黏膜和皮肤也有刺激作用，能够引起支气管哮喘。

2. 亚急性毒性

分别以 120mg/kg 和 240mg/kg 两组剂量 TDI 对雌雄各半的大鼠进行为期 13 周的经口染毒。结果发现，120mg/kg 组雄性大鼠体量增加受到抑制，而雌性大鼠体量则不受影响；240mg/kg 组雌雄性大鼠均发生支气管肺炎。TDI 不仅可造成体细胞遗传物质的损伤，还可通过血睾屏障对精子的发育造成影响，说明 TDI 确实可对遗传物质产生损伤，是明显的致突变源。采用动态吸入染毒法观察 TDI 对大鼠尿中代谢产物 TDA 水平的变化情况，以及 TDI 对大鼠血清肝肾功能生化酶水平的影响，结果发现，大鼠接触 TDI 后，大鼠尿中不存在游离的 TDI 和 TDA，而是以 TDA-蛋白螯合物形式存在；大鼠尿中的 TDA 水平与环境中的 TDI 水平存在明显的剂量-反应关系（$P<0.05$），且对大鼠肝脏产生损伤，说明尿中 TDA 可作为 TDI 接触水平比较敏感的生物标志物。

3. 慢性毒性

分别以 0.40mg/m^3 和 1.16mg/m^3 两剂量组 TDI 对雌雄各半的大鼠和小鼠进行慢性吸入毒性研究。结果表明，TDI 可使动物体重减轻，大鼠和小鼠在

$1.16mg/m^3$ 组均发生支气管炎，且雌性大鼠和小鼠的死亡率随着染毒剂量的增加而增高；血液学和生化指标表明大鼠和小鼠均未发生呼吸道和其他组织的肿瘤病变。分别以 120mg/kg 和 240mg/kg 两剂量组 TDI 对雌雄各半的大鼠和小鼠进行灌胃染毒研究，以未染毒大鼠和小鼠作为对照组。结果发现上述 2 组染毒组的雄性小鼠体重均有所减轻，而雌性小鼠只有 240mg/kg 组的体重有所减轻；小鼠机体损伤主要表现为肾小管上皮损伤；2 组染毒组雌雄大鼠的死亡率均高于对照组（$P<0.05$），且死亡率与剂量有明显相关性（$P<0.05$），说明 TDI 在体内具有一定的蓄积性；雄性小鼠在 240mg/kg 组的死亡率高于雌性小鼠（$P<0.05$）。虽然该实验中大鼠的死亡率对实验结果有一定的影响，但统计学分析表明 TDI 对大鼠多个器官均有明显的致癌性。

（三）人群资料

1. TDI 接触与职业性哮喘

流行病学调查发现，职业接触 TDI 是引起作业工人呼吸道疾病，特别是职业性哮喘的主要因素，约 20%的职业性哮喘由 TDI 引起。TDI 哮喘患者在脱离 TDI 工作环境后，非特异性气道高反应性增高可持续很长时间。研究发现 TDI 可导致作业工人呼吸系统功能改变，与对照组相比，其职业性哮喘和过敏反应均升高（$P<0.05$）。

2. TDI 接触与肺功能

研究发现作业工人长期接触低浓度 TDI（$0.001\sim0.012mg/m^3$）可引起作业工人肺功能下降，且随着工龄的增加，其下降程度更加明显。对接触低浓度 TDI（$0.08mg/m^3\pm0.01mg/m^3$）的作业工人进行观察，结果显示，接触组作业工人用力肺活量（FVC）、第一秒用力呼吸量（FEV_1）、第一秒用力呼吸量/用力肺活量（FEV_1/FVC）、心率和全血胆碱酯酶活力均低于对照组（$P<0.01$），说明长期接触低浓度 TDI 可引起接触者呼吸道刺激、肺功能损伤和皮肤皮疹，并能影响迷走神经兴奋性。对 780 名接触 TDI 的作业工人进行为期 5 年的随访观察，结果显示，当工作场所空气中 TDI 浓度低于英国职业接触限值[时间加权平均容许浓度（PC-TWA）为 $0.02mg/m^3$、短时接触容许浓度（PC-STEL）为 $0.07mg/m^3$]时，没有明显证据表明作业工人肺功能下降；但当工作场所空气中 TDI 水平高于英国职业接触限值时，不仅可导致作业工人肺功能下降，还可

提高哮喘的发病率。

3. TDI 接触与神经系统

曾有 1 例 16 岁 TDI 职业接触男性急性肠梗阻的报道，在排除其他因素的影响后，结合患者的临床症状表现，认为 TDI 职业接触可导致肠梗阻。这可能由于 TDI 对副交感神经系统有干扰作用，导致肠平滑肌受损及肠蠕动功能降低，进而引起肠梗阻。虽然目前这方面的相关报道尚不充分，但提示对 TDI 的进一步研究中应考虑这一可能性。另有报道在 TDI 高水平接触或发生泄漏时，可导致急性支气管哮喘、肺气肿及缺氧引起的心脏、神经系统损伤表现。尽管部分流行病学调查发现职业接触 TDI 对作业工人神经系统可造成损伤，但有研究在查阅大量文献的基础上采用 Hill 因果确定法计算，得出目前尚未有充分的证据显示 TDI 可引起急性或慢性神经毒性的结论。

（四）职业流行病学调查

1. 调查人群

选择深圳某家具厂及某海绵制品生产公司 61 名甲苯二异氰酸酯接触工人进行调查，同时选择行政人员、后勤人员等非接触者 50 名作为对照。接触组和对照组人群在文化程度、婚姻状况及经济收入等方面的差别无显著性。

2. 现场调查

进行职业卫生现场调查，主要内容包括生产工艺、原辅材料及用量、职业病危害因素、接触职业病危害因素人数、职业卫生管理、防护设置运行，以及个人防护用品类型、使用、更换等情况。主要生产工艺如下所示。

发泡 → 冷却 → 半成品 → 裁切 → 包装

该生产工艺主要原材料为 TDI、水及聚醚多元醇（催化剂），利用电脑数控机自动进行配比后进行发泡，冷却后成为半成品，再进行裁切、包装。该工艺简单、自动化程度高。

该家具厂 TDI 职业接触工人共计 41 名，每周工作 6d，每天一班，每班 1h。生产车间设置了职业病危害防护设施，包括整体车间通风系统及局部通风装置。企业建有《个人劳动防护用品使用管理规程》，为作业者配备了防护服、防护面具、橡胶手套等，并要求个人劳动防护用品正确和适当地使用。

该海绵制品生产公司 TDI 职业接触工人共计 20 名，每周工作 5d，每天一班，每班 2h。生产车间设置了职业病危害防护设施，包括整体车间通风系统及局部通风装置。企业建有《个人劳动防护用品使用管理规程》，为上述作业操作工配备了防护服、防护面具、橡胶手套等，并要求个人劳动防护用品正确和适当地使用。两个单位的生产工艺与设备布局、原辅材料使用、防护措施等情况一致。

3. 样品采集和检测

（1）作业场所空气中 TDI 采样及检测

1）采样原则依据《工作场所空气中有害物质监测的采样规范》（GBZ 159—2004）的规定执行。

2）作业场所 TDI 按照《工作场所空气有毒物质测定　异氰酸酯类化合物》（GBZ/T 160.67—2004）检测。

（2）尿中 TDA 采集及检测

1）样品采集与储存：尿样采集时间为接触 TDI 班末。采集作业者尿样约 50ml，收集在干净的塑料瓶中。稳定性试验表明：室温下可保存 2d，–20℃时可保持 14d。

2）分析方法与质量保证：尿中 TDA 的测定采用气相色谱法。测定结果采用尿肌酐（Cr）校正，以排除尿液稀释对结果造成的影响。当尿中肌酐水平低于 0.3g/L 或高于 3.0g/L 时，应当重新采集尿样。

同时制定了标准测定方法（送审），该方法尿样经冷冻、离心、分层后，用极性毛细管色谱柱分离，ECD 检测器检测，以保留时间定性，峰面积定量。该法检出限为 0.0004425μg/ml，标准曲线的线性范围为 0.000～0.040μg/（mg·L）；精密度 RSD=1.8%～4.1%；准确度为现场样品加标回收率 97%～99%。

（3）职业环境中 TDI 浓度和人群尿中 TDA 水平的测定结果见表 35.1。

表 35.1　不同接触水平的空气 TDI 和工人尿中 TDA 测定结果

浓度（mg/m³）	例数	TDI（mg/m³）		尿中 TDA（μmol/molCr）
		$\bar{x} \pm s$	范围	$\bar{x} \pm s$
<0.1	49	0.0275±0.027	0.001～0.098	0.391±0.512
0.1～0.2	9	0.127±0.0173	0.108～0.141	1.097±0.840
>0.2	3	0.219±0.000	0.000	1.040±0.641
合计	61	0.052±0.0578	0.001～0.218	0.563±0.691

4. 职业人群健康状况资料调查

本研究采用问卷调查、职业健康检查、与工作有关的缺勤资料等几项内容评价接触 TDI 作业者的健康状况。

（1）问卷调查：采用统一的作业者健康调查表对该海绵制品生产公司和该家具厂作业者进行调查，包括作业者的基本资料、工作情况、职业史、既往史、自觉不适症状等。

对自觉不适症状进行分类汇总，结果显示：该海绵制品生产公司作业人员中，感觉一切正常无不适症状者 27 名，占全部人员的 77.14%，其余 22.86% 的作业者有鼻咽喉刺激/炎症、皮肤红肿瘙痒、眼部不适、全身乏力、头痛、记忆力下降等不适症状，其中鼻咽喉刺激/炎症、皮肤红肿瘙痒和眼部不适等急性刺激症状发生的人次最多，经统计学相关分析计算，接触 TDI 的作业者急性刺激症状发生率明显高于非接触作业者，差别有统计学意义（$P=0.00$），详见表 35.2。

该家具厂作业人员中，感觉一切正常无不适症状者 65 名，占全部人员的 85.53%，其余不适症状仍以鼻咽喉刺激/炎症、皮肤红肿瘙痒和眼部不适等急性刺激症状为主。经统计学分析，接触 TDI 的作业者急性刺激症状发生率明显高于非接触作业者，差别有统计学意义（$P=0.00$），详见表 35.3。

表 35.2　海绵制品生产公司作业者自觉身体出现的不适状况统计分析

作业人群	人数	无异常	鼻咽喉刺激/炎症	皮肤红肿瘙痒	哮喘	眼部不适	头痛	嗜睡	记忆力下降	全身乏力
TDI 接触工人	20	14	2	1	1	2	0	0	0	0
TDI 非接触工人	15	13	1	0	0	0	0	0	0	1
合计	35	27	3	1	1	2	0	0	0	1

表 35.3　家具厂作业者自觉身体出现的不适状况统计分析

作业人群	人数	无异常	鼻咽喉刺激/炎症	皮肤红肿瘙痒	哮喘	眼部不适	头痛	嗜睡	记忆力下降	全身乏力
TDI 接触工人	41	33	4	1	1	1	1	0	0	0
TDI 非接触工人	35	32	1	0	0	0	1	0	0	1
合计	76	65	5	1	1	1	2	0	0	1

（2）职业健康检查：检查项目包括内科常规、血压、血常规、肝功能、心

电图、尿常规、B 超、肺功能、胸片。

该海绵制品生产公司作业人员中，TDI 接触工人中的部分工人主诉咳嗽、咽/喉炎、皮肤瘙痒等呼吸道或皮肤刺激症状，部分作业者体检中还发现心电图异常。尿常规和 X 线胸片检查未见异常。检出其他内科相关病症的情况详见表 35.4。

表 35.4　海绵制品生产公司作业者职业性健康检查异常结果统计分析

作业人群	人数	异常结果							
		血压	血常规	肝功能	心电图	尿常规	B 超	肺功能	胸片
TDI 接触工人	20	0	0	0	1	0	0	1	0
TDI 非接触工人	15	1	0	0	1	0	0	0	0
合计	35	1	0	0	2	0	0	1	0

经 Fisher 确切概率法对血压异常、血常规异常、肝功能异常、B 超异常进行统计学分析，作业人员异常结果：血压、血常规、肝功能、B 超、肺功能异常构成比差别无统计学意义（$P>0.05$）。

家具厂接触 TDI 作业者刺激症状也明显，部分工人也主诉咳嗽、咽/喉炎、皮肤瘙痒等呼吸道或皮肤刺激症状，职业健康体检未发现明显异常，接触组和非接触组尿肌酐浓度无明显差异，见表 35.5。

表 35.5　家具厂作业者职业性健康检查异常结果统计分析

作业人群	人数	尿肌酐（mmol/24h 尿）	异常结果							
			血压	血常规	肝功能	心电图	尿常规	B 超	肺功能	胸片
TDI 接触组	41	11.2±3.3	1	0	0	1	0	0	1	0
TDI 非接触组	35	12.9±4.6	0	0	0	1	0	0	0	0
合计	76	11.7±5.2	1	0	0	2	0	0	1	0

二、国内外相关标准研究

1. TDI 的代谢标志物

目前对于 TDI 在人体内的代谢过程尚不清楚，但其与含有活性氢的化合物（如羟基、巯基及蛋白质中的一些氨基酸）较易发生反应。TDI 进入机体后并不是作为游离的 TDI 被吸收或分布在组织中，而是与其接触的组织发生反应。接触 TDI 后，尿液或血液中并没有检测到游离的 TDA，而是作为 TDA-蛋白螯合物存在，TDA-蛋白螯合物经酸性水解后，可从部分加合物中释放出来。TDI进入人体后以尿液排出体外，尿中 TDA 为其最终代谢产物。有研究发现工作场所空气中 TDI 水平与作业工人尿中或血液中 TDA 水平具有相关性。LIND等研究发现尿液中 2,4-TDA 和 2,6-TDA 的半衰期为 5.8～11.0d，血液中2,4-TDA 的半衰期为 14.0～34.0d，2,6-TDA 的半衰期为 16.0～26.0d；长期接触 TDI 的作业工人血浆中 2,4-TDA 和 2,6-TDA 的半衰期比正常人长 1 倍。

2. TDI 的生物接触限值

ACGIH 规定 TDI 的 BEI 为班末尿中 2,4-TDA 和 2,6-TDA 总量为5μmol/molCr。英国健康与安全署建议 TDI 生物监测指导值班末尿中 2,4-TDA为 1μmol TDA/molCr。目前，芬兰也采用该生物监测指导值作为工作场所调查指导值。有研究发现当工作场所空气中 TDI 水平为 0.036mg/m^3（相当于美国OSHA 规定 PEL-TWA）时，工人水解尿中 TDA 水平为 20mg/kgCr，由此建议TDI 职业接触生物限值为 20mg/kgCr。有人以瑞典 8h 职业接触限值（0.036mg/m^3）为基础，推导出 2,4-TDI 的职业接触生物限值为尿中含65μg/L 或血浆中含 79μg/L；2,6-TDI 的职业接触生物限值为尿中含 97μg/L或血浆中含 104μg/L；总 TDI 职业接触生物限值为尿中 TDA 79μg/L 或血浆中 TDA 90μg/L。德国健康研究基金会以水解尿中 TDA 作为生物标志物，规定 TDI 生物接触容许值为 10mg/kgCr。我国目前已建立 TDI 职业接触限值（PC-TWA 为 0.1mg/m^3，PC-STEL 为 0.2mg/m^3），但尚未建立 TDI 职业接触生物限值。

三、技术指标的制定依据

1. 人群接触空气中 TDI 检测结果

检测方法检出限为 0.44μg/L，定量下限为 1.47μg/L。对照组空气中 TDI 浓度未达检出限，接触组车间空气中 TDI 浓度为 0.051mg/m^3，接触组车间空气TDI 浓度高于对照组，对照组与接触组比较，差异有统计学意义（$Z = -9.483$，$P < 0.001$），见表 35.6。

2. 人群尿中 TDA 检测结果

接触组人群尿中 TDA 水平为 0.563μmol/molCr，对照组人群尿中 TDA 浓度均低于检出限（0.025μmol/molCr），接触组人群尿中 TDA 水平高于对照组人群，差异有统计学意义（$Z=-9.482$，$P<0.001$），见表 35.6。

表 35.6　接触组与对照组空气中 TDI 及人群尿中 TDA 测定结果

组别	例数	TDI[M（P_{25}，P_{75}），mg/m³]	尿中 TDA[M（P_{25}，P_{75}），μmol/molCr]
对照组	50	0[a]	0[a]
接触组	61	0.051（0.001，0.218）	0.563（0.020，2.920）
Z		−9.483	−9.482
P		<0.001	<0.001

a 对照组空气中 TDI 浓度及对照组人群尿中 TDA 浓度低于检出限，分析中均以 0 作为检测结果。

3. 推荐值及可行性

肌酐校正尿样，以尿中 TDA 水平（μmol/molCr）对工作场所空气中 TDI 水平（mg/m³）作回归分析，结果显示，接触组尿中 TDA 的水平与工作场所空气中 TDI 水平（TWA）有相关性，回归方程为 $y=8.065x+0.147$[相关系数（r）=0.675，$P<0.05$]。按照我国现行的工作场所空气中 TDI 的 PC-TWA=0.1mg/m³ 推算，接触工人班末尿中 TDA 水平为 0.954μmol/molCr，表明当工人接触 0.1mg/m³ 的 TDI 空气环境时，体内会代谢 0.954μmol/molCr 的甲苯二胺。与英国健康与安全署给出的生物监测指导值（1μmol/molCr TDA）接近，这与现场工作环境质量的控制情况相符，说明该方法用于职业卫生现场监测具有一定的可行性。

四、正确使用标准说明

1. 适用范围

本限值适用于职业接触甲苯二异氰酸酯劳动者的生物监测，包括聚氨酯软泡、聚氨酯弹性体、聚氨酯涂料和聚氨酯黏合剂等工业劳动者及甲苯二异氰酸酯生产、运输和使用过程中的接触者。

2. 监测结果的评价

（1）尿中甲苯二胺测定结果主要用于群体职业接触水平的评价，也可作为个体职业接触水平的评价。

（2）当尿中甲基二胺超过职业接触生物限值时，表示劳动者近期有过量接触。

（3）甲苯二异氰酸酯的体内代谢过程受到饮酒和服用药物的抑制，在生物监测评价时应考虑这些因素的干扰。

（4）本标准提出的生物监测指标尿中甲苯二胺的测定结果结合工作场所空气中甲苯二异氰酸酯浓度监测结果，可更全面地评价工作场所职业卫生条件和劳动者接触水平。

3. 监测检验的要求

甲苯二异氰酸酯代谢成甲苯二胺受饮酒及服用药物抑制；接触游离态的甲苯二胺对职业接触甲苯二异氰酸酯代谢产物有一定影响，在生物监测评价时应考虑这些因素的干扰；采样时避免环境中游离态甲苯二胺的影响。

（刘保峰　张　明）

参 考 文 献

中企顾问网，2015. 2015—2020 年中国甲苯二异氰酸酯（TDI）市场调研及发展策略研究报告. [2019-4-8]. http：//www.cction.com/report/201504/121431.html.

Bokhari J，Khan MR，2015. Evaluation of anti-asthmatic and antioxidant potential of Boerhavia procumbens in toluene diisocyanate（TDI）treated rats. J Ethnopharmacol，172：377-385.

Clark RL，Bugler J，McDermott M，et al，1998. An epidemiology study of lung function changes of toluene diisocyanate foam workers in the United Kingdom. Int Arch Occup Environ Health，71（3）：169-179.

Collins MA，2002. Toxicology of toluene diisocyanate. Appl Occup Environ Hyg，17（12）：846-855.

De Palma G，Cortesi I，GHITTI R，et al，2012. Biological monitoring as a valid tool to assess occupational exposure to mixtures of 2,4-：2,6-toluene diisocyanate. Med Lav，103（5）：361-371.

Geens T，Dugardin S，Schockaert A，et al，2012. Air exposure assessment of TDI and biological monitoring of TDA in urine in workers in polyurethane foam industry. Occup Environ Med，69

（2）：93-98.

HSE WATCH Committee，2005. Overview of biological monitoring for isocyanates. [2019-4-8]. http：//www. hse. gov. uk/aboutus/meetings/iacs/acts/watch/051005/13. pdf.

Lefkowitz D，Pechter E，Fitzsimmons K，et al，2015. Isocyanates and work-related ashma：Finding from California，Massachusetts，Michigan，and New Jersey，1993-2008. Am J Ind Med，58（11）：1138-1149.

Maître A，Berode M，Perdrix A，et al，1993. Biological monitoring of occupational exposure to toluene diisocyanate. Int Arch Occup Environ Health，65（2）：97-100.

Mapp CE，Boschetto P，Maestrelli P，et al，2005. Occupational asthma. Am J Raspair Crit Care Med，172：280.

National Institute for Occupational Safety and Health，2014. Preventing asthma and death from diisocyanate exposure DHHS. [2014-06-06]. http：//www. cdc. gov/niosh/docs/ 96-111/default. html.

Sakai T，Morita Y，Roh J，et al，2005. Improvement in the GC-MS method for determining urinary toluene-diamine and its application to the biological monitoring of workers exposed to toluene-diisocyanate. Int. Arch Occup Environ Health，78（6）：459-466.

Sennbro CJ，Lindh CH，Tinnerberg H，et al，2004. Biological monitoring of exposure to toluene diisocyanate. Scand J Work Environ Health，30（5）：371-378.

Shadnia S，Ahmadimanesh M，Ghazi-Khansari M，et al，2013. Intestinal obstruction in acute inhalational toluene 2,4- diisocyanate gas toxicity. Int J Occup Environ Med，4（3）：164-166.

ŚWierczyńska-Machura D，Brzeźnicki S，Nowakowska-Świrta E，et al，2015. Occupational exposure to diisocyanates in polyurethane foam factory workers. Int J Occup Med Environ Health，28（6）：985-998.

Swierczynska-Machura D，Nowakowska-Swirta E，Walusiak-Skorupa J，et al，2014. Effect of inhaled toluene diisocyanate on lacal immune response based on murine model for occupational asthma. J Immunotoxicol，6（2）：166-171.

第三十六章　尿中 *N*-甲基乙酰胺

一、制 定 背 景

二甲基乙酰胺（*N,N*-dimethylacetamide，DMAC）是近年来使用量剧增的良好溶剂，能与水、醚、酮、酯等完全互溶，与同系的二甲基甲酰胺相比，其热稳定性和水解稳定性高、腐蚀性和毒性小。目前国内 DMAC 实际产量约为 11 万吨，国内需求约为 8 万吨，主要用于氨纶、芳纶、绝缘膜、水处理膜和医药行业，其中氨纶行业是主要消费群体，约占 DMAC 使用总量的 55%。我国是全球最大的氨纶生产国，生产企业主要集中在浙江、广东、福建、江苏、山东，尤其是浙江省，其氨纶生产量占全国总产量的 61%，接触 DMAC 的工人有 36 000 余人。

调查发现，长期接触较高浓度的 DMAC 可导致以肝损害为主的健康效应，并伴有上呼吸道黏膜刺激症、类神经衰弱症等。为了控制职业危害，世界各国相继制定了 DMAC 工作场所空气中职业接触限值，如 1990 年美国规定为 10ppm（TWA）；我国现行国家标准 GBZ2.1—2007 规定工作场所职业接触限值：PC-TWA 为 20mg/m^3，PC-STEL 为 40mg/m^3。

DMAC 沸点较高，在室温下不易挥发，人体皮肤对其有很好的吸收作用，经皮肤吸收可达到 40.4%。在工作场所中 DMAC 以蒸气形式扩散为主，可经呼吸道、经皮多途径进入人体，研究认为 DMAC 通过皮肤吸收与经呼吸道吸收进入体内具有同等的生物学作用，监测工作场所空气中 DMAC 浓度仅能反映经呼吸道的接触情况，不能反映劳动者实际接触水平，因此应将工作场所空气监测与生物监测有机结合起来，才能全面评价接触 DMAC 劳动者的接触水平。

N-甲基乙酰胺（*N*-methylacetamide，NMAC）是 DMAC 在人体内代谢后从尿中排出的代谢物。据报道，接触 DMAC 的工人班末尿中 NMAC 含量与空气中 DMAC 的浓度有相关性，其含量可作为 DMAC 接触程度的评估指标。因

此，研究制定我国职业接触 DMAC 的生物限值有助于全面评价 DMAC 的接触水平、评估机体的负荷、测试个人防护用品和工程控制效果、监测现场作业实施状况等，从而进一步保护接触 DMAC 劳动者的职业健康、预防 DMAC 中毒的发生。

二、国内外相关标准研究

我国《工作场所有害因素职业接触限值　第 1 部分：化学有害因素》（GBZ2.1—2007）中 DMAC 的 PC-TWA 为 20mg/m^3；我国未制订职业接触 DMAC 生物限值。

1993 年美国 ACGIH 推荐的职业接触 DMAC 的 BEI 为工作周末班末尿 NMAC 30mg/gCr，该值是基于 8hTLV-TWA 10ppm（36mg/m^3）、考虑吸入和经皮肤吸收同时存在而制定的，至今仍执行该标准。德国 DFG（2001 年）推荐的 BAT 为工作周末班末尿 NMAC 30mg/gCr；这一数值相当于 MAK10ppm（36mg/m^3）。

三、技术指标的制定依据

（一）二甲基乙酰胺毒性、毒理

1. 理化性质

DMAC（CAS 号 127-19-5）在常温下为无色液体，有鱼腥味。与水及醇、醚等有机溶剂混溶，是一种极性溶剂。分子式 $CH_3CON(CH_3)_2$，分子量 87.12，相对密度 0.937（25/4℃），沸点 166℃，熔点–20℃，蒸气压 0.27kPa（35℃），闪点 66℃，折光率 1.4373（25℃）。

2. 接触机会

DMAC 作为耐热合成纤维、塑料薄膜、涂料和制药生产的溶剂，主要用于氨纶、芳纶、绝缘膜、水处理膜生产，也作为催化剂或渗透剂应用于部分医药和农药生产中。因此在生产、使用 DMAC 及其产品的加工过程中均可接触。

3. 接触途径

在生产环境中以呼吸道吸入为主，也可经皮肤吸收，经皮肤吸收量可达到 40.4%。

4. 吸收、分布、代谢

职业接触 DMAC 主要经呼吸道及皮肤进入机体，主要靶器官为肝脏。DMAC 在体内的代谢过程是经细胞色素 P450 同工酶氧化生成 N-乙基醇酰胺（N-hydroxymethyl-N-methylacetamide），然后分解成 NMAC，一部分在氧化酶的作用下脱甲基成乙酰胺（AC），另一部分与还原性谷胱甘肽（GSH）结合，转化成 S-甲基乙酰胺-硫醇尿酸（S-acetamidomethyl-mercapturic acid，AMMA）排出体外（图 36.1）。已证实，在职业接触劳动者尿中 DMAC 的代谢产物有NMAC、N-乙基醇酰胺、AC、AMMA 及 DMAC 的原型物。其中 NMAC 浓度最高，占 60%～70%，N-乙基醇酰胺占 7%～10%，其次为 AC，DMAC 浓度最低；AMMA 于接触后数天出现，其是否可作为长期累积暴露的生物标志物有待进一步研究。

5. 生物半衰期

空气中的 DMAC 经皮肤和呼吸道进入人体内，其尿中代谢产物 NMAC 的半衰期为 9～16h。

6. 可能的非职业接触

非职业接触指不太可能接触该溶剂的一般公众，主要来源是工业污染点邻近地区空气暴露、废水污染。DMAC 作为药物口服而引起严重中毒。

7. 主要毒作用及对人体的影响

（1）主要毒作用

1）急性毒性：DMAC 属低毒类，大鼠经口 LD_{50} 为 4.0g/kg。小鼠吸入 LC_{50} 为 8900mg/m³（1h）、4620mg/kg（24h）。大鼠经皮 LD_{50} 为 7.5g/kg，小鼠经皮 LD_{50} 为 9.6g/kg，兔经皮 LD_{50} 为 2500～3600mg/kg。急性中毒动物常出现活动减少、四肢无力、侧卧、呼吸急促，严重时可见四肢震颤性抽动。大鼠用 DMAC

（1.0g/kg）涂皮 2 周，局部皮肤发红、脱屑、皲裂、增厚，并伴有食欲减退、四肢无力等症状。

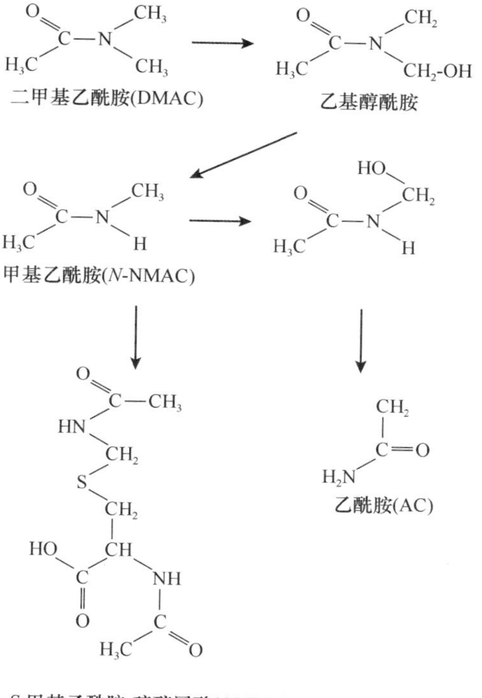

图 36.1　DMAC 在人体中的主要代谢途径示意

2）亚慢性毒性：雄性大鼠吸入 10mg/kg、100mg/kg、300mg/kg DMAC（设 3h/d、6h/d、12h/d 三个剂量组，共 10d），出现不同程度的血胆固醇、总蛋白增高，高剂量组可见肝细胞肥大、间质细胞增生、脂肪样空泡，经过 14d 的恢复期观察，肝细胞损伤效应仍未完全恢复。DMAC 的发育毒性主要表现在低剂量可引起胚胎吸收、肝增重、细胞萎缩；高剂量组妊娠鼠体重下降，可导致畸胎或死胎。将雌雄大小鼠分组，并吸入 0mg/m^3、85mg/m^3、340mg/m^3、1190mg/m^3 的 DMAC，每天 6h，每周 5d，小鼠接触 18 个月，大鼠暴露 2 年，发现 DMAC 可改变大鼠体重，在肝巨噬细胞中发现肝脏点状囊状恶化、肝脏紫癜、胆汁性的增生及脂褐素、血铁质聚集，但未发现 DMAC 有致癌性。研究还发现大鼠 90d 喂饲 DMAC 后产生可逆性的体重变化、肝脏损伤和双侧睾丸的改变。

（2）对人体的影响

1）急性中毒：高浓度摄入（呼吸道和皮肤）可引起急性中毒，主要表现为严重皮肤和黏膜刺激症状、谵妄、幻觉、凝血功能紊乱、二甲基乙酰胺引起的严重肝损伤（dimethylacetamide-induced hepatic injury，DIHI）等。

2）亚慢性中毒：除有皮肤、黏膜刺激外，主要为 DIHI 临床表现，且表现为肝细胞性 DIHI 和胆汁淤积性 DIHI；DIHI 发生率分别为 6.36%（28/440）、3.64%（38/1045）、10.38%（44/424）；DIHI 与接触浓度密切相关，高接触组较低接触组更可能出现 DMAC 所致肝损伤效应。一项以 440 名氨纶纤维生产企业新进工人为研究对象的为期 31 个月的队列研究，动态监测了职业人群尿中 NMAC 含量与发生肝损伤间的关系，根据尿中 NMAC 水平将接触人群分为高接触组（＞20mg/gCr）和低接触组（＜20mg/gCr），结果发现肝损伤的发生与 DMAC 接触存在剂量-反应关系，DMAC 高接触组发病率是低接触组发病率的 7～10 倍。调查发现 DMAC 引起 DIHI 的发病率为 0.089/人·年，发现 DIHI 潜伏期（首次接触到肝损伤确诊的时间）大多都少于 2 个月，工龄在 7 个月以上不发生 DIHI，一般不再出现 DIHI，提示 DMAC 引起的 DIHI 存在耐受效应。当接触组尿中 NMAC 浓度为 2.45～13.01mg/gCr 时，其外周血淋巴细胞的染色体未表现出遗传损伤。Mastrangeo 于 1993 年进行的有关丙烯腈、DMAC 接触与肿瘤死亡关系的历史性队列研究中，以 1959～1990 年工业厂区中至少有一年丙烯腈接触和 DMAC 接触的所有工人为接触组，并根据接触量和工作岗位进行分组，将得出资料与该市总人口率的期望死亡数进行比较，结果发现接触组总死亡率与当地总人口死亡率没有显著性差异，肠道肿瘤和结肠癌导致的死亡数略高于总人群预期死亡数，但这种差异只存在于 1～4 年的接触组或首次接触后的 1～9 年，即该肿瘤发生在最低接触量组和最短潜伏年限内，提示 DMAC 接触与肿瘤发生不存在明显相关关系。

8. 现行的工作场所空气卫生标准

我国工作场所空气中 DMAC 的 PC-TWA 为 $20mg/m^3$。

（二）二甲基乙酰胺生物监测

1. 样品采集与储存

尿样采集时间为接触 DMAC 的工作周末的班末，如长期接触 DMAC 2d

工作班末或班后就可采样。采集劳动者尿样约 50ml，收集在干净具盖的聚丙烯塑料瓶中。稳定性试验表明：尿中 DMAC 在–18℃时至少可保持 2 周。

2. 分析方法与质量保证

尿中 NMAC 的测定采用气相色谱法。测定结果采用尿肌酐（Cr）校正，以排除尿液稀释对结果造成的影响。当尿中肌酐水平低于 0.3g/L 或高于 3.0g/L 时，应当重新采集尿样。我国配套的标准测定方法已颁布，该方法尿样经冷冻、离心、沉淀后，用极性毛细管色谱柱分离，氮磷检测器（NPD）检测，以保留时间定性，峰面积定量。该法检出限为 0.04μg/ml，最低检出浓度为 0.2mg/L，标准曲线的线性范围为 0.20～50μg/ml；精密度 RSD=1.5%～3.4%；准确度为现场样品加标回收率 96.0%～99.4%。Perbellini 采用气相色谱-质谱测定 NMAC 能满足限值的要求。

3. 非接触 DMAC 正常人群的尿中 NMAC 水平

DMAC 在体内的代谢产物 NMAC 具有生物学特异性。国内外文献未见非职业接触水平，多次现场调查未检出非职业接触劳动者尿中 NMAC。

4. 动力学研究及剂量-效应关系

尿中 NMAC 是 DMAC 在体内的主要代谢产物。接触 DMAC 一周，随着 DMAC 暴露时间的延长，班末尿中 NMAC 浓度增高。钱亚玲等通过对长期接触 DMAC 的 20 名纺丝工连续一周班末尿中 NMAC 的监测分析，发现工作周内尿样中 NMAC 浓度变化情况如下：第 1 天班末尿中浓度比班前尿增高，第 2 天班末、第 3 天班末、第 4 天班末尿中 NMAC 浓度持续增加，第 5 天班末尿样 NMAC 仍维持在较高的水平（表 36.1）。工作周末班末尿中 NMAC 含量与作业场所空气中 DMAC 浓度呈正相关。因此，国内外一致公认：检测劳动者工作周末班末尿中 NMAC 含量，将其作为职业接触 DMAC 特异性生物监测指标。

表 36.1　各时间段尿样中 NMAC 浓度比较

浓度	班前	第 1 天班末	第 2 天班末	第 3 天班末	第 4 天班末	第 5 天班末
U-NMAC（mg/L）	2.55～117.8	4.18～214.7	6.20～292.0	2.67～202.7	2.72～351.0	10.57～123.3
logU-NMAC	1.08 ± 0.45^{ab}	1.52 ± 0.47^{b}	1.62 ± 0.43	1.63 ± 0.55	1.65 ± 0.51	1.64 ± 0.34

a 与第 1 天班末组相比，差异有统计学意义。b 与第 2 天班末组相比，差异有统计学意义。

5. 我国推荐值及其理由

我国推荐值：工作周末班末尿为 20.0mg/gCr（皮）。

推荐理由：关于尿中 NMAC 含量与空气中 DMAC 浓度之间的关系，国内外已做部分研究。Perbellini 等通过对生产合成丙烯酸纤维厂工人的研究认为，班末尿中 NMAC 含量与空气中 DMAC 浓度呈直线相关，直线方程：log（NMAC mg/gCr）= 1.099log（DMAC mg/m^3）+3.16（$r=0.706$，$n=223$，$P<0.001$），按美国（10ppm，相当于 35.6mg/m^3）和我国（20mg/m^3）职业 DMAC PC-TWA 接触限值推算，尿中 NMAC 分别为 36.98mg/gCr 和 19.62mg/gCr。Nomiyama 对 10 名志愿者连续 5 天暴露水平为 10ppm 后，班末尿中 NMAC 的平均值为 31.1mg/gCr（16.6～66.4mg/gCr），其中 6 人尿 NMAC 水平小于 30mg/gCr，9 人尿 NMAC 水平大于 20mg/gCr，因此作者认为，对 DMAC 职业接触劳动者来说，20mg/gCr 是一个比较安全的生物接触限值。

钱亚玲等通过对三家氨纶生产企业 6 个工种 201 名接触工人进行个体空气中 DMAC 接触水平与工作周末班末尿 NMAC 含量相关研究表明，工作周末班末尿 NMAC 含量与空气中 DMAC 浓度经对数转换后服从正态分布[logA-DMAC（P=0.056）、logU-NMAC（P=0.156）]，并呈良好对数线性关系，直线方程：log（NMAC mg/gCr）= 0.685+0.455 log（DMAC mg/m^3）（F=188.872，R^2=0.487，n=201，P=0.000），以我国职业 DMAC 接触限值 PC-TWA=20mg/m^3 推算，尿中 NMAC 为 18.92mg/gCr，与 Perbellini 推算结果较为接近；相对内暴露指数（RIE）显示，尿中 NMAC 平均 RIE 为 0.9489，即平均每吸入（包括呼吸道和皮肤）1mg/m^3 DMAC 可代谢转化为 0.9489mg/gCr 的 NMAC。对比美、德两国职业卫生标准中的尿中 NMAC 与空气限值的比值，其 RIE 均为 0.8427，本研究与其接近。钱亚玲等同时对不同工作场所空气中 DMAC 浓度下尿 NMAC 的百分位数浓度进行了统计（表 36.2），工作场所空气中 DMAC<PC-TWA（20mg/m^3）时，90%职业接触劳动者尿中 NMAC 水平为 23.87mg/gCr。

表 36.2　不同 DMAC 暴露水平尿 NMAC 百分位数浓度

空气 DMAC 浓度（mg/m^3）	人数	尿 NMAC（mg/gCr）			
		P_{50}	P_{85}	P_{90}	P_{95}
<20	133	7.73	19.56	23.87	32.35
20～40	29	22.84	49.91	58.14	74.55
≥40	39	34.66	96.51	122.55	173.49

综合我国工作场所空气 DMAC 的时间加权平均容许浓度、职业卫生调研结果并参考国内外其他研究结果，推荐职业接触 DMAC 的生物限值为 20.0mg/gCr。

四、正确使用标准说明

（一）生物监测指标的选择

尿中 NMAC 是 DMAC 的主要代谢产物，其与空气中 DMAC 浓度密切相关，可用于评估 DMAC 的接触水平、机体的负荷、测试个人防护用品和工程控制效果、监测现场作业实施状况等。国内已颁布尿中 NMAC 标准检测方法，故本标准推荐尿中 NMAC 作为职业接触 DMAC 的生物监测指标。

（二）监测结果的评价

（1）尿中 NMAC 测定结果主要用于职业接触 DMAC 劳动者的群体评价，即通过群组数据的统计分析作出评价，报告时应描述此群体的几何均数、几何标准差、范围。尿中 NMAC 测定结果也适用于职业接触 DMAC 劳动者的个体评价，测得的结果与职业接触生物限值进行比较，但要考虑个体对 DMAC 的易感性及个体之间的变异性。如果劳动者不同时期 NMAC 监测结果持续超过职业接触生物限值，或同一工作场所和班组的一组劳动者 NMAC 监测结果绝大多数超过职业接触生物限值，应进行职业卫生调查、评估，以寻求测定值过高的合理解释，并采取相应的措施减少接触。

（2）当同一工作场所和班组的一组劳动者尿中 NMAC 监测结果全部低于职业接触生物限值，表明劳动者工作周内接触 DMAC 是比较安全的；当尿中 NMAC 含量有个别超过职业接触生物限值时，表明个别劳动者工作周内有过量接触。

（3）在应用尿中 NMAC 监测结果评价劳动者潜在健康危害时，尿中 NMAC 监测结果应与工作场所空气中 DMAC 浓度监测结果有机结合起来，同时还应综合分析现场职业病危害防护情况及个体劳动者健康状况。

（4）同时接触 NMAC 可影响尿中 NMAC 检测结果。

（三）监测检验要求

（1）工作周末的班末尿指连续接触二甲基乙酰胺第 5 天下班前 1h 内的尿。

（2）N-甲基乙酰胺生物半衰期为 9～16h，因此尿样的采集应按本标准规定的时间执行。

（3）用干净具盖聚乙烯塑料瓶采集工作周末的班末尿约 50ml，旋紧瓶盖后于室温下运输，置-18℃冰箱中可存放 2 周。

（4）当尿中肌酐水平低于 0.3g/L 或高于 3.0g/L 时，应当重新采集尿样。

（钱亚玲　徐承敏）

参 考 文 献

路艳艳，吴昊，唐红芳，等，2011. 二甲基乙酰胺对工人健康的影响. 中华劳动卫生职业病杂志，11：834-836.

钱亚玲，唐红芳，徐承敏，等，2012. 职业接触二甲基乙酰胺与尿中甲基乙酰胺关系研究. 环境与职业医学杂志，29（7）：434-436.

寿卫国，周连芳，吴国华，等，2010. 二甲基乙酰胺对作业工人肝脏的损害效应. 中华劳动卫生职业病杂志，11：836-838.

吴昊，唐红芳，钱亚玲，等，2011. 尿中 N-甲基乙酰胺直接进样气相色谱分析法. 浙江省医学科学院学报，3：15-17.

郑步云，王明龙，孙扣红，等，2010. 一例疑似职业性二甲基乙酰胺中毒的调查分析. 职业卫生与应急救援，5：259-260.

周连芳，寿卫国，吴国华，等，2011. 微核试验和彗星试验观察职业性二甲基乙酰胺暴露的遗传损伤. 环境与职业医学院，2：98-99.

American Conference of Governmental Industrial Hygienists（ACGIH），2011. Threshold limit values for chemical substances and physical agents and biological exposure indices. Cincinnati：American Conference of Governmental Industrial Hygienists.

Deutsche Forschungsgemeinschaft（DFG），2009. Commission for the Investigation of Health Hazards of Chemical Compounds in Work Area，List of MAK and BAT values 2009，VCH，Weinheim：DFG.

Jung SJ，Lee CY，Kim SA，et al，2007. Dimethylacetamide-induced hepatic injuries among spandex fibre workers. Clin Toxicol（phila），45：435-439.

Kennedy GL，Jr，Sherman H，1986. Acute and subchronic toxicity of dimethylformamide and dimethylacetamide following various routes of administration. Drug and Chemical Toxicology，9（2）：147-170.

Korinth G, Weiss T, Angered J, et al, 2006. Dermal absorption of aromatic amines in workers with different skin lesions: a report on 4 cases. J Occup Med Toxicol, 1: 17-20.

Lee CY, Jung SJ, Kim SA, et al, 2006. Incidence of dimethylacetamide induced hepatic injury among new employees in a cohort of elastane fibre workers. Occup Environ Med, 63: 688-693.

Okuda H, Takeuchi T, Senoh H, et al, 2006. Developmental toxicity induced by inhalation exposure of pregnant rats to N,N-dimethylacetamide. J Occup Health, 48: 154-160.

Perbellini L, Princivalle A, Caivano M, et al, 2003. Biological monitoring of occupational exposure to N,N-dimethylacetamide with identification of a new metabolite. Occup Environ Med, 60: 746-751.

Princivalle A, Pasini F, Perbellini L, 2010. S- (acetamidomethyl) mercapturic acid (AMMA): A new biomarker for occupational exposure to N,N-dimethylacetamide. Journal of Chromatography B, 878: 2515-2519.

Su TC, Lin PH, Chiu MJ, et al, 2000. Dimethylacetamide, ethylenediamine, and diphenylmethane isocyanate poisoning manifest as acute psychosis and pulmonary edema: treatment with hemoperfusion. J Toxicol Clin Toxicol, 38: 429-433.

Tanaka S, Nomiyama T, Miyauchi H, et al, 2002. Monitoring for N, N-dimethylformamide and N,N-dimethylacetamide with a diffusive sampler using distilled water as an absorbent. AIHA J (Fairfax, Va), 63: 726-731.

第三十七章　血中四氯乙烯

一、制定背景

（一）四氯乙烯基本信息

四氯乙烯（tetrachloroethylene，perchlorethylene，Perk，PCE，CAS 号 127-18-4）是一种重要的有机氯产品，主要用作干洗剂和化学助剂，还可用于金属清理和萃取工艺，少量用于纺织洗涤溶剂及熏蒸消毒剂、去污剂、脱漆剂和传热介质成分等的制备。此外，尚可用作驱肠虫药及兽药。约有 80% 的 PCE 用作干洗剂，可用来洗涤一切天然的和合成的织物。另外，PCE 可用作脂肪类萃取剂及制冷剂 HFC-123、HFC-124、HFC-125、HFC-134a 的中间体。近年，我国城市干洗业发展迅速，90% 以上干洗店应用 PCE 作为清洁剂，服装干洗正成为公众可能接触 PCE 的主要原因，虽然使用 PCE 的其他行业已经转向使用其他合适的代用品，但洗衣业却始终难以找到一种可行的代用品。

新西兰干洗店楼上居民的呼出气中 PCE 的平均浓度为 $5mg/m^3$，而干洗店隔壁居民为 $1mg/m^3$。意大利一项研究表明，干洗店内空气中 PCE 浓度高于对照人群家中的浓度（干洗店、对照人群家中的几何均数分别为 $265\mu g/m^3$ 和 $2\mu g/m^3$）。干洗店员工末段呼出气中 PCE 的浓度明显高于其家庭成员及对照人群的 PCE 浓度，几何均数分别为 $5140\mu g/m^3$、$225\mu g/m^3$ 和 $3\mu g/m^3$。

国内岳峰勤等对郑州市 20 家干洗店进行的监测与分析发现，监测样品 240 份，其中店内空气中 PCE 浓度超标率为 4.1%，店外 5m 处大气中 PCE 浓度超标率为 22.5%。谭晓钧等分析了深圳市干洗行业 PCE 的污染情况，确定干洗业 PCE 的排放总量为 116.3 吨/年。这表明 PCE 干洗剂的使用给从业人员的健康带来了一定的危害，对周边环境造成了一定的污染，应加强其使用的防护与排放的管理研究。

（二）四氯乙烯的健康效应

PCE 主要吸收途径为呼吸道和皮肤，以呼吸道为主。PCE 易于通过呼吸道吸收，开始接触时，呼吸道的吸收率超过 90%，接触 8h 后则降至 50%；运动可增加吸收。PCE 在体内代谢十分缓慢，并以原型在脂肪组织中蓄积。脂肪组织对 PCE 的吸收率和清除率均十分缓慢。无论何种接触途径，进入体内的 PCE 绝大多数以原型通过呼出气排到体外（约 95%）。PCE 在体内的代谢路径（图 37.1）主要是通过细胞色素 P450 的环氧化反应，代谢物主要为尿、血中三氯乙酸（TCA）。Zhou 等通过动物染毒后分析肝肾组织中 TCA 的转录表型及 RNA 测序的剂量-反应评估比较三氯乙烯（TCE）和 PCE 的不良健康影响，发现等摩尔染毒剂量的两种化学物质相比较，PCE 产生更大量的 TCA，并且对于 TCE 和 PCE，肝脏中 TCA 的浓度比肾脏中的浓度高约 3 倍。TCA 是一种已知的啮齿类动物的肝脏致癌物质，且 TCE 有两种主要的氧化代谢物——三氯乙醇和 TCA，而 TCA 是 PCE 唯一的主要氧化代谢物。

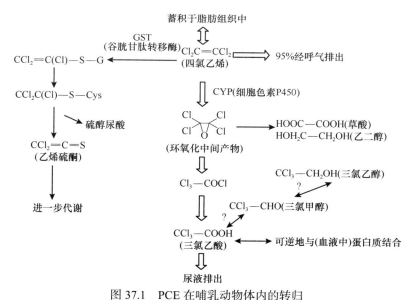

图 37.1　PCE 在哺乳动物体内的转归

CYP，细胞色素 P450；GST，谷胱甘肽 S-转移酶；G，谷胱甘肽；Cys，半胱氨酸

接触 PCE 可对人体健康造成危害，PCE 急性中毒一般以中枢神经症状为主，对人体有刺激和麻醉作用。急性吸入中毒出现上呼吸道刺激症状、流泪、流涎，随之出现头晕、头痛、恶心、运动失调及醉酒样症状。口服中毒症状有头晕、头痛、嗜睡、恶心、呕吐、腹痛、视物模糊、四肢麻木，甚至兴奋不安、抽搐、昏迷，可致死。同时 PCE 是一种人类皮肤刺激物，皮肤反复接触可致皮炎和湿疹，可引起红肿和水疱，严重皮肤接触症状可持续数月。

少数病例或慢性中毒者可致肝损伤，有报道指出 PCE 高浓度长期接触时 [≥200ppm（138mg/m³）]，可引起神经毒性和肝损伤。报道的不良效应包括疲劳、酩酊感、头晕、头痛、恶心、呕吐、食欲缺乏、失眠、易怒、眼部刺激及肝损伤。

动物试验表明，在小鼠体内 PCE 接触与肝癌存在明确关系。推测是相对其他种属而言，接触高浓度 PCE 可在小鼠体内产生高比例的代谢产物 TCA，从而引起肝癌易感性增加。肝细胞过氧化物酶增殖和 TCA 之间的联系表明，接触 PCE 后小鼠体内的肝癌与职业接触水平下的人类致癌物无关。流行病学研究指出 PCE 接触与几种癌症之间呈正相关，包括膀胱癌、食管癌、肾癌、子宫颈癌和非霍奇金淋巴瘤等，然而只有膀胱癌的研究一致性高，同时因为研究组所选队列均为干洗店，接触病例数量少，且剂量-效应关系弱。IARC 将 PCE 归为 G2A 类，即人类可疑致癌物。

PCE 的健康危害及潜在的致癌性已经得到越来越多的国家和机构的重视。使用 PCE 的其他行业已经转向使用合适的代用品，但洗衣业却始终难以找到一种可行的代用品。德国、美国、日本和加拿大等国家已将包括 PCE 在内的卤代烃干洗剂列入绿色纺织品的控制项目。很多国家为保护劳动者健康建立了工作场所 PCE 职业接触限值及生物限值标准。

目前，我国仅制定了作业场所职业接触限值，尚未制定职业接触 PCE 的生物监测标准，在对职业接触 PCE 的作业人员进行职业健康监护时，也只是参照中毒性肝病的化学物检查内容进行体检。因此，职业人群健康监护工作迫切需要研制 PCE 的生物接触限值，与《工作场所有害因素职业接触限值》共同使用。为全面评价作业场所卫生状况、PCE 接触水平和评估劳动者健康危害效应，应制定职业接触 PCE 的生物限值。

二、国内外相关标准研究

1996 年，我国制定了有关 PCE 的车间卫生标准，2002 年 GBZ1 规定车间空气中 PCE PC-TWA 为 200mg/m³，PC-STEL 为 300mg/m³，建立这一卫生标准的基础主要是 PCE 的一般毒性，而其致癌性的研究数据较少。目前，PCE 已被确认为可疑致癌物，随着 PCE 在我国干洗行业的广泛应用，其对劳动者造成的长期慢性的健康损害值得关注。

根据 PCE 的毒理特性和生产接触情况，美国、英国等多个国家和组织制定了 PCE 职业接触限值，具体见表 37.1。

　　需补充指出：美国 OSHA 2010 年在 1910.1000 TABLE Z-2 中提出 8h 工作制在可接受上限浓度之上的可接受最大峰值（acceptable maximum peak above the acceptable ceiling concentration for an 8-hr shift）为 300ppm，最大耐受时间（maximum duration）为每 3h 耐受 5min。美国 NIOSH 推荐 IDLH 为 150ppm，并建议将 PCE 作为潜在职业性致癌物进行管制，尽量减少接触。苏联制定 PCE 的 MAC 为 1.5ppm。

表 37.1　工作场所职业接触限值

国家及组织	引用年份	工作场所职业接触限值			
		TWA		STEL	
		ppm	mg/m³	ppm	mg/m³
欧盟 SCOEL（职业暴露限值科学委员会）	2009	20	138	40	275
美国 OSHA	2010	100	—	200	—
美国 ACGIH	2010	25	—	100	—
英国	2010	50	345	100	689
瑞典	2010	10	70	25	170
瑞士	2010	50	345	100	690
比利时	2010	25	172	100	695
丹麦	2010	10	70	20	140
法国	2010	50	335	—	—
匈牙利	2010	—	50	—	50
波兰	2010	—	60	—	480
西班牙	2010	25	172	100	689
澳大利亚	2010	50	345	150	1380
新西兰	2010	50	—	150	—
南非	2010	50	—	150	—
中国	2010	—	200	—	—

　　美国 ACGIH 2010 年发布四氯乙烯的 BEI，提出班前（即接触停止后 16h）劳动者末段呼出气中 PCE 和血中 PCE 的生物限值分别为 3ppm 和 0.5mg/L，2010 年 BEI 列表中已取消尿中的生物接触限值（班前尿中三氯乙酸为 3.5mg/L）。1994 年德国 BAT（生物接触耐受量）列表中 PCE 的 BAT 如下：下一个工作班开始血中 PCE 为 1mg/L；下一个工作班开始末段呼出气中 PCE 为 9.5ml/m³；

2001 年德国 PCE 的 BAT 已改为等同于致癌物的接触量（表 37.2）。

表 37.2　职业接触 PCE 的生物限值

国家及组织	发布时间（年）	监测指标	采样时间	生物限值	其他备注
德国	1994	血中 PCE	下一个工作班开始	1mg/L	—
		末段呼出气中 PCE	下一个工作班开始	9.5ml/m³	—
	2001	血中 PCE	班末 16h	EKA	—
美国 ACGIH	2012	末段呼出气中 PCE	班前	3ppm	—
		血中 PCE	班前	0.5mg/L	Ns. Sq
	2010	血中 PCE	下一个工作班开始	0.5mg/L	—
		末段呼出气中 PCE	下一个工作班开始	3ppm	—
欧盟 SCOEL	2009	血中 PCE	工作周末最后一个班次前	0.4mg/L	—
		末段呼出气中 PCE	工作周末最后一个班次前	3ppm	—
南非	2010	末段呼出气中 PCE	工作周末最后一个班次前	10ppm	—
		血中 PCE	工作周末	1mg/L	—
		尿中 PCE	工作周末	7mg/L	—

注：Ns 表示该指标是非特异性的，接触其他某些化学物也可观察到，但由于它易于应用，且与一般特异性指标相比，它与接触量有较好的相关性；Sq 表示该指标是接触这一化学物的特异性监测指标，但测定结果的解释是半定量的，如果无定量测试方法，则这类指标可用作筛选试验，而如果定量试验不是特异的，且其来源尚未清楚，则用作确认性试验。

三、技术指标的制定依据

（一）调查企业的基本情况

1. 企业基本情况

国内洗衣干洗行业多为个体经营，生产经营季节依赖性大，人员流动性大，工种分工不明确，洗涤剂使用种类繁杂，影响接触的混杂因素多，不适宜做职业流行病调查。选择一家成规模以服装洗涤为主的服务型国有企业作业场所及作业人群作为研究对象。该企业在干洗行业中生产经营较为稳定，原材料、产品及洗涤剂使用情况相对固定，接触人数多且流动性小。历年职业卫生监测、监护资料健全。

以该企业中可能接触 PCE 的作业人群为调查对象，其中有 31 名男性，2 名女性，年龄为 28～52 岁，平均（39.7±7.3）岁；工龄范围在 2～22 年，平均工龄（10.8±4.9）年，工龄在 5 年以上的人员占全部调查对象的 90%（表 37.3）。

表 37.3　研究对象工种分布

工种	人数	工种	人数
干洗	6	司机	1
水洗	9	质检	1
灌装	2	配料	2
上光	1	洗涤剂包装流水线	4
打浆	7	—	—

2. 作业现场调查

对该企业进行职业卫生现场调查，内容主要包括生产工艺、原辅材料及用量、职业病危害因素、接触职业病危害因素人数、职业卫生管理、防护设置运行、个人防护用品类型及使用等情况。

（1）生产工艺

1）干洗工艺流程：如图 37.2 所示。

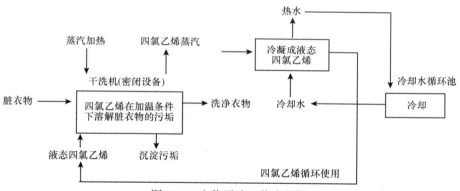

图 37.2　衣物干洗工艺流程图

脏衣物放入干洗机后，干洗机密闭，加温至 150～200℃使干洗机内 PCE 溶解衣物上的污垢。干洗时间一般为 1h，衣物洗净后用冷却水进行冷却，使 PCE 蒸气冷凝为液态并回收。加温、降温、冷凝回收均在全封闭状态下进行。PCE 干洗剂平时存放在化学品原料仓库，干洗机需补加 PCE 时，工人用手推车将桶装 PCE 运到干洗车间，再通过泵、管道阀门将干洗剂加入干洗机内。每 10d 左右加入一次 PCE。

大部分衣物使用 PCE 干洗机进行干洗，少部分带人造革镶边的衣服使用 1 台石油干洗机干洗，石油干洗机以石油醚作为溶剂，使用频率一般为 1～2 次/月。

2）水洗工艺：如图 37.3 所示。

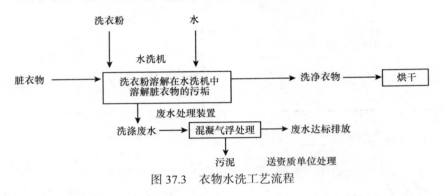

图 37.3　衣物水洗工艺流程

将衣物放入水洗机，自动进水，自动定量加入洗衣粉，而后水洗机在全封闭状态下运转洗衣。污水排放至废水处理装置。

当衣物上存在较难处理的污渍时，水洗工会直接用 PCE 进行擦拭，溶解污渍。此过程工人会直接接触 PCE。

3）洗涤剂、清洁剂生产工艺：如图 37.4 所示。

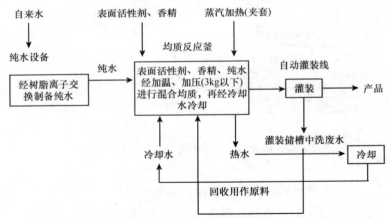

图 37.4　洗涤剂、清洁剂生产工艺流程

经树脂离子交换制备好的纯水经管道自动加入均质反应釜，存放在桶中的各种表面活性剂、香精等原辅材料通过泵和管道加入均质反应釜，而后加温加压（100℃，3kg 以下压力）混合均匀，后经冷却水冷却，加入储罐，再通过自动灌装线灌装入包装容器，成为产品。

洗涤剂、清洁剂的生产为自动化生产工艺，在生产过程中并未用到 PCE，不存在 PCE 接触情况。

（2）生产原辅材料：见表 37.4。

表 37.4　生产主要原辅材料及年用量

名称	用途	用量
四氯乙烯	干洗	4.5t/a
	生产羊毛衫洗涤剂、高效衣领净	12t/a
洗衣粉	水洗	300kg/a
脂肪醇聚氧乙烯醚	生产丝毛洗涤剂、羊毛衫洗涤剂	250t/a
壬基酚聚氧乙烯醚	生产高效衣领净	30t/a
渗透剂（JFC，聚氧乙烯醚类化合物）	生产洗涤用品	85t/a
乙二醇单丁醚	生产丝绸专用洗涤剂	180t/a
二乙二醇单丁醚	生产蓬松洗衣液	25t/a
香精	生产各种洗涤用品	2.5t/a
水	水洗	100t/d
	冷却	200t/d
	产生蒸汽、纯净水	60t/d
柴油	产生蒸汽	192t/a
皮革涂饰剂	皮革上光	500kg/a
聚合氯化铝	污水处理	56.25t/a
聚丙烯酰胺	污水处理	300kg/a

注：四氯乙烯干洗剂中四氯乙烯含量为 97%，水的含量为 2.99%，杂质含量 0.01%。

（3）主要生产设备及布局：主要生产设备见表 37.5。

表 37.5　主要生产设备

车间	设备名称	数量
干洗车间	30kg 四氯乙烯干洗机	4 台
	25kg 四氯乙烯干洗机	3 台
	石油干洗机	1 台
水洗车间	100kg 水洗机	4 台
	50kg 水洗机	3 台
	烘干机	7 台
熨烫车间	熨衣台	20 台
反应釜室	5000L 不锈钢均质反应釜	4 台
	2000L 不锈钢均质反应釜	2 台
	1000L 不锈钢均质反应釜	2 台
	500L 不锈钢均质反应釜	1 台

续表

车间	设备名称	数量
反应釜室	300L 不锈钢均质反应釜	8 台
	储罐	21 个
灌装车间	自动灌装线	5 条

　　洗衣连锁部厂房一层为水洗车间，二层有干洗车间、熨烫车间、皮革上光间。水洗车间内北侧由西向东排列有烘干机和水洗机各 7 台。干洗车间中部和东北部分别放置干洗机 6 台和 2 台。干洗车间有一出口通向熨烫车间，熨烫车间内北侧由西向东排列有熨衣台 20 张，熨烫车间东侧有自动包装流水线一套，熨好的衣物经自动包装机包装后落到一楼。皮革上光间位于干洗车间西南面，内设 3 只正方形上吸式吸风罩（高 2m，边长 1m）。

　　（4）职业卫生防护设施：通过对企业现场进行卫生学调查，发现企业在各生产车间设置了相应的职业病危害防护设施，包括整体车间通风系统等，起到了一定的防护作用。洗涤剂生产车间反应釜室内采用管道自动化加料，原料的混合和化学反应均在密闭反应釜内进行，产品经管道进入储罐，再进入灌装流水线，均为全密闭，车间采用自然通风，并在顶部安装吊扇 11 只。干洗车间内使用全封闭环保式干洗机，干洗过程中机器完全密闭，干洗烘干后 PCE 回收率在 98% 以上，另外，车间顶部设有机械送排风装置。

　　企业为上述作业操作工配备了防护服、防护面具、橡胶手套等。但在现场看到劳动者未严格佩戴个人防护用品，防护效果较差。对劳动者个人防护用品使用情况调查见表 37.6。

表 37.6　劳动者个人防护用品使用情况调查表（人）

工种	防毒口罩	橡胶手套	纱布口罩	纱布手套	未使用
干洗	4	3	2	1	—
水洗	4	—	1	2	5
灌装	—	1	—	1	
上光	—	1	1	—	
打浆	5	7	2	—	
司机	—	—	—	1	
质检	—	—	—	—	1
配料	—	1	1	1	
洗涤剂包装流水线	—	—	—	3	1

3. 企业车间内历年 PCE 检测情况

调查中共收集 4 年企业作业场所职业病危害因素监测资料，分别对干洗车间内两个干洗操作位进行采样检测，PCE 浓度见表 37.7，均符合国家卫生标准。

表 37.7　干洗车间内 PCE 检测结果

工作点	样品数	TWA（mg/m³）	STEL（mg/m³）	检测年份	检测公司
干洗车间操作位 1	6	3.32	29.3	2007	上海市宝山区疾病预防控制中心
干洗车间操作位 2	6	<0.8	<0.8	2007	上海市宝山区疾病预防控制中心
干洗车间操作位 1	4	33.5	—	2009	上海德方环保科技有限公司
干洗车间操作位 2	4	10.2	—	2009	上海德方环保科技有限公司
干洗车间操作位 1	4	10	<27.1	2011	上海德方环保科技有限公司
干洗车间操作位 2	4	10	<27.1	2011	上海德方环保科技有限公司
干洗车间操作位 1	4	35.4	111.5	2013	上海德方环保科技有限公司
干洗车间操作位 2	4	19.5	68.4	2013	上海德方环保科技有限公司

（二）作业场所空气中 TCE 的采集和检测

根据现场调查的结果，分析车间工人作业情况，确定监测对象。以该企业中可能接触 PCE 的作业人群为调查对象。采用 3M3500 有机蒸气采样仪进行作业场所空气 PCE 浓度的检测，现场采样和检测方法按照作业场所空气中 PCE 的个体采样和检测方法进行。

采样原则依据《工作场所空气中有害物质监测的采样规范》（GBZ159—2004）的规定执行；在工作地点根据不同工种选择具有代表性、接触 PCE 浓度最高的劳动者为采样对象，将 3M 徽章式有机溶剂采样仪佩戴在其工作服衣领，采样一个连续完整的工作班制（8：00～15：00），采样结束后由工作人员取下采样仪，记录时间，密封采样盒，并立刻送往实验室检测。共 33 份样品，经计算各岗位 8h-TWA 为 0～314.7mg/m³（几何均值为 3.59mg/m³），其中 2 份样品 PCE 浓度超出国家职业卫生标准（200mg/m³），根据监测接触剂量，将 33 名工人分为以下四个接触组，各组作业环境中 PCE 检测结果详见表 37.8。

表 37.8　各接触组作业环境空气中 PCE 检测结果 [a]

接触 PCE 浓度组别（mg/m^3）	n	G（mg/m^3）
<2	13	0.5
2～10	10	3.9
10～100	6	15.09
>100	4	201.14

注：根据《工作场所有害因素职业接触限值 第 1 部分：化学有害因素》（GB 2.1—2007），我国工作场所 PCE 的职业接触限值 PC-TWA 为 200mg/m^3，相当于 29ppm。a 方差检验，$P < 0.0001$。

（三）生物样品的采集和测定

1. 生物样品采集方法

（1）血样：采集所有研究对象静脉血 10ml，采样时间为工作周末的班前。采样方法遵循《职业卫生生物监测质量保证规范》（GBZ/T173—2006）。采样器械为一次性真空采血管，采血前要求劳动者禁食 12h。用乙醇对皮肤进行消毒，用肝素抗凝管采静脉血 10ml，轻轻振摇，采后 4h 运送到实验室。放入 0℃ 冰箱中冷冻保存，并于 10d 之内完成分析测定。血中 PCE 检测使用方法参照 NIH 方法 27 或 GB/T 5750.9—2006 生活饮用水标准检验方法中 PCE 的检测方法，对人血浆中 PCE 进行顶空-气相色谱法检测。基本原理：血浆与水混合后置于密封的顶空瓶中，在一定温度下平衡，血浆中的 PCE 逸至上部空间，并在气液两相中达到动态平衡，此时，PCE 在气相中的浓度与其在液相中的浓度成正比。通过对气相中 PCE 浓度的测定，可计算出血浆中 PCE 的浓度。

（2）尿样：采集所有研究对象工作周末的班前和班末尿样。采样方法遵循 GBZ/T 173—2006。采集尿液前，要求劳动者脱去工作服，洗手和手臂。尿液直接收集于尿杯，并分两管收集。采集后的尿瓶放在阴凉处，并于 4h 之内送至实验室。实验室立刻测定尿肌酐，尿肌酐浓度<0.5g/L 和>3.0g/L 的尿样弃去。尿肌酐检测按照《尿中肌酐的分光光度测定方法》（WS/T 97—1996）。尿中 TCA 检测按照《尿中三氯乙酸顶空气相色谱测定方法》（WS/T 96—1996）。

（3）呼出气：所采集呼出气为工作周末的班前、班末劳动者末段呼出气。所有呼出气样品从采集至分析应在 8h 内完成。

每次呼吸呼出的气体由肺泡通气量（经肺泡气体交换）和生理无效腔量（未进行气体交换）两部分组成。考虑到呼吸过程中气体交换的有效性，为保证得到正确有效的呼出气中 PCE 浓度，项目采用国际惯用的采集方法，并自行设计委托厂方制作一套三通玻璃阀采气装置。

将受试者带离现场至空气干净处，先深呼吸 1 次，然后正常呼吸 4 次，屏住呼吸 10s，对准三通玻璃阀采气装置，将开始的无效腔气体（约 150ml）吹入小采气袋，吹满后，旋转阀门将剩余有效交换气体（约 350ml）吹至采气袋中，具体收集及分析方法参见 NIOSH 3704。采样完毕后即将铝塑采气袋密封。将采好样的采气袋用空气采样器以 0.1L/min 的流速将气袋中的呼出气抽过采样管（内填炭粉 100mg）富集，记下抽气时间，带回实验室检测，检测方法参见《工作场所中空气中卤代不饱和烃类化合物的测定方法》（GBZ/T 160.46—2004）。

2. 结果

（1）血中 PCE 浓度：见表 37.9。

表 37.9　班前血样中 PCE 浓度

接触 PCE 浓度组别（mg/m³）	n	G（μg/L）
<2	13	5.14
2～10	10	14.14
10～100	6	75.70
>100	4	137.88

注：方差检验，$F=17.754$，$P<0.0001$。

（2）尿中 TCA 浓度：见表 37.10 和表 37.11。

表 37.10　班前尿中 TCA 浓度

接触 PCE 浓度组别（mg/m³）	n	G（μg/gCr）
<2	13	11.78
2～10	10	119.83
10～100	6	723.61
>100	4	931.43

注：方差检验，$F=20.51$，$P<0.0001$。

表 37.11　班末尿中 TCA 浓度

接触 PCE 浓度组别（mg/m³）	n	G（µg/gCr）
<2	13	45.68
2～10	10	139.75
10～100	6	751.59
>100	4	1182.19

注：方差分析，$F=20.08$，$P<0.0001$。

（3）呼出气中 PCE 浓度：经实验室检测发现，仅有 2 个班前呼吸气样本中检出 PCE。班末呼吸气中 PCE 的检出率为 75.76%（表 37.12）。

表 37.12　班末呼出气中 PCE 浓度

接触 PCE 浓度组别（mg/m³）	n	G（mg/m³）
<2	13	1.86
2～10	10	2.72
10～100	6	12.72
>100	4	9.09

注：方差检验，$F=2.432$，$P=0.085$。

3. 生物样品中 PCE、TCA 浓度与作业场所 PCE 浓度的关系

根据文献报道，作业场所中 PCE 呼吸道的吸收率超过 90%，接触 8h 后则降至 50%；运动可增加吸收。Tsuruta 报道 PCE 在小鼠经皮吸收量为 0.24mg/（cm³·h），与接触 20ppm 呼吸道吸入量相比，人类双手和前臂（2000cm²）接触 PCE 1h，经皮吸收的 PCE 可达整体剂量的 10% 以上。结合现场调查情况，拟定于呼吸道吸收 90%，皮肤吸收 10%。同时因作业现场作业工人个体防护用品使用及佩戴的适应性情况不同，根据调查防护用品的选择和佩戴习惯，拟定佩戴防毒口罩与橡胶手套对呼吸和皮肤吸入的防护系数分别为 30% 和 50%。纱布口罩及手套无防护效果。作业工人实际吸入浓度为 0～213.99mg/m³（几何均值为 3.28mg/m³），具体见表 37.13。

表 37.13　作业工人 PCE 吸入估值情况

吸入 PCE 浓度组别（mg/m³）	n	G（mg/m³）
<2	13	0.47
2～10	11	4.16
10～100	6	19.77
>100	3	178.78

（1）血样中 PCE 与接触 PCE

$$\log Y_1 = 0.714\log X + 0.773 \qquad (37.1)$$

$R = 0.847$，$P < 0.0001$。

（2）尿样中 TCA 与接触 PCE

$$班前：\log Y_2 = 0.909\log X + 1.226 \qquad (37.2)$$

$R = 0.831$，$P < 0.0001$。

$$班末：\log Y_3 = 0.667\log X + 1.750 \qquad (37.3)$$

$R = 0.839$，$P < 0.0001$。

（3）呼出气中 PCE 与接触 PCE

班前：呼出气中 PCE 检出率较低。

班末：$\log Y_4 = 0.346\log X + 0.361$

$$R = 0.36 \qquad (37.4)$$

式（37.1）～式（37.4）中，X 为作业场所 PCE 浓度（mg/m³）；Y_1 为血样中 PCE 浓度（μg/L）；Y_2 为班前尿中 PCE 浓度（μg/gCr）；Y_3 为班末尿中 PCE 浓度（μg/gCr）；Y_4 为班末呼出气中 PCE 浓度（mg/m³）。

4. 结果解释

（1）血样中 PCE 与作业场所空气中 PCE 浓度具有较好的相关性。当作业场所 PCE 浓度为 200mg/m³ 时，血样中 PCE 浓度为 0.26mg/L。

（2）班前、班末尿中的 TCA 与作业场所空气中 PCE 浓度具有较好的相关性。当作业场所 PCE 浓度为 200mg/m³ 时，班前尿中 TCA 浓度为 2.0mg/gCr，班末尿中 TCA 浓度为 1.9mg/gCr。

（3）呼出气中 PCE 与作业场所 PCE 浓度并无明显关系。呼出气中 PCE 在采集、富集及实验室检测过程中，极易与设备材料发生吸附，影响试验结果；同时呼出气的湿度也会对检测结果产生干扰。

5. 职业人群健康状况资料调查

本研究采用职业健康检查评价接触 PCE 劳动者的健康状况，检查项目包括内科常规、外科常规、血压、眼科、耳鼻喉科、血常规、尿常规、肝功能、心电图、B 超等。

厂区低浓度环境中 PCE 的刺激症状不明显。部分劳动者体检中发现慢性结膜炎、慢性咽炎、慢性鼻炎等体征。进行了眼部检查的 25 名劳动者中，7 人（28%）有眼部疾患；进行耳鼻咽喉检查的 28 名劳动者中，12 人（42.7%）有慢性咽炎；心电图、血常规、尿常规检查未见异常。部分劳动者出现脂肪肝，进行 B 超检查的 28 名劳动者中，10 人（35.7%）有脂肪肝。各组血清 ALT、TG、TC、BUN、Cr 并无显著性差异。

（四）我国 PCE 生物接触推荐值及可行性

1. 我国 PCE 生物接触推荐值及其理由

根据毒理学资料和职业人群流行病学调查，考虑到 PCE 毒代动力学特征、致癌性及我国工作场所空气中 PCE 的 PC-TWA，根据我国现场获得的空气中 PCE 与生物样品中 PCE 或其代谢产物的线性关系，参照国外标准，建议职业接触 PCE 的生物监测指标为血中 PCE，职业接触限值为 0.3mg/L，采样时间为工作周末的班前。

由于尿中 TCA 特异性不够，环境中多种氯代烃接触后在体内代谢都会生成 TCA，影响因素较多，不推荐作为生物监测的首要方法，可应用于筛查。而呼出气的采集对方法及收集设备的要求较严格，成本高，干扰因素多，不推荐作为生物检测的方法。

2. 本建议标准的可行性

项目组现场共采集静脉血样品 33 份，其中 1 人血中 PCE 超过 0.3mg/L，为干洗工种，作业场所个体采样数据显示干洗工接触水平较高，因此，血液中 PCE 浓度与作业场 PCE 浓度检测结果符合，且检测方法方便、灵敏度高、影响因素较少、经济易行。

四、正确使用标准说明

本标准属于职业卫生限值标准，是职业卫生标准的重要组成部分，适用于职业接触 PCE 劳动者的生物监测。本标准是 GB 2.1—2007 中工作场所 PCE 职业接触限值的重要补充，但不能替代 GB 2.1—2007 中工作场所 PCE 职业接触限值的相关内容。

本标准属于生物接触限值标准，应用时应遵守《职业卫生生物监测质量保证规范》(GBZ/T 173—2006)。

生物监测指标的选择：血中 PCE 是 PCE 在体内的主要生物标志物，且较为稳定，其与空气中 PCE 浓度密切相关。

血中 PCE 检测使用方法参照 NIH 方法 27 或《生活饮用水标准检验方法　有机物指标》(GB/T 5750.8—2006)，对人血浆中 PCE 进行顶空-气相色谱法检测。

（1）监测结果的评价：①血中 PCE 测定结果主要用于职业接触劳动者的个体评价；②当血中 PCE 含量超过职业接触生物限值时，表示劳动者工作周内有过量接触；③血中 PCE 测定结果与工作场所空气中 PCE 浓度监测结果结合起来，可较全面地评价工作场所职业卫生条件和劳动者的接触水平。

（2）监测检验要求：①工作周末的班前采样指一个工作周（通常为 5 个工作班）的最后一个工作班上班前 1h；②采样前要求劳动者禁食 12h；③PCE 生物半衰期为 96h，因此血样的采集应按本标准规定的时间执行。

（贾晓东　杨　凤）

参 考 文 献

戴日英，赵超英，张志皋，等，1994. 车间空气中四氯乙烯卫生标准研究. 职业医学，21（6）：38-40.

谭晓钧，黄晓锋，刘德全，2013. 干洗行业四氯乙烯污染情况及排放因子分析——以深圳市为例. 三峡环境与生态，35（2）：24-27.

岳峰勤，苏保军，关世忠，等，2005. 郑州市干洗行业空气中四氯乙烯污染状况调查. 职业与健康，5：675-677.

ACGIH. American Conference of Governmental Industrial Hygienists TLVs and BEIs, 2010. Threshold Limit Values for Chemical Substances and Physical Agents and Biological Exposure Indices. Cincinnati：ACGIH.

DFG，2015. Permanent Senate Commission for the Investigation of Health Hazards of Chemical Compounds in the Work Area. List of MAK and BAT Values. [2019-4-10]. https：// onlinelibrary. wiley. com/doi/pdf/10.1002/9783527695539.othl.

Guha N，Loomis D，Grosse Y，et al，2012. Carcinogenicity of trichloroethylene，tetrachloroethylene，some other chlorinated solvents，and their metabolites. Lancet Oncol，13（12）：1192-1193.

IARC，2014. IARC Monographs on the Evaluation of Carcinogenic Risks to Humans（Vol.106）：Trich-loroethylene，Tetrachloroethylene and Some Other Chlorinated Agents. [2019-4-10].

https： // monographs.iarc.fr/wp-content/uploads/2018/06/mono106.pdf.

Luo YS，Furuya S，Soldatov VY，et al，2018. Metabolism and toxicity of trichloroethylene and tetrachloroethylene in cytochrome P450 2E1 knockout and humanized transgenic mice. Toxicological Sciences，164（2）：489-500.

McKernan LT，Ruder AM，Petersen MR，et al，2008. Biological exposure assessment to tetrachloroethylene for workers in the dry cleaning industry. Environmental Health，7（1）：12.

NTP，2011. Tetrachloroethylene（perchloroethylene）（CAS No 127-18-4）. National Toxicology Program –Report on Carcinogens，12th ed.（2011）. North Carolina：Research Triangle Park.

WHO，2006. Tetrachloroethene. Geneva：Concise International Chemical Assessment Document.

第三十八章　尿中苯巯基尿酸

一、制 定 背 景

苯巯基尿酸（S-phenylmercapturic acid，SPMA）是苯在机体内的中间代谢产物环氧化苯与谷胱甘肽在谷胱甘肽 S-转移酶催化下形成的巯基尿酸前体，其可在酸性条件下经脱水反应缩合而成。

苯为无色、易燃液体，在室温下易挥发，分子式 C_6H_6，分子量 78.11，熔点 5.5℃，沸点 80.1℃，闪点–11.1℃，蒸气比重 2.7，相对比重 0.8787（水为 1），水中溶解度（1.8g/L，25℃），可以任意比例混溶于乙醇、氯仿、乙醚、丙酮、油脂等。

苯主要来自于煤焦油蒸馏或石油裂解的生产，其作为重要工业原料，被广泛用于合成橡胶、染料、农药、医药、润滑剂、塑料等化工行业。由于苯具有亲脂性，苯溶剂大量应用于油漆、稀释剂、油墨、黏胶剂、树脂等相关行业，上述行业的工作人员均有接触苯的可能。此外，吸烟、室内装饰材料、汽车尾气造成的环境污染和含苯溶剂和稀释剂等家用化学品的使用也不可避免地接触苯。

苯在生产环境中主要以蒸气形式由呼吸道进入劳动者体内，经呼吸道吸入的苯含量取决于接触浓度的高低和接触时间的长短，其吸收率在接触初期为70%～80%，在稳态期为50%；苯也可经皮肤暴露部位吸收，气态苯经皮肤吸收量为同一浓度下经呼吸道吸入的 3.7%，皮肤直接接触液态苯或含苯溶液的吸收比例为应用剂量的 1%，但其吸收速率较快。

经各途径进入机体的苯快速分布到全身，主要蓄积于脂质含量丰富的组织和器官中。进入体内的苯，约有 50%以原型由呼吸道排出体外，10%以原型贮存于机体各组织，40%左右在肝脏内代谢。在肝微粒体上的细胞色素氧化酶P450（CYP）2E1 作用下，苯被氧化成环氧化苯，后者至少有 4 种不同的代谢途径：①经非酶性反应结构重排形成酚，进一步氧化形成邻苯二酚（CAT）、氢醌（HQ）和苯三酚（BT）；②通过离子催化和开环反应形成反-反式黏糠醛（MUC）并经醛脱氢酶转化为反-反式黏糠酸（ttMA）；③与谷胱甘肽结合形成SPMA；④与 DNA、RNA、蛋白质等细胞大分子共价结合形成苯基加合物。

吸收入人体的苯有 33%以代谢产物和微量原型形式从尿液排出，代谢产物以原型或与硫酸盐和葡糖醛酸结合形式随尿排出，尿中排出的酚、HQ 和 CAT 是苯的主要代谢产物，分别占吸收苯剂量的 13%～50%、5%和 1.3%～10.6%，BT 代谢转化量较少。一般认为作业环境下吸收苯剂量的 2%经体内代谢生成 ttMA 并随尿液排出，而尿 SPMA 排出量占吸收苯剂量的 0.005%～0.3%。

苯在人体的排出过程呈现两室模型，从呼吸道排出的半衰期取决于接触苯的浓度和时间，接触苯 99ppm（315mg/m^3）1h 的Ⅰ相半衰期为 42min，接触苯 6.4ppm（20.4mg/m^3）8h 的Ⅰ相半衰期为 72min，Ⅱ相半衰期为 23～31h，平均半衰期为 28h。估计人体内 ttMA 经尿液排出半衰期为（5.0±2.3）h，SPMA 经尿液排出的半衰期为（9.1±0.7）h。

苯是一种中等毒性的有机化合物，影响人体中枢神经系统和造血系统，IARC 在 1982 年将苯确定为人类致癌物。

短时间吸入大量苯蒸气可引起急性中毒，主要表现为中枢神经系统的麻醉作用，轻者出现兴奋、欣快感、步态不稳，以及头晕、头痛、恶心、呕吐、轻度意识障碍等，重者神志模糊，由浅昏迷进入深昏迷状态或出现抽搐，严重者导致呼吸、心搏停止。经呼吸道吸入的致死剂量为每 5～10min 20 000ppm（64 000mg/m^3）。

长期接触低浓度苯可引起慢性中毒，主要为造血系统损害，轻者出现持续性白细胞减少和血小板减少，常伴有头痛、头晕、失眠、记忆力减退等类神经症或自主神经功能紊乱，重者全血细胞减少并伴有感染，发热，皮下、黏膜、齿龈与眼底出血，呈现为再生障碍性贫血。长期接触苯可致白血病，且多为急性髓细胞性白血病。

二、国内外相关标准研究

国际上，部分国家将尿 SPMA 及 ttMA 作为职业苯接触的生物监测指标之一，并通过专业组织提出了与本国工作场所空气苯接触限值相应的尿 SPMA 及 ttMA 生物限值。

美国 ACGIH 对苯的理化性质、毒理学性质、职业及非职业接触机会、人体吸收及代谢途径做了详细的描述，并着重介绍了尿样的采集、储存、测定方法，以准确合理评估苯的生物标志物——SPMA 和 ttMA——在人体内的水平。美国 ACGIH 制定的 SPMA 及 ttMA 的 BEI 见表 38.1。

表 38.1　美国 ACGIH 制定的苯的 BEI

生物标志物	采样时段	BEI（µg/gCr）
SPMA	班末	25
ttMA	班末	500

德国原来对工作环境中致癌物制定的浓度限值为技术指导浓度（TRK），该值并不保证健康，而是采用当前防护技术所能实现的最低浓度；对工作环境中致癌物的生物限值，DFG-BAT 制定了致癌物接触当量（EKA），即根据工作场所空气中致癌物浓度与生物材料中致癌物或代谢物间的相关关系来确定接触限值。工作环境中苯的 TRK 与尿 SPMA 及 ttMA 的 EKA 见表 38.2；2005年，西班牙也参照德国 DFG-BAT 标准修订了苯的职业接触限值（TWA=3.25mg/m^3）和生物接触限值（尿 SPMA=45µg/gCr）。新加坡于 2004 年修订苯的职业接触限值为 TWA=3.2mg/m^3，同时制定尿 SPMA 的生物接触限值为45µg/gCr。

表 38.2　德国 DFG 制定的苯接触当量

空气中苯浓度（TPK）（mg/m^3）	采样时段：班末		
	全血苯（µg/L）	尿	
		SPMA（mg/gCr）	ttMA（mg/L）
0.3	0.9	0.010	—
0.6	2.4	0.025	1.6
0.9	4.4	0.040	—
1.0	5.0	0.045	2
2.0	14	0.090	3
4.0	38	0.180	5
6.0	—	0.270	7

三、技术指标的制定依据

SPMA 是苯在机体内具有较强特异性和较高敏感性的代谢产物，与低水平苯接触具有良好的相关性，是较理想的苯接触生物标志物。

目前能够反映苯接触水平的生物标志物除 SPMA 外还有尿中苯酚、ttMA、血苯和尿苯。研究表明尿中苯酚含量在接触苯浓度 10ppm（32.5mg/m³）以上时具有较好的相关性，因而被认为是较好的暴露标志物；但在 10ppm（32.5mg/m³）以下时由于食物或药物的影响，人体尿中苯酚本底水平较高（<20mg/L），不易判断职业接触与否。对低水平职业苯接触的生物监测，国外学者提出直接测定尿苯，认为其敏感性和特异性是苯接触最好的暴露标志物，但其含量在尿中较低，因所需检测条件和设备要求较高而尚未普及。目前国内外学者普遍认为 SPMA 和 ttMA 是低浓度苯接触的暴露标志物，美国、德国、西班牙、新加坡等国相继制定了适合本国苯接触水平的 SPMA 和 ttMA 生物限值。近年来，研究证实尿中 SPMA 比 ttMA 更具敏感性和特异性，其特点在于尚未有其他化学物或食物有类似代谢产物存在，并且尿 SPMA 与低浓度苯吸入之间具有较好的相关性，可根据环境接触浓度与生物监测指标的关系确定生物接触限值。

选择武汉地区两个制鞋厂的鞋底涂粘胶和鞋面粘合车间，通过车间区域采样选择空气苯浓度在 10ppm 以下的职业接触苯劳动者 55 人，年龄 19～52 岁，工龄 1～35 年，平均工龄（12.32±7.89）年。接触苯的工人腰部佩戴个体采样器（美国 GilAir-5 型），连接胶管置于衣领口并用夹子固定，插入活性炭吸附管，采集工人呼吸带苯浓度，按 50ml/min 流量在上午、下午各采样 2h。活性炭管带回实验室后按照 GBZ/T 160.42 测定个体苯接触的 TWA。用具盖聚乙烯塑料瓶收集接触空气苯工人当日班后尿 50ml，另留取 5ml 不加酸尿置于试管中，用于尿中肌酐测定。按 1：100（$V:V$）的比例加入 6mol/L 盐酸，在低于 10℃ 下运输尿样到实验室后依据 WS/T 97 及时测定尿中 Cr 浓度以校正尿中待测物含量。工作日内 55 名苯接触者空气中苯暴露水平个体采样的分析结果显示，样本人群的接触苯浓度在苯接触限值上下各占 50%，空气中苯浓度为 0.71～32.17mg/m³，平均浓度为（10.18±7.10）mg/m³。职业接触苯劳动者班后尿 SPMA 的分析结果显示，尿 SPMA 与个体苯接触量存在良好的线性关系 y（μg/gCr）= -8.625 + 18.367x（mg/m³）（$n=55$，$R=0.8035$，$P<0.01$），见图 38.1。将我国职业苯接触限值 PC-TWA=6mg/m³ 代入回归方程，推算工作班后尿中 SPMA 含量为 101.58μg/gCr。应用几何平均数（GM）、几何平均数标准差（GSD）、中位数（M）及其四分位数间距（IQR）对不同组段接触苯浓度下的尿 SPMA 数据进行分析，大于 6～10（mg/m³）组段类似于我国职业苯接触限值，尿 SPMA 测定计算值均在 100μg/gCr 左右，55 人合计接触苯水平的尿 SPMA 几何均数和中位数也在 100μg/gCr 左右，见表 38.3。

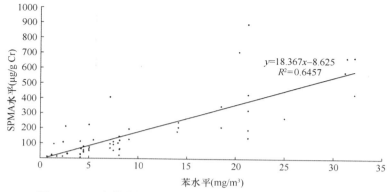

图 38.1　55 名苯接触者暴露水平与尿 SPMA 浓度关系散点图

表 38.3　不同苯接触水平工人尿 SPMA 测定结果（μg/gCr）

组段 （mg/m³）	例数	苯（mg/m³） $\bar{x}\pm SD$	尿中 SPMA $\bar{x}\pm SD$	苯（mg/m³） GM（GSD）	尿中 SPMA GM（GSD）	苯（mg/m³） M（IQR）	尿中 SPMA M（IQR）
≤6	24	3.45（1.46）	63.95±57.76	3.05（1.76）	43.56（1.95）	4.12（2.12）	49.55（58.09）
>6~10	15	7.92（0.61）	118.61±90.30	7.90（1.08）	96.49（1.95）	8.08（0.63）	102.15（58.66）
>10~32.5	16	22.38（6.34）	405.80±232.09	21.55（1.33）	347.83（1.78）	21.28（8.00）	335.69（392.19）
总计	55	10.18（8.82）	178.31±201.58	6.98（2.51）	99.03（3.19）	7.50（10.00）	107.14（157.86）

鉴于我国现行职业苯接触限值 PC-TWA=6mg/m³，同时 PC-STEL= 10mg/m³，考虑人体在同一环境下吸入苯量和体内代谢转化的差异性，参考国内外文献、数据和相关标准，结合本研究结果，制定职业接触苯班后尿 SPMA 的生物限值为 47μmol/molCr（100μg/gCr）。

四、正确使用标准说明

本标准适用于职业接触苯劳动者的生物监测。

SPMA 是接触苯后主要的体内代谢产物之一，尿 SPMA 与工作场所空气中苯的浓度和接触时间具有相关性，是反映近期低浓度苯接触的敏感指标。

监测结果的评价：①尿 SPMA 测定结果主要用于职业接触苯劳动者的群体评价，也可用于个体评价。②当尿 SPMA 超过职业接触生物限值时，表示劳动者有苯的过量接触。③综合分析尿 SPMA 测定结果与工作场所空气中苯浓度测定结果，可全面评价工作场所职业卫生条件和劳动者的接触水平。④由于苯代谢转化为 SPMA 的速率存在个体差异及非职业因素的影响，重复测定可较准确地评价劳动者的职业接触水平，其结果需由职业卫生专业人员负责解释。

监测检验的要求：①在工作班接触停止后 1h 内采集班后尿。②尿样在 4℃

条件下可保存 2 周，在-20℃冰箱冷冻可保存 4 个月。但原则上尿样应在采集后 48h 内检测。③在接触低浓度苯时，使用高效液相色谱-质谱法检测尿中 SPMA。

（宋世震　梅　勇）

参 考 文 献

丁昌明，陆一夫，王君，等，2013. 在线富集-液相色谱-质谱法测定尿中苯巯基尿酸. 卫生研究，42（05）：828-831.

梅勇，宋世震，陈斯琦，等，2009. 职业接触苯尿中苯巯基尿酸生物限值研究. 中华劳动卫生职业病杂志，27（11）：641-643.

Andreoli R，Spatari G，Pigini D，et al，2015. Urinary biomarkers of exposure and of oxidative damage in children exposed to low airborne concentrations of benzene. Environmental Research，142：264-272.

Chaiklieng S，Pimpasaeng C，Thapphasaraphong S，2015. Benzene exposure at gasoline stations：health risk assessment. Human & Ecological Risk Assessment An International Journal，21(8)：2213-2222.

Ding C，Lu Y，Wang J，et al，2013. Determination of *S*-phenylmercapturic acid in urine by on-line enrichment liquid chromatography tandem mass spectrometry. Journal of hygiene research，42（5）：828-831.

Gomes RP，Pena CB，Rezende J，et al，2017. Validation of a new high-throughput method to determine urinary *S*-phenylmercapturic acid using low-temperature partitioning extraction and ultra high performance liquid chromatography-mass spectrometry. Journal of Separation Science，40（2）：550-557.

Lovreglio P，Carrieri M，Barbieri A，et al，2013. Monitoring of the occupational and environmental exposure to low doses of benzene. Giornale Italiano Di Medicina Del Lavoro Ed Ergonomia，35（4）：251.

Mpr M，Silveira JN，Andre LC，2017. An efficient analytical method for determination of *S*-phenylmercapturic acid in urine by HPLC fluorimetric detector to assessing benzene exposure. J Chromatogr B Analyt Technol Biomed Life Sci，1063：136-140.

Purwanto DA，2014. Development and validation of HPLC method for determimtation of *S*-phenylmercapturic acid（S-PMA）in urine. International Journal of Pharmacy & Pharmaceutical Sciences，6（5）：305-308.

Tuakuila J，2013. *S*-phenylmercapturic acid（S-PMA）levels in urine as an indicator of exposure to benzene in the Kinshasa population. Int J Hyg Environ Health，216（4）：494-498.

Wulandari P，Wispriyono B，Fitria L，et al，2018. Urinary *S*-phenylmercapturic acid（S-PMA）level as biomarkers of exposure to benzene in informal shoes industrial workers. Cibaduyut Bandung，4（1）：84-92.